改訂第2版

Cardiac Catheterization

これから始める
心臓カテーテル検査

編集
矢嶋純二
心臓血管研究所付属病院院長

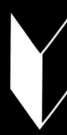

MEDICAL VIEW

本書では，厳密な指示・副作用・投薬スケジュール等について記載されていますが，これらは変更される可能性があります。本書で言及されている薬品については，製品に添付されている製造者による情報を十分にご参照ください。

Cardiac Catheterization for Beginners, 2nd edition
(ISBN978-4-7583-1957-7 C3047)

Editor: Junji Yajima

2013.10.1 1st ed
2019.9.20 2nd ed

©MEDICAL VIEW, 2019
Printed and Bound in Japan

Medical View Co., Ltd.
2-30 Ichigayahonmuracho, Shinjyukuku, Tokyo, 162-0845, Japan
E-mail ed@medicalview.co.jp

はじめに

　本書は，「**研修が終了し循環器内科としての一歩を踏み出した医師，またはメディカルスタッフ**」に向けて企画しました。参考書を読んでも難しいことばかり書いてあって理解に苦しむという読者に向けて，**実臨床で最低限必要になる知識やテクニックをわかりやすく解説した一冊**です。

　そのため，はじめてカテーテル検査をするときの術前の予習として，さらに術後の復習やレポート作成時に参考になるように考慮しています。心臓カテーテル検査に必要な物品の説明から始まり，合併症やトラブルシューティング，心臓カテーテル前の準備や検査の大まかな流れ，穿刺と止血，冠動脈造影，冠動脈造影の評価法等について，画像を多く用い，できるかぎり目でみて理解できるように，最低限の知識・技術を簡潔に解説して掲載しています。

　症例に関しても，すべての疾患を網羅しているわけではありませんが，"よく臨床でみることのある疾患"に限定して掲載しています。他の教科書でよく掲載されている**"エビデンス"を多数掲載するのではなく，実物を目の当たりにしても対応が可能になるよう，"実際のカテーテルの構造やセットアップ方法，使い方"を画像やイラストを用いて簡単に解説すること**を心がけました。なお，「これから始める心臓カテーテル検査」が本書のタイトルですが，循環器内科医が末梢血管の治療なども手がけることも多くなってきたため，その診断の際の造影法や穿刺法などにも言及しています。参考にしていただければ幸いです。

　本書が，これから心臓カテーテル検査を始めるあなたのお役に立てることを心から願っています。さあ，心臓カテーテルのプロフェッショナルを目指して，一緒に勉強していきましょう。

令和元年8月

心臓血管研究所付属病院院長

矢嶋純二

改訂第2版　これから始める心臓カテーテル検査　目次

略語一覧……………………………………… xii
解剖…………………………………………… xiv
撮影角度，動脈・静脈……………………… xv
執筆者一覧…………………………………… xvi

I　心臓カテーテル検査に必要な物品

1. シースイントロデューサー　　赤羽正史　2
- シースイントロデューサーとは………………… 2
- シースイントロデューサーの構造……………… 2
- シースイントロデューサーの種類……………… 3
- セットアップ……………………………………… 5
- 挿入方法…………………………………………… 5

2. 造影用ガイドワイヤー　　岡部輝雄　7
- 造影用ガイドワイヤーとは……………………… 7
- 一般的な造影用ガイドワイヤーの種類………… 8
- 親水性ポリマーコーティング仕様の造影用ガイドワイヤー… 9
- スティッフワイヤー……………………………… 9
- スワン型ガイドワイヤー………………………… 10

3. 各種カテーテル　　柚本和彦　11
- 圧測定用カテーテル……………………………… 11
- 造影用カテーテル………………………………… 12
- 操作上の注意点…………………………………… 15

4. 三連活栓のセットアップ，使用法
　　　　　　　　　茂木　聡，河村朗夫　16
- 三連活栓のセットアップ………………………… 16
- 使用法……………………………………………… 18

5-①. パワーインジェクターの使用法：ACIST CVi 可変式造影剤注入システムのセットアップ
　　　　　　　　　富永真和，高橋　稔　20
- システム構成……………………………………… 20
- 各部ケーブル接続の確認………………………… 21
- モニター画面の操作……………………………… 22
- ディスポーザブルキットの組み立て…………… 23
- シリンジの装着…………………………………… 24
- 造影剤の充填……………………………………… 25
- 低圧ライン内のエア抜き………………………… 26
- コントロールパネルの操作……………………… 28
- コントロールパネル・ハンドコントローラー… 31
- 連続でシリンジを使用する場合の手順………… 31

5-②. パワーインジェクターの使用法：ゾーンマスター®のセットアップ法
　　　　　　伊藤信吾，久保田修司，原　久男　32
- ゾーンマスター®Zモデルの操作法……………… 32
- プライミング方法………………………………… 34
- 検査時のセットアップ…………………………… 37
- 注入条件の設定…………………………………… 38

5-③. パワーインジェクターの使用法：適切な流速，流量　　久保田修司，原　久男　39
- 冠動脈造影………………………………………… 39
- 左室造影…………………………………………… 41
- 大動脈造影………………………………………… 41
- 下肢選択造影……………………………………… 42

6. カテーテル検査で主に使用する薬剤
　　　　　　　　　　　　　　　　田中真吾　43
- 薬剤管理の基本…………………………………… 43
- 造影剤……………………………………………… 43
- 硝酸イソソルビド/ニトログリセリン…………… 44
- ニトロプルシド/ニコランジル…………………… 44
- 塩酸パパベリン…………………………………… 45
- ATP/アデノシン…………………………………… 45
- ノルアドレナリン………………………………… 46
- 硝酸アトロピン…………………………………… 46
- キシロカイン……………………………………… 46
- アセチルコリン…………………………………… 46
- エルゴノビン……………………………………… 47

II 心臓カテーテル検査の合併症と対処

1. 穿刺部合併症　　　清野義胤　50
- 後腹膜出血 …………………………………… 50
- 仮性動脈瘤 …………………………………… 51
- 動静脈瘻 ……………………………………… 52
- 血管閉塞 ……………………………………… 53
- 穿刺部感染 …………………………………… 53

2. 脳梗塞・迷走神経反射　　　小山雄広　54
脳梗塞 ………………………………………… 54
- カテーテル検査が引き起こす脳梗塞 ……… 54

迷走神経反射 ………………………………… 55
- 血管迷走神経反射が疑われる場合 ………… 56
- 血管迷走神経反射の治療 …………………… 56

3. Blue toe症候群　　　堀　真規，中村正人　57
- 病態 …………………………………………… 57
- 症状 …………………………………………… 58
- 原因 …………………………………………… 58
- 検査 …………………………………………… 58
- 診断 …………………………………………… 59
- 鑑別すべき疾患 ……………………………… 60

4. 冠動脈損傷，空気塞栓　　　山下　淳　61
冠動脈損傷 …………………………………… 61
- 合併症を起こさないための検査の基本と評価 … 61
- カテーテルの基礎知識 ……………………… 62
- カテーテルによる冠動脈損傷の症例 ……… 65

空気塞栓 ……………………………………… 67
- 冠動脈造影の基本 …………………………… 67
- 空気塞栓の症例 ……………………………… 68

5. 造影剤腎症　　　道下一朗　70
- 症例提示：造影剤腎症が進行し血液透析に移行した例 … 70
- 造影剤腎症とは？ …………………………… 71
- 腎障害患者におけるヨード造影剤使用に関する
  ガイドライン（2012） ……………………… 72
- 造影剤腎症に対する予防治療 ……………… 73
- 造影剤を減らすための取り組み …………… 73
- 3Fr診断カテーテル ………………………… 74
- 4Frガイドカテーテル ……………………… 74
- 輸液療法 ……………………………………… 74
- 薬物療法 ……………………………………… 75
- 将来の治療法 ………………………………… 75

6. 造影剤アレルギー・プロタミンショック
　　　岸　幹夫　76
造影剤アレルギー …………………………… 76
- 造影剤使用の注意点 ………………………… 76
- 造影剤の種類 ………………………………… 76
- アレルギー症状 ……………………………… 77
- 造影剤アレルギーハイリスク患者に対する前処置 … 78

プロタミンショック ………………………… 79
- プロタミンショックの特徴 ………………… 79

7. ヘパリン起因性血小板減少症　　　小田弘隆　80
- HITの機序 …………………………………… 80
- HITの診断手順 ……………………………… 82
- HITの治療 …………………………………… 83

III 心臓カテーテル検査前の準備と検査の大きな流れ

1. 心臓カテーテル検査前の準備　新井 陸　86
- ブリーフィング　86
- 準備　87
- パワーインジェクター　88
- 薬剤セット　88
- シース・穿刺針・薬剤セット　89
- 診断カテーテル・ガイドワイヤー　89
- 消毒　89
- 清潔シート　90
- ガウン着用　90

2. 検査の進め方　新井 陸　91
- 虚血性心疾患　91
  - 検査の手順　91
- 弁膜症・心不全　94
  - 検査の手順　94
- 先天性心疾患　95
  - 検査の手順　95

IV 穿刺と止血

1-①. 動脈穿刺：橈骨動脈・上腕動脈　後藤 亮　98
- 橈骨動脈穿刺　98
  - 事前の準備　98
  - 局所麻酔，固定　99
  - 消毒　99
  - 局所麻酔の皮下注　100
  - ガイドワイヤー挿入　101
  - 局所麻酔の追加，しびれの確認　102
  - シース挿入　102
  - 遠位橈骨動脈穿刺　103
- 上腕動脈穿刺　104

1-②. 動脈穿刺：Distal radial artery approachの穿刺と止血　唐原 悟　105
- 穿刺部周辺の解剖　105
- 穿刺方法と患者の肢位　106
- 患者サイドのメリット・デメリット　108
- 医療者サイドのメリット・デメリット　108
- 止血方法　109
- 最後に　111

1-③. 動脈穿刺：大腿動脈・膝窩動脈　矢嶋純二　112
- 大腿動脈穿刺　112
  - 消毒　112
  - 穿刺部位の同定　113
  - 局所麻酔　113
  - 穿刺　114
  - ガイドワイヤー操作　115
- 膝窩動脈穿刺　116
  - 患者を腹臥位にする　116
  - 消毒　116
  - 膝窩部の解剖　116
  - エコーガイド穿刺に必要なデバイス　117
  - セットアップ方法　118
  - エコーにより膝窩動脈を描出　118
  - 膝窩静脈が重なる場合の正しい対処　118
  - 穿刺　119

1-④. 動脈穿刺：浅大腿動脈　越田亮司, 浦澤一史　122
- 「裏パン」と「表パン」　122
  - 局所麻酔，固定　122
- 表パン －実際の方法－　123
  - 穿刺部位　123
  - 消毒　124
  - イントロデューサーニードル，ベニューラ針の内筒を用いた穿刺　124
  - ベニューラ針の内筒を用いた方法による穿刺　125
  - 局所麻酔　126
  - 穿刺　128

1-⑤. 動脈穿刺：脛骨動脈　　畠　信哉，安藤　弘　129
- 解剖 … 129
- 穿刺部位の同定 … 130
- 穿刺 … 131
- ガイドワイヤーの挿入 … 133
- マイクロカテーテルの挿入 … 134
- 止血方法 … 135

2. 静脈穿刺　　東谷迪昭　136
- 外套針を介してカテーテルを挿入する穿刺法 … 136
- セルジンガー法での穿刺，CVC 留置の手順 … 137
- 患者の状態の確認 … 138
- 穿刺部位別の特徴 … 138
- 穿刺の方法 … 139
- CRBSI の予防 … 142
- 特殊な穿刺 … 143

3. 用手圧迫　　江崎裕敬，桜田真己　144
- シース抜去準備 … 144
- シース抜去 … 145
- 止血 … 145
- 止血困難が予想されるとき … 146
- 止血後 … 146
- 安静解除 … 146

4-①. 止血デバイス：Radial 止血　　唐原　悟　147
- 各止血デバイスの特性を熟知し選択する … 147
- 術後の注意点 … 152

4-②. 止血デバイス：Angio-Seal™ STS Plus, Perclose ProGlide, Exoseal®　　小堀裕一　154
- 止血デバイス使用前に必要なこと … 155
- Angio-Seal™ STS Plus，Perclose ProGlide の使用方法 … 155
- Exoseal® … 159
- 止血デバイスの合併症と対策 … 160

Ⅴ　右心カテーテル

1-①. Swan-Ganz カテーテル：カテーテル本体，操作法，圧測定，心拍出量測定，酸素飽和度測定方法　　田邊康宏　162
- カテーテル本体 … 162
- 操作法 … 163
- 圧測定 … 166
- 熱希釈法による心拍出量測定 … 166
- 酸素分圧測定方法 … 168
- Swan-Ganzカテーテル挿入時の合併症と回避のための注意点 … 169

1-②. Swan-Ganz カテーテル：SGカテーテルで算出される値の正常値　　高梨賀江　170
- 右房圧 … 170
- 左房圧 … 172
- 右室圧 … 172
- 肺動脈圧 … 173
- 肺動脈楔入圧 … 174
- 正常値 … 174
- サンプリング … 175

1-③. Swan-Ganz カテーテル：心拍出量（thermodilution：熱希釈法とFick法の使い分け）　　高梨賀江　177
- 心拍出量とは … 177
- 心拍出量の測定法 … 177

2. 一時的ペースメーカ　　妹尾恵太郎　179
- 一時的ペースメーカの適応・種類 … 179
- 一時的ペースメーカの実際 … 180

3. バーマンカテーテル，NIHカテーテル　　深町大介　186
- バーマンカテーテル … 186
- NIHカテーテル … 188

4-①. 右心カテーテルを用いて診断する代表的疾患：CHF（Forrester分類），肺塞栓症　　深町大介　189

- うっ血性心不全 ……………………………… 189
  - Forrester 分類 …………………………… 189
- 肺血栓塞栓症 ………………………………… 191
  - 肺血栓塞栓症を疑った場合 …………… 191

4-②. 右心カテーテルを用いて診断する代表的な疾患：肺動静脈瘻，ASD（部分肺静脈還流異常の合併）　　上田知実，高見澤 格　194

- 肺動静脈瘻 …………………………………… 194
- 心房中隔欠損 ………………………………… 196

VI　左心カテーテル

1. 左室造影，大動脈造影　　氏家勇一　200
- 左室造影および大動脈造影の実際 ………… 200
- 大動脈造影のカテーテルの位置と撮影方向 … 203

2. 左室造影，大動脈造影の評価　　小松宣夫　204
- 左室造影の評価法 …………………………… 204
  - 左室容積の計測法 ……………………… 204
  - 左室壁運動の評価法 …………………… 206
  - 僧帽弁閉鎖不全症の重症度評価 ……… 208
- 上行大動脈造影の評価法 …………………… 209

3. 左心カテーテルによる圧記録と右心カテーテルとの同時圧記録　　納口英次　210
- 正常波形と圧の計測点 ……………………… 210
- 左室と大動脈の圧較差 ……………………… 211
- 特徴的な圧波形 ……………………………… 213
- カテーテルによる治療 ……………………… 217

VII　冠動脈造影

1. 冠動脈造影を理解するための基本的な解剖　　矢嶋純二　222
- 冠動脈 ………………………………………… 222
- 左前下行枝 …………………………………… 223
- 回旋枝 ………………………………………… 224
- 右冠動脈 ……………………………………… 225

2. 基本的な撮影方法と正常像　　鬼倉基之　226
- 冠動脈造影の目的 …………………………… 226
- 冠動脈の評価およびその適切な撮影角度 … 227

3. 右冠動脈　　船田竜一　230
- 基本的操作方法 ……………………………… 230
  - Amplatzl leftの挿入方法 ……………… 232
- 右冠動脈の起始異常 ………………………… 234
- 注意すべきケース …………………………… 235
  - Separate conus branch ………………… 235

4. 左冠動脈　　小松宏貴，朴沢英成　236
- Judkins leftカテーテル ……………………… 236
- Amplatz leftカテーテル …………………… 238
- 両用カテーテル ……………………………… 239
- 圧波形の確認 ………………………………… 239

5. グラフト造影　　櫻井将之，濱嵜裕司　240
- 左内胸動脈，右内胸動脈造影 ……………… 240
- ACバイパス造影 ……………………………… 244
- 胃大網動脈造影 ……………………………… 245

6. 冠動脈起始異常　　　矢嶋純二　247
　　冠動脈起始異常とは……………………… 247

7. 冠攣縮の誘発　　　小川崇之　249
　　冠攣縮誘発試験とは……………………… 249
　　アセチルコリン負荷試験………………… 249
　　エルゴノビン負荷試験…………………… 252
　　冠動脈造影における心構え……………… 257

Ⅷ　冠動脈造影評価法

1. 部位の表現法，病変形態の評価　　　中津裕介　260
　　AHA分類…………………………………… 260
　　病変形態の評価…………………………… 263

2. TIMI gradeとBlush score　　　山脇理弘　264
　　TIMI grade………………………………… 264
　　myocardial blush score ………………… 265

3. 側副血行路の評価　　　木村祐之　267
　　慢性完全閉塞病変………………………… 267
　　血管造影における評価法………………… 267
　　文献的考察………………………………… 273
　　側副血行路評価の注意点………………… 274

4. SYNTAX Scoreの評価
　　　　　　　　　　矢作和之，田邉健吾　275
　　SYNTAX Score …………………………… 275
　　SYNTAX Scoreを算出してみよう ……… 275
　　SYNTAX Score Ⅰ算出のアルゴリズム … 276
　　SYNTAX Score Ⅱ算出のアルゴリズム … 280

5. J-CTO scoreの評価　　　森野禎浩　282
　　J-CTO score制作秘話…………………… 282
　　まず，J-CTO score sheetを手に入れよう …… 283
　　早速，J-CTO scoreを算出してみよう … 284
　　J-CTO scoreを間接的に活かせるアウトカムについて
　　知っておこう……………………………… 285
　　J-CTO score以降，別の難易度スコアリング ………… 285

6. 定量的冠動脈造影法　　　上妻　謙　286
　　シネフィルムのレビュー………………… 286
　　キャリブレーション……………………… 287
　　辺縁のトレース（エッジディテクション）…… 288
　　辺縁の補正………………………………… 288
　　QCAプログラムの実行 …………………… 289
　　ステント位置の指定……………………… 290
　　ステントを使用していないときのQCA … 290
　　QCAで得られるデータ …………………… 291
　　QCAの誤差を生む要因 …………………… 292
　　特殊なQCA ………………………………… 292

7. Quantitative flow ratio（QFR）
　　　　　　　　　　谷垣　徹，松尾仁司　294
　　定量的冠血流予備量比…………………… 294
　　QFRの原理 ………………………………… 295
　　計測の実際……………………………… 295
　　冠動脈造影………………………………… 295
　　解析方法…………………………………… 296
　　解析結果…………………………………… 299
　　解析の限界………………………………… 299
　　QFRの心筋虚血診断能 …………………… 300

IX 冠動脈機能的評価法：FFR

1. 機種別セットアップ法　　嘉納寛人　302
- カテーテル室での機器の配置 …………………… 302
- PressureWire™ X のセットアップ ……………… 303
- Verrata™ のセットアップ ………………………… 304
- Opto Wire™ のセットアップ ……………………… 305
- カテーテル先端圧とワイヤーセンサー圧の補正 … 306

2. 計測方法と簡単な評価　　松尾仁司　308
- 冠動脈血流調節 …………………………………… 308
- 血流予備量比（FFR） ……………………………… 309
- FFR 計測の実際 …………………………………… 310
- iFR 計測の実際 …………………………………… 316

X 血管内エコー法

1-①. 機種別セットアップ法，使用法：Revolution®, Eagle Eye Platinum®　　松野俊介　324
- **Revolution®** …………………………………… 324
  - Revolution® の構造と仕様 ……………………… 324
  - Revolution® のセットアップ法 ………………… 325
  - 使用時の注意点 ………………………………… 326
- **Eagle Eye Platinum®** ………………………… 327
  - Eagle Eye Platinum® の構造と仕様 …………… 327
  - Eagle Eye Platinum® のセットアップ ………… 328
  - 実際の画像収集時の注意点 …………………… 329

1-②. 機種別セットアップ法，使用法：iLab™, OptiCross™　　高山忠輝　330
- iLab™, OptiCross™ ……………………………… 330

1-③. 機種別セットアップ法，使用法：VISICUBE®, AltaView®, Navifocus® WR　　伊藤良明　334
- Terumo IVUS の概要 …………………………… 334
- **カテーテル** …………………………………… 335
  - AltaView® ……………………………………… 335
  - Navifocus® WR ………………………………… 337
- **MDU** …………………………………………… 339
- **コンソール** …………………………………… 340
  - セットアップ方法 ……………………………… 341
  - コンソールの具体的操作，計測方法 ………… 342

2. 画像評価と計測方法　　伊藤良明　346
- 画像評価 …………………………………………… 346
- 定量解析 …………………………………………… 351
- PCI 施行における IVUS の観察項目 …………… 355

XI 血管内視鏡

1. 血流維持型セットアップ法，使用法　　松岡宏　360
- セットアップ法 …………………………………… 361
- 検査・使用法 …………………………………… 365
- "モノレールタイプ"（血流維持型）血管内視鏡の使用法 … 369

2. 評価法　　上田恭敬　371
- 正常な冠動脈内面 ………………………………… 371
- 白色平滑な正常血管壁と黄色プラーク ………… 371
- 急性心筋梗塞責任病変の内視鏡像 ……………… 371
- 血栓溶解療法後に観察した，急性心筋梗塞の責任病変 … 372
- 不安定狭心症の責任病変 ………………………… 372
- 無症候性プラーク破綻（破裂） …………………… 373
- Cypher sirolimus-eluting stent 留置 1 年後 …… 373
- Cypher sirolimus-eluting stent 留置 5 年後 …… 373
- BMS 留置 8 年後に発症した不安定狭心症の責任病変 … 374
- Xience everolimus-eluting stent 留置 1 年後 … 374
- BioFreedom 薬剤コーテッドステント留置 1 カ月後 … 374

XII　OCT

1. セットアップ法，使用法　名越良治，志手淳也　376
- OPTIS™ …………………………………… 376
- LUNAWAVE™ …………………………… 382
- OCTガイドのPCI ………………………… 385
- OCTの有用性 ……………………………… 386

2. 画像評価法と計測方法
　　　嶋村邦宏，久保隆史，赤阪隆史　387
- 冠動脈プラーク性状の観察………………… 387
- 冠動脈の計測………………………………… 391
- 留置直後のステント周囲の評価…………… 392
- 慢性期のステント留置部の評価…………… 393

XIII　他の血管造影

1. 末梢動脈造影法，選択的造影法
　　　　　　　　　　　　　　太田　洋　396
- 心臓カテーテル室における末梢動脈造影，選択的造影の近年の傾向
　…………………………………………………… 396
- 循環器内科医が下肢動脈造影を行う流れ………… 397
- 下肢動脈造影のアプローチ方法と実際…………… 397
- 部位別の造影法とポイント………………………… 398

XIV　電気生理学的検査

1. 徐脈性不整脈　　　大塚崇之　402
- 心臓電気生理学的検査に必要な機器……… 402
- カテーテルのアプローチ…………………… 403
- 電極カテーテルの留置……………………… 403
- 心内心電図の見方…………………………… 404
- 電気刺激方法………………………………… 404
- 洞結節に対する心臓電気生理学的検査…… 405
- 房室伝導に対する心臓電気生理学的検査… 405
- His束内ブロック …………………………… 406
- HVブロック ………………………………… 406

2. 頻脈性不整脈　　　大塚崇之　407
- 検査の実際…………………………………… 407
- 3-D mappingシステムの使用 ……………… 409
- 発作性上室性頻拍…………………………… 411
- 通常型心房粗動……………………………… 413

3. 心腔内エコー　　　奥村恭男　415
- 心房中隔穿刺（Brockenbrough）法での使用 …… 415
- 心臓の各チャンバーの描出法……………… 418
- その他の使い方……………………………… 425

索引 …………………………………………………… 426

本書内で使用されている略語一覧

A

ABI	ankle brachial pressure index	足関節上腕血圧比
ACC	American College of Cardiology	アメリカ心臓病学会
ACS	acute coronary syndrome	急性冠症候群
ACT	activated coagulation time	活性凝固時間
AF	atrial fibrillation	心房細動
AHA	American Heart Association	アメリカ心臓協会
AKI	acute kidney injury	急性腎障害
AL	Amplatz left	
AM	acute marginal branch	鋭角枝
ARDS	acute respiratory distress syndrome	急性呼吸窮迫症候群
ASD	atrial septal defect	心房中隔欠損
ATP	adenosine triphosphate	アデノシン三リン酸
AV	atrioventricular	房室
AVRT	atrioventricular reciprocating tachycardia	房室回帰性頻拍

B

BMI	body mass index	体容量指数
BMS	bare metal stent	ベアメタルステント
BSA	body surface area	体表面積

C

CABG	coronary artery bypass grafting	冠動脈バイパス術
CAG	coronary angiography	冠動脈造影法
CFR	coronary flow reserve	冠血流予備能
CHF	congestive heart failure	うっ血性心不全
CI	cardiac index	心係数
CKD	chronic kidney disease	慢性腎臓病
CLI	critical limb ischemia	重症虚血肢
COPD	chronic obstructive pulmonary disease	慢性閉塞性肺疾患
CRBSI	catheter-related blood stream infection	カテーテル由来血流感染症
CRP	C-reactive protein	C反応性蛋白
CT	computed tomography	コンピュータ断層撮影
CTO	chronic total occlusion	慢性完全閉塞
CVC	central venous catheter	中心静脈カテーテル
CX	circumflex artery	回旋枝

D

DES	drug eluting stent	薬剤溶出ステント
DFA	deep femoral artery	大腿深動脈
DRA	distal radial artery approach	遠位橈骨動脈アプローチ
DSA	digital subtraction angiography	デジタル差分血管造影法
DVT	deep venous thrombosis	深部静脈血栓
DX	diagonal artery	対角枝

E

EVT	endovascular treatment	血管内治療

F

FFR	fractional flow reserve	血流予備量比

G

GEA	gastroepiploic artery	胃大網動脈

I		
IABP	intra-aortic balloon pumping	大動脈内バルーンポンピング
ICE	intracardiac echocardiography	心腔内エコー
iFR	instantaneous wave-free ratio	瞬時血流予備量比
IMA	internal mammary artery	内胸動脈
IVC	inferior vena cava	下大静脈
IVUS	intravascular ultrasound	血管内超音波検査
J		
JL	Judkins left	
JR	Judkins right	
L		
LAD	left anterior descending coronary artery	左前下行枝
LAO	left anterior oblique	左前斜位
LCA	left coronary artery	左冠動脈
LCX	left circumflex artery	左回旋枝
LITA	left internal thoracic artery	左内胸動脈
LMT	left main trunk	左冠動脈主幹部
LVEF	left ventricular ejection fraction	左室駆出率
M		
MRI	magnetic resonance imaging	磁気共鳴法
MVA	mitral valve area	僧帽弁口面積
N		
NSAID	nonsteroidal antiinflammatory drug	非ステロイド系抗炎症薬
O		
OCT	optical coherence tomography	光干渉断層法
OFDI	optical frequency domain imaging	光干渉断層撮影
OM	obtuse marginal branch	鈍角枝
P		
PAP	pulmonary arterial pressure	肺動脈圧
PAWP	pulmonary artery wedge pressure	肺動脈楔入圧
PCI	percutaneous coronary intervention	経皮的冠動脈インターベンション
PCPS	percutaneous cardio pulmonary support	経皮的心肺補助装置
PCWP	pulmonary capillary wedge pressure	肺毛細血管楔入圧
PL	posterolateral branch	後側壁枝
PTA	percutaneous transluminal angioplasty	経皮的血管形成術
PTMC	percutaneous transluminal mitral commissurotomy	経皮的僧帽弁交連切開術
Q		
QCA	quantitative coronary arteriography	定量的冠動脈造影
QFR	quantitative flow ratio	定量的冠血流予備量比
QOL	quality of life	生活の質
R		
RAO	right anterior oblique	右前斜位
RCA	right coronary artery	右冠動脈
S		
SFA	superficial femoral artery	浅大腿動脈
STEMI	ST-elevation acute myo-cardial infarction	ST上昇型急性心筋梗塞
SVC	superior vena cava	上大静脈
T		
TAVR	transcatheter aortic valve replacement	経皮的大動脈弁置換術
TIMI	thrombolysis in myocardial infarction	

解剖

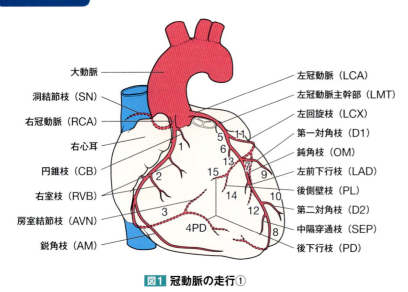

図1 冠動脈の走行①

略語	正式名称	
SN	sinus node branch	洞結節枝
RCA	right coronary artery	右冠動脈
CB	conus branch	円錐枝
RVB	right ventricular branch	右室枝
AVN	atrioventricular node branch	房室結節枝
AM	acute marginal branch	鋭角枝
LCA	left coronary artery	左冠動脈
LMT	left main coronary trunk	左冠動脈主幹部
LCX	left circumflex coronary artery	左回旋枝
D1	first diagonal branch	第一対角枝
OM	obtuse marginal branch	鈍角枝
LAD	left anterior descending coronary artery	左前下行枝
PL	posterolateral branch	後側壁枝
D2	second diagonal branch	第二対角枝
SEP	septal branch	中隔穿通枝
PD	posterior descending	後下行枝

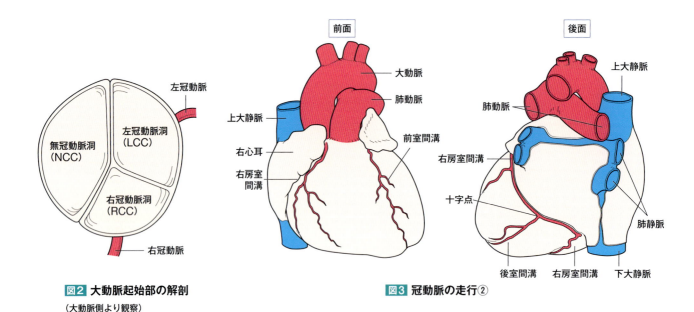

図2 大動脈起始部の解剖
（大動脈側より観察）

図3 冠動脈の走行②

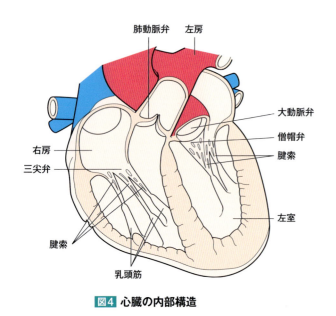

図4 心臓の内部構造

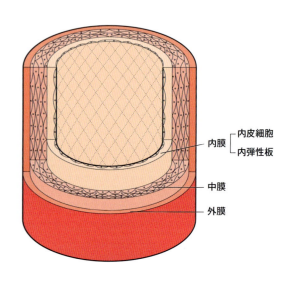

図4 血管の構造

撮影角度

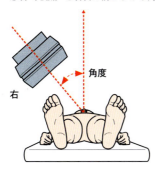
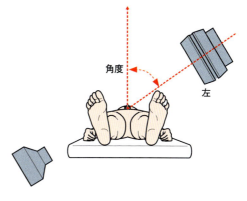
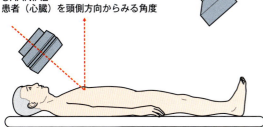
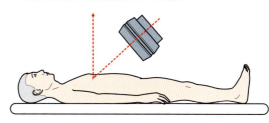

図6 撮影角度の呼び方

動脈・静脈

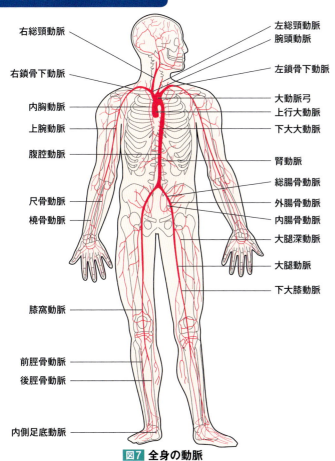

図7 全身の動脈

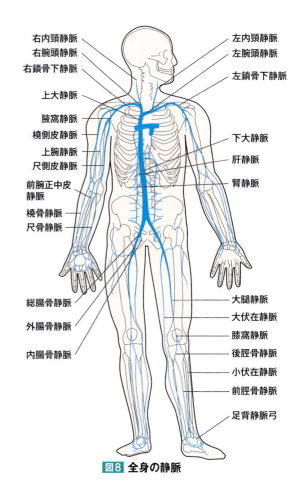

図8 全身の静脈

改訂第2版 これから始める心臓カテーテル検査 執筆者一覧

■編 集

矢嶋 純二　心臓血管研究所付属病院院長

■執筆者（掲載順）

赤羽 正史	那須赤十字病院循環器内科副部長	
岡部 輝雄	国際医療福祉大学三田病院循環器内科教授	
柚本 和彦	横浜労災病院循環器センター長	
茂木 聡	浜松医科大学第三内科	
河村 朗夫	国際医療福祉大学医学部循環器内科学主任教授	
富永 真和	立川綜合病院放射線科主任	
髙橋 稔	立川綜合病院循環器内科主任医長	
伊藤 信吾	いとう内科院長	
久保田 修司	国立国際医療センター病院循環器内科	
原 久男	国立国際医療センター病院循環器内科医長	
田中 真吾	横浜労災病院循環器内科	
清野 義胤	星総合病院病院長補佐	
小山 雄広	東京大学医学部附属病院20世紀医療センターコンピュータ画像診断学／予防医学講座	
堀 真規	JCHO東京高輪病院循環器内科	
中村 正人	東邦大学医療センター大橋病院循環器内科教授	
山下 淳	東京医科大学病院循環器内科講師	
道下 一朗	横浜栄共済病院循環器内科診療部長	
岸 幹夫	心臓血管研究所付属病院循環器内科	
小田 弘隆	新潟市民病院副院長	
新井 陸	日本大学医学部内科学系循環器内科学分野	
後藤 亮	秀和総合病院循環器内科部長	
唐原 悟	東京曳舟病院循環器科部長	
矢嶋 純二	心臓血管研究所付属病院院長	
越田 亮司	豊橋ハートセンター循環器内科部長	
浦澤 一史	カレスサッポロ時計台記念病院副院長	
畠 信哉	春日部中央総合病院心臓病センター循環器科	
安藤 弘	春日部中央総合病院心臓病センター循環器科統括部長	
東谷 迪昭	東京医科大学茨城医療センター循環器内科科長	
江崎 裕敬	所沢ハートセンター循環器科部長	
桜田 真己	所沢ハートセンター院長	
小堀 裕一	戸田中央総合病院心臓血管センター内科副部長	
田邉 康宏	聖マリアンナ医科大学循環器内科講師	
髙梨 賀江	心臓血管研究所付属病院ME室	
妹尾 恵太郎	京都府立医科大学不整脈先進医療学講座	
深町 大介	日本大学医学部内科学系循環器内科学分野	
上田 知実	榊原記念病院小児循環器科副部長	
高見沢 格	榊原記念病院循環器内科副部長	
氏家 勇一	うじいえ内科クリニック院長	
小松 宣夫	太田西ノ内病院循環器センター次長	
納口 英次	心臓血管研究所付属病院ME室	
鬼倉 基之	鬼倉循環器内科クリニック院長	
船田 竜一	北関東循環器病院循環器内科部長	
小松 宏貴	イムス東京葛飾総合病院循環器内科	
朴沢 英成	イムス東京葛飾総合病院HCUセンター長	
櫻井 将之	おおたかの森病院循環器内科科長	
濱嵜 裕司	おおたかの森病院循環器内科部長	
小川 崇之	東京慈恵会医科大学循環器内科准教授	
中津 裕介	塩田記念病院循環器内科心臓血管センター長	
山脇 理弘	済生会横浜市東部病院循環器内科副部長	
木村 祐之	広島ハートセンター院長	
矢作 和之	三井記念病院循環器内科医長	
田邉 健吾	三井記念病院循環器内科部長	
森野 禎浩	岩手医科大学内科学講座循環器内科分野主任教授	
上妻 謙	帝京大学医学部附属病院循環器内科教授	
谷垣 徹	岐阜ハートセンター循環器内科	
松尾 仁司	岐阜ハートセンター院長	
嘉納 寛人	心臓血管研究所付属病院循環器内科医長	
松野 俊介	心臓血管研究所付属病院循環器内科医長	
高山 忠輝	日本大学医学部内科学系総合診療学分野教授	
伊藤 良明	済生会横浜市東部病院心臓血管センター長	
松岡 宏	愛媛県立中央病院医局長	
上田 恭敬	国立病院機構大阪医療センター循環器内科科長	
名越 良治	大阪府済生会中津病院循環器内科	
志手 淳也	大阪府済生会中津病院副院長・循環器内科部長	
嶋村 邦宏	和歌山県立医科大学循環器内科	
久保 隆史	和歌山県立医科大学循環器内科准教授	
赤阪 隆史	和歌山県立医科大学循環器内科教授	
太田 洋	板橋中央総合病院循環器内科主任部長	
大塚 崇之	心臓血管研究所付属病院循環器内科不整脈担当部長	
奥村 恭男	日本大学医学部内科学系循環器内科学分野主任教授	

I

心臓カテーテル検査に必要な物品

1 シースイントロデューサー

赤羽正史　那須赤十字病院循環器内科

カテーテル手技に必要不可欠なシースイントロデューサーには，さまざまな種類や形状があります。状況に応じて選択・使用できるようになりましょう。

Point

1. シースイントロデューサーはカテーテル手技で必要不可欠なものです。
2. シースイントロデューサーの種類を理解し，状況に応じて使用できるようにしましょう。
3. 緊急時には速やかに挿入する必要がありますので，確実にセッティングできるようにしましょう。
4. 血管損傷などを引き起こすことがあります。十分注意して使用しましょう。
5. カテーテルの挿入だけではなく，動脈圧の持続測定や緊急時の輸液ラインとしても使用が可能です。

シースイントロデューサーとは

- 心臓カテーテル検査などを行う際に血管を確保し，カテーテルの挿入部位の確保，カテーテルの挿入・抜去・入れ替えなどを安全かつ迅速に補助するためのものです。

シースイントロデューサーの構造

- シースイントロデューサーは中空構造をしており，血管内に留置する部分であるシースチューブの遠位端に逆流防止弁と三方活栓がついています(図1)。また，シースの挿入・抜去時の抵抗を低くするためシース表面に親水性コーティングを施しているものもあります。
- シースイントロデューサーはキット化されていることが多く，その構成はシース本体，ダイレーター，ガイドワイヤー，ガイドワイヤーインデューサー，留置針，シリンジ，小切開メスから構成されています(図2)。シースイントロデューサーキットにはガイドワイヤーが0.025inch(0.63mm)のものと，0.035inch(0.89mm)が入っているものがありますが，一般的に，大腿動脈や上腕動脈からアプローチする際には0.035inchのワイヤーが入っているキットが選択され，橈骨動脈からアプローチする際には0.025inchのキットが選択されることが多いです。

- ダイレーターもガイドワイヤーの径に合わせてつくられているため，ガイドワイヤー径が異なるシースイントロデューサーキットを複数同時に使用する際には注意が必要になります。
- 例えば，当然，0.025inchワイヤー用のダイレーターには0.035inchのワイヤーは通過しません。また，0.035inchワイヤー用のダイレーターには0.025inchのワイヤーは通過しますが，ダイレーターとワイヤーの間に隙間が生じるためにスムーズに挿入ができないだけでなく，血管損傷につながることがあります。そのため，**特に緊急時などに複数のシースイントロデューサーキットが術野にあるときは注意が必要となります。**

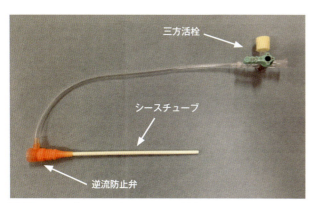

図1 シースイントロデューサーの構造

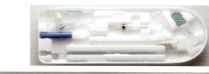
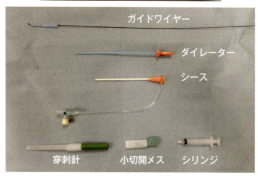

図2 シースイントロデューサーキットと構成内容

シースイントロデューサーの種類

口径の種類

- シースイントロデューサーのサイズは4Fr（1.4mm）〜8Fr（2.7mm）まであり，使用するカテーテルのサイズで決定されます（図3）。また，口径の大きいシースのほうが口径の保持力が強いため，屈曲の強い血管を伸ばして留置する際にはキンクしにくい（折れ曲がりにくい）という特徴があります。
- 橈骨動脈のような血管径の小さい血管からアプローチする際には，7Frのような太めのシースが使用しにくいこともあります。また，血管径に合わないシースを使用することで，橈骨動脈閉塞をきたすことをしばしば経験します。最近，シースの素材をきわめて薄くすることで，シースの外径を1サイズ落とすことが可能となりました。このグライドシースを使用することで合併症も少なく，小血管からのアプローチの際にも，7Frのガイディングカテーテルを使用することが可能となります。しかしながら，素材が薄いために潰されやすいので，ダイレーターやガイディングカテーテルが入っていないときには注意が必要です。

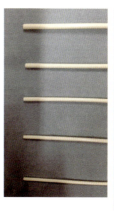
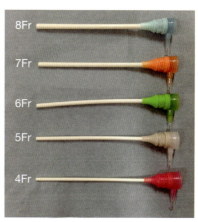

図3 シースイントロデューサーの種類
上から8Fr，7Fr，6Fr，5Fr，4Frサイズ。

形状の種類

- シースの形状は通常ストレートタイプがほとんどですが，目的に合わせて特徴のある形状のシースもあります。
- 一般的なシースチューブの長さは7cm，10cm，25cmなどがラインナップされており，7cm，10cmを使用するのが一般的です。しかしながら，血管の蛇行が強い症例やガイドワイヤーが血管の側枝に迷入しやすい症例では，25cmを選択するとカテーテルの挿入や操作がしやすいため，状況に応じて選択するとよいでしょう（図4）。
- 血管の蛇行が非常に強く，通常の25cmシースでも内筒を抜いた際にキンクを起こし，カテーテルの出し入れや操作が困難となるケースがあります。その際はポリウレタン層で覆われたコイルワイヤー構造を有しキンク防止機能をもっているコイルシースを使用することで，シースがキンクせずにカテーテルの操作が容易になります（図5）。
- シースの形状は通常ストレートタイプがほとんどですが，下肢の経皮的血管形成術（percutaneous transluminal angioplasty：PTA）の際には目的に合わせて特徴のある形状のシースもあります。PTAの際にはシースを直接病変近位部までもってくることが多いため，シースの長さも95cmや120cmと長いものが使用されます（図6）。
- 反対側の大腿動脈からアプローチする際には下行大動脈と総腸骨動脈の分岐部を越しやすいように，最初からシースの先端が屈曲しているJの形をしたシースもあります（図7）。また，浅大腿動脈以下の下肢動脈に同側の大腿動脈からアプローチする際には逆方向に穿刺する必要があり，カテーテル操作がやりにくいことがあります。その際には，シースの根元の部分が屈曲しているシースを使用することで，通常のポジションで手技を行うことができます（図8）。

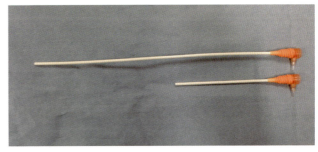

図4 10cm 7Frシースと25cm 7Frシース

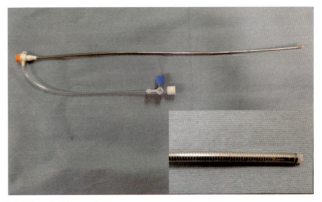

図5 コイルシース

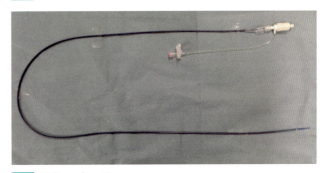

図6 120cmシース

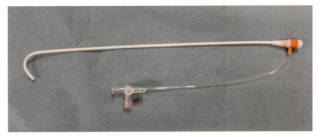

図7 J型のシース

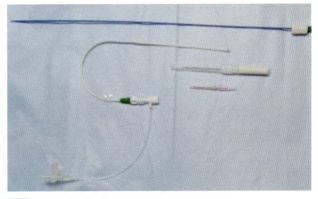

図8 根本部分が屈曲したシース

セットアップ

①シースの三方活栓から，ヘパリン加滅菌生理食塩水をシース内へ満たして空気を押し出しておきます。ダイレーターもあらかじめシリンジなどを用い，ヘパリン加滅菌生理食塩水でプライミングしておきます。
②シースにダイレーターを挿入し，ダイレーターハブとシースハブを確実にロックするまで押し込みます。

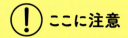

ここに注意

弁が損傷し，止血性が維持できなくなることがあるため，ダイレーターは弁の中心を狙って挿入しましょう。また，ダイレーターとシースは確実にロックすること。ダイレーターハブとシースハブがロックされていないと，シースのみが前進しシース先端が血管壁に損傷を与える恐れがあります。

挿入方法

①切皮メスで刺入部の皮膚に小切開を加えます。
②留置針を血管に挿入し外套を残して内針を抜き取ります (図9b)。
③ガイドワイヤーを，外套の中を通してゆっくり血管に挿入します。その際，ガイドワイヤーは柔軟な部分を先にして挿入します (図9c)。
④ガイドワイヤーを残して外套を抜き取ります (図9d)。
⑤ガイドワイヤーを血管へ通した状態で，ガイドワイヤーにシースを通して血管に挿入します (図9e)。
⑥ダイレーターハブとシースとのロックを外し，ガイドワイヤーとダイレーターをゆっくりと抜き取ります (図9f)。

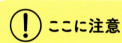

ここに注意

ガイドワイヤーはゆっくり操作し，抵抗を感じたときは，無理にガイドワイヤーを動かすことを止め，抵抗の原因を調べましょう。

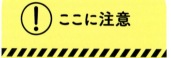

ここに注意

シリンジによる急激な吸引を行うと，弁から空気を巻き込むことがあるので注意しましょう。

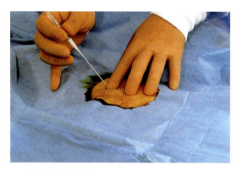

a：留置針の持ち方

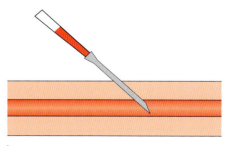

b

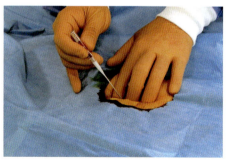

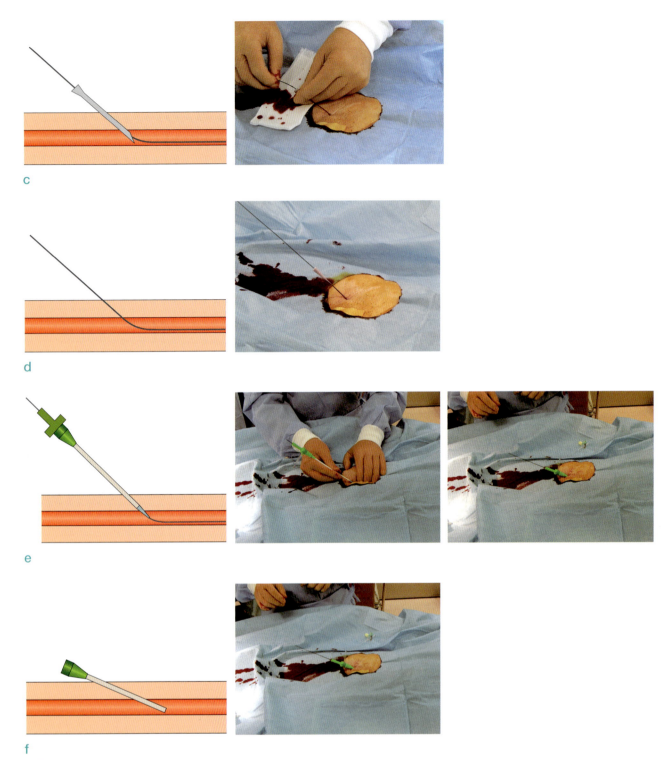

図9 シースの挿入方法

- 以上でシースイントロデューサーのセッティングから挿入までは終了です。その後は、ガイドワイヤーを先行させて、カテーテルをシースに挿入します。カテーテルによる手技が終了したら、カテーテルを抜去した後で、シースを抜去します。

岡部輝雄　国際医療福祉大学三田病院循環器内科

2 造影用ガイドワイヤー

造影用ガイドワイヤーは，血管造影用のカテーテルおよびPCI用のガイディングカテーテルを血管に挿入する際，誘導するために，あらかじめ血管内に挿入します。

まずはこれだけ押さえよう Point

1. 使用前には，ガイドワイヤーの収容ケース内にヘパリン加生理食塩水を満たしておきましょう。
2. ガイドワイヤーを使用後は毎回，ヘパリン加生理食塩水に浸したガーゼで綺麗に血液を拭き取ってからケースに収納しましょう。
3. どんな種類の造影用ガイドワイヤーも，血管内を進める際には最低限の透視による確認は必須です。
4. 血管の走行性状や血管内病変の有無などに合わせて，適合性の高い種類の造影用ガイドワイヤーを選択しましょう。
5. 親水性ポリマーコーティング仕様のガイドワイヤー使用時には，特にワイヤー先端の進行方向を透視により確実に把握しておきましょう。
6. 操作中に破損した造影用ガイドワイヤーは，極力継続使用しないようにしましょう。

造影用ガイドワイヤーとは

- 造影用ガイドワイヤーとは，血管造影用のカテーテルおよびPCI用のガイディングカテーテルを血管に挿入する際に，その誘導を目的として，あらかじめ血管内に挿入されるワイヤーです。多くはステンレス鋼などからできているスプリング状のワイヤーです。外径は，おおむね0.032inch（0.81mm）～0.038inch（0.96mm）で，0.035inch（0.89mm）のものが汎用されています。全長は150cmのものが一般的です。
- 図1のように血管の走行に合わせて造影用ガイドワイヤーを，カテーテルに先行して進めておきます。これによって，屈曲，蛇行している血管でも，血管内壁を傷つけることなくカテーテルを誘導することが可能となります。

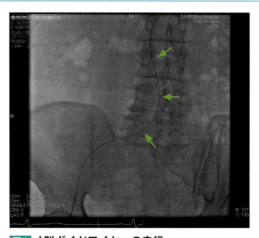

図1　J型ガイドワイヤーの走行
J型ガイドワイヤーが蛇行した血管に沿って走行している。カテーテルの誘導をより安全，確実に行うことが可能。

一般的な造影用ガイドワイヤーの種類

- 造影用ガイドワイヤーは，その先端の形状によりいくつかの種類に分別されます。最も一般的なものがJ型ガイドワイヤーです（図2）。先端をJ字にすることで，血管内膜への損傷を防止するだけでなく，細小血管への迷入を回避し，カテーテルを安全に目的の血管内に誘導することが可能となります。先端カーブ内の半径により，図のように3.0mmJ型などと称します。
- Valsalva洞に達したとき，その形状によりなめらかに洞内を反転し，カテーテルのValsalva洞内への誘導，冠動脈入口部への挿入をより確実なものにすることができます（図3）。
- 左室造影をする際にも，ワイヤーを安全に左室内に先行挿入することができます。カテーテル単独での左室内挿入は困難な場合もあるので，積極的にJ型ガイドワイヤーを利用すべきです（図4）。
- 大動脈弁狭窄症などの弁膜症で，狭小化した間隙を確実にピンポイントで通過させたい場合などに有効なのが，ストレート型ガイドワイヤーです。ただし，目的部位直前までのカテーテルの誘導は原則J型ガイドワイヤーで行い，その後ストレート型ガイドワイヤーに交換するべきです（図5）。
- 血管の屈曲，蛇行が強かったり，ガイドワイヤーの途中通過部位に血栓や潰瘍性病変などがあり，繰り返してのガイドワイヤーの出し入れを回避したい場合には，親水性ポリマーコーティング仕様のガイドワイヤーにて屈曲蛇行部を通過後，カテーテルを挿入します。その後は，図6のようなロングワイヤー（260cm）を使用して，各種カテーテルの交換を行うことで，頻回のワイヤークロスによる血管壁への損傷，合併症を回避することが可能となります。

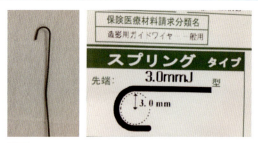

図2 J型ガイドワイヤーの先端とカーブ径による呼称

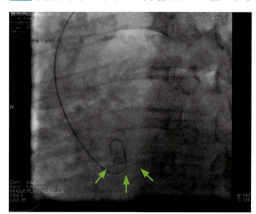

図3 Valsalva洞での反転

J型ガイドワイヤー先端がValsalva洞内で反転している。この状態でカテーテルを進めることにより，カテーテル先端による血管内膜の損傷のリスクを軽減して，安全に冠動脈入口部まで誘導できる。

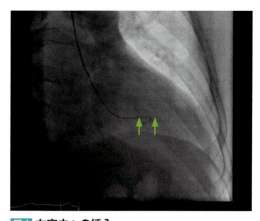

図4 左室内への挿入

J型ガイドワイヤーは，ほとんどのケースで容易に左室内へ入る。

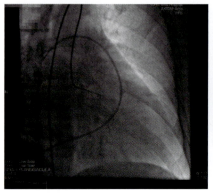

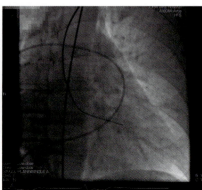

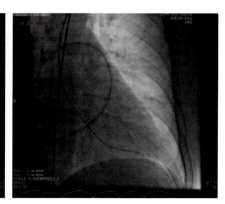

a：JR（Judkins right型）4.0の造影用カテーテルにストレート型ガイドワイヤーを通して大動脈弁直前までアプローチ

b：同ワイヤーにて狭窄弁の間隙をクロス

c：左室内へ進入

図5 ストレート型ワイヤー

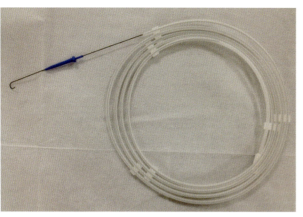

図6 260cmロングワイヤー

親水性ポリマーコーティング仕様の造影用ガイドワイヤー

- 動脈硬化による影響で血管の屈曲，蛇行が著明な場合や，石灰化により血管壁の弾力性が失われている場合に，通常のスプリング型ガイドワイヤーが進められない場面によく遭遇します。その際に，無理にガイドワイヤーを押し進めようとすると解離形成などの合併症につながりかねません。
- そのような場合には，表面に親水性ポリマーコーティングが施されているガイドワイヤーが威力を発揮します。ラジフォーカス®ガイドワイヤー（テルモ社製）は，その目的で汎用されており，血管壁との摩擦抵抗を低くすることによりガイドワイヤーの挿入をより容易に行うことができます（図7）。

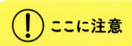 ここに注意

摩擦抵抗が低いということは細小血管などへの迷入を起こしやすいという難点も同時に持ち合わせることになるため，親水性ポリマーコーティング仕様のワイヤー使用時には，透視下での慎重な操作が要求されます。

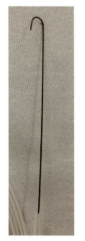 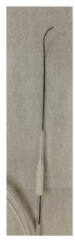 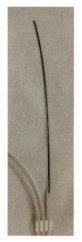

a：J型　　　b：アングル型　　　c：ストレート型

図7 親水性ポリマーコーティングワイヤー
液体と接触した際にワイヤー表面の摩擦係数が小さくなり，血管壁とのフリクションが軽減され，屈曲，蛇行血管へより容易に挿入される。

スティッフワイヤー

- 大動脈の著明な屈曲蛇行，石灰化による血管壁伸展性の喪失等に伴い，ガイドワイヤーやカテーテルの通過が困難な場合は，無理に力で押し進めようとすると，血管壁に解離などの合併症を引き起こすことがあります。その際には，シャフト内のコアワイヤー径を太くするなどして支持力を高めている，スティッフワイヤーを使用します。血管走行に対する追従性が低下する反面，そのシャフトサポート力でガイディングカテーテル等のデリバリー能力を格段に高めることが可能です。

スワン型ガイドワイヤー

- 前述した細小血管への迷入を防止し，また同時に大血管内ではJ型ガイドワイヤーのように血管内膜への損傷を最小限にする目的で開発されたのが，TRI型ラジフォーカス®ワイヤー（テルモ社製）や，スワンエクセルワイヤー®（オーベクス社製）です（図8）。
- 特に最近頻度が増えてきた橈骨動脈からのカテーテル挿入時には，その効力を最大限に発揮します。その先端部の形状から，上腕動脈などの小血管内では先端が伸びた形で進んでいくため（図9），側枝への迷入が妨げられます。
- 一方，鎖骨下動脈や大動脈内などの太い血管内では，従来のスワンネック状の先端形態を取るため，J型ガイドワイヤーと同様にカテーテルを安全に進めることができます（図9）。

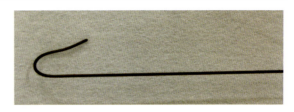

図8 スワン型ガイドワイヤー

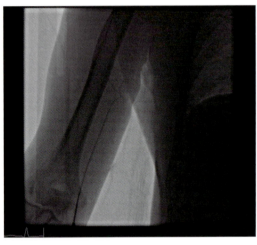

a：血管径の小さい上腕動脈内では先端が伸展した形で走行するため，枝などの細小血管には迷入しにくい。

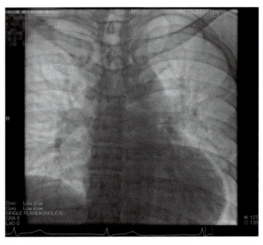

b：大動脈内に入ると先端はスワン型に戻り，J型ガイドワイヤーと同様の働きをする。

図9 橈骨動脈アプローチでのスワン型ガイドワイヤー

One Point Advice

造影用ガイドワイヤーは，診断にせよ治療にせよ，カテーテルを安全確実に目的の場所にまで誘導する礎となるデバイスです。その操作については100％習得していなければならないことはいうまでもありません。以下に，いくつかの注意点を述べておきます。

①使用前には，ガイドワイヤーの収容ケース内にヘパリン加生理食塩水を満たしておくこと。特に親水性ポリマーコーティング仕様のワイヤーは，乾燥するとその効用が半減してしまうので，注意が必要です。

②ガイドワイヤーを使用後は毎回，ヘパリン加生理食塩水に浸したガーゼで綺麗に血液を拭き取ってからケースに収納しましょう。付着血液を残しておくと容易に血栓をつくってしまいます。

③いかなる種類の造影用ガイドワイヤーであっても，血管内を進める際には最低限の透視による確認は必須です。初心者が手先の感触だけで操作をすることは厳に慎むべきです。

④血管の走行性状や血管内病変の有無などに合わせて，適合性の高い種類の造影用ガイドワイヤーを選択すること。

⑤親水性ポリマーコーティング仕様のガイドワイヤー使用時には，特にワイヤー先端の進行方向を透視により確実に把握しておくことが望ましいです。

⑥操作中に破損した造影用ガイドワイヤーは，極力継続使用しないこと。例えば，途中で折れ曲がってしまったワイヤーを無理して使用し続けると，血管内膜損傷を起こし大動脈解離などの重大な合併症につながりかねません。

3 各種カテーテル

柚本和彦　横浜労災病院循環器内科冠疾患集中治療部

心臓カテーテル検査は脈管造影（静脈系，動脈系）および心内測定（圧，酸素飽和度，心拍出量など）に分けられ，それぞれの用途に応じたカテーテルが用意されています。多くは，考案者の名前が付けられています。

まずはこれだけ押さえよう Point

1. 用途，目的に応じて適切なカテーテルを選択します。
2. 各カテーテルの特性，構造を理解しておきましょう。
3. 冠動脈，大動脈，脈管系の立体的な解剖を理解しておきましょう。
4. 同じ形状モデルでもメーカーによって差異があるため，自分のよく使うカテーテルの特徴を習得しておきましょう。

圧測定用カテーテル

- 心内測定系カテーテルの代表的なものに，Swan-Ganzカテーテル（サーモダイリューションカテーテル，エドワーズライフサイエンス社製）があります（図1）。先端にバルーンが付いており，血流に乗せて挿入していきます。中心静脈，右房，右室，肺動脈，肺動脈楔入圧の圧測定や心拍出量の測定が可能です。

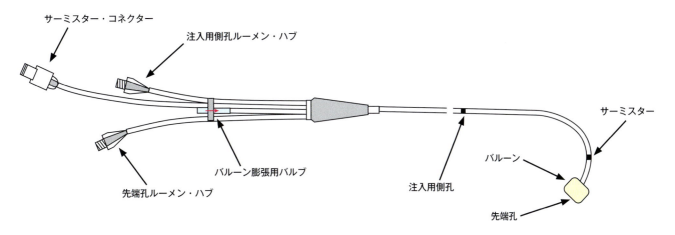

図1 Swan-Ganzカテーテル
先端付近のサーミスター（温度センサー）により，注入用ルーメンから冷水を注入することで心拍出量の測定が可能となる。

造影用カテーテル

- 造影部位によってさまざまな形態が用意されています。

冠動脈造影用カテーテル

Judkinsカテーテル（図2，図3）

- 最も一般的なカテーテル形状です。右冠動脈用，左冠動脈用があり，最も合わせやすく，大動脈の形状に合わせ種々のサイズが用意されています。

Amplatzカテーテル（図4）

- 右冠動脈用，左冠動脈用があります。Valsalva洞の形態に合う形状をしており，Judkinsカテーテルが合わない場合や冠動脈起始部異常，静脈グラフトの造影などにも用いられます（図5）。特に右冠動脈が通常の位置より前方や上方から起始する場合に，右冠動脈用Amplatzカテーテル（AL）を用いることが多いです。

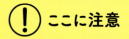

> ここに注意
> 同じJRタイプでも，メーカーにより形状が違います（図3）。

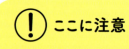

> ここに注意
> Amplatzカテーテルの左冠動脈用を右冠動脈に用いることも多いです。

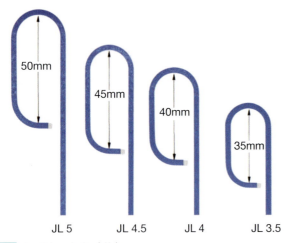

図2 Judkins left（JL）
大動脈のサイズ，形状に合わせてさまざまなサイズがある。通常はJL4，体格の小さい女性はJL3.5を使用することが多い。

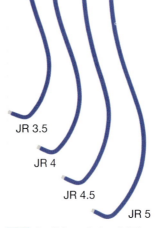

図3 Judkins right（JR）
JL同様に大動脈のサイズ，形状に合わせてさまざまなサイズがある。通常はJR4，体格の小さい女性はJR3.5を使用することが多い。

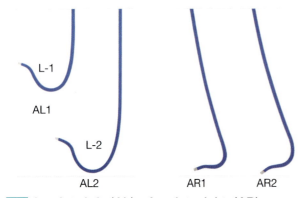

図4 Amplatz left（AL），Amplatz right（AR）
Judkinsカテーテルが届かないようなところにもengage可能。

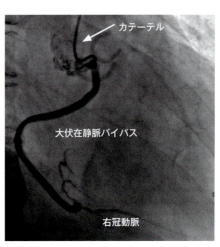

図5 AL（Amplatz left）カテーテルによる大伏在静脈バイパス造影
通常の冠動脈とは違う位置の血管造影にも適している。

左右共用カテーテル（図6）
- 上肢からのアプローチで用いられ，1本のカテーテルで左右冠動脈を造影できるカテーテルです。

マルチパーパスカテーテル（Sonesカテーテル）（図7）
- 上肢からアプローチし，1本のカテーテルで左右冠動脈，左室造影までできます。ただしengageに技術を要します。

内胸動脈バイパス造影カテーテル（図8，図9）
- 鎖骨下動脈から分枝する内胸動脈を造影するため先端カーブが鋭角になっています。鋭角なカーブを利用して，上向きに起始する右冠動脈を造影に用いることもあります。**右上肢からのアプローチで，左右内胸動脈を1本で造影することが可能なものもあります。**

大伏在静脈バイパス造影用カテーテル
- 右冠動脈へのバイパス用および左冠動脈へのバイパス用がありますが，JudkinsやAmplatzカテーテルでも造影可能です。

胃大網動脈グラフト造影用カテーテル（腹腔動脈造影用カテーテル）（図10）
- 胃大網動脈グラフトを造影する際は，腹腔動脈造影用のカテーテル（コブラタイプ）を使用して造影します。

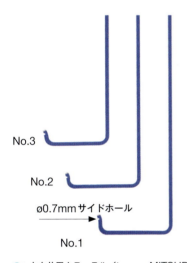
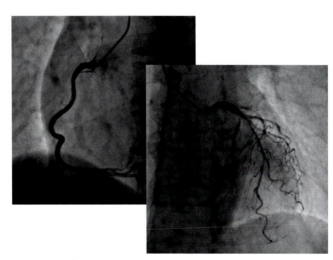

a：左右共用カテーテル（type - MITSUDO，東レ・メディカル社製）　　b：左右共用カテーテルによる左右冠動脈造影像

図6 左右共用カテーテル

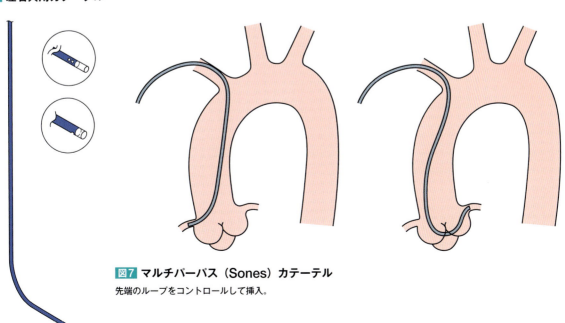

図7 マルチパーパス（Sones）カテーテル
先端のループをコントロールして挿入。

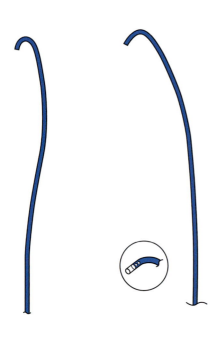
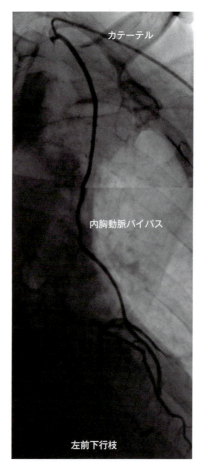

図8 左橈骨動脈からIMAカテーテルによる内胸動脈バイパス造影
先端が鋭角にカーブしており，鎖骨下動脈から分岐する内胸動脈に合わせやすい形状となっている。

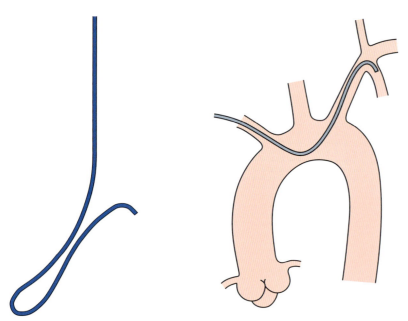

図9 右橈骨動脈からYUMIKOカテーテル（グッドマン社製）による左内胸動脈バイパス造影
左右の内胸動脈を右橈骨アプローチのみで造影可能。

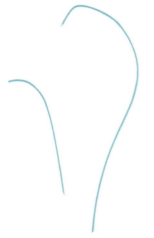
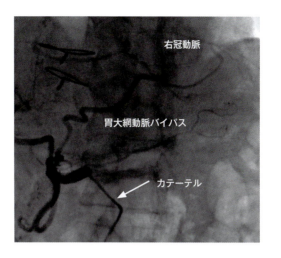

図10 コブラ型カテーテルによる腹腔動脈造影
コブラ型カテーテルを腹腔動脈に深く挿入し，右冠動脈に吻合された胃大網動脈バイパスを造影したところ．

操作上の注意点

左室造影カテーテル（ピッグテールカテーテル）（図11）
- カテーテル先による損傷や不整脈を予防するため，カテーテルの先端が豚のしっぽのように丸まっています．**左室造影だけでなく大動脈造影などの大血管系の造影にも使用されます．**

肺動脈造影用カテーテル（Bermanカテーテル）（図12）
- 一般に静脈系に用いるカテーテルは先端にバルーンがついており，血流に乗せて目的部位に運びバルーンを拡張したまま造影することで血管損傷を予防します．

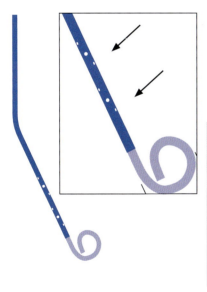
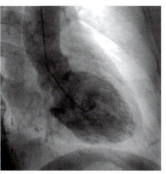

図11 ピッグテールカテーテルによる左室造影
拍動によるカテーテル先端での心室穿孔や期外収縮を予防するために，先端が丸まっている．先端近位部に複数の側孔が開いている．

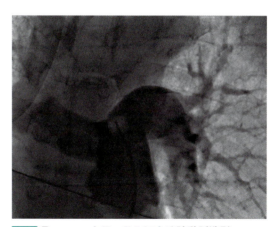

図12 Bermanカテーテルによる肺動脈造影
先端に拡張したバルーンを認める．

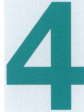

茂木　聡　浜松医科大学第三内科　　河村朗夫　国際医療福祉大学医学部循環器内科

4 三連活栓のセットアップ，使用法

オートインジェクターが全盛の時代ですが，三連活栓は圧をどのように計測するかの基本を学べるだけでなく，慣れれば造影剤を注入する際の圧力の微調整も安全で，機械に勝ると思われます。ここでしっかりとセットアップ，使用法をマスターしましょう。

まずはこれだけ押さえよう

Point

1. エア混入防止のためしっかり接続しましょう。
2. ライン内の徹底的なエア抜きをしましょう。
3. シリンジは後方を持ち上げて使用しましょう。
4. 造影前には毎回必ず圧波形をみましょう。
5. 造影は「初めちょろちょろ，中ぱっぱ」。

三連活栓のセットアップ

- 一般的な三連活栓と付属品は図1のようになっています。
- ラインとの接合部は緩んでいるので**しっかり締める必要があります。これを忘れるとエア混入の原因になります。**一般に右から，シリンジ，造影剤，ヘパリン加5％ブドウ糖液（生理食塩水の施設もある），圧ラインを接続します（図2）。
- ヘパリン加5％ブドウ糖液（生理食塩水の施設もある）で圧ラインを満たした後に，トランスデューサーを設置します（図3）。
- トランスデューサーをセットします（図4）。
- 一度コックを開放にし，患者側を閉じます（図5）。
- ゼロ較正が完了（図6），元の向きに戻します（図7）。
- 造影剤も接続すると図8のような状態になります。

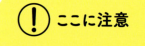 ここに注意

当院では外回りのスタッフにボトルと接続してもらう際に，ドリップチャンバーにエアが入らないようにしています（シリンジで強い陰圧をかけたときにエアがラインに混入しないようにするため）。

I 心臓カテーテル検査に必要な物品

三連活栓のセットアップ，使用法

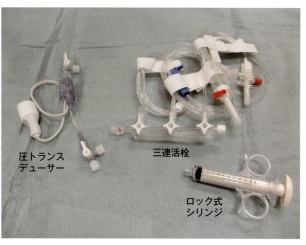

図1 三連活栓のセットアップ

圧トランスデューサー
三連活栓
ロック式シリンジ

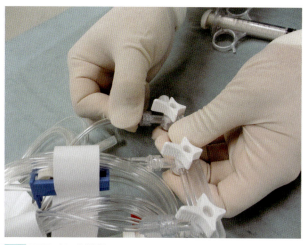

図2 圧ラインを接続

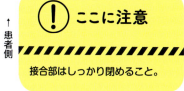

⚠ **ここに注意**

接合部はしっかり閉めること。

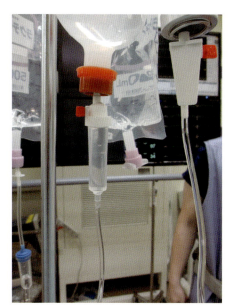

図3 トランスデューサーの設置

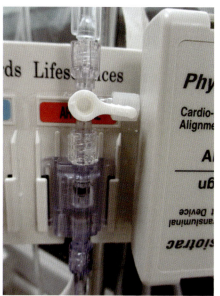

図4 トランスデューサーをセットした状態
ここからゼロ点を取る。

←患者側　　圧モニター側→

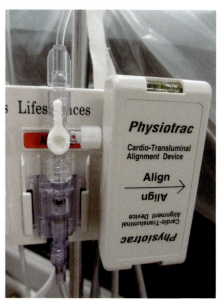

図5 コックの開放

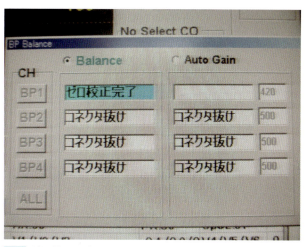

図6 ゼロ較正の完了

17

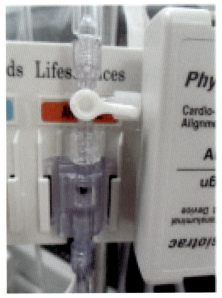

図7 コックを戻す

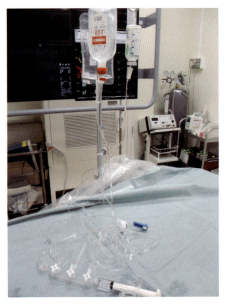

図8 造影剤を接続した状態

エア抜き

- しばしばライン内に微小なエアが残っていることがあり，**念入りにエア抜きをしましょう**。圧が鈍るときは圧ラインやトランスデューサー内にエアがあることが多いです。
- クランプを清潔に行えるようにするため，**クレンメは清潔野側に移しておくとよいでしょう**。

---- 用語解説 ----

鈍る（なまる）
血圧がきれいに出ないこと。

使用法

- カテーテルと接続したら，造影剤を打つ前にまず，血液を引き，エアを打ち込むことを防ぎます（図9）。
- 圧ラインに接続してあるコックを倒し，**圧を常にモニターに出しておきます**。圧波形が正常であることを確認して**シリンジの後方を持ち上げ**，コックを起こし造影剤を注入します（図10）。
- **圧が鈍る際はエアの存在，圧が出ない際はwedgeやkinkingを疑います**。wedgeはRCAの円錐枝など分枝にカテーテルが入っている際や，入口部に病変があるときに多くみられます。そのような際に無理に圧をかけると冠動脈の解離につながることがあり，圧波形を常に確認することはPCIを行ううえできわめて重要です。
- 注入量は2〜4mL/秒でRCAへは2〜6mL，LCAへは6〜10mL注入します。
- このときシリンジを下げると，エアを打ち込む原因になるので注意が必要です（図11）。寝台が高くなっている際，小柄な術者だと発生しやすくなります。

---- 用語解説 ----

wedge
細い枝に入って楔入している状態。

---- 用語解説 ----

kinking
カテーテルが捻じれていること。

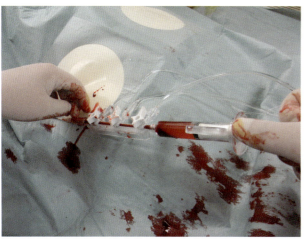

図9 血液を引き，エアを打ち込むことを防ぐ

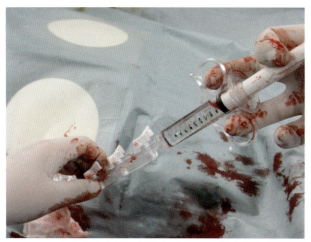

図10 造影剤の注入

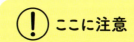

> ⚠ **ここに注意**
>
> 注入はゆっくりと圧をかけ徐々に力をかけます。「初めちょろちょろ，中ぱっぱ」。5Fr以上と比べて4Frカテーテルでは，初めから強い圧をかけると冠動脈から外れやすいので慎重に進めましょう。

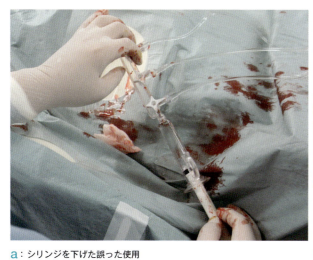

a：シリンジを下げた誤った使用

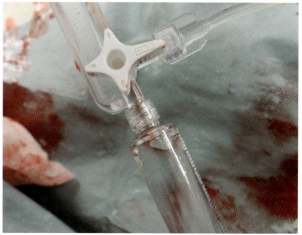

b：エアが打ち込まれやすい

図11 造影剤の注入時の注意

5 ①パワーインジェクターの使用法：ACIST CVi可変式造影剤注入システムのセットアップ

富永真和　立川綜合病院放射線科　　高橋　稔　立川綜合病院循環器内科

エア抜きや接合部の締めが足りないと造影剤の注入が確実にできず，画像診断もできません。セットアップの手順を把握し，落ち着いて作業するように心がけましょう。

まずはこれだけ押さえよう

Point

1. セットアップは慌てず，手順通りの操作をしましょう。
2. 接合部は増し締めします。
3. エア抜き作業は確実に行いましょう。

システム構成

- 作業前に，ACIST CVi（ディーブイエックス社製）の基本的な構成を把握します（図1）。

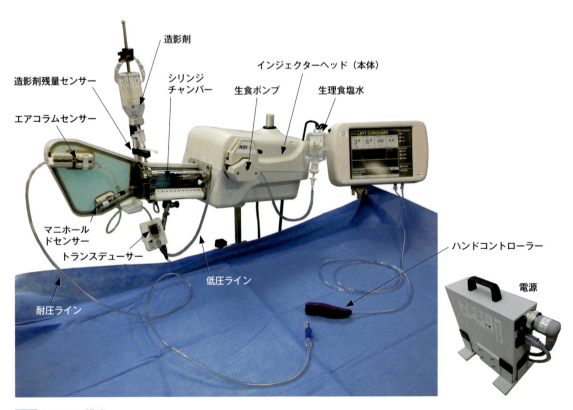

図1　システム構成

各部ケーブル接続の確認

- 緩みがあると誤作動の原因となります（図2）。確認後，電源を入れます（図3）。

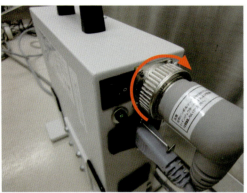

a：電源/本体ケーブル　　b：本体/電源ケーブル

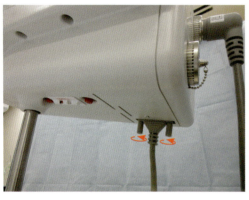

c：本体/コントロールパネルケーブル　　d：コントロールパネル/本体ケーブル

図2 ケーブル接続部の確認

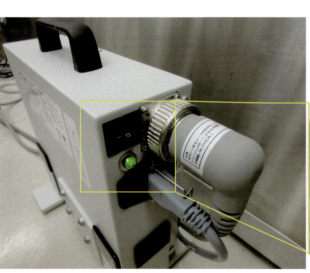

図3 電源ON

> ⚠ **ここに注意**
>
> 電源インジケーター（緑色ランプ）が点灯していることを確認します。

モニター画面の操作

- 電源ON後20秒でACIST画面が(図4a)表示されます。
- その後，言語選択画面で「JAPANESE」を選択します(図4b)。
  (5秒以内に選択しない場合は，前回使用した設定が自動的に選択され，スタート画面(図4d)が表示されます。)
- 圧単位選択画面で「psi」を選択します(図4c)。
- スタート画面で【START】ボタンを押します(図4d)。
- シネ同期・非同期選択画面にて，非同期→【Cardiac】または同期→【Peripheral】を選択します。(図4e)(本説明は非同期→【Cardiac】を選択しています)。

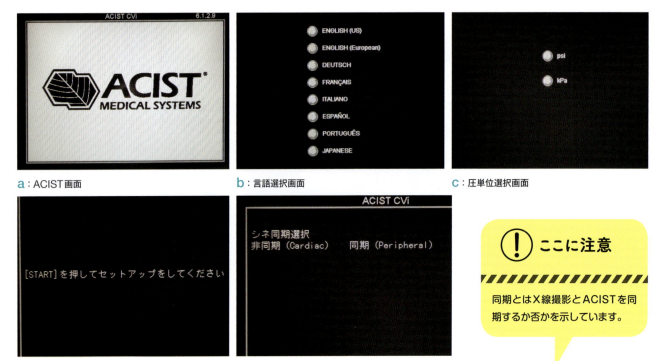

a：ACIST画面　　b：言語選択画面　　c：圧単位選択画面

d：スタート画面　　e：シネ同期，非同期選択画面

図4 モニター画面

> ⚠️ **ここに注意**
> 同期とはX線撮影とACISTを同期するか否かを示しています。

- シリンジラムのキャリブレーションがスタートします(図5)。少し時間を要しますので，この間にディスポーザブルキットの組み立てをします。

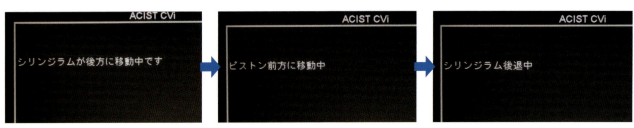

図5 シリンジラムのキャリブレーション

ディスポーザブルキットの組み立て

- ディスポーザブルキットのA2000キット（図6）と，BT2000キット（図7）を袋から取り出します。
- ガス滅菌の都合上，ねじ部に緩みがありますので増し締めをします（図8）。

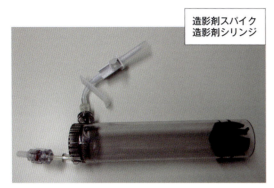
図6 A2000キット（造影剤スパイク／造影剤シリンジ）

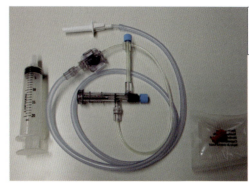
図7 BT2000キット（ハンドシリンジ（20cc）／マニホールド／ルアーキャップ）

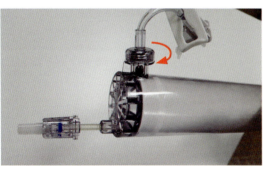
a：造影剤スパイクの締め付け

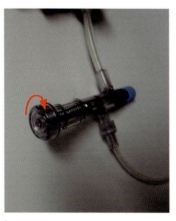
b：マニホールドの締め付け

図8 ねじ部の増し締め

> **ここに注意**
> ねじ部分に緩みがあるため，増し締めします。

- マニホールドとシリンジを不潔にならないように注意しながら，キャップを取り外してしっかり接続します（図9）。

> **ここに注意**
> 接合部は清潔状態を保ちながら接続します。

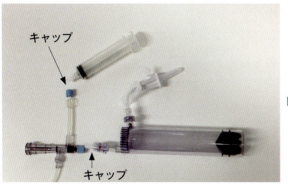
a：キャップを外し

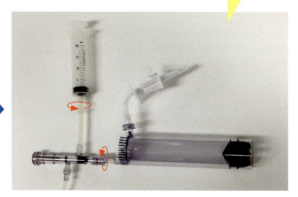
b：接続

図9 マニホールドとシリンジ接続

シリンジの装着

- シリンジ装着画面が表示されていることを確認します（図10）。
- ラッチピンを引きながらチャンバードアを開き（図12a），先ほど組み上げたディスポーザブルキットを装着します（図12b）。
- ラッチピンを引きながらチャンバードアを閉めます（図12c）。
- 画面右下【DONE】を押します（図10①）。
- 金属ラムとシリンジ内黒色ゴム部分が接続されます（図13）。

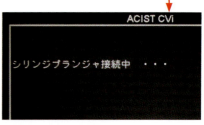
図10 シリンジ装着画面

> ⚠️ **ここに注意**
> まだ造影剤瓶は刺してはいけません。

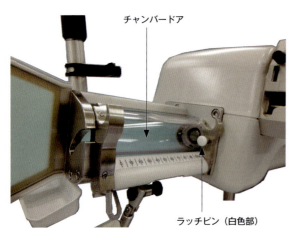
図11 シリンジ装着

図13 シリンジ装着画面

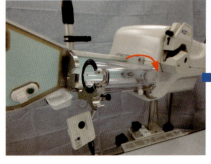 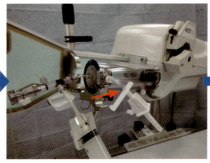 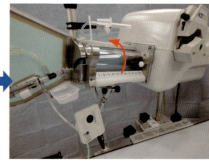

a：チャンバードアを開き　　b：ディスポーザブルキット装着　　c：チャンバードアを閉める

図12 シリンジ装着

- 造影剤残量センサーにディスポーザブルキットの接続をします（図14a）。
- マニホールドバルブセンサーとディスポーザブルキットの接続をします（図14b）。
- 各センサー部分とディスポーザブルキットの接続をします（図14c）。
- それぞれカチッ！と音がするようにしっかり接続します（図14d）。

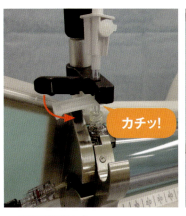
a：造影剤残量センサー

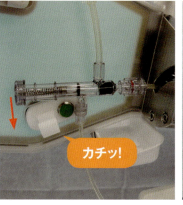
b：マニホールドバルブセンサー

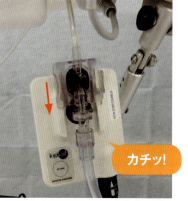
c：トランスデューサー

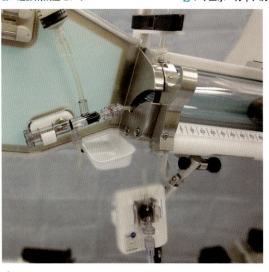

ディスポーザブルキットの使用可能回数
　A2000キット（造影剤シリンジ・スパイク）
　　　　　　　　　　　　　　　　　　：5症例
　BT2000キット（マニホールド, ハンドシリンジ）
　　　　　　　　　　　　　　　　　　：1症例
　H1000キット（造影チューブ, ハンドコントローラー）
　　　　　　　　　　　　　　　　　　：1症例

d：センサー部の接続

図14 センサー部分の接続

造影剤の充填

- 造影剤充填画面が表示されていることを確認します（図15）。
- 造影剤を用意し，キャップを外しゴム栓をアルコール含有綿で消毒します（図16a）。造影剤瓶を横に傾けながらスパイクを瓶に刺し込みます（図16b）。スパイクを挿入後，造影剤ハンガーに吊り下げます（図16c）。
- 画面右下【DONE】を押します（図15①）。造影剤の充填が始まります（図17a）。しばらく時間を要します。【OK】を押し次の設定画面へ移行します（図17b）。

> **！ここに注意**
> センサー部分に造影剤が垂れると誤作動の原因になるため，造影剤瓶を傾けながらスパイクを差し込みます。

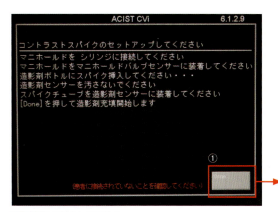

図15 造影剤充填画面

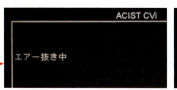
a：造影剤充填中

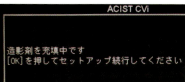
b：次の設定移行画面

図17 造影剤充填画面

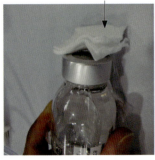
a：アルコール消毒

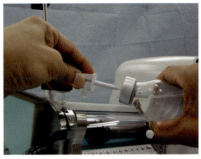
b：造影剤瓶への刺し込み

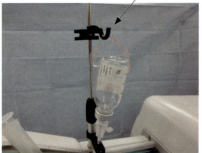
c：造影剤瓶の吊り下げ

図16 造影剤瓶へのスパイクの刺し込み

低圧ライン内のエア抜き

- 低圧ライン内のエア抜きをします（図18）。
- 生理食塩水バックを用意し，ゴム栓をアルコール含有綿で消毒します（図19a）。生理食塩水バックに低圧ラインのスパイクを刺し込みます（図19b）。スパイクを挿入後，生食ハンガーに吊り下げます（図19c）。
- ハンドシリンジをゆっくり引いて，低圧ラインのエアを抜いて生理食塩水で満たします（図20a）。

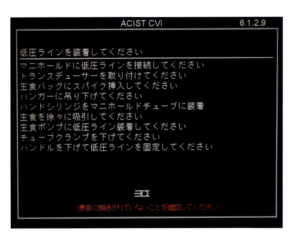

図18 低圧ライン内のエア抜き画面

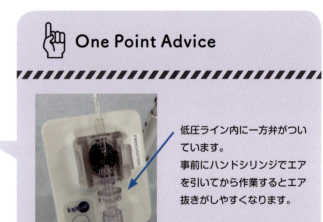

低圧ライン内に一方弁がついています。
事前にハンドシリンジでエアを引いてから作業するとエア抜きがしやすくなります。

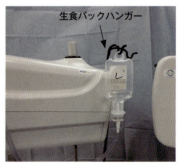

a：アルコール消毒　　b：スパイクの刺し込み　　c：生理食塩水バックの吊り下げ

図19 生理食塩水バックへのスパイクの刺し込み

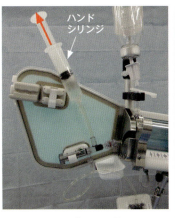

a：ハンドシリンジにてエア抜き　b：低圧ラインのエア吸引

図20 低圧ライン内のエア抜き

> ⚠ ここに注意
> エアを崩さないようにハンドシリンジをゆっくりと引いてエア抜きを行います。

- マレット（図21a）を使いながら低圧ライン，トランスデューサードーム，マニホールド各部を叩き，流路に付いたエアをはがします（図21b, c）。
- 低圧ラインのエア抜きが完了したら生食ポンプに固定します。ラインはポンプ両端に少したるみを残して挟み込みます（図22）。
- 黒色のV字型ラインガイドにはめ込み，V字型ラインガイドをしっかり下げます（図23）。
- ラッチハンドルは生食ポンプのハンドルを生食バック側へ倒すと閉まります（図24）。
- 画面右下【DONE】を押します。

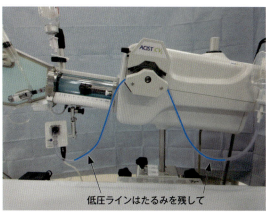

図22 生食ポンプへの低圧ラインの固定位置

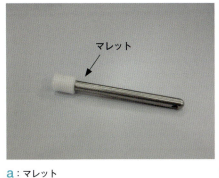
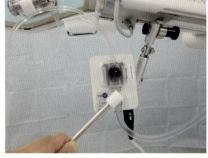
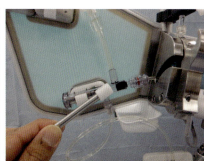

a：マレット　b：トランスデューサー部　c：マニホールド部

図21 低圧ライン内のエア抜き

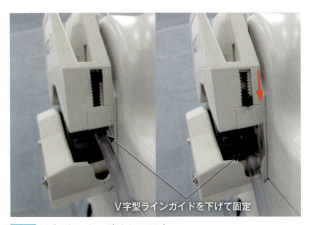

図23 V字型ラインガイドの固定

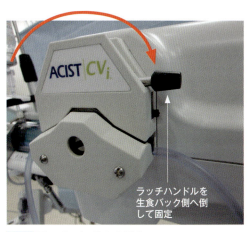

図24 ラッチハンドルの固定

コントロールパネルの操作

ラインパージ画面（図25）

- 【PURGE】ボタンを押し（約0.5秒/4.5cc），シリンジ/マニホールド間のエア抜きをします（図26）。
- "PURGE"はボタンを押している間，造影剤が流れます。離すと止まります。
- 画面右下【DONE】を押します。

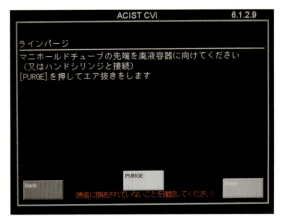

図25 ラインパージ画面

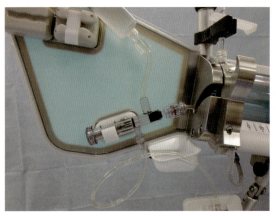

図26 シリンジ/マニホールド間のエア抜き

生食フラッシュ画面（図27）

- 【FLUSH】ボタンを押し，シリンジ/マニホールド間のエア抜きを行います。
  "FLUSH"はボタンを押すと10秒（16mL）流れ，もう一度押すと止まります。
  事前にハンドシリンジにてエア抜きを行っているため，ここでは生食ポンプの動作チェックを兼ねて行います。
- 画面右下【DONE】を押します。

エア確認画面（図28）

- 流路内のエアが抜けていることを目視にて再度確認します。
  エアが残存している場合は，画面左下【BUCK】を押し前項目に戻ります。
- 確認後，画面右下【DONE】を押します。

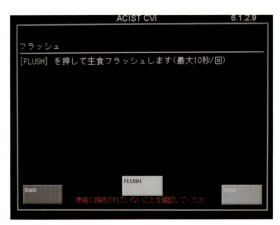

図27 生食フラッシュ画面

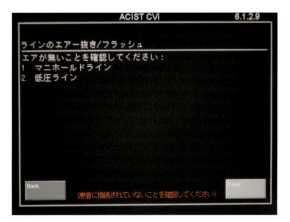

図28 エア確認画面

ハンドコントローラー接続画面（図29）

- この画面のまま患者入室を待ち，清潔シートが患者にかかってから行います。
- 術者からハンドコントローラーのルアーコネクターを受け取り，コントロールパネル下部に接続します（図30）。
- 画面右下【DONE】を押します。

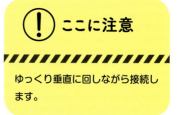

ここに注意

ゆっくり垂直に回しながら接続します。

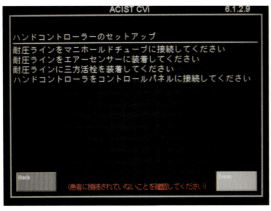

図29 ハンドコントローラー接続画面

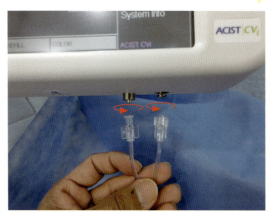

図30 ハンドコントローラー接続

キャリブレーション画面（図31）

- ハンドコントローラーのキャリブレーションを行います。
  画面中央の【OK】を押してから，4秒以内にハンドコントローラーCボタンを押します（図32）。
- 数値が10.1以下の場合や，「キャリブレーションに失敗」と表示された場合は再度キャリブレーションを行う必要があります。
  画面下段【CALIBRATE HC】を選択しキャリブレーションを行います。

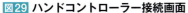

図31 キャリブレーション画面

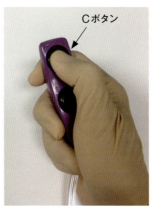

図32 ハンドコントローラー

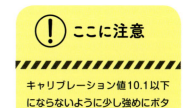

ここに注意

キャリブレーション値10.1以下にならないように少し強めにボタンを押し込みましょう。

パージ画面（図33）

- 術者より耐圧ライン先端を清潔部分に気をつけながら受け取り、マニホールドチューブ先端に接続し、エアセンサーに取り付け、エアコラムセンサー（白色のカバー）をしっかり閉めます（図34）。
- 【PURGE】ボタンを押し、エアセンサーまでの流路を造影剤で満たします。
- 終了後、【CANCEL】を押します。

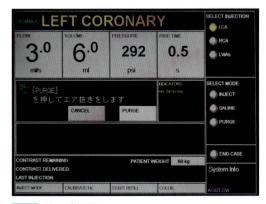

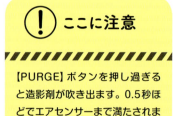

ここに注意

【PURGE】ボタンを押し過ぎると造影剤が吹き出ます。0.5秒ほどでエアセンサーまで満たされます。

図33 パージ画面

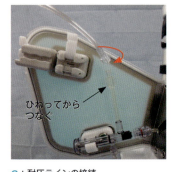

a：耐圧ラインの接続

b：エアセンサーへ固定

c：エアコラムセンサー

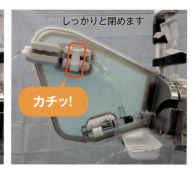

図34 パージ画面

フラッシュ画面（図35）

- 【FLUSH】ボタンを押し、耐圧ラインと三方活栓までの流路のエア抜きを行います。
- 【FLUSH】ボタンを押している間、生食が流れます。耐圧チューブ内に造影剤が残らないように十分生食を流します。終了後、【CANCEL】を押します。
- 画面右中段の【INJECT】を押し、【OK】を押すことでセットアップ完了です（図36）。

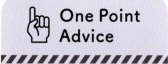

One Point Advice

耐圧チューブ内に造影剤が残っているとゼロバランスのズレや、血圧波形のなまりが発生します。その場合は、再度生理食塩水をフラッシュしましょう。

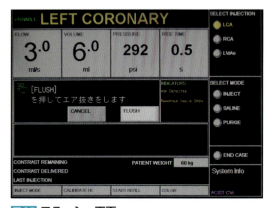

図35 フラッシュ画面

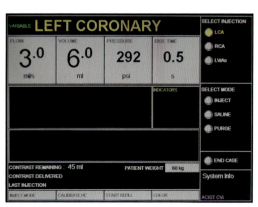

図36 セットアップ完了画面

コントロールパネル・ハンドコントローラー

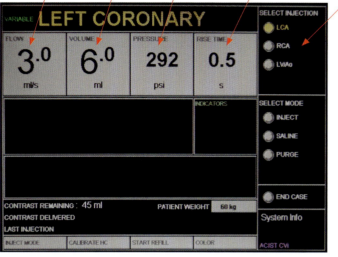

注入速度　注入量　圧力リミット　立ち上がり時間

各項目ごとに条件設定が可能
・LCA
・RCA
・LV/Ao

図37 コントロールパネル

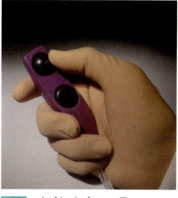

図38 ハンドコントローラー
上：造影剤：可変レート
下：生理食塩水：固定レート

連続でシリンジを使用する場合の手順

- 造影ラインをはずします。
- スライドクランプ（白色）をスライドして造影剤ボトルラインを閉じ（図39），画面右下段の【END CASE】ボタンを押します。
- 画面中央部にて，検査を終了しますか？→【OK】→システムを終了しますか？→【NO】→シリンジ交換？→【NO】を選択します。
- マニホールドをセンサー部からはずし，廃棄します（図40）。
- 画面中央部にて，検査継続→下記キット交換？　低圧/耐圧ライン・マニホールド→【OK】ボタンを押します。
- 新しいマニホールドキットを接続し，造影剤ボトルラインのスライドクランプを開けます（図41）。
- シネ同期選択画面に戻り，再度，手順通りに設定をしていきます。

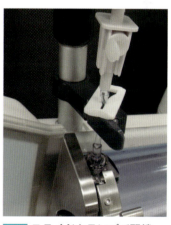

図39 スライドクランプで閉鎖

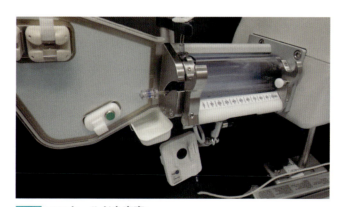

図40 マニホールドを廃棄

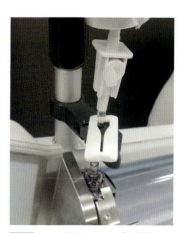

図41 スライドクランプを解放

5 ②パワーインジェクターの使用法：ゾーンマスター®のセットアップ法

伊藤信吾　いとう内科　　久保田修司，原　久男　国立国際医療研究センター病院循環器内科

インジェクターを使用した造影検査には，マンパワーやコスト削減につながるなどのメリットがあります。より確実で効率的なゾーンマスター®のセットアップ手順を覚えましょう。

まずはこれだけ押さえよう

Point

1. インジェクターを使用して造影検査を行う場合，術者がフレーミングと造影剤注入を1人で行える，残った造影剤を破棄せず次の検査に使用できコスト削減につながる，といったメリットがあります。

2. インジェクターを使用する，しないにかかわらず造影検査を安全に行うためには各種ラインの清潔不潔の区別，エア混入防止が重要であることに変わりはありません。

3. シリンジ，延長チューブ，カテーテル内のエア混入には十分に注意し，エアの確認は必ず目視でも行ってください。

4. コネクターの緩みがないか各段階で回路の接続を確認してください。

5. 注入パラメーター各種の設定量が適切か，確認を必ず行ってください。
①注入速度（フローレート）mL/sec，②注入量（ボリューム）mL，③圧力リミット（プレッシャーリミット）psi。

ゾーンマスター®Zモデルの操作法

- ゾーンマスター®（シーマン社製）の外観を示します（図1）。
- 主にはインジェクター部分（マルチパーパスヘッド）と操作パネル（リモートコントロールパネル）からなります。

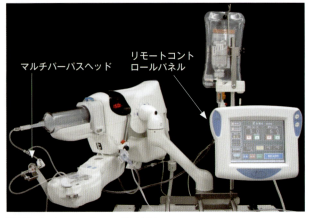

図1 ゾーンマスター® Zモデル

バリアブルハンドスイッチ（図2）

- 造影剤や生理食塩水を注入する操作はこのスイッチで行います。ディスポーザブルで滅菌されており、1回の検査ごとに付け替えます。
- 上段のボタンが造影剤注入ボタンです。押し方の強さにより造影剤の注入速度を調整できます。シリンジを用い手押しで造影するときのように最初はゆっくり、段々強く、といった造影剤注入も可能です。
- 生理食塩水はボタンを押している間、同じ程度で注入されます。

Wカセットキット
（Mカセット＋Sカセット）

- ゾーンマスター®システムの概略図を示します（図3）。造影剤側のライン（赤線、Mカセット）と生理食塩水側のライン（青線、Sカセット）からなります。
- 専用シリンジに充填した造影剤を最大5人（150mLを越えないこと）まで連続使用できます。連続使用できるのは、専用シリンジおよびMカセットのライン（赤線）で、Sカセットのライン（青線）は1検査ごとに交換します。

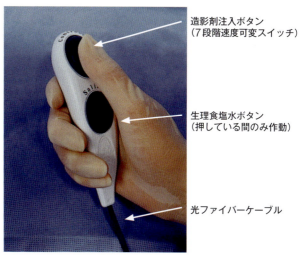

図2 バリアブルハンドスイッチ

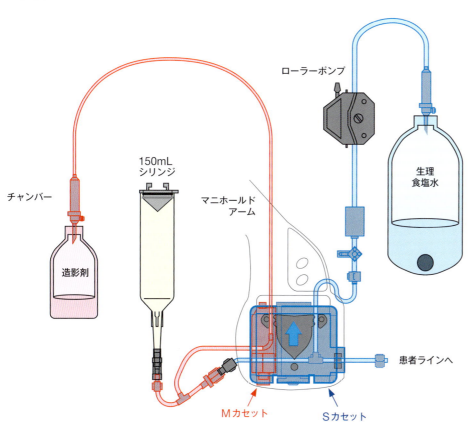

図3 Wカセットキット（Mカセット＋Sカセット）

プライミング方法（図4〜11）

初回使用時のプライミング方法（図4〜7）

- メインメニュー画面のタッチパネルから **Zone MODE** と表示されたボタンをタッチし，カセットの装着を促す画面を表示させます（図4）。
- 画面の指示に従い，150mL専用シリンジとWカセットキットをマルチパーパスヘッドに装着します。
- Wカセットキットを造影剤ボトル・生食バッグ・血圧計にそれぞれ接続し，150mLシリンジ先端が真上を向くよう，インジェクターヘッドを立てます（図5）。

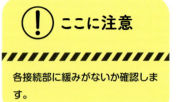
ここに注意

各接続部に緩みがないか確認します。

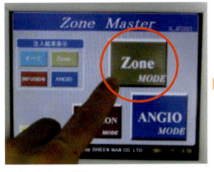
メインメニュー画面

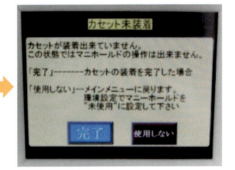
カセットの装着を促す画面

図4 1回目のプライミング方法①

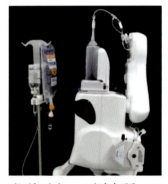
インジェクターヘッドを立てる
図5 1回目のプライミング方法②

- オートプライミング選択画面が表示されたら，**はい（開始）** をタッチし，オートプライミングを開始します。150mLシリンジ，Wカセットキットの「造影剤ライン」のエア抜きが行われ，「オートプライミング中」で表示されます。（図6a, b）。
- オートプライミング中の画面に**ヘッドを下向きにして下さい**と表示されます。画面の指示に従い，インジェクターヘッドを下向きにします（図6c）。

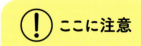
ここに注意

コネクター部は，特にエアが絡みやすいのでしっかり叩いてエアを追い出します。

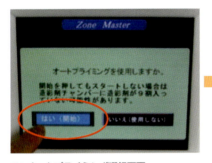
a：オートプライミング選択画面

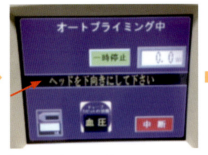
b：オートプライミング中の画面

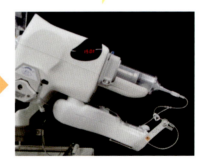
c：ヘッドを下に向ける

図6 1回目のプライミング方法③

- 「ローラーポンプスイッチを押して下さい」の表示に従い，ローラーポンプスイッチを押し，「生食ライン」のエア抜きを行います（図7a，b）。
- **終了**をタッチし，ゾーン画面へ移行します（図7c，d）。
- 以上で初回使用時の検査前プライミングは終了です。続いて検査中のセットアップ（図12～）に移ります。

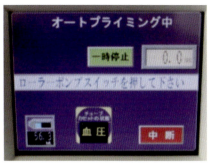
a：オートプライミング中の画面

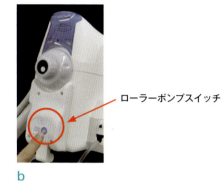
b

ローラーポンプスイッチ

> ⚠ **ここに注意**
> コネクター部は，エアが絡みやすいのでしっかり叩いてエアを追い出します。

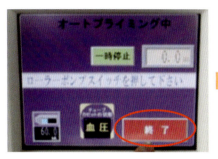
c：オートプライミング中の画面

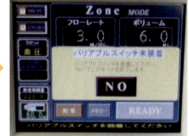
d：ゾーン画面

図7 1回目のプライミング方法④

> ⚠ **ここに注意**
> 必ず目視によって回路内のエアの確認を行います。

2回目以降使用時のプライミング方法（図8～11）

- Mカセットと造影剤の入った150mLシリンジは前回の検査で用いたものを連続使用するので，手順が変わります。
- ゾーン画面から**カセット血圧**をタッチするとカセット交換方法選択画面が表示されます。
- カセット交換方法選択画面の **シングルカセット交換**をタッチします。

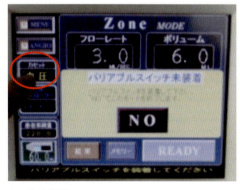
a：ゾーン画面

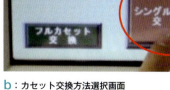
b：カセット交換方法選択画面

図8 2回目以後のプライミング方法①

- カセット交換画面が表示されます（図9a）。
- WカセットキットのSカセットのみを取り外します。Mカセットは，前回の検査時に使用したものを引き続き使用可能です（図9b，c）。

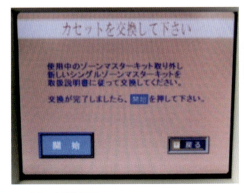
a：カセット交換画面

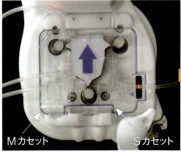
b：両方ついている状態

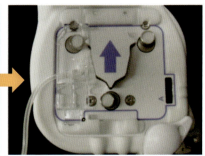
c：Sカセットのみが外れている状態

図9 2回目以後のプライミング方法②

- 新しいSカセットキットを装着し，生食バッグ・血圧計と接続します（図10）。手順は1件目（図5）と同じです。
- カセット交換画面から**開始**をタッチします。

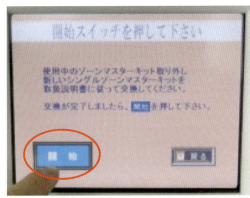
カセット交換画面
図10 2回目以後のプライミング方法③

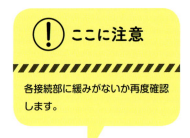

⚠️ **ここに注意**
各接続部に緩みがないか再度確認します。

- マニュアルノブを回し造影剤を排出（約0.5mL）し，エア抜きを行います（図11）。
- この後，検査時セットアップ手順に移行します。

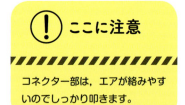

⚠️ **ここに注意**
コネクター部は，エアが絡みやすいのでしっかり叩きます。

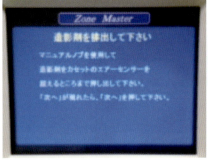
a：造影剤排出画面

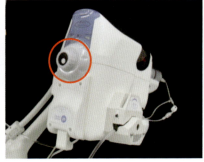
b：マニュアルノブ

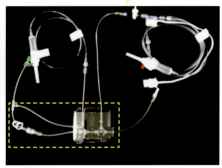
c：カセットのエアセンサーを超えるところまで造影剤を押し出す

図11 2回目以後のプライミング方法④

検査時のセットアップ

検査時セットアップ手順①（図12）

- 三方活栓付チューブキットとバリアブルハンドスイッチを清潔野に出し，それぞれ接続します。
- この際に，チューブやハンドスイッチのファイバーケーブルの清潔，不潔の区別に注意してください。

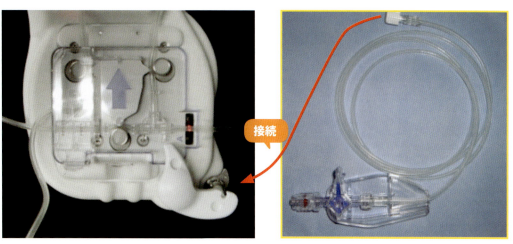

a：チューブキット接続部　　　b：三方活栓付チューブキット

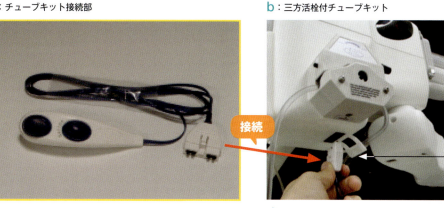

c：バリアブルハンドスイッチ　　d：バリアブルハンドスイッチ接続部

図12 検査時セットアップ手順①

検査時セットアップ手順②（図13）

- キャリブレーション画面が表示されます。
- **造影剤ボタン**を最大まで押し込み，キャリブレーションを行います。設定された注入スピードが**造影剤ボタン**の最大押し込み時に注入されるよう設定されます。
- 検査中は**造影剤ボタン**の押し込み具合により注入スピードを調整できます。

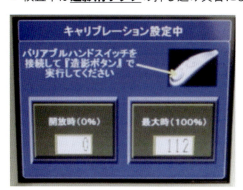

a：キャリブレーション画面　　b：造影剤ボタンを押す

図13 検査時セットアップ手順②

検査時セットアップ手順③（図14）

- **生食**をタッチし，エア抜き処理画面へ移行します。
- ハンドスイッチの**生食ボタン**を押し，三方活栓付チューブキット内をエア抜きします。**完了**をタッチします。
- 圧ラインのゼロ点較正を行います。

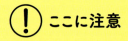

ここに注意

Wカセットキット内にエア混入を感知した場合，注入操作をストップする機構が備わっていますが，目視でもライン内のエアの混入がないか必ず確認してください。

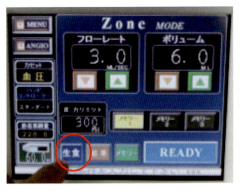

a：ゾーン画面

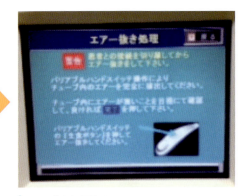

b：エア抜き処理画面

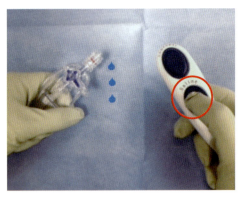

c：エア抜き

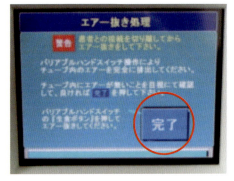

d：エア抜き処理画面

図14 検査時セットアップ手順③

注入条件の設定（図15）

- ゾーン画面が表示されたら注入条件（フローレート・ボリューム・圧力リミット）を設定し，**READY**をタッチします。
- あらかじめ設定した注入条件を**ワンタッチメモリボタン**により容易に呼び出すこともできます。
- レディー状態になり，バリアブルハンドスイッチによる注入が行えます（レディー状態のとき，画面上部とマニュアルノブが点滅します）。
- 以上で造影検査の準備完了です。

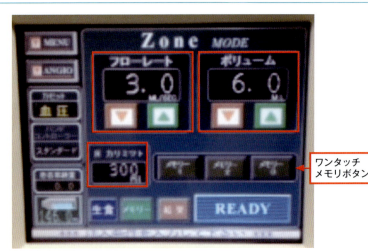

ゾーン画面

図15 注入条件の設定

5 ③パワーインジェクターの使用法：適切な流速，流量

久保田修司，原　久男　国立国際医療研究センター病院循環器内科

パワーインジェクターで十分な描出を得るためには，適切な流速や流量を設定することが必須です．造影部位によって設定が異なるので，それぞれの特徴を頭に入れましょう．

Point

1. 冠動脈近位部から末梢までが十分に描出されるように，インジェクターの設定をします．
2. 左冠動脈では右冠動脈よりも早い注入スピード・多い造影剤量を要することが多いです．
3. 造影が不十分な場合は注入スピード・総量の調節で評価可能な画像を得られることがあります．
4. 左室造影，大動脈造影では10～12mL/秒・総量25～35mL程度が目安になります．
5. 下肢造影では順行性または逆行性，撮影範囲，狭窄の有無などにより調節が必要です．

冠動脈造影（図1～6）

- 冠動脈入口部から末梢までが十分に造影されるように注入スピード・総量を調節します．当院では右，左冠動脈ともに2.5mL/秒・5.0mLの設定で造影しており，ほとんどの症例で問題はありません．
- **一般的には左冠動脈のほうが右冠動脈よりも多い注入量を要することが多い**ため，右冠動脈2.0～2.5mL/秒・4.0～5.0mL，左冠動脈3.0～3.5mL/秒・5.0～7.0mLのように左右で設定を変えている施設もあります．
- 肥満，透析患者のhigh flow，拡張した冠動脈，どうしても十分にengageできないときなどは通常の注入条件では十分な画像を得られないことがあります．そのときは，注入スピード，総量を増やすことで良好な画像を得られます．

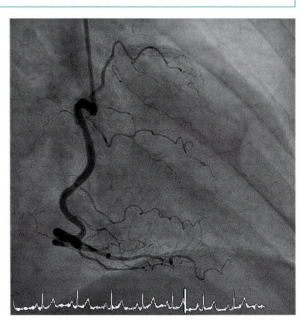

図1　右冠動脈：RAO（右前斜位）30°
左右冠動脈ともに，入口部から末梢まで十分に造影剤が満たされた良好な画像が得られている（図1～4）．

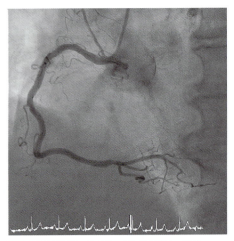

図2 右冠動脈：LAO（左前斜位）45°

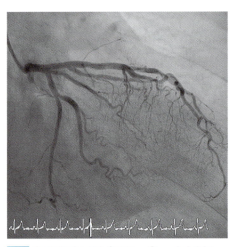

図3 左冠動脈：RAO30°，Caudal 30°

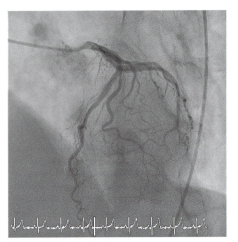

図4 左冠動脈：LAO50°，Cranial 25°

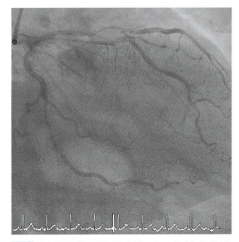

図5 50代男性（体重92kg），心拡大を認める患者の左冠動脈

RAO30°，Caudal 30°。体格による視認性の低下に加え，造影ムラがあるため，2.5mL/秒・5.0mLの設定では不十分な画像しか得られなかった。

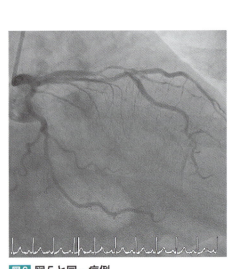

図6 図5と同一症例

3.5mL/秒・6.5mLで撮影。造影ムラも少なくなり，評価に耐えうる画像が得られた。

> ⚠️ **ここに注意**
>
> 造影の前に，カテーテルの先端が血管壁に当たっていないか，またwedgeした状態になっていないか，必ず圧波形を見て確認します。冠動脈解離などの合併症を起こす危険を減らせます。また，造影剤注入の勢いでカテーテルが外れることがあるため，はじめはゆっくり注入することが大切です。

左室造影（図7, 8）

- 拡張期，収縮期ともに左室全体が十分に造影される必要があります。注入スピード・総量が多すぎると期外収縮が起きやすくなりますが，期外収縮ではない連続2心拍以上の記録ができるように設定します。**当院では5Frピッグテールでは12mL/秒・35mL，4Frでは10mL/秒・30mLで左室造影を行っています。ピッグテールカテーテルが正しい位置に入っていれば，この条件でほとんどの症例で良好な画像が得られます。**
- 拡張型心筋症など著明な左室拡大がある症例以外は，8〜10mL/秒・25〜30mLでも評価可能です。

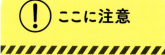

ここに注意

先天性心疾患などで左室と左室に連続した構造の解剖を把握する場合には，造影剤量を多めに設定します。

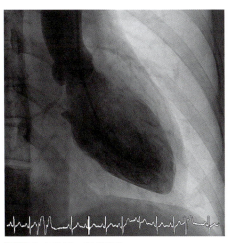
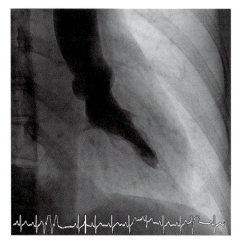

図7 左室造影（拡張期）

図8 左室造影（収縮期）
収縮期，拡張期ともに左室内が十分に描出されている。

大動脈造影（図9, 10）

- 大動脈造影では目的とする疾患と位置により注入条件を変更します。大動脈弁逆流や胸部大動脈瘤の評価のため，上行大動脈で造影する場合には12〜15mL/秒・35〜40mLが必要です。
- 下行大動脈であれば頭頸部へ造影剤が取られてしまうことがないため，10〜12mL/秒・30〜35mL程度で十分です。また，腹部大動脈から総腸骨動脈レベルであればさらに減量も可能です。

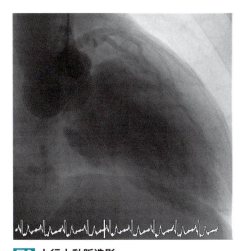
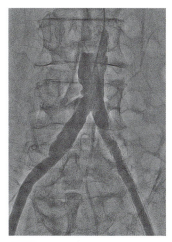

図9 上行大動脈造影
5Frピッグテールカテーテルで造影。条件は12mL/秒・35mL。大動脈弁逆流 Sellers Ⅲ度を確認できる。

図10 腹部大動脈造影
4Frピッグテールカテーテルを総腸骨動脈分岐直上に留置し，10mL/秒・30mLで撮影。腹部大動脈の下端から両側の腸骨動脈が十分に描出できている。

下肢選択造影（図11〜14）

- 下肢選択造影では，①順行性または逆行性，②撮影したい範囲，③狭窄の有無などで注入条件が大きく異なり，血流に逆らう逆行性造影でスピード・総量が多くなりやすいです。

> ⚠️ **ここに注意**
>
> digital subtraction angiography（DSA）を用いることで，スピード・総量を抑えて良好な画像を得ることも可能です。

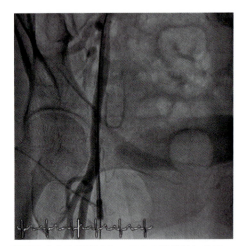

図11 右大腿動脈のシースから逆行性に造影

順行性の造影に比べて速い造影スピードを要する。本症例では腸骨動脈から浅大腿動脈と大腿深動脈の分岐までの狭い範囲のみ造影するため，5.0mL/秒・6mLとした。注入スピードを上げることで，シースから遠い動脈近位部を造影することも可能だが，逆行性造影には限界がある。

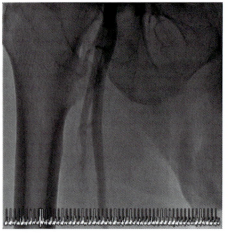

図12 5Fr multipurposeカテーテルを右総腸骨動脈近位部に留置しての順行性造影

2.5mL/秒・10mLで注入。造影剤の流れに合わせてフレーミングすることで，腸骨動脈から浅大腿動脈，膝窩動脈まで評価可能（図は浅大腿動脈と大腿深動脈分岐レベル）。

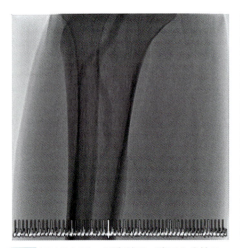

図13 図12と同一の造影で，膝下3分枝のレベル

造影が薄いうえに前脛骨動脈が骨と重なっているため評価不能。

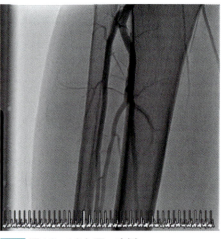

図14 図12，13と同一症例

5Fr multipurposeカテーテルを右浅大腿動脈まで選択的に入れ，2.5mL/秒・10mLで注入。さらに下肢の角度を変えて，骨の重なりを少なくする。同じ注入条件でもカテーテルの位置や患者の体位によって得られる画像が大きく異なる。

> ⚠️ **ここに注意**
>
> 下肢造影は冠動脈に比べて血管の容量が大きく，撮影範囲も広範であるため一定の注入条件で常によい画像が得られるとは限りません。特に高度狭窄の末梢などは造影が不十分となることが多いため，総注入量を増やし，造影時間を長くすることで対応可能となることもあります。

田中真吾　横浜労災病院循環器内科

6 カテーテル検査で主に使用する薬剤

カテーテル検査では複数の薬剤を使用します。薬品名のダブルチェックをはじめ，各薬剤の希釈法や投与量，副作用が生じた際の対処法などを把握し，扱いには細心の注意を払いましょう。

まずはこれだけ押さえよう

Point

1. 検査前に薬剤アレルギーの有無を必ず確認しておきましょう。
2. 薬液をシリンジに吸う際には，薬品名を必ずダブルチェックしましょう。
3. 各薬剤の希釈法・投与法・1回投与量は確実に覚えておきましょう。
4. シリンジやルート内に空気や血栓がないことを確認してから，投与しましょう。
5. 薬剤の副作用とそれが生じた際の対処法を，しっかりと把握しておきましょう。

薬剤管理の基本

- カテーテル検査の際には複数の薬剤を使用します。多くは無色透明なので，シリンジに吸った際にどのシリンジに何の薬剤が入っているかがわからなくなってしまうと大変危険です。それを避けるために，薬剤の入っているシリンジにはシールなどの目印を付けておきます（図1）。

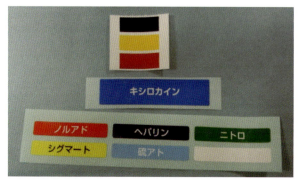

図1　シールの貼付
薬液の名前の入ったシールをシリンジに貼り付けることで，シリンジに入っている薬剤がわかるようにする。

造影剤

- **心臓カテーテル検査では必須の薬剤です。ヨードを原料としていますので，ヨードアレルギーや喘息の有無を事前に必ず確認しておきます。**
- 左室造影・大動脈造影では秒速10mL/総量30mL程度，冠動脈造影では秒速3～5mL/総量4～8mL程度使用します。冠動脈のflowが速く造影が層流になってしまう場合は注入速度を速くし，造影剤を注入する勢いでカテーテルが外れてしまう場合は注入速度を遅くします。総量は冠動脈の大きさにより増減し，冠動脈全体が染まる量にします。

硝酸イソソルビド (isosorbide dinitrate : ISDN) / ニトログリセリン (nitroglycerin : NTG)

- ISDN/NTGは冠攣縮の解除を目的に使用します。ISDNは1回1〜5mg、NTGは1回0.1〜0.5mgを冠動脈内に投与します。
- ニトロール注®(5mg/10mL)を使用する場合は原液で2〜10mL、冠動注用ミリスロール®(0.5mg/10mL)を使用する場合には原液で2〜10mLを使用します(図2)。どちらも血圧が下がりますが、ISDNのほうが血圧の低下は少ないといわれています。投与前の血圧に応じて投与量を調節します。

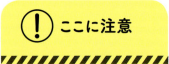

ここに注意

大動脈弁狭窄症や閉塞性肥大型心筋症の患者においては禁忌です。

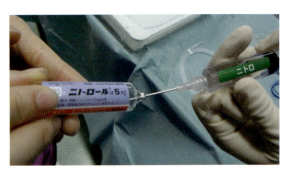

図2 硝酸イソソルビド (ISDN)
原液のまま投与。ニトログリセリン (NTG) も同様。

ニトロプルシド/ニコランジル

- **冠動脈の末梢塞栓が生じたり、冠攣縮が生じたりして、冠動脈の血流が悪くなった際に血流を回復させる目的で使用します。** ニトロプルシドは60μg、ニコランジルは2mgを冠動脈内に直接注入します。
- ニトプロ®持続静注液(6mg/2mL)を使用する場合、まずニトプロ®1Aを100mLの生理食塩水に希釈します(図3a)。このうち1mL(約60μg)を10mLのシリンジに取り(図3b)、さらに生理食塩水で10mL程度まで希釈し(図3c)、カテーテルから冠動脈内へ緩徐に注入します。
- シグマート®(48mg/v)を使用する場合は、シグマート1Aを50mLの生理食塩水で希釈し、このうち2mL(約2mg)を10mLのシリンジに吸い、さらに生理食塩水で10mL程度まで希釈しカテーテルから冠動脈内へ緩徐に注入します。

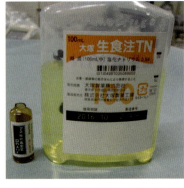
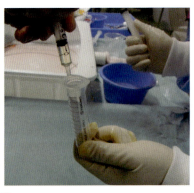
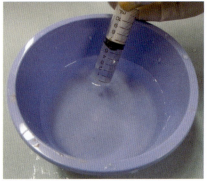

a：ニトプロ®持続静注液(6mg/2mL) 1Aを生食100mLに混注
b：aで希釈した薬液1mLを10mLのシリンジに入れる
c：さらに生食で10mL程度まで希釈し、冠動脈内に注入

図3 ニトロプルシド

塩酸パパベリン

- **プレッシャーワイヤーを用いて冠血流予備量比（fractional flow reserve：FFR）を測定する際に，最大充血を得る目的で使用します。**右冠動脈には8mg，左冠動脈には12mgをそれぞれ冠動脈内に注入します。
- パパベリン塩酸塩注射液®（40mg/1mL）を使用する場合，まず1mLのツベルクリン用シリンジに1Aを吸い（図4a），そこから0.2〜0.3mL（パパベリンとして8〜12mg）を10mLのシリンジに取ります（図4b）。それを生理食塩水で10mL程度に希釈し，15秒かけて冠動脈内に直接注入します。

> **⚠ ここに注意**
> 投与前にはカテーテルの先端が冠動脈にengageされていることを必ず確認し，確実に冠動脈内に注入しましょう。

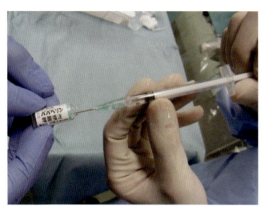
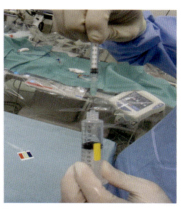

a：パパベリン塩酸塩注射液®（40mg/1mL）1Aを1mLのツベルクリン用シリンジに吸う

b：そこから0.2〜0.3mLを10mLのシリンジに取り，さらに生食で10mL程度に希釈し冠動脈内に注入

図4 塩酸パパベリン

ATP/アデノシン

- プレッシャーワイヤーを用いてFFRを測定する際に最大充血を得る目的で使用します。投与方法は冠内投与もしくは経静脈投与のいずれかになります。
- 冠内投与：初期投与量は右冠動脈で20〜30μg，左冠動脈で30〜50μg。最大充血が得られるまで投与量を適宜増やします。投与後5〜10秒で短時間の最大充血となります。まれにAVブロックを生じます。気管支喘息患者では禁忌です（冠内投与の場合は効果持続時間が短いので圧引き抜き曲線の記録は不可能です）。
- 経静脈投与：肘静脈，大腿静脈，中心静脈などから140〜180μg/kg/分で投与します。投与開始から1〜2分で最大充血となります。

ノルアドレナリン

- カテーテル検査中の血圧低下に対して5〜30μgを使用します。末梢から投与するためには1〜4μg/mL程度まで希釈する必要があります。
- ノルアドレナリン®注（1mg/1mL）を使用する場合，まず1mLのツベルクリン用シリンジで0.3mLを吸い（図5a），それを100mLの生理食塩水に入れて（図5b），希釈します（ノルアドレナリンとして3μg/mLとなります）。この希釈液を末梢静脈ラインもしくは中心静脈から2〜10mL投与します。

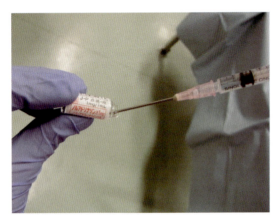
a：ノルアドレナリン®注（1mg/1mL）を1mLのツベルクリン用シリンジで0.3mLを吸う

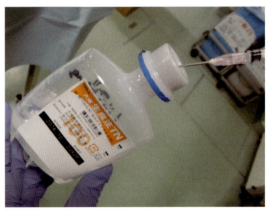
b：aで吸った0.3mLを生食100mLに混注したものを，末梢静脈から投与

図5 ノルアドレナリン

硫酸アトロピン

- カテーテル検査中の徐脈に対して0.5〜1mgを使用します。特に血管迷走神経反射に伴う徐脈・血圧低下に有効です。

キシロカイン

- **カテーテル検査時の局所麻酔に使用します。** 1%キシロカインを使用して穿刺部周囲を麻酔します。エピネフリン入りのキシロカインは血行動態に影響を与える可能性があるため使用しません。

アセチルコリン

- **冠攣縮誘発試験を行う際に冠動脈内に直接注入します。** 25μgから開始し，冠攣縮が起こらなければ段階的に50μg，100μgと投与量を増やしていきます（右冠動脈は50μgまで）。投与は20秒かけて行い，投与開始から1分後に造影を行い結果の判定をします。
- オビソート®（100mg/2mL）を使用する場合，まずオビソート® 1Aに生理食塩水を加え10mLに希釈し，このうち1mLを100mLの生理食塩水でさらに希釈します。ここから1mLを10mLシリンジに吸い，生理食塩水で10mLに希釈したもの（10μg/mL）を，2.5〜10mL使用します。

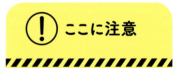

ここに注意

アセチルコリン負荷を行うと一時的に高度徐脈になるため，事前に一時的ペーシング電極を右室に挿入しておきましょう。

エルゴノビン

- 冠攣縮誘発試験を行う際に20〜60μgを冠動脈内に直接投与します。
- メチルエルゴメトリンマレイン酸注®（0.2mg/1mL）を使用する場合，まず1Aを生理食塩水9mLで希釈します。その希釈液を10mLシリンジで1〜3mL吸い，さらに生理食塩水で10mL程度まで希釈したものを，数分間かけて冠動脈内に直接注入します。その際，**カテーテルの先端が冠動脈にengageされていることを必ず確認します**。注入してから1〜2分後に造影を行い，結果の判定をします。

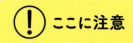

ここに注意

冠攣縮が起こった際に，それを解除するためのISDNやNTGを必ず準備しておきましょう。強い冠攣縮が生じて解除が遅れると心室細動に至ることもあります。

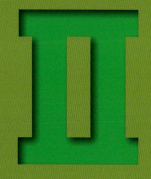

心臓カテーテル検査の
合併症と対処

II-1 穿刺部合併症

清野義胤　星総合病院

大腿動脈穿刺部合併症の多くは穿刺手技に起因するため，適切な穿刺部位の確認と，適切な穿刺手技をマスターする必要があります．ここでしっかりと理解しておきましょう．

まずはこれだけ押さえよう Point

1. カテーテル手技に伴う原因不明の血圧低下や貧血の進行は，後腹膜出血を疑い，すぐにCT検査で確認します．
2. 仮性動脈瘤が疑われる場合には，まず聴診器で血管雑音を聴取し，血腫内に血流があるかどうかをカラードプラエコーで確認します．
3. 仮性動脈瘤や大腿動静脈瘻は，穿刺部位が浅・深大腿動脈分岐レベル以下になると頻度が増えます．
4. 易感染性の症例では穿刺部感染に注意し，清潔操作を徹底します．

後腹膜出血（図1）

- 大腿動脈穿刺アプローチにて，手技を行っている際中や術後に原因不明の血圧低下・ショック状態や貧血の進行を認めた場合には，後腹膜出血を疑います．体表面の腫脹が認められないことが多く，診断が遅れることがありますが，疑われる場合にはすぐに穿刺部側の下腹部の触診を行い，血腫を疑わせる腫脹がないかどうかを確認します．
- 容量拡張型の輸液かアルブミンの補液を行いつつ，輸血の準備を進め，すぐに腹部エコー検査，腹部CT検査を行い，血腫の有無を確認します．
- 後腹膜血腫が確認されたら，活性凝固時間（activated coagulation time：ACT）の測定とヘパリンの中和を行い，血管外科医に相談し，外科的血腫除去術と外科的止血術について検討します．穿刺の際にガイドワイヤーが側枝へ迷入し，ガイドワイヤー穿孔が疑われる場合，シース抜去前であれば側枝造影を行い，必要があればコイル塞栓術を行い，出血源の止血を試みます．

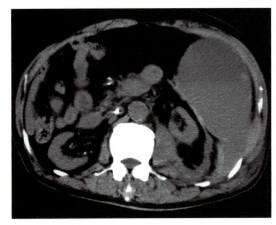

a：左大腿動脈穿刺アプローチ後，後腹膜血腫をきたした症例

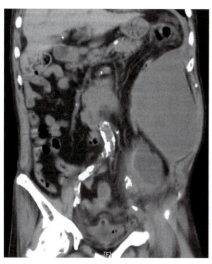
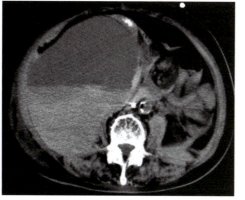

b：同症例の縦断面。外科的血腫除去術を行った。出血源は不明

c：右大腿動脈穿刺アプローチにてPCI施行後に後腹膜出血をきたした症例
外科的血腫除去術＋外科的止血術を行った。出血源は右外腸骨静脈であった。

図1 後腹膜出血の一例

> **！ここに注意**
>
> 後腹膜出血は，通常，不適切な穿刺手技，不適切な穿刺部位，不適切な圧迫止血手技，過剰な抗凝固薬投与により併発しますが，特に鼠径靱帯より頭側で穿刺した場合に，後腹膜出血が起きやすくなります。
> 大腿動脈穿刺の際には，必ず上前腸骨棘を参考にして鼠径靱帯の位置を確認し，鼠径靱帯の足側から穿刺することを心がけます。

仮性動脈瘤（図2）

- 穿刺部に拍動性の血腫を認めた場合，まず聴診で血管雑音の有無を確かめ，聴取された場合には仮性動脈瘤を疑い，カラードプラ検査を行います。
- 大腿動脈と血流の交通を有する血腫を認めたら，仮性動脈瘤です。
- エコープローブで，血腫と大腿動脈の交通のある部位を血流がなくなるまで圧迫します（15～30分）。その後，圧迫瓶で同部位を長時間圧迫し，圧迫解除後，カラードプラで血流が消失するのを確認します。
- 保険適応外の治療ではありますが，圧迫法以外で，エコーガイド下にトロンビンを500～1,000U注入する方法があります。短時間で血栓化されますが，トロンビンが動脈側に流出しないように慎重に手技を進める必要があります。
- 圧迫困難な巨大動脈瘤を呈した場合や，皮膚に壊死所見が認められる症例については外科的血腫除去術＋外科的血管修復術を行います。

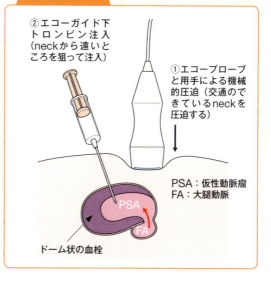

PICK UP

②エコーガイド下トロンビン注入（neckから遠いところを狙って注入）

①エコープローブと用手による機械的圧迫（交通のできているneckを圧迫する）

PSA：仮性動脈瘤
FA：大腿動脈

ドーム状の血栓

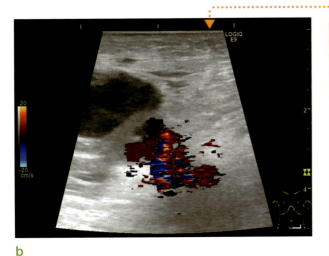
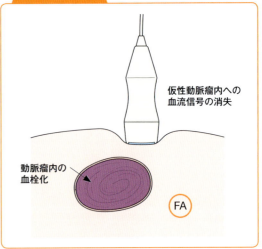
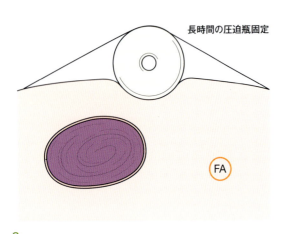
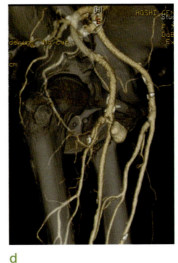

図2 仮性動脈瘤の一例

a：カラードプラ上，大腿動脈から仮性動脈瘤への血流信号が認められる
b：カラードプラ直視下でエコープローブと用手による機械的圧迫を行い，血流の交通のある部位を強く圧迫すると，瘤内の均一な低エコー成分（血栓化していない血流のある血液）は徐々に不均一な高輝度の血栓エコーへと変化（血流のない血腫）する。その後，大腿動脈から仮性動脈瘤への血流信号は消失し，瘤内の血栓化が認められる。その後，圧迫瓶で長時間圧迫固定を行う。本症例は1週間の圧迫瓶3点固定により，仮性動脈瘤が器質化した
c：長時間の圧迫瓶固定
d：別の症状の仮性動脈瘤。穿刺部位が大腿骨頭より末梢側の深大腿動脈で，穿刺部位不適切が原因となっているのがわかる。皮下血腫や仮性動脈瘤のほとんどが，穿刺部位不適切が原因

> **⚠ ここに注意**
>
> 仮性動脈瘤は後腹膜出血と同様，不適切な穿刺手技，不適切な穿刺部位，不適切な圧迫止血手技，過剰な抗凝固薬投与により併発します。特に穿刺部位が大腿骨頭より末梢で，深大腿動脈穿刺となった場合に，圧迫止血が困難となり仮性動脈瘤が起きやすくなります。透視にて大腿骨頭の位置を確認してから穿刺を行うことを勧めます。

動静脈瘻（図3）

- 大腿動静脈は，大腿骨頭レベルでは平行に伴走していますが，浅大腿動脈レベルになると動静脈が前後に重なってしまうため，双方が穿刺されやすくなります。動静脈穿刺となった場合でも，通常は圧迫により動静脈瘻は閉鎖しますが，8Fr以上の太いカテーテルを使用する際には，術後に動静脈瘻が形成されやすくなります。
- 動静脈瘻の形成は，穿刺部位の連続性血管雑音で診断されます。通常，血行動態に悪影響を及ぼすことはほとんどなく，緊急処置を要することはまれです。動静脈瘻は自然閉鎖することもありますが，心不全の原因となることもあり，修復には外科的瘻孔修復術が必要です。

PICK UP

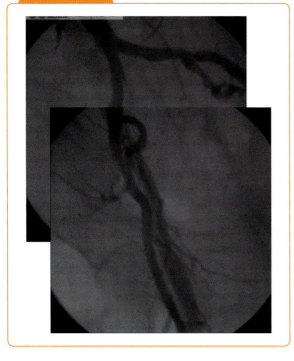

図3 動静脈瘻の一例
大腿動静脈瘻。浅大腿動脈と大腿静脈との交通が認められる。

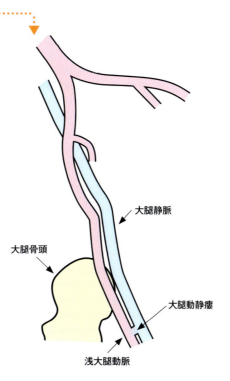

穿刺部位が大腿骨頭レベルよりかなり末梢の浅大腿動脈レベルであることがわかる。

血管閉塞

- 橈骨動脈穿刺の場合，穿刺，圧迫止血を繰り返すことにより，閉塞をきたすことがあります。特に，
  ①もともと血管径の細い症例
  ②6Fr以上の太いシースを挿入した症例
  ③血腫形成例

  で閉塞は起きやすくなります。通常，一時的な閉塞のことが多いですが，永久に閉塞してしまう場合は対側からのアプローチに変更するか，上腕動脈または大腿動脈アプローチに変更します。腎機能障害を伴っている場合には，将来的にシャント造設が必要となる可能性があるため，対側の橈骨動脈は使用せずに温存し，上腕動脈または大腿動脈穿刺アプローチに変更します。

穿刺部感染

- 不潔操作，糖尿病・ステロイド内服中・不衛生の易感染性の症例，肥満，止血デバイス使用症例，穿刺部血腫形成例で穿刺部感染の頻度が増えます。清潔操作の徹底と，易感染性症例では予防的な抗菌薬前投与を行います。
  穿刺部感染が疑われた場合には，抗菌薬の投与と創部の洗浄，消毒を連日行います。
- 血腫形成や止血デバイス使用例に伴う感染の場合，抗菌薬投与と創部処置だけでは感染巣が治らない場合があり，早期に外科的に感染組織の除去と血管修復術を行う必要があります。

2 脳梗塞・迷走神経反射

小山雄広　東京大学医学部附属病院20世紀医療センター
コンピュータ画像診断学／予防医学講座

カテーテル検査を行った際，合併症を引き起こすことがあります。
重篤な後遺症を残す恐れのある脳梗塞や，迷走神経の過緊張による迷走神経反射の予防に努めましょう。

Point

1. 脳梗塞は，カテーテル検査の合併症のなかではまれですが，重篤な後遺症を残す合併症です。
2. 上行大動脈・鎖骨下動脈でのカテーテル操作は，慎重に行う必要があります。
3. 血管迷走神経反射は，穿刺・止血時の疼痛によって発症することがほとんどです。
4. 十分な麻酔により疼痛をなくし，迷走神経反射を予防しましょう。

脳梗塞

カテーテル検査が引き起こす脳梗塞

- 脳梗塞はカテーテル検査に伴う合併症のなかまれですが，重篤な後遺症を残す可能性があります。報告にもよりますが，0.1～0.4％の頻度で発症するといわれています。カテーテル後に頭部MRIで検出すると15％もの頻度で無症候性の微小な塞栓を認めるという報告もあります。
- カテーテル検査により脳梗塞を発症する危険因子としては患者の**年齢，冠動脈病変の重症度，透視時間，糖尿病，高血圧，脳梗塞の既往，腎機能障害，大動脈内バルーンパンピング（intra-aortic balloon pumping：IABP）の使用，緊急時に検査を施行した場合**などがあります。
- 合併症としての脳梗塞は，主にカテーテル操作中の大動脈壁プラークの破綻や，カテーテルで形成された血栓による脳血管への塞栓によって起こります。ヘパリン投与を行うことやワイヤーを先行させた状態でカテーテルを進めたり，カテーテル交換時にワイヤーを使用したりと，カテーテル操作において動脈壁を傷つけないよう慎重に操作することが脳梗塞の予防に重要です。
- 大動脈弓部にプラークがある場合には右橈骨動脈アプローチでカテーテル検査を行うなど，プラークの局在を考慮してアプローチ部位を決定すると脳梗塞発症の予防となることもあります。
- また，高度動脈硬化症例や頭蓋内動脈狭窄のある症例では，カテーテル操作中の血圧変動から血行力学性に脳梗塞を起こす症例もあるので，カテーテル中のバイタル変動には特に注意する必要があります。

- 脳梗塞が疑われればCT，MRIを撮影し発症時期と症状の経過から治療方針を決定します。アテローム血栓性脳梗塞に準じて抗血小板療法（これまでの経緯からバイアスピリン，プラビックス，プレタールの内服を選択）と抗凝固療法（ヘパリン，ノバスタン）を行うことが多いです。腎機能が保たれていればエダラボン等の投与を検討します。

迷走神経反射

- 迷走神経反射は徐脈，低血圧，あくび，冷汗を症状とします。カテーテル検査を受ける患者の3％ほどにみられ，不安が強かったり，穿刺時やシース抜去時の疼痛が強かったりすると起こります。ストレスや強い疼痛が，迷走神経求心枝を介して，脳幹血管運動中枢を刺激し，一過性の心拍数の低下や血管拡張による血圧低下などをきたします（図1，2）。
- 迷走神経反射を疑ったら他の血圧低下をきたす疾患（脱水，後腹膜出血，心タンポナーデ，アナフィラキシー等）の除外を行います。迷走神経反射の場合は他の疾患とは異なり徐脈となることが特徴的です。右冠動脈造影時に造影剤が冠動脈内に貯留すると徐脈傾向となることがありますが，患者に咳を促すことで冠血流量が増加し徐脈が改善することが多いです。
- 処置の前に十分に鎮痛し，患者の不安を取り除くことで迷走神経反射の発症を予防することが重要です。治療は輸液負荷，アトロピン0.5～1.0mgの静脈内投与，疼痛の除去によります。重症な冠動脈狭窄を有していたり，重度の弁膜症や低心機能である場合には，迷走神経反射が遷延すると血行動態が破綻することがあるので早急な対応が必要となります（図3）。

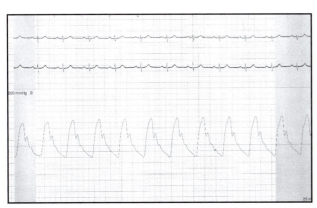

図1 検査前

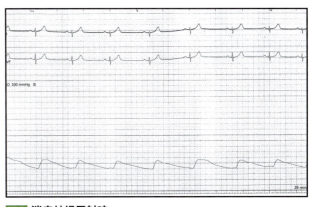

図2 迷走神経反射時

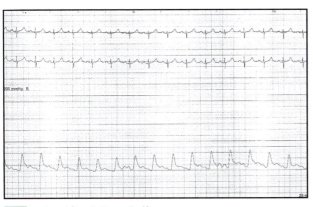

図3 アトロピン 0.5mg iv後

血管迷走神経反射が疑われる場合

- 他の血圧低下をきたす疾患（脱水，後腹膜出血，心タンポナーデ，脳梗塞，アナフィラキシーなど）の除外を行います。血管迷走神経反射の場合は，他の疾患とは異なり徐脈となることが特徴的です。**右冠動脈造影時に造影剤が冠動脈内に貯留すると徐脈傾向となることがありますが，患者に咳を促すことで冠血流量が増加し徐脈が改善します。**

血管迷走神経反射の治療

- 輸液負荷，アトロピン0.5～1.0mgの静脈内投与，疼痛の除去によります。場合によっては少量の昇圧薬を投与します（図4）。処置の前に十分に鎮痛し不安を取り除くことで，血管迷走神経反射の発症を予防することが重要です。

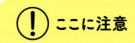

ここに注意

重症な冠動脈疾患や弁膜症を有する場合は，血管迷走神経反射が遷延すると血行動態が破綻することがあるので早急な対応が必要となります。

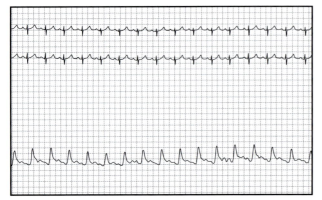

図4 アトロピン0.25mg投与後のポリグラフ
徐脈の改善を認める。

堀 真規　JCHO東京高輪病院循環器内科　　中村正人　東邦大学医療センター大橋病院循環器内科

3 Blue toe症候群

Blue toe症候群はカテーテル操作の合併症のなかで最も注意を要する病態です。場合によっては予後不良になる可能性が高いため，十分な知識を身につけましょう。

Point

1. Blue toe症候群はカテーテル合併症のなかで，最も重篤です。
2. 多彩な症状を見逃さないようにしましょう。
3. 腎機能障害や好酸球上昇を認めたら，まず疑いましょう。
4. 確定診断は皮膚生検による組織診です。
5. 確立された治療はありませんが，有効と考えられている治療を行うべきです。

病態

- **Blue toe症候群は臨床的な総称であり，コレステロール塞栓症と同義**です。ほかにpurple toes syndrome，shaggy aortaあるいはアテローム塞栓症などとよばれています。コレステロール塞栓症は1945年Floryにより報告された，大動脈壁に付着する粥状硬化巣の断続的崩壊，剥離によって遊離したコレステロール結晶が主に100〜300μm程度の末梢動脈に詰まる疾患です。
- この病変欠陥での免疫反応によりサイトカインなどが放出され，これが全身の炎症反応や臨床症状に寄与しているとされます。誘因となった検査や治療の1〜2週間から3カ月以上後に突然あるいは段階的に発症し，全身に多彩な臨床症状を呈します。

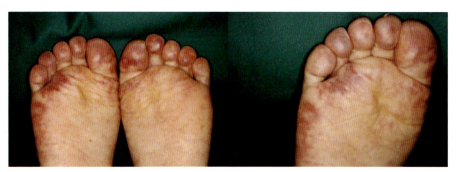

図1　Blue toe症候群の皮膚症状
足趾にはところどころに網状皮斑（livedo）を認め，末梢にはチアノーゼがみられる。

症状

- 塞栓症状は腎（腎障害，難治性高血圧）が50〜80％と最も頻度が高く，次に皮膚（主に下肢の末梢循環障害に伴う網状皮斑，疼痛，潰瘍，壊疽）は35〜50％に認められます（図1）。そのほか，膵，脾，消化管，骨格筋，中枢神経系など全身に生じる可能性があります。
- 初診時の皮膚症状とその頻度は趾端部，足底の網状皮斑（livedo）94％，趾端のblue toe 58％，足趾の潰瘍・壊死29％，紫斑23％といわれます。コレステロール塞栓症の早期においてはほとんどの症例で肢端部を中心にlivedoを認め，特徴的な所見です。片肢だけのものもありますが，多くは両側性です。またlivedoは全身的な病勢と相関します。
- 消退していたlivedoの再燃は，コレステロール塞栓の再発生と全身症状の急激な変化を示唆する所見といえます。**いったん軽快した症例でも，一時的な寛解状態にあるものと考えて慎重に観察していくことが非常に重要です。**
- 閉塞性動脈硬化症，糖尿病性壊疽と比較すると足背動脈は触知可能で，足背部の皮膚もそれほど冷たく触れないのが特徴です。この虚血性変化は，無数のコレステロール結晶によって末端部の微小血管から塞栓されていくコレステロール塞栓症特有の病態に基づくもので，中小の動脈に閉塞が生じるような閉塞性動脈硬化症や，他の動脈閉塞性疾患とは明らかに経過が異なります。

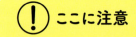

ここに注意

一般症状として，発熱や初期の好酸球増多症を見逃してはいけません。

原因

- 近年の血管カテーテル検査および治療の普及により，その合併症としての重要性が注目されており，カテーテル手技後の10〜20％程度の頻度で発症します。
- カテーテル検査，治療などの血管操作や抗凝固療法の1，2週間から3カ月以上後に突然あるいは段階的に発症し，全身に多彩な臨床症状を呈します。
- **コレステロール塞栓症をきたしやすい疾患には，虚血性心疾患，脳血管障害，腹部大動脈瘤などが挙げられます**（図2〜5）。これらの疾患を有する患者へのカテーテル検査・治療には，より注意を要します。

ここがポイント　central approach

- 60歳以上の男性に多く，高血圧，糖尿病，大動脈瘤，動脈硬化，痛風，慢性腎不全を有する人に多いとされます。

検査

- 有症状臓器の詳しい検査は必須であり，そのほか一般的な検査として必要なものを挙げます（表1）。

血液検査	赤沈亢進，CRP上昇などの非特異的な炎症反応をほとんどの症例で認める。補体の低下，コレステロール上昇，腎機能障害。また分画での好酸球増多が40〜70％に報告されている
尿検査	蛋白尿，血尿

表1 Blue toe症候群における一般的な検査

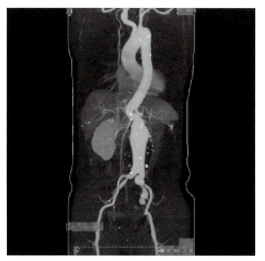

図2 腹部造影3D CT
腹部大動脈に拡張と蛇行を認める。

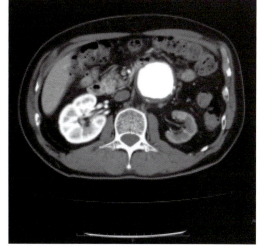

図3 腹部造影CTの断面像
腹部大動脈に最大径5cmの瘤を認める。

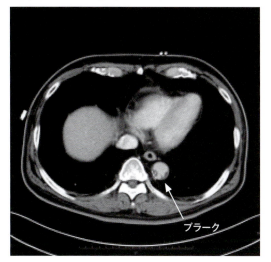

図4 潰瘍性病変やプラーク病変を確認（shaggy aorta）

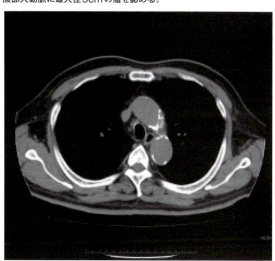

図5 大動脈弓に著明な石灰化

診断

- **コレステロール塞栓症の確定診断には血管内にコレステロール結晶を証明する必要があります**。筋生検，腎生検により診断されることもありますが，皮膚生検は容易に安全に行えるという点で優れています。
- 病理学的にはコレステロール結晶が真皮から皮下脂肪織内の小動脈の内腔に紡錘形，または針状の裂隙として観察されれば診断は確定します（図6）。

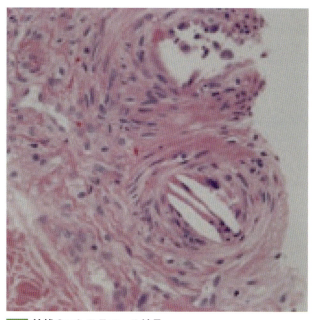

図6 針状のコレステロール結晶

鑑別すべき疾患

- 鑑別疾患としては，**造影剤による腎機能障害，血管炎，急性間質性腎炎，亜急性細菌性心内膜炎**などが挙げられます。
- 造影剤による腎機能障害では，血清クレアチニン値が造影剤使用後3〜5日でピークに達するとされ，乏尿が2〜5日続き，1〜2週間目には尿量もクレアチニン値も元に戻るとされます。血管炎のうち，**紫斑病は皮膚症状のほか，関節炎，腹痛，消化管症状を3主徴とする疾患で，皮疹の形態で診断可能です**。結節性多発動脈炎は，微熱，関節痛，末梢神経炎を伴うことが多いです。
- 急性間質性腎炎では好酸球増多，尿中への好酸球の出現，血清IgE高値，溶血性貧血がみられることがあります。

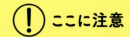

ここに注意

確定診断には，腎生検による病理組織診断が必須です。感染性心内膜炎は基礎弁膜疾患のあるものに多く，心臓超音波で疣贅などが検出でき，診断されます。

治療

- 本症に対する確立した治療はなく，塞栓したコレステロール結晶は溶解・除去できないことより対症療法が中心となります (図7)。
- プラークの安定化を目的とした発症早期の抗凝固薬の中止，輸液，プロスタグランジン製剤，スタチンなどの高脂血症薬の投与などで比較的緩徐な経過で改善傾向を示す症例もありますが，腎不全が進行し透析が必要な症例では予後が悪いとされています。
- 抗炎症反応，免疫抑制作用を期待してステロイド投与も行われますが，糖尿病などのリスク増大があります。ステロイドがすべての症例に有効であるかは不明ですが，症例を選択し発症早期に治療を開始することにより腎機能障害や皮膚病変に有効であった症例もあります。またステロイドとLDLアフェレーシスの併用が有用であったという報告もあります。

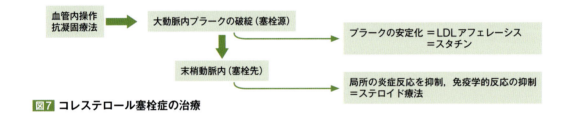

図7 コレステロール塞栓症の治療

対処法

- カテーテル検査・治療において，大腿動脈アプローチであれば橈骨動脈アプローチに変更するなど，アプローチ部位の変更も念頭に置いておくことも重要です。カテーテル操作においては，より短時間での手技を目指し，不要な操作はしないことを心がけましょう。

ここがポイント　anterior approach

- 造影CTなどで胸部〜腹部大動脈のプラークの有無を事前に評価しておきましょう。また全例において，コレステロール塞栓症の合併症の説明を必ず行うべきです。

山下 淳　東京医科大学病院循環器内科

4 冠動脈損傷，空気塞栓

冠動脈損傷や空気塞栓はカテーテル検査中に起こりうる合併症のなかで，心停止に陥ったり，心筋梗塞発症に至る可能性のある危険な合併症です。起こさないためのカテーテルの操作法や注意点，起こってしまった場合の対処法を知っておく必要があります。

冠動脈損傷

まずはこれだけ押さえよう

Point

1. 冠動脈損傷を起こさないために最も大切な注意点は，丁寧なカテーテル操作を心がけることです。
2. 使用するカテーテルの性質を理解しておきましょう。
3. 冠動脈にengageしたとき，カテーテルの先端圧波形を必ず確認しましょう。
4. 冠動脈損傷が疑われた場合，それ以上の造影は絶対にしてはいけません。損傷が拡大してしまう可能性があります。
5. 冠動脈損傷は，造影上軽微に見えても，まあ大丈夫だろうと安易に考えてはいけません。経時的に拡大することがあります。
6. 冠動脈損傷は，必要に応じてIVUSによる損傷部位の確認とステント留置を考慮します。

合併症を起こさないための検査の基本と評価

- 心臓カテーテル検査の対象となる患者は動脈硬化が進行している人がほとんどです。また，高齢の患者や維持透析を受けている患者も増加しており，動脈硬化が高度に進行したリスクの高い患者に対して心臓カテーテル検査を行う機会も増加しています。**カテーテルを進めていくとき，まず透視で上行大動脈の状態に注意**します。動脈硬化が進行している患者では，透視で大動脈壁の石灰化が見えることがあります。カテーテルを上行大動脈内に進める際に，透視で見ることができるこの所見は，カテーテル検査を安全に行ううえで重症な所見です（図1）。
- 図1のように大動脈壁の石灰化が目立つケースでは大動脈内にカテーテルを進めていくときに，コイルワイヤーではなく，親水性コーティングのガイドワイヤーを用いて慎重にカテーテルを進めていきます。**大動脈の石灰化が強い患者は冠動脈にも問題がある可能性が高いので，注意が必要です。**

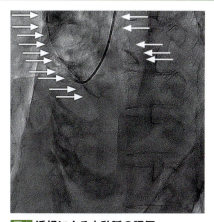

図1 透視による大動脈の評価
左前斜位で，Judkinsタイプのカテーテル（JR4）がRCAに挿入されている。大動脈壁とValsalva洞に著明な石灰化を認める。

- 冠動脈も上行大動脈と同じように透視で評価します（図2，3）。透視で石灰化の所見を認めた場合，特に冠動脈入口部やカテーテルの先端が当たる部分に石灰化の所見を認めたときは，狭窄がある可能性があるため，カテーテル操作には細心の注意を払い，入口部へのengageは慎重にゆっくり行います。

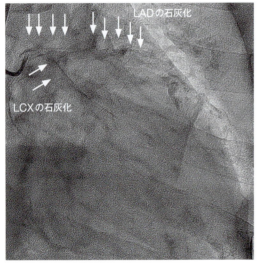

図2 透視による左冠動脈（LCA）の評価
LCA右前斜位。LCAにJudkinsタイプのカテーテル（JL 4）がengageされており，左前下行枝（LAD）と左回旋枝（LCX）の走行が石灰化により確認できる。

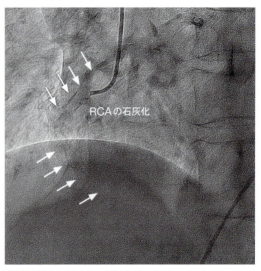

図3 透視による右冠動脈（RCA）の評価
RCA左前斜位。RCAにJudkinsタイプのカテーテル（JR 4）がengageされており，石灰化による血管の走行が確認できる。

カテーテルの基礎知識

- 使用するカテーテルの性質を熟知しておくことが大切です（図4〜6）。
- カテーテルが図7のように挙動をすると，跳ね上がったカテーテルが当たった部分が傷つく可能性があります。ガイドワイヤーをカテーテルから抜去しても大動脈壁やValsalva洞のあたりに引っかかり動かないことがあります。LCAにengageするためにカテーテルに回転をかけると矢印の方向に勢いよく跳ね上がることがあります。また，カテーテルが引っかかっていなくても，ガイドワイヤーを勢いよく引き抜くと同様にカテーテルが跳ね上がることがあります。
- ガイドワイヤーを入れたままで冠動脈入口部付近までカテーテル先端を誘導することと，ワイヤーを抜く際は第二カーブまで特にゆっくり抜くことを心がけましょう。

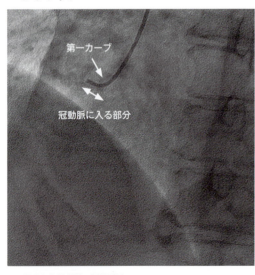

a：RCA左前斜位（透視像）

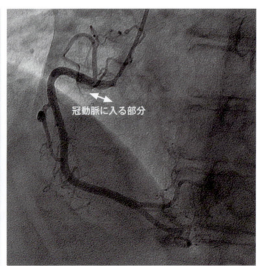

b：RCA左前斜位（造影時）

図4 RCA Judkinsタイプカテーテル
Judkinsタイプのカテーテルでは冠動脈内に入るカテーテルの部位が，ほとんどの場合，先端から第一カーブまでと距離が短い。冠動脈内に深く入ることはまれ。

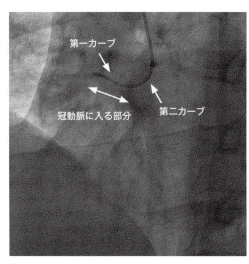
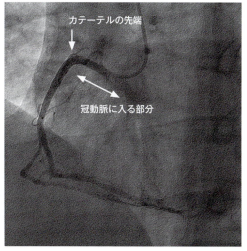

a：RCA左前斜位（透視像）　　b：RCA左前斜位（造影時）

図5 RCA Amplatzタイプカテーテル
Amplatzタイプのカテーテルは，カテーテルを押し込みながら冠動脈に挿入する操作を行うため，カテーテルの第二カーブ付近まで冠動脈内に入りこむことが多く，冠動脈に深く入る挙動をコントロールすることは困難である。一般的にJudkinsタイプのカテーテルよりRCAの奥まで入り，この写真では，冠動脈の曲がりの部分まで先端が挿入されていることがわかる。

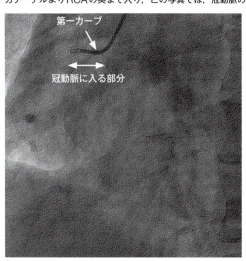
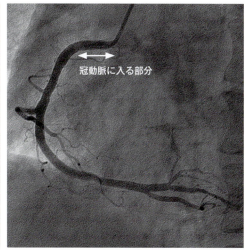

a：RCA左前斜位（透視像）　　b：RCA左前斜位（造影時）

図6 RCA 左右共用カテーテルの場合
橈骨動脈アプローチで使用される左右共用カテーテルも，第一カーブから先端までが長く，RCAの奥深くまで入っている。

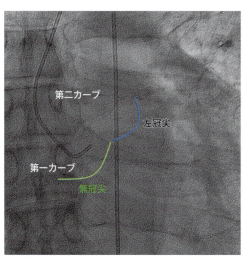
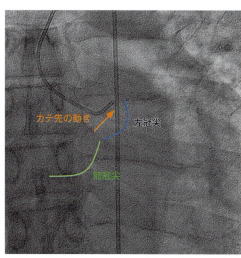

a：無冠尖にあるJudkinsタイプカテーテル（正面）　　b：左冠尖に跳ね上がったJudkinsタイプカテーテル（正面）

図7 LCA Judkinsタイプカテーテル
JudkinsタイプのカテーテルをLCAに挿入する場合，大きく曲がりをつけてあるカテーテルをガイドワイヤーで伸ばした状態で，Valsalva洞付近まで導入する。その後ガイドワイヤーを抜き，カテーテルが元の形状に戻ろうとする挙動を利用して冠動脈入口部に導入する。

> **ここに注意**
> ワイヤーを入れたままで冠動脈入口部付近までカテーテルの先端を誘導することと，ワイヤーを抜く際は第二カーブまでは特にゆっくり抜くことを心がけましょう。

冠動脈へカテーテルが入った時の注意点

- カテーテルが冠動脈に入ったと思ったときは,すぐにモニターでカテーテルの先端圧を見ることが大切です(図8,9)。狭窄部にカテーテルが入ってしまったときは,入れる前と比較して収縮期圧が低下するだけでなく,dicrotic notchが不明瞭化し,拡張早期の圧波形が低下します。さらに狭窄にwedgeしてしまうと心室のような波形になります。
- 血管壁にカテーテルの先端があたっていたり,狭窄部にカテーテルが入り込んでいるとシリンジで逆血を確認しようとしてもうまく血液が引けなかったり,血液が引けても抵抗を感じることがあります。こうした状況でそのまま造影をしては絶対にいけません。**カテーテルを少し引いたり,ほんの少し回転をかけて,しっかり安定して逆血があるところにカテーテルの先端を移動させる必要があります。**
- 冠動脈CTなどで事前に冠動脈の入口部に狭窄があることが判明している場合や,逆に事前情報のない初めての患者の検査の場合は特に注意をしましょう。

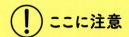 ここに注意

冠動脈CTなどで事前に冠動脈の入口部に狭窄があることが判明している場合や,逆に事前情報のない初めての患者の検査の場合は,特に注意をしましょう。

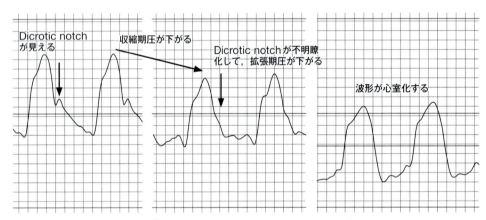

a:正常圧波形　b:狭窄部に当たった圧波形　c:狭窄にwedgeした圧波形

図8 カテーテルの先端圧波形

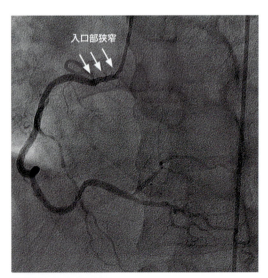

図9 図8症例の造影
RCA入口部に狭窄が存在。

カテーテルによる冠動脈損傷の症例

症例1：カテーテルによる左冠動脈主幹部（left main trunk：LMT）の損傷（造影所見）

- 図10はJL4のカテーテルが勢いよく跳ね上がってLCAにengageした後の最初の造影です．LMTの天井部分にスリット状の陰影があります．
- 造影所見で冠動脈損傷を疑う所見を認めた場合，損傷部を拡大してしまう可能性があるので，**同じ位置で造影を繰り返すことは絶対にしてはいけません**．カテーテルの位置を調節して，あたっている場所をはずして造影をします．
- 時間を置いて造影しても悪化してこなければ経過観察でよいこともありますが，造影所見のみでは冠動脈の損傷が内膜にとどまるものか，中膜を越えて解離や血腫となっているのかは判断できません．

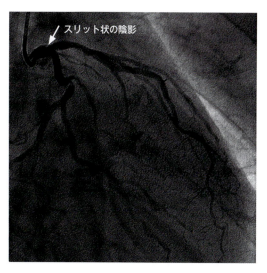

図10 カテーテルによるLMTの損傷（造影所見）

症例1：カテーテルによるLMTの損傷（IVUS所見）

- 本症例のIVUS画像です（図11）．シェーマでも示しましたが，解離はプラーク内にとどまっており（この状態をintimal tearという），時間を置いても進行する所見がなかったため経過観察としました．
- 冠動脈損傷を起こしてしまい，大丈夫かどうか不安な場合や時間経過で少しでも悪化を疑う所見がある場合は，診断用のカテーテルをガイディングカテーテルに変更して，IVUSで損傷部位の観察を行い，損傷が中膜を越えて解離や血腫となっている場合は，ステント留置を考慮しましょう．

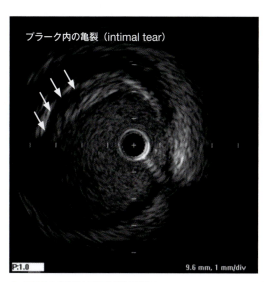

a：図10の症例のLMTのIVUS所見　　b：aのIVUS所見のシェーマ
図11 カテーテルによるLMTの損傷（IVUS所見）

症例2：左右共用カテーテルによる右冠動脈（right coronary artery：RCA）のspiral dissection（造影所見）

- 本症例はRCAの造影での冠動脈損傷です。RCAが左右共用カテーテルのengageで傷ついているのに気付かず，造影を行ってしまいました。解離は冠動脈の入口部から4PD末梢まで広範に及びました（図12）。
- RCAは大きな枝が少なく，いったん解離を生じると広範な解離になることがあります。この状態は**spiral dissectionといい，冠動脈造影中の合併症でも最も危険な合併症の1つ**です。この状態ではこれ以上の造影は行わず，PCIのシステムに変更し，治療を開始します。ただし，このリカバリーはワイヤーを進めてはIVUSで観察し，真腔を探るという手技となり，高度なテクニックを必要とします。最悪の場合はワイヤー真腔を確保できず，急性心筋梗塞となる場合もあります。

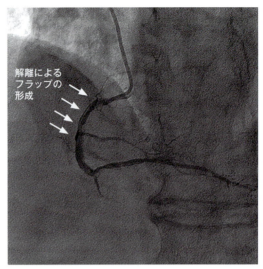

図12 左右共用カテーテルによるRCAのspiral dissection（造影所見）

症例2：左右共用カテーテルによるRCAのspiral dissection（IVUS所見）

- 本症例のIVUS所見を示します（図13）。IVUSカテーテルか通過しているのが真腔，その外側の腔が偽腔です。
- 解離はRCAの末梢から大動脈入口部まで及んでおり，真腔よりも偽腔が大きくなっています。真腔を探る作業が困難であることを理解できると思います。

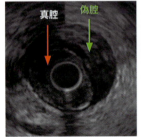 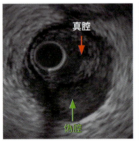 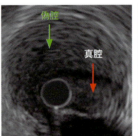 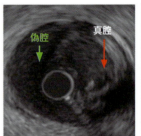 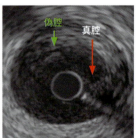

図13 左右共用カテーテルによるRCAのspiral dissection（IVUS所見）

- 本症例はなんとか治療に成功しましたが，4本のステントで解離腔をフルカバーせざるをえませんでした。

空気塞栓

Point まずはこれだけ押さえよう

1. 空気塞栓の原因は，ほとんどがカテーテルの接続や薬剤注入時の空気抜き操作が不十分であることに起因します。
2. 左心系の空気塞栓で最も重篤なものは，注入された空気が脳に塞栓を起こすことです。一過性脳虚血発作(transient ischemic attack：TIA)のような症状が出たり，最悪の場合，脳梗塞の原因となる可能性もあります。
3. 冠動脈の空気塞栓では，胸部症状や心電図変化を伴うことが多く，注入量が多いと血行動態が不安定になり，心停止をきたすことがあります。
4. 冠動脈の空気塞栓の治療として生理食塩水や血液の冠動脈への注入，ニコランジルの投与などが行われます。
5. 右心系の空気塞栓では症状が出ることはまれですが，多量の空気が注入されると呼吸状態が悪化したり，血行動態が不安定になることがあり，心停止をきたすことがあります。また，卵円孔開存や肺内シャントがある場合，左心系への塞栓を起こす可能性もあります。

冠動脈造影の基本

- 左心系のカテーテル検査中の空気塞栓はエアが体循環に流れていくので，脳に塞栓を起こし，巣症状をきたすことがあります。脳梗塞はカテーテル検査に伴う合併症の中で最も重篤なものの1つですが，空気塞栓もその原因となりうることを知っておく必要があります。冠動脈造影の際の空気塞栓の原因は，コネクタを接続したあとのエア抜きの操作が不十分であることがほとんどです。**シリンジ内に血液が十分引けて気泡が出なくなるまで，十分にエア抜きをしなくてはなりません**(図14)。

⚠️ **ここに注意**

① エアが抜けやすくなるように手元を高くします。
② 気泡が出なくなるまで十分吸引します。
③ カテーテルの接続部はエアが残りやすい部位のため，接続部を軽く叩くとエアが抜けやすくなります。

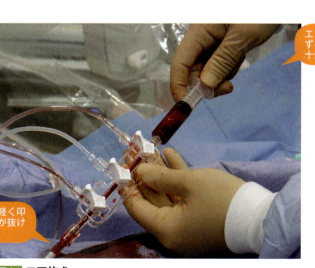

エア抜きの際は必ず手元を高くして，十分血液を引く

接続部を軽く叩くとエアが抜けやすい

図14 エア抜き

- 冠動脈造影では，冠動脈内にニトログリセリンや硝酸イソソルビドの冠動脈内注入を行います。また，冠攣縮の誘発試験ではアセチルコリンやエルゴノビンの冠動脈内注入を行います。**冠血流予備量比（fractional flow reserve：FFR）**の計測でも，塩酸パパベリンやアデノシン三リン酸の冠動脈内注入を行います。これらの薬剤注入を行う際にも**エア抜きが十分できていないと空気塞栓を起こす可能性があります**。薬剤を注入するときは造影されないので全く気付かないで空気塞栓を起こしている可能性もあります。
- PCIの際には，バルーンやステント，IVUSなどのデバイスをガイディングカテーテルの中を通して出し入れします。そうしたデバイスを引き抜く際にカテーテル内に陰圧がかかり，手元のYコネクターからエアが引き込まれることがあります。これに気付かず造影を行うと空気塞栓を起こします。また，マイクロカテーテルや血管貫通カテーテルを併用してワイヤリングを行った場合，クサビでワイヤーをトラップしてマイクロカテーテルや血管貫通カテーテルを体外に抜去しますが，この際に多くの空気がガイディングカテーテル内に引き込まれますので，十分エア抜きをしないと空気塞栓を起こします。

空気塞栓の症例

症例1：緊急PCI中の空気塞栓

- 心停止に陥り，緊急搬送されてきた症例です（図15）。心停止状態であったので経皮的心肺補助装置（percutaneous cardiopulmonary support：PCPS）と大動脈内バルーンパンピング（intra-aortic balloon pumping：IABP）を導入したうえ，一時的ペーシングも行っていました。冠動脈造影を行い，右冠動脈（RCA）の治療が必要と判断してガイディングカテーテルに変更し，冠動脈内にIVUSを通過させ冠動脈内を観察した後の造影です。
- この症例ではRCAの血管径が小さいうえに，6Frのガイディングカテーテルがほぼwedgeした状態でengageしていました。IVUSでの観察後，カテーテルを勢いよく体外に引いてしまったことと，カテーテルの先端がwedgeした状態となっていたことで，大量の空気が手元のYコネクターから吸引されたものと考えました。

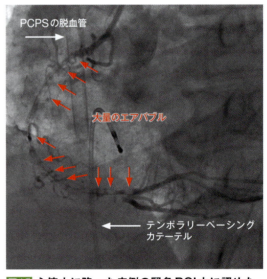

図15 心停止に陥った症例の緊急PCI中に認めた空気塞栓1
大量のエアバブルが注入されているのが確認できる。

空気塞栓の特徴

- **ごくごく少量の場合は，まったく無症状で経過し，心電図変化やバイタルの変化を伴わない場合もありますが，多くの場合，患者は胸部不快感や胸痛を訴えます**。心電図でも，空気を注入した血管の支配域に一致する形でST成分の上昇を認めます。
- **少量であればほどなく改善しますが，注入したエアの量が多いと症状や心電図変化が遷延します**。注入されたエアは微小血管のレベルで塞栓を起こすので，空気塞栓を起こした後の造影では造影遅延（slow flow）の状態を呈します。

空気塞栓の対処法

- 治療としては慣習的にシリンジに引いた生理食塩水や血液を冠動脈内に注入したり，ニコランジルの投与がよく行われます。

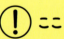 **ここに注意**

空気の量が多いと，血圧が低下し，バイタルが不安定になり，心停止に至ることがあります。そのような場合はIABPの挿入も考慮する必要があります。

- 空気の量が多いと，血圧が低下し，バイタルが不安定になり，心停止に至ることがあります。そのような場合はIABPの挿入も考慮する必要があります。

右心系の空気塞栓

- 空気塞栓は右心系のカテーテル検査でも起こりえます。右心系の造影やSwan-Ganzカテーテルでの心拍出量測定の際にエア抜きが十分でないと空気塞栓が起こる可能性があります。ただし，少量であれば肺でエアがトラップされ吸収されてしまうため，左心系のように症状が出ることはあまりありません。卵円孔開存のある患者や肺内シャントが存在している患者では左心系への空気塞栓の原因となることがあります。また右心系のカテーテルでもエアの注入量が多いとSpO_2の低下や呼吸状態の悪化をきたし，血圧が低下したり，心停止に至るようなこともあります。

症例2：中心静脈ラインに関連する空気塞栓

- この症例は中心静脈ラインに関連する空気塞栓の症例です（図16）。患者は全身状態が不良で栄養状態もよくありませんでした。中心静脈ラインを抜去した後，呼吸困難を訴え，SpO_2の低下と血圧低下を認めました。
- 救急処置を行いながら観察した心エコー図所見（傍胸骨長軸像）では，右室内に大量のエアバブルを認めました。また，造影CTでは右頸部のCVライン挿入部から瘻孔形成が上大静脈付近まで見えています。
- 全身状態が不良で，低栄養状態だったり，皮下脂肪が薄いと，中心静脈ラインが挿入されていたところが瘻孔のようになり，胸腔内圧が陰圧になったときに一気に多量の空気が血管内に流れ込み，空気塞栓を起こすことがあります。**中心静脈ラインを抜去した創部は，テガダームなどの通気性のない被覆材で覆う必要があります。**
- 中心静脈の長期留置のケースでは感染防止のためラインを交換する必要があります。ライン交換の際に患者が大きな息をして空気塞栓を起こした症例が複数あることが日本医療機能評価機構の医療安全情報でも報告されています。頸部からの挿入の場合，座位でのライン交換は危険なのでしないようにしましょう。

> ⚠️ **ここに注意**
>
> このようなことは，カテーテル検査や治療においても，起こる可能性があります。通常のカテーテル検査で使用するシースは逆流防止弁がついており，空気を引き込む可能性は低いのですが，一時的ペースメーカのカテーテルを挿入するためのシースや，下大静脈フィルターを留置する際のシースはただの筒であり，処置中に空気を引き込む可能性があります。注意して手技を行う必要があります。

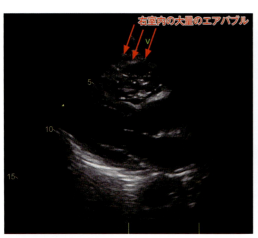

a：右室内の大量のエアバブル

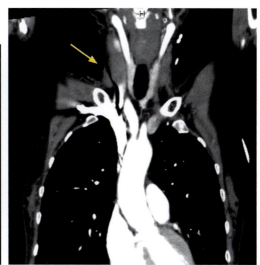

b：瘻孔となったCVの刺入創

図16 空気塞栓の症例2
救急処置を行いながら観察した心エコー図所見（傍胸骨長軸像），右室内に大量のエアバブルを認める。また，造影CTでは右頸部のCVライン挿入部から瘻孔形成が上大静脈付近まで見えている。

5 造影剤腎症

道下一朗　横浜栄共済病院循環器内科

造影剤腎症について正しく理解しましょう。造影剤使用前から，患者のリスクを考え造影剤を使用することが大切です。

Point

まずはこれだけ押さえよう

1. 造影剤使用前に患者のリスクを検討し，検査治療計画を作成しましょう。
2. 造影剤腎症を心配しすぎて必要な検査を回避し，治療を十分に行わないことは逆に患者の予後を悪化させます。
3. ハイリスクグループでは術後に血清クレアチニン，電解質などの採血検査を実施します。生理食塩水などの補液を治療計画に基づき行いましょう。
4. 急性腎不全になり，乏尿，無尿になる場合があるので，尿量の測定，胸部X線写真などの検査項目を追加します。
5. 乏尿，無尿となり急性腎不全になりそうな場合は，事前に腎専門医にコンサルトし，血液透析などを考慮する必要があります。

症例提示：造影剤腎症が進行し血液透析に移行した例（図1）

- **年齢，性別**：70歳代，男性。
- **主訴**：呼吸困難，食思不振。
- **既往歴**：1988年に陳旧性心筋梗塞，三枝病変にて冠動脈バイパス術。糖尿病を指摘される。
- **現病歴**：胸痛でダブルマスター運動負荷心電図陽性。2002年7月31日に入院し緊急カテーテル検査を行い，回旋枝seg 14のPCI治療を行う（造影剤使用量204 mL）。
次いで，右冠動脈の慢性完全閉塞病変により8月23日に再入院し，PCI施行（造影剤使用量540 mL）。その後退院するも，食思不振が持続。11月27日，心不全，腎不全による呼吸困難で今回入院となる。
- **入院後経過**：気管内挿管し持続的血液濾過（continuous hemofiltration：CHF）施行。その後も腎不全が進行するため血液透析（hemodialysis：HD）に移行。

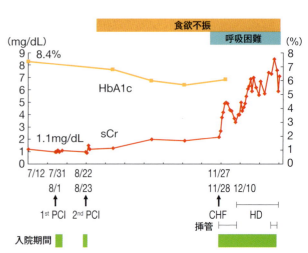

図1　症例提示

造影剤腎症とは？（表1）

- 造影剤腎症の定義はいくつか散見されていますが，現在最も使われているのが表1に示した定義です．2018年の日本のガイドラインでもこの定義を採用しています．頻度，予後については，多くの施設で，予防，治療をすることにより，現在では改善してきています．

定義	造影剤使用後72時間以内に，血清クレアチニン値が，0.5 mg/dL以上または25％以上増加する状態
頻度	正常腎機能で10％，腎障害患者では25％以上
予後	院内死亡率36％，急性腎不全となり院内透析が必要な場合は2年後の生存率が19％

表1 造影剤腎症の定義，頻度，予後

(Morcos SK：Prevention of contrast media nephrotoxicity-the story so far. Clin Radiol 59：381-389, 2004より改変引用)

- 日本腎臓学会，日本集中治療医学会，日本透析医学会，日本急性血液浄化学会，日本小児腎臓病学会合同で，「AKI（急性腎障害）診療ガイドライン2016」が出版されました．造影剤腎症もAKIの1つに含まれますので記載します．AKI診断基準を示します（表2）．

用語解説
AKI
acute kidney injury
急性腎障害

a：AKIの診断基準
1. Crが0.3mg/dL以上上昇（48時間で）
   例：Cr 0.8→1.1
2. Crが1.5倍に上昇（1週間で）
   例：Cr 0.8→1.2
3. 尿量0.5mL/kg/時以下が6時間以上続く
   例：体重50kgでは尿量150mL/6時間，200mL/8時間，600mL/日

b：AKIの発症リスク
・加齢
・発症前（術前）腎機能低下
・心機能低下
・RAS系阻害薬の使用
・人工心肺施行時間

c：AKIの尿中バイオマーカー
尿中NAG，β2MGは腎障害，蛋白尿や検体の保存状態に影響されるため，参考にならない．

1. 尿中NGAL（保険適用外）
2. 尿中L-FABP（保険適用，3カ月に1回算定可能）
   ・術後2～6時間で最も上昇．
   ・AKIの早期診断マーカーとして有用とのエビデンスあり．
   ・検査結果に基づいた治療介入で有用とのエビデンスはない．
   ・外注検査なので，結果が出るまで数日かかる．

d：AKIの治療

1. ループ利尿薬

AKIの予防を目的としてループ利尿薬を投与しないことを推奨する	推奨①，エビデンスB
AKIの治療を目的としてループ利尿薬を投与しないことを提案する	推奨②，エビデンスC

2. 低用量ドーパミン

AKIの予防および治療目的で低用量ドーパミンを使用しないことを推奨する	推奨①，エビデンスA

3. ANP

低用量のANPはAKIの予防における有用性が示唆されているが，現時点ではエビデンスに乏しい	推奨なし，エビデンスB

※ 低用量ANP（カルペリチド0.05γ以下）で透析が必要になる頻度が有意に減少したとの報告が1報ある．
高用量ANP（カルペリチド0.2γ）では血圧低下により，腎保護効果が打ち消される（2報のRCT）．

e：AKIに対する血液浄化療法

適応
・利尿薬に反応しない溢水
・高カリウム血症
・尿毒症症状（心膜炎，原因不明の意識障害など）
・重度代謝性アシドーシス

早期に血液浄化を開始するべきか．｜
血液浄化量は多いほうがいいか．｜
持続，間欠のどちらがよいか．｜ すべて有意差なし
抗凝固薬はナファモスタットがよいか．｜
透析膜はどれがよいか．｜

表2 AKI（急性腎障害）診療ガイドライン2016

腎障害患者におけるヨード造影剤使用に関するガイドライン（2018）

- 2018年に日本腎臓学会，日本医学放射線学会，日本循環器学会共同で，造影剤腎症のガイドラインが改訂されました（表3）。

エビデンスレベル	
レベルⅠ	システマティックレビュー/RCTのメタ解析
レベルⅡ	1つ以上のランダム化比較試験
レベルⅢ	非ランダム化比較試験
レベルⅣa	コホート研究
レベルⅣb	症例対照研究，横断研究
レベルⅤ	症例報告，ケースシリーズ
レベルⅥ	患者データに基づかない，専門委員会や専門家個人の意見
推奨グレード	
グレードA	強い科学的根拠があり，行うように強く勧められる
グレードB	科学的根拠があり，行うように勧められる
グレードC1	科学的根拠はないが，行うように勧められる
グレードC2	科学的根拠はないが，行うように勧められない
グレードD	無効性あるいは害を示す科学的根拠があり，行わないように勧められる

表3 腎障害患者におけるヨード造影剤使用に関するガイドライン（2018）
（造影剤患者におけるヨード造影剤使用に関するガイドライン2018より引用）

造影剤腎症に対するリスクファクター（表4）

- 造影剤腎症に対するリスクファクターを考えるときに重要なことは，造影剤使用前から患者のリスクを検討し，造影剤の使用限度を決めて，使用後は採血などの検査計画をすることです。いたずらに腎症を心配し必要な検査を回避し，治療を十分に行わないことは逆に患者の予後を悪くすると報告されています（Renalism）。

--- 用語解説 ---

Renalism
腎臓優先主義

慢性腎臓病（chronic kidney disease：CKD）： 　推算糸球体濾過量（eGFR）< 60 mL/min（Ⅳa）
慢性心不全
糖尿病（Ⅳa）
脱水
利尿薬使用（Ⅱ, C2）
併用薬 　NSAIDs（非ステロイド系抗炎症薬）（Ⅱ, C2） 　メトフォルミン（Ⅴ, C2）
加齢（Ⅳa）
造影剤の過剰使用

表4 リスクファクター

造影剤腎症に対する予防治療

- 造影剤腎症の予防治療は表5に挙げた6つに分けられます。カッコ内はそのガイドラインでのエビデンスレベル，推奨グレードを示しています。

①使用する造影剤の減量 （Ⅱ, A）
②輸液 （Ⅱ, A）
③血液透析 （Ⅰ, D）
④血液ろ過 （Ⅰ, D）
⑤薬物療法 （Ⅰ, C2）
⑥将来の治療

表5 造影剤腎症に対する予防治療

造影剤を減らすための取り組み

造影剤減量による低侵襲検査（Ⅱ, A）

- さまざまな方法で，造影剤を減らす取り組みがなされています（表6）。

①パワーインジェクターの使用やカテーテルのダウンサイジング（5Fr to 4Fr）
②3Fr診断カテーテル
③フラットパネルの使用や画質調整ソフト
④IKATEN PCI（5Frガイドカテーテル）
⑤4Frガイドカテーテル
⑥IVUS使用（ミニコン，ノンコン）
⑦炭酸ガス造影
⑧マイクロカテーテル造影

表6 造影剤を減らすための取り組み

カテーテルダウンサイジングと自動注入機における造影剤減量

- 診断造影でのカテーテルダウンサイジングと自動注入機の使用で，造影剤の使用量を減量することができます（図2）。

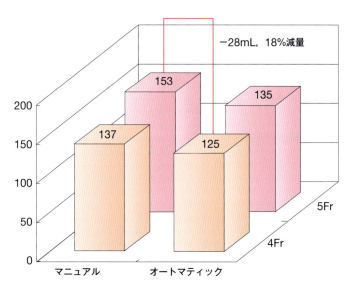

図2 カテーテルのダウンサイジングと自動注入機の使用造影剤量に対する効果

3Fr診断カテーテル

- 診断カテーテルは図3で示したものが使用されています。現在，診断カテーテルとして，3Frも使用されています。

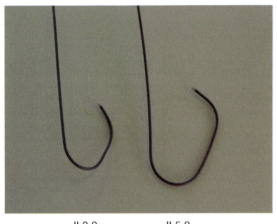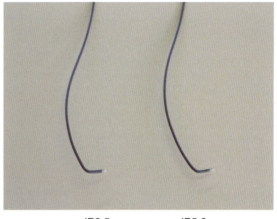

JL3.0　　　　JL5.0　　　　　　　　　JR3.5　　　　JR5.0

図3 診断カテーテルの種類
JL：Judkins Left, JR：Judkins Right

4Frガイドカテーテル

- ガイドカテーテルでは4Frが最小径として使用されています（図4）。ガイドカテーテルとしては，コシが弱く，子カテとして使われるなど特殊な使い方が多いです。

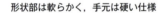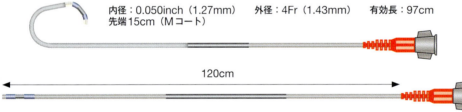

図4 KIWAMI Spec
（テルモ株式会社より提供）

輸液療法

- 輸液療法は現在明らかに効果があり，広く使われている方法です（表7）。当院でも，前日から入院して輸液を確実に行った結果，造影剤腎症の発生率が低下しました。

方法	点滴静注（Ⅱ, A）　経口（？）
量	over 1mL/kg/h～1.5mL/Kg/h
時期	数時間前，治療後12時間以上まで
輸液の種類	重炭酸（Ⅰ, B），0.9％生食（Ⅱ, A）　＞0.45％半生食
薬剤	利尿薬，メトフォルミン，NSAIDsの投薬中止

表7 輸液療法

薬物療法

- 多くの薬が使用され，期待されていますが明らかな効果のある薬剤は，現在のところ見出されていません（表8）。

血管拡張薬
カルシウム拮抗薬，ドーパミン，ナトリウム利尿ペプタイド（II, C2），選択的ドーパミン-1　レセプター（フェノルドパム），プロスタグランジン
腎臓内血管作動物質リセプター拮抗薬
アデノシンリセプター拮抗薬（テオフィリン/アミノフィリン），エンデテリン（ET）リセプター拮抗薬
細胞保護薬
N-アセチルシステイン（NAC）（I, C2） アスコルビン酸（I, C2） スタチン（I, C2）

表8 薬物療法

将来の治療法

- 今後，考えられる治療には表9に挙げた3点があります。
- ②は術前に上腕で虚血を誘発し，その後の腎臓での虚血を軽減する想定です。造影剤腎症が虚血により発生している可能性があること，心筋虚血予防に効果があることがわかっていることから施行された研究です。
  ③は，虚血プレコンディショニングで誘発される効果が，ニコランジルで得られることが心筋虚血で証明されていることから行われた研究で，今後の検証が必要です。

①RenalGuard	高尿量維持，腎灌流
②Ischemic Preconditioning（虚血前処置）	血圧計のカフを5分間膨らませ，5分間緩める，これを4回繰り返す
③K⁺channel opener（ニコランジル）の予防効果	PCI前にニコランジルを0.096 mg/mLにして，1mL/Kg/hで4時間持続注射

表9 将来の治療法

造影剤腎症予防のため
→高尿量を維持する
→造影剤凝集を防ぐ
→造影剤腎毒性を低下させる
→過剰，過少輸液を防止する

RenalGuard：尿量をモニターしながら等量を輸液する装置

- 新しい治療としては，表9にも挙げましたとおり，RenalGuard（PLCメディカルシステム社製）がヨーロッパでCEマークを取得し使われており，米国では治験中です（図5）。
- 本機器のコンセプトは，尿量を増やしその分を正確に輸液するという方法で，腎臓を生食で洗っておきながら造影剤を使用するものです。
- 「ESC/EACTSガイドライン2014」で調節輸液を伴うフロセミド治療はClass IIb, Level Aと記載されました。

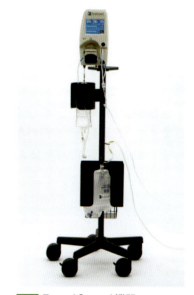

図5 RenalGuard機器

II

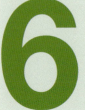

6 造影剤アレルギー・プロタミンショック

岸　幹夫　心臓血管研究所付属病院循環器内科

カテーテル検査だけでなく各種画像診断などに，造影剤の使用は不可欠です。造影剤アレルギーをもつ患者への投与は，予後に大きな影響を与えることもあるため，特に慎重に行いましょう。

造影剤アレルギー

造影剤使用の注意点

- 造影剤の使用はカテーテル検査のみならず，現代の診療上不可欠なものであり，このため造影剤アレルギーをもつ患者は診療に著しい不利益が生じることとなります。場合によっては，予後をも左右する問題となります（図1）。
- 造影剤使用については狭義のアレルギー反応に加え，浸透圧負荷による心不全や造影剤腎症（contrast media induced nephrotoxicity：CIN）など他の病態も問題となり，しばしば適応の慎重な検討が求められます。

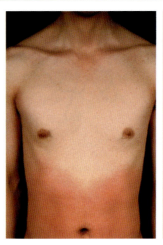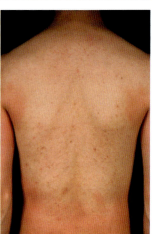

a：腹部　　　　　　　　　b：背部
図1　造影剤アレルギーのため生じた皮疹

造影剤の種類

- 造影剤にはイオン性，非イオン性の2種類が存在しますが，これまでの報告から**非イオン性造影剤の安全優位性が確立しており，わが国での冠動脈造影検査では非イオン性造影剤の使用が標準**となっています。当施設で使用されている薬剤を挙げます（図2）。

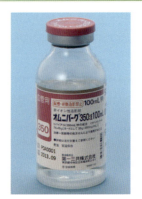

a：オムニパーク®注（第一三共）　　b：イオパミロン®注（バイエル）
図2　当院で使用されている造影剤

アレルギー症状

- 造影剤アレルギーに伴う症状としては，嘔気/嘔吐，皮膚紅潮，瘙痒，じんましんなどの軽症なアレルギー反応から，呼吸困難，血圧低下，意識消失，心停止のような重症なアレルギー反応まで，さまざまな臨床像を呈します(表1)。
- 造影剤アレルギーの頻度については，非イオン系造影剤の導入時にわが国で33万人対象の大規模な前向き比較試験が行われており，非イオン系造影剤使用群の3.13%に認められました。
- また，重症アレルギー反応と定義された呼吸困難，血圧低下，意識消失，心停止の出現率は0.04%と報告されています(表2)。

症状	イオン性 (n=169,284) 発症率(%)	イオン性 症例数	非イオン性 (n=168,363) 症例数	非イオン性 発症率(%)
嘔気	4.58	7,745	1,749	1.04
心臓発作	2.29	3,869	1,555	0.92
嘔吐	1.84	3,111	614	0.36
瘙痒	2.97	5,026	758	0.45
じんましん	3.16	5,343	790	0.47
皮膚紅潮	1.12	1,893	271	0.16
脈管痛	0.40	676	80	0.05
嗄声	0.09	158	31	0.02
くしゃみ	1.65	2,785	398	0.24
咳	0.53	975	254	0.15
胸痛	0.09	153	47	0.03
腹痛	0.11	186	37	0.02
動悸	0.20	340	109	0.06
顔面浮腫	0.11	187	15	0.01
苦痛/悪寒	0.09	159	45	0.03
呼吸困難	0.17	288	63	0.04
急激な血圧低下	0.10	175	21	0.01
心停止	0.00	7	1	0.00
意識消失	0.02	30	4	0.00

表1 造影剤アレルギーに伴う症状

(Katayama H, Yamaguchi K, Kozuka T, et al：Adverse reactions to ionic and nonionic contrast media. A report from the Japanese Committee on the Safety of Contrast Media. Radiology 175：621-628, 1990より引用改変)

ADRs	イオン性 (n=169,284) 症例数	発現率(%)	非イオン性 (n=168,363) 症例数	発現率(%)	非イオン性とイオン性とのオッズ比 (95%信頼限) [*1]
総症例数	21,428	12.66	5,276	3.13	0.22[*2] (0.22-0.23)
重症[*3]	367	0.22	70	0.04	0.19[*2] (0.15-0.24)
さらに重症[*4]	63	0.04	6	0.004	0.10[*2] (0.05-0.19)
死亡[*5]	(1)	—	(1)	—	—

a：ADRs薬物有害反応

症例	症例数 イオン性 (n=367)	非イオン性 (n=70)
呼吸困難	204	50
急激な血圧低下	107	15
意識消失	4	0
呼吸困難・急激な血圧低下	38	2
呼吸困難・心停止	1	0
呼吸困難・意識消失	1	0
急激な血圧低下・意識消失	12	3

b：重度のADRs薬物有害反応

表2 重症アレルギー反応

(Katayama H, Yamaguchi K, Kozuka T, et al：Adverse reactions to ionic and nonionic contrast media. A report from the Japanese Committee on the Safety of Contrast Media. Radiology 175：621-628, 1990より引用改変)

造影剤アレルギーハイリスク患者に対する前処置

- 造影剤アレルギーハイリスク患者に対してやむをえず造影剤の使用を必要とした際には、その有効性についてエビデンスは不十分ながら、主にステロイドの前投与が行われます。
- ステロイドの前投与については日本医学放射線学会からステートメントが発表されており、欧米のガイドラインに準じたプロトコールが示されています（表3）。
- 注意すべき点として、これまで慣習的に行われてきた直前のステロイド静注ではなく、十分前から経口薬を複数回に分けて内服することが推奨されている点、やむなく静注で対応する際には喘息発作を誘発しうるコハク酸エステル型ステロイド（ヒドロコルチゾン、プレドニゾロン、メチルプレドニゾロン）の使用を避ける点が挙げられます。

＜European Society of Urogenital Radiology Guidelines on Contrast Media に基づくプロトコール＞[1]

- プレドニゾロン30mg（プレドニゾロン錠など各社製品あり）、もしくはメチルプレドニゾロン32mg（メドロール錠）を、造影剤投与の12時間前と2時間前に経口投与する。

＜American Collage of Radiology Manual on Contrast Media に基づくプロトコール＞[2]

- 下記のいずれかを実施する。
1. プレドニゾロン50mg（プレドニゾロン錠など各社製品あり）を造影剤投与の13時間前、7時間前、および1時間前に経口投与する。
2. メチルプレドニゾロン32mg（メドロール錠）を造影剤投与の12時間前と2時間前に経口投与する。

- 上記1、2に、抗ヒスタミン剤を追加してもよい（ジフェンヒドラミン50mg［レスタミンコーワ］を1時間前に筋注、皮下注または経口投与）。
3. 経口投与ができない場合には、デキサメタゾン7.5mg（デカドロンなど各社製品あり）、もしくはベタメタゾン6.5mg（リンデロン懸濁注）などのリン酸エステル型ステロイドを静注してもよい。

注意：ヒドロコルチゾン、プレドニゾロン、メチルプレドニゾロンなどのコハク酸エステル型ステロイドを静注で用いると、喘息発作を誘発することがある（特にアスピリン喘息の患者）ので勧められません。経口ステロイドにはこのような危険性はないとされています。[3]

（公益社団法人日本医学放射線学会. http://www.radiology.jp/member_info/safty/20170629.html より引用）

表3 ヨード造影剤ならびにガドリニウム造影剤の急性副作用発症の危険性低減を目的としたステロイド前投薬に関する提言

文献
1) European Society of Urogenital Radiology：ESUR Guidelines on Contrast Media ver. 9.0. (http://www.esur.org/guidelines/)
2) ACR Committee on Drugs and Contrast Media：ACR Manual on Contrast Media ver. 10.2. (https://www.acr.org/Quality-Safety/Resources/Contrast-Manual)
3) 厚生労働省：重篤副作用疾別対応マニュアル　非ステロイド性抗炎症薬による喘息発作. (http://www.mhlw.go.jp/topics/2006/11/dl/tp1122-1b05.pdf)

プロタミンショック

プロタミンショックの特徴

- 造影剤アレルギーはカテーテル室で最も一般的にみられるアレルギー反応ですが，プロタミンに対するアレルギー反応も，時折生じうるアレルギー反応の1つです。
- プロタミンはカテーテル検査および治療に伴う出血性合併症に対する止血を目的とした，いわゆるヘパリンリバースの際に使用されます。
- ヘパリンの投与量や投与時間によって増減を必要としますが，**止血の際には一般的に，一度に50mgを超えない量のプロタミンを，生理食塩水もしくは5％ブドウ糖溶液100〜200mLで希釈し，10分以上かけて静注**します（図3）。

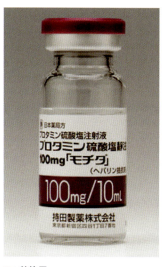 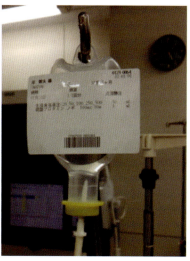

a：静注用　　b：生理食塩水に溶解

図3 プロタミン

- 本剤もしくはプロタミン含有インスリンの投与歴のある患者は，すでにプロタミンに感作されている可能性があり，プロタミンの使用によりアナフィラキシーショックをきたす危険性があります。
- その可能性は1％未満と報告されているものの，ひとたび発症すれば致命的な病態となりうるため，**インスリン投与歴のある患者にはプロタミンの使用を避けましょう**（図4）。

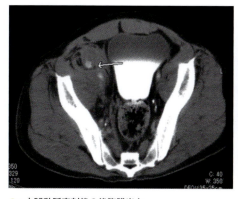 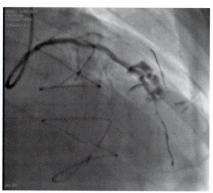

a：大腿動脈穿刺後の後腹膜出血　　b：PCI中に生じた冠動脈穿孔

図4 プロタミンによるヘパリンリバースを積極的に必要とするようなケース

> ⚠ **ここに注意**
>
> プロタミンや亜鉛をインスリンに添加することで，インスリンを結晶化させ皮下投与後の溶解時間を延長させることができるため，中間型および混合製剤に分類されているほとんどのインスリン製剤がプロタミンを含有しています。

7 ヘパリン起因性血小板減少症

小田弘隆　新潟市民病院循環器内科

ヘパリンの副作用のヘパリン起因性血小板減少症（heparin-induced thrombocytopenia：HIT）はときとして致命的になります。必ず理解しておきましょう。

まずはこれだけ押さえよう Point

1. ヘパリンの副作用には出血だけでなく，HITによる血小板減少や血栓症があります。
2. 頻度はヘパリン使用患者の0.5〜5％です。
3. ヘパリン使用中だけではなく，過去の使用が直近30日以内にも起こります。
4. 適切な治療を迅速に行わないと，重篤な血栓症で5〜10％が死亡します。
5. 動静脈，カテーテル内，また人工透析や体外循環の回路内に血栓が生じます。
6. HITの治療はすべてのヘパリンの中止と抗トロンビン薬の投与です。

HITの機序（図1）

- HITの主因は，ヘパリンと血小板第4因子（PF4）の複合体に対して産生される抗PF4・ヘパリン複合体抗体のうち，強い血小板活性能をもつHIT抗体です。
- HITの機序を図1に示します。
- 投与されたヘパリン（図1①）は血小板第4因子（PF4）と複合体を形成し（図1②），この複合体に対して形質細胞は自己抗体であるHIT抗体を産生します（図1③）。
- 複合体と結合したHIT抗体は血小板に結合し，血小板活性を上げて血小板凝集を惹起します（図1④）。そのため血小板数が減少します。
- 活性化された血小板よりマイクロパーティクルが放出され，トロンビンを生成し，臨床的には動静脈の血栓症が発症します（図1⑥）。
- HIT抗体は血管内皮のヘパラン硫酸とPF4の複合体に結合し，内皮細胞活性が起こり（図1⑤），トロンビンを生成し，血栓形成を誘導します。
- HITの発症様式は4つに分類されます（表1）。
- カテーテル検査/PCIの実施中，または直後に発症するHITは急速発症型と早期発症型です。**カテーテル操作の副作用として脳梗塞がありますが，HITが原因していることがあるため，必ずHITの有無をチェック**しましょう。

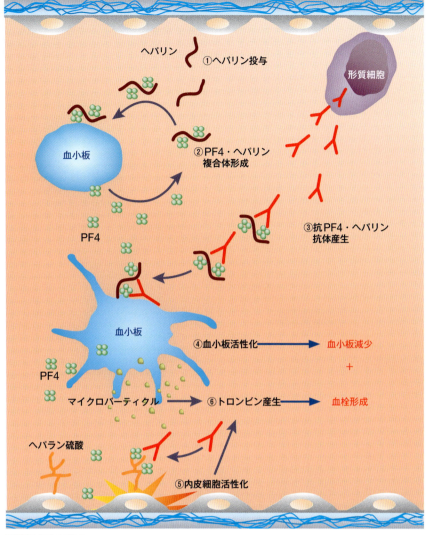

図1 HITの機序

	ヘパリン使用状況	血小板数	HIT抗体	血栓合併
通常発症 (Typical)	投与中 （開始後5〜10日後）	徐々に減少	陽性	無〜有
遅延発症 (Delayed)	投与中止 5〜10日後	正常〜減少	陽性	有 （ヘパリン中止後の血栓発症）
急速発症 (Rapid)	再投与 5〜30分後	急激な減少	陽性	有 全身性反応を伴う （悪寒，呼吸困難，胸痛など）
早期発症 (Early)	初回投与 24時間以内	急激な減少	陽性 （ヘパリン使用前より）	有 （インターベンション治療中に血栓）

表1 HITの発症様式分類

（松尾美也子，和中敬子：HITの診断．岡本彰祐，池田康夫（監）．HIT診療の手引き．HIT情報センター，2004, p8-11 より引用）

HITの診断手順（図2）

- HITの診断手順を示します（図2）。

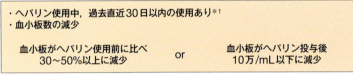

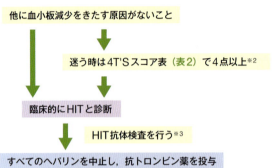

図2 HITの診断

※1：ヘパリン使用でACTが至適値にもかかわらず血栓形成が生じたときは，HITを疑う。
※2：6点以上で診断率80%以上。
※3：ELISA法によるHIT抗体検出感度は約95%以上，特異度は65%。

- HIT診断の4T'sスコア表を示します（表2）。

項目	2点	1点	0点
血小板減少	最低値：2～10万/μL ＞50%の減少	最低値：1～1.9万/μL 30～50%の減少	最低値：1万未満/μL ＜30%の減少
血小板減少や血栓症や他の併発症の出現時期（ヘパリン投与初日を0日とする）	明確に，投与5～10日 過去30日以内に投与し，再投与1日以内	明確な時期は不明だが（血小板数を計測していないため），投与5～10日に確認 過去31～100日に投与し，再投与1日以内 投与10日以降	最近の使用なく，投与4日以内
血栓症と他の症状	新しい血栓，皮膚壊死 静注後の急性全身反応	進行性または再発性血栓症，紅斑様の皮膚病変，血栓症の疑い，無症状の上肢DVT	なし
血小板減少の原因	ほかに原因なし（HITを除いて）	ほかの原因の可能性あり	ほかに原因あり

表2 HIT診断の4T'sスコア表

HITの危険性は合計点が0～3は低，4～5は中，6～8は高。ヘパリン投与初日は0日。
急性全身反応：ヘパリン静注5～30分後に，悪寒，戦慄，発熱，呼吸困難，動悸，嘔気，嘔吐，頭痛などが出現。25%がHIT抗体陽性であり，血小板は急速かつ一時的に低下する。
DVT：深部静脈血栓
(Warkentin TE：Clinical picture of heparin-induced thrombocytopenia. In：Warkentin TE, Greinacher A, eds. Heparin-induced thrombocytopenia. 3rd ed. New York：Marcel Dekker Inc., 2004. p53-106. より引用)

HITの治療

- **臨床的診断後，直ちにすべてのヘパリンを中止**します。カテーテルのヘパリン・フラッシュも禁止，ヘパリン塗布カテーテルも可能な限り中止します。
- **抗凝固療法は，抗トロンビン薬のアルガトロバンを使用**します（表3）。
- 抗凝固療法の継続が必要な場合は，0.7μg/kg/分に減量します。
- HIT急性期中は継続投与し，aPTT値で1.5～2倍にコントロールします。
- 肝機能障害や出血リスクがある場合は，投与量は約1/4（0.2μg/kg/分）とし，aPTT値で1.5～2倍にコントロールします。

投与開始時

静脈内投与：0.1mg/kgを3～5分かけて

1mg/mLノバスタン®希釈液（10mL）の調整
ノバスタン®HI注（10mg/2mL）
1アンプルを生理食塩液8mLで希釈

体重（kg）	40	45	50	55	60	65	70	75	80
1mg/mLノバスタン希釈液 投与量（mL）	4.0	4.5	5.0	5.5	6.0	6.5	7.0	7.5	8.0

注：本剤を原液のまま投与すると，溶血を起こすおそれがあります。

PCI開始～術後4時間まで

静脈内持続投与：6μg/kg/分

1mg/mLノバスタン®希釈液（50mL）の調整
ノバスタン®HI注（10mg/2mL）
5アンプルを生理食塩液40mLで希釈

体重（kg）	40	45	50	55	60	65	70	75	80
1mg/mLノバスタン希釈液 投与量（mL）	14.4	16.2	18.0	19.8	21.6	23.4	25.2	27.0	28.8

約1.5～3.5時間連続投与可能

―ACTによる持続投与量の調節―
目標ACT250～450秒

- ACT250秒未満の場合…0.05mg/kg希釈液の静脈内追加投与*
- ACT450秒を超えた場合…3μg/kg/分流量を減量*

*欧米での承認用法・用量を参考にした目安

表3 シリンジポンプ使用によるノバスタン®HI注の投与量と流量調節例

ここがポイント 治療で気をつけること

1. アルガトロバンは血小板数が回復するまで投与します（約1週間で血小板数は回復）。
2. PCI施行で投与する抗血小板薬は，アルガトロバンの併用を理由には減量しません。
3. HITの急性期に抗凝固薬ワルファリン使用は禁忌です。
4. ワルファリンを使用する場合は，血小板数の回復後です。
   - 開始にあたってはアルガトロバンとの併用を最低5日間行います。
   - ワルファリンは低維持用量から投与を開始します。
   - PT-INR<2.5では併用を継続，≧2.5でアルガトロバン減量/中止にします。ワルファリン単独でのPT-INR治療閾は2.0～3.0です。
   - ワルファリンはHIT抗体が陰性になるまで継続します（約3カ月間）。
5. DOAC使用についてはデータがありません。
6. 低分子ヘパリンはHIT抗体と交差反応を起こしますので，使用しません。
7. 予防的な血小板輸血は避けます。
8. HIT発症予防でのアルガトロバン使用は，HIT抗体陽性またはHIT既往ありを条件とします。HIT既往があってもHIT抗体が陰性化した場合は，ヘパリン再投与は安全との報告がありますが，再投与でHIT抗体が再度産生されるとの報告があります。HIT抗体が陽性に転じた後の治療では，ヘパリン使用が困難になる可能性があるため，HIT抗体陰性であっても状況によりアルガトロバン使用を考えてください。

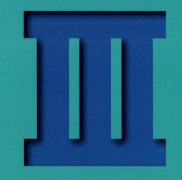

心臓カテーテル検査前の準備と検査の大きな流れ

心臓カテーテル検査前の準備

新井　陸　日本大学医学部内科学系循環器内科学分野

心臓カテーテル検査の準備をする前に，検査に関わるメンバー（医師，看護師，臨床工学技士など）で患者情報（アレルギーの有無など），検査内容や使用するデバイスをしっかり確認し，情報を共有しましょう。

カテーテル検査は患者・術者ともに血液感染や被ばくを防ぐため，清潔操作が必要です。

※本項におきまして，執筆時に筆者が所属していた心臓血管研究所付属病院を「当院」と表記しています。

まずはこれだけ押さえよう Point

1. 準備を始める前に**ブリーフィング**を行い，メンバーで情報をしっかり確認することが重要です。
2. 施設ごとにルーチンのカテーテル検査セットを用意しておくと，緊急対応などの際に便利です。
3. 使用するデバイス，薬剤を準備する際は，必ず**ダブルチェック**にて確認しましょう。
4. カテーテル検査は**清潔操作**で行いましょう。

ブリーフィング

- 当院では検査準備を始める前に，患者情報や検査内容に関してチーム内で情報共有を行う目的に**ブリーフィング**を導入しています。ブリーフィングを行うことで，安全かつ円滑な検査やチーム医療の推進に役立ちます（図1）。

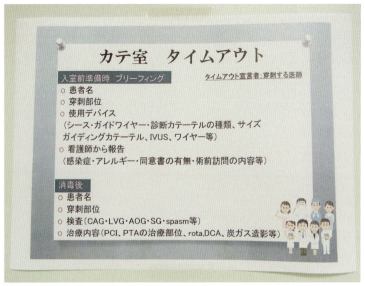

図1 当院でのブリーフィング内容

One Point Advice

準備する前にブリーフィングを行うことで，患者取り違え，穿刺部間違えなどの過ちを限りなくゼロにできるだけでなく，チーム医療の推進に役立ちます。

準備

- 当院ではルーチンのカテーテル検査セットを用いて準備しています（図2）。
- シリンジ・薬剤用シール・滅菌ガーゼ・消毒用綿球などは，あらかじめセットとして準備しています（図3）。

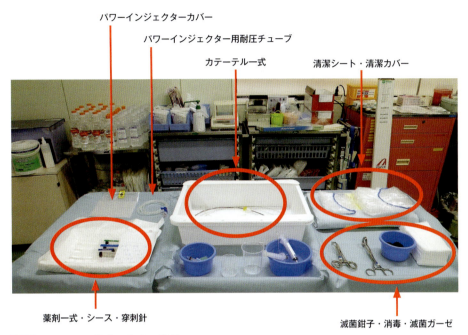

図2 カテーテル検査のための準備

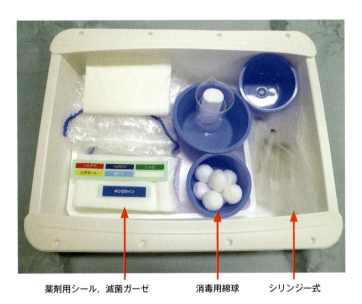

図3 当院でのカテーテル検査の準備セット

パワーインジェクター

- 当院では，従来の三連活栓に替えて，パワーインジェクターを用いてカテーテル検査を行っています。ただし，慢性完全閉塞病変（chronic total occlusion：CTO）に対する治療などで対側造影が必要な場合，弁膜症の評価や閉塞性肥大型心筋症の評価などで同時圧を測定する場合には，パワーインジェクターと三連活栓の両方を使用しています（図4）。

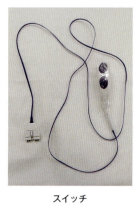
スイッチ

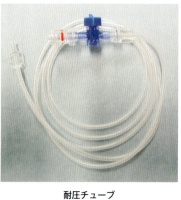
耐圧チューブ

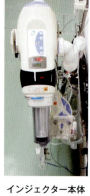
インジェクター本体

パワーインジェクター

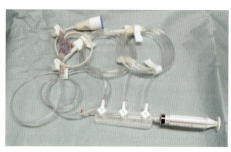
三連活栓

図4 パワーインジェクターと三連活栓

薬剤セット

- 通常の心臓カテーテル検査で用いる薬剤（当院では局所麻酔用キシロカイン，ヘパリン，ニトロール，フラッシュ用ヘパリン化生理食塩水）については，添付シールや針なども統一し，間違いのないようにすることが重要です（図5）。

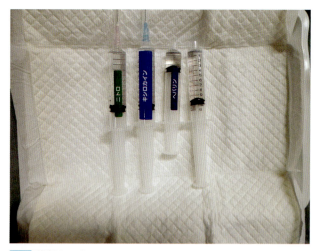

図5 薬剤セット

シース・穿刺針・薬剤セット

- 図5の薬剤セットに穿刺針およびシースを揃えて準備します(図6)。

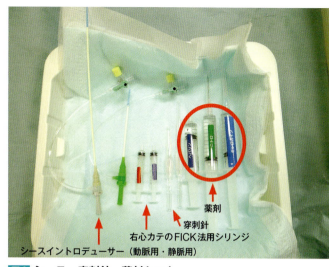

図6 シース・穿刺針・薬剤セット

診断カテーテル・ガイドワイヤー

- 診断カテーテルとガイドワイヤーには，**体内で血栓形成が起こらないように**，検査前に必ずヘパリン化生理食塩水を通します(図7)。

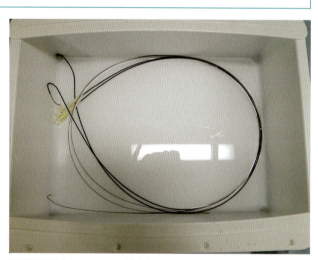

図7 診断カテーテル・ガイドワイヤー
診断カテーテル（5Fr Judkins R・Judkins L）とガイドワイヤー（コイルタイプのJワイヤー）

消毒

- カテーテル検査は清潔操作で行います。感染症が起こらないために，しっかりと消毒します(図8)。

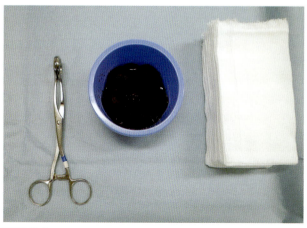

図8 消毒セット

> **ここがポイント**
> - 消毒が終わってから自然乾燥するまで待つことで（**当院ではタイマーで2分間待ちます**），十分な殺菌効果が期待できます。緊急カテーテル検査のとき以外は，十分に乾燥するまで待ちましょう。

清潔シート

- 消毒がしっかり乾燥したことを確認後に，清潔シートで患者を覆います（図9）。

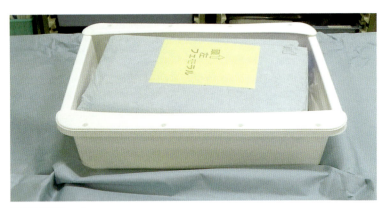

図9 清潔シート

ガウン着用

- 心臓カテーテル検査は清潔操作が必要です。術者は自らの血液感染や被ばく防止のためにも，プロテクター・ガウン・帽子・マスク・ゴーグルの着用が必要です（図10）。

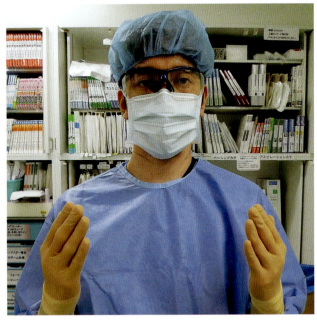

図10 術衣

2 検査の進め方

新井　陸　日本大学医学部内科学系循環器内科学分野

心臓カテーテル検査の進め方は，症例の原疾患に応じて異なります．代表的な原疾患（**虚血性心疾患**，**弁膜症**，**心不全**，**先天性心疾患**）に応じた，心臓カテーテル検査の当院での進め方について説明します．各検査の詳細に関しては他項を参照してください．

※本項におきまして，執筆時に筆者が所属していた心臓血管研究所付属病院を「当院」と表記しています．

まずはこれだけ押さえよう

Point

1. 心臓カテーテル検査は**侵襲的な検査**です．安全で円滑に検査を進めるように努めることは大前提です．行うからには不十分な検査で終わらせるわけにはいけません．
2. 症例に応じて，必要な検査項目を整理し，事前に検査の進め方をしっかり考えておくことは，とても重要です．
3. 開心術の術前評価，心不全，弁膜症や先天性心疾患の病態評価のためには右心カテーテル検査が大切です．
4. 初発心不全の原因精査のため，必要があれば心筋生検を検討しましょう．

虚血性心疾患

- 虚血性心疾患が疑われる症例，あるいはカテーテル治療後の追跡冠動脈造影の症例では，左室造影および冠動脈造影を行います．

検査の手順

①穿刺・シース挿入

- 穿刺部位は①橈骨動脈，②上腕動脈，③大腿動脈のいずれかを選択します．通常の造影検査のみの場合，**当院では主に利き手と対側の橈骨動脈**から検査を行います（図1）．

※当院では行っていませんが，DRA（distal radial artery approach）も近年行われています（p.105参照）．

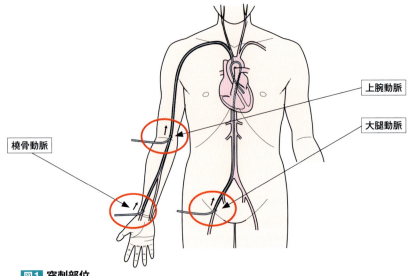

図1 穿刺部位

②ヘパリン投与

- シースイントロデューサーが挿入された段階でヘパリンを投与します。当院では橈骨動脈アプローチではヘパリン3,000単位，上腕動脈・大腿動脈アプローチではヘパリン2,000単位を標準量としています。検査前よりヘパリン点滴を行っている症例や出血リスクが非常に高い症例では適宜ヘパリン投与量を減量しています。

③左室造影

- **初回の冠動脈造影時，慢性完全閉塞病変**や**急性心筋梗塞治療後の追跡冠動脈造影時**には左室造影による壁運動評価が重要です。当院では，**腎機能低下した症例**や**大動脈弁狭窄症**の症例を除いて，基本的に全例で左室造影検査を行います。

④冠動脈造影

- 左右冠動脈にカテーテルを挿入した後，造影前に冠拡張薬を投与し，冠動脈造影を行います。当院では血圧を確認しニトロール注®1.25～2.5mg程度を左右冠動脈それぞれに冠注しています。血圧が低めの症例，大動脈弁狭窄症の症例，閉塞性肥大型心筋症の症例，冠攣縮誘発試験を予定している症例では冠拡張薬投与は控えます。腎機能低下した症例では，造影剤使用量を可能な限り少量に留めるべきであり，可能な施設ではbiplaneで撮影を行いましょう。

> **ここに注意**
>
> 検査前の病歴から冠攣縮性狭心症が疑われる場合には，冠拡張薬を投与する前に左右冠動脈造影を行います。左右冠動脈に高度狭窄を認めない場合には，引き続き冠攣縮誘発試験を行います。重度の冠攣縮が誘発された場合には，直ちに冠拡張薬を投与できるように，手元に準備しておくことが重要です。また，冠攣縮を誘発している時は，**カテーテルが左右冠動脈口から外れないように**（外れた後に重度の冠攣縮が誘発された場合は，再度エンゲージすることが困難となり，冠拡張薬の選択的投与ができない可能性があります）慎重な操作が必要です。

>  **One Point Advice**
>
> 造影検査では，適切な位置にフレーミングできるように訓練が必要です。十分な造影効果を得るために，**適切な造影剤注入速度，注入量を設定する必要があります**。特に，慢性完全閉塞病変（chronic total occlusion：CTO）の側副血行路の評価，マイクロチャネルの有無，CTOの出口の評価などは術前の治療戦略を検討する上で非常に大切な情報となります。また，撮影の際には患者の呼吸を調整することで，横隔膜陰影が撮影の障害にならないように工夫し，呼吸を止めた状態で造影します。

⑤冠血流予備量比（FFR）

- 冠動脈造影にて冠動脈に中等度狭窄を認めた場合，目視のみでは有意な狭窄かどうか判断に迷う場合に，冠血流予備量比（fractional flow reserve：FFR）を測定します。FFRを測定することで，血行再建すべきかどうか判断できます。

⑥止血

- 当院では，橈骨動脈穿刺では止血バンド（TRバンド）を用いて止血します（止血の項目p.147参照）。上腕動脈の場合には，止血に難渋する例が少なくなく，血腫形成や仮性動脈瘤などのリスクが大きいこと，過度の圧迫止血に伴って神経損傷をきたすリスクがあることから，止血デバイスは存在するものの，当院では基本的には用手圧迫により止血を確認後に，アンギオロールで圧迫固定しています（図2）。大腿動脈の止血では，検査のみの場合（当院では5Frシースが主）には用手圧迫により止血を確認後に，アンギオロールで圧迫固定しています。圧迫固定の時間は，「用いたシースFr×時間」（5Frシースなら5時間）が基本です。

> 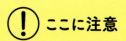 **ここに注意**
>
> 2018年4月の診療報酬改定で「安定狭心症」に対する血行再建では，**狭窄率90％未満で，安定労作性狭心症の原因と考えられる狭窄**と断定できない病変には**機能的虚血評価（FFRを含む）**を行うことが保険算定に義務づけられました。90％未満の狭窄を認め，非観血的な虚血評価を行っていない場合には，積極的にFFR測定を行いましょう。

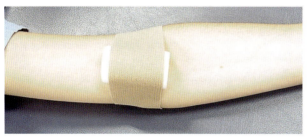

a：用手圧迫で止血を確認後に，アンギオロールで穿刺部に固定する。アンギオロールがずれないように，まず水平に固定する。

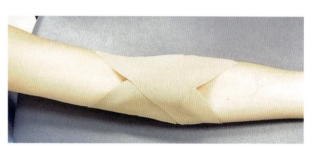

b：次に，斜めに固定し，図のように3方向から固定する。

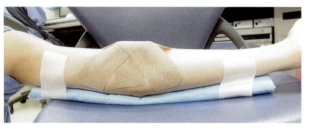

c：シーネで肘が曲がらないように固定する。

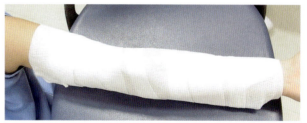

d：最後は包帯で覆い，完成。

図2 上腕動脈の用手圧迫後の固定

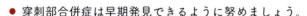

ここがポイント

- 穿刺部合併症は早期発見できるように努めましょう。
- 圧迫止血後に**穿刺部の腫脹がみられる場合，疼痛が強い場合，術前に聴取しなかった血管雑音，シャント音**が生じた場合には，血管エコーを行い，仮性動脈瘤や動静脈シャントの有無を確認することが重要です。

弁膜症・心不全

- 弁膜症の術前評価として，冠動脈造影（虚血性心疾患合併の有無評価）や右心カテーテル（血行動態評価）が必要です．また，逆流性弁膜症では重症度判定で左室造影や大動脈造影が必要となります．
- 初発心不全症例や原因不明の心不全症例では，心不全コントロールがついた段階で両心カテーテル検査による評価を行います．また，特に初発心不全で冠動脈造影にて非虚血性心筋症と診断された場合，原因検索（心筋生検が診断に有効な症例もあります）および治療効果予測（病理組織像が左室リバースリモデリングをするかどうかの予測に有効であるとの報告もあります）のために心筋生検の検討が必要です．

検査の手順

①穿刺・シース挿入

- 前述のように，当院では主に利き手と対側の橈骨動脈から検査が基本です．ただし，**特に上行大動脈拡大を伴う大動脈弁狭窄症・閉鎖不全症**ではカテーテル操作に難渋する場合があり，よりカテーテル操作性の良い大腿動脈から検査を行うこともあります．また，弁膜症評価では右心カテーテル検査も行います．穿刺が可能な患者であれば，橈骨動脈と同側の肘静脈を穿刺しますが，穿刺が困難な症例では，大腿静脈を用います．

②ヘパリン投与

- 動脈・静脈シース挿入後に，前述のようにヘパリンを投与します．

③右心カテーテル検査

- 肘静脈または大腿静脈に挿入されたシースから右心カテーテルを挿入します．カテーテル先がシースから出たら，バルーンを拡張し血流に乗せて上（下）大静脈，右房，右室，肺動脈の順に進め，肺動脈末梢でwedgeさせ，肺動脈楔入圧を記録します．記録の際には，患者に**呼気の状態で息止め**をしてもらうようにします．引き続き右心カテーテルを主肺動脈まで引き（この際，カテーテルを引きながらバルーンをデフレーションします），呼気の状態で呼吸を止めて肺動脈圧を測定します．その後，熱希釈法やFICK法を用いて心拍出量を算出します．

④左室造影

- 前述の通り，腎機能低下した症例や大動脈弁狭窄症の症例を除いて，基本的に全例で左室造影検査を行います．僧帽弁閉鎖不全症の重症度評価にも左室造影は有効です．

⑤大動脈造影

- 大動脈弁閉鎖不全症の症例では，Valsalva洞で大動脈造影を行うことで，その重症度を評価します．

⑥冠動脈造影

- 冠動脈造影は通常通りに行います．大動脈弁狭窄症の症例では冠拡張薬の投与は行いません．

ここに注意

左室造影を行う前に，Pig tailカテーテルを左室に挿入し左室圧を測定します．その際，**左室拡張末期圧（LVEDP）も計測**できます．弁膜症や心不全の際には，LVEDPが高い場合があり，その際には**左室造影（通常30～40mL程度の造影剤を使用）はvolume overloadとなり，心不全が悪化することがあるので注意**が必要です．

One Point Advice

僧帽弁狭窄症の症例では，肺動脈楔入圧と同時にピッグテールカテーテルを左室に挿入し，左室圧と左房圧を同時記録（同時圧測定）することで，重症度評価を行うことができます．

⑦冠血流予備量比（FFR）

- 弁膜症と虚血性心疾患の合併は少なくありません。虚血性心疾患を合併した場合には，**弁膜症手術に合わせて冠動脈バイパス手術も行う**必要があり，術前の冠動脈評価はとても重要です。冠動脈造影で中等度狭窄を認めた場合には，積極的にFFR測定を行いましょう。

⑧心筋生検

- 侵襲的な検査になりますが，冠動脈造影にて心不全の原因が非虚血性である場合で，心筋生検による合併症リスクを考慮してもメリットが多いと判断した場合は行います。心筋生検を行う可能性がある症例では，はじめから大腿動脈穿刺とし，生検時に7Frシースへ変更し，生検鉗子を用いて生検を行います。当院では左室より生検を行っています（図3）。生検後は，左室造影を行い心筋穿孔が生じていないかを確認することが重要です。

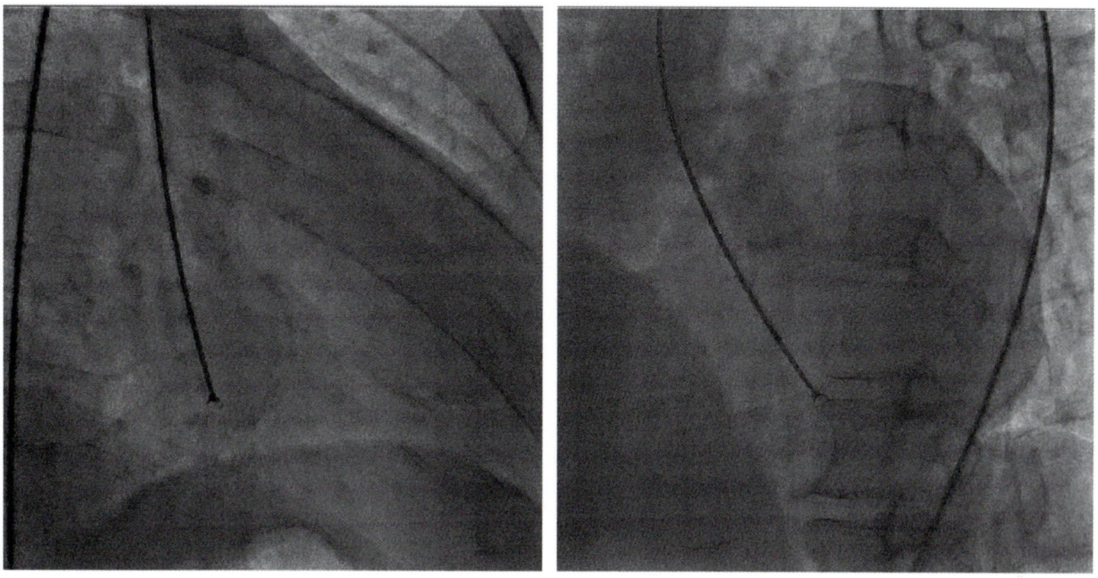

a：RAO 30°　　　　　　　　　　　　　　　　b：LAO 50°

図3 心筋生検
ピッグテールカテーテルを用いて7Frシースを左室内に挿入し，生検鉗子を用いて心筋生検する。左室心筋生検では，カテーテルの特性上，左室後壁から生検されることが多い。

先天性心疾患

- 短絡疾患の評価として，心血管内の各部位の酸素分圧測定を行い，O_2 step upの有無を確認します。この血液採取（**サンプリング**）の結果から肺体血流比（Qp/Qs），シャント率を求め，重症度を評価します。

検査の手順（図4）

①穿刺・シース挿入

- 動脈穿刺は，前述の通り，当院では主に利き手と対側の橈骨動脈を用います。先天性心疾患の評価では右心カテーテル検査による圧測定に加え，**サンプリング**による酸素分圧測定の評価が必須です。この測定では，同じ条件とするため短時間内に複数箇所からのサンプリングが必要であり，操作性を考慮して静脈シースは肘静脈ではなく，大腿静脈から挿入しています。

②ヘパリン投与
- 動脈・静脈シース挿入後に，前述のようにヘパリンを投与します。

③右心カテーテル検査
- 通常通りの右心カテーテル検査を行います。さらに，短絡疾患の評価のためサンプリングを行います（詳細はp.175～176を参照）。**サンプリングは7分程度で行う**ことが望ましいとされています。

④左心カテーテル検査
- 必要に応じて，冠動脈造影，左室造影を行います。心房中隔欠損症（atrial septal defect：ASD）の場合，欠損孔を通じて左房造影や肺静脈造影などを行います。

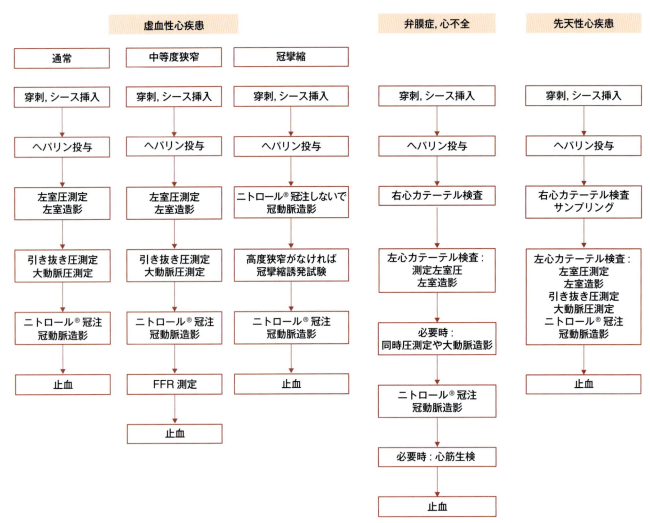

図4 心臓カテーテル検査のフローチャート

IV

穿刺と止血

①動脈穿刺：橈骨動脈・上腕動脈

後藤 亮　秀和総合病院循環器内科

心臓カテーテル検査・治療において大腿動脈穿刺は必須の手技ですが，低侵襲・合併症低減のため各種器具の細径化が進み橈骨動脈アプローチが一般的となったことで，同部位を穿刺することも必須の手技となってきています．細かい方法論は多種多様ですが，ここでは筆者が実践している方法を紹介します．

まずはこれだけ押さえよう

Point

1. 事前に触診でよく，動脈の走行を確認しましょう．
2. 慣れないうちは，エコーで血管を確認してマーキングするのも有効です．
3. 2回，3回と穿刺に失敗すると，血腫やスパスムで穿刺がより困難になるため，穿刺者を交代したり，穿刺部位を変更せざるをえなかったりします．
4. 容易に解離するため，ガイドワイヤーがスムーズに上がらないときには，決して進めてはいけません．

橈骨動脈穿刺

事前の準備

- Ⅱ指・Ⅲ指・Ⅳ指の三本の指で橈骨動脈を触知しマーキングします（図1a）．穿刺に慣れないうちは事前にエコーで血管走行を確認しておくことを推奨します．
- マーキングした部位にプローベを当て，マーキングと実際の走行にずれがないことを確認します（図1b）．このとき余裕があれば血管径を測定したり，血流の向きが遠位側に向いているか確認したりしましょう．

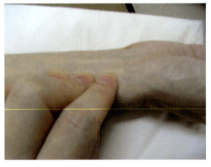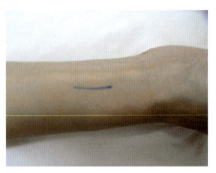

a：橈骨動脈の触知とマーキング

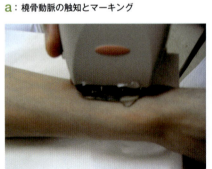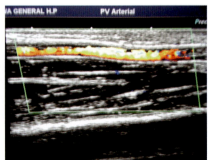

b：エコーで走行を確認

図1 穿刺の事前準備

局所麻酔，固定

- 手技30分ほど前より貼付型局所麻酔を使用します。軽度の回内位で手関節を背屈させて固定しておきます(図2)。このとき，しっかりと手関節を伸展させたほうが穿刺が容易になります。

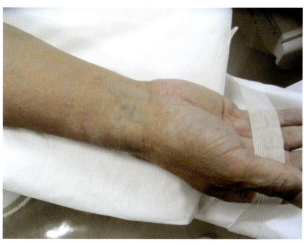

図2 手関節の固定

消毒

- 十分な範囲で消毒を行いますが，万が一の穿刺困難も想定し，上腕動脈穿刺に変更できるよう肘関節より近位まで消毒します(図3)。
- 各施設で使用している止血用具にふさわしいよう，通常は手関節の皺の所から1〜2cm近位側での穿刺を想定して進めます(図4)。

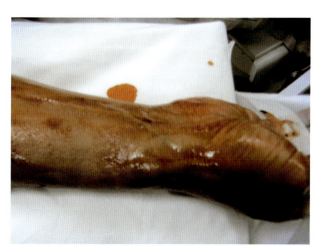

図3 肘関節近位まで消毒

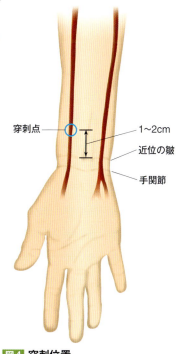

図4 穿刺位置

局所麻酔の皮下注

- 麻酔薬を貼付していますが，想定した穿刺点のやや内側・遠位側より追加の局所麻酔をします（図5）。穿刺時の痛みで誘発されるスパスムを予防するため，針はできる限り細いものを選択しましょう。
- やや内側にするのは皮下組織が薄い症例などに対して麻酔薬が血管内に注入されることを避けるためも理由の1つです。このときの注入は軽く膨隆ができる程度に留め，軽く圧迫してよく浸潤させるように心がけましょう（図6）。

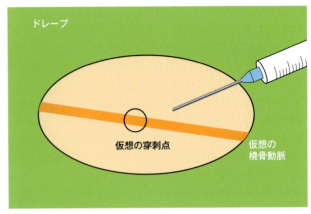

図5 皮下注の位置

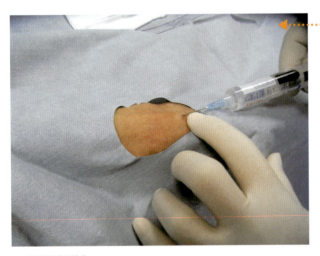

a：局所麻酔の注入

図6 注入時の注意点

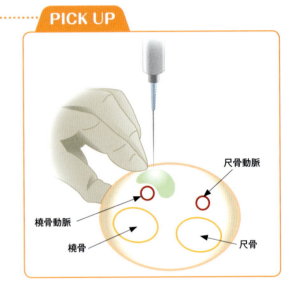

- 穿刺針はシースに付属しているものをそのまま使用しています。穿刺針の持ち方は静脈穿刺と同様です。主にⅠ指とⅡ指でペンのように持つ方法とⅡ指とⅢ指で持ってⅠ指で支える方法があります（図7）。いずれの方法も手首の返しを使って穿刺すると手関節を中心に針先が円運動をしてしまいます。前者だと穿刺点が左に，後者だと右にずれてしまいますので，手首の返しを使わないようにしっかり固定し，指先の動きだけで穿刺するようにしましょう。
- その後，静脈穿刺のときと同様に逆血がみられた時点よりさらに数mm刺入します（図8）。これは，外筒がしっかり血管内に挿入されるようにするためです。しかしながら，穿刺針が細いため，血管を刺入した感触があっても逆血を認めないときもあります。
- 逆血がなくても次のステップに進んでかまいません。

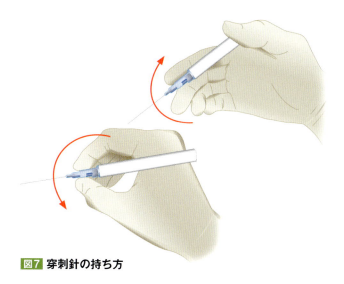

図7 穿刺針の持ち方

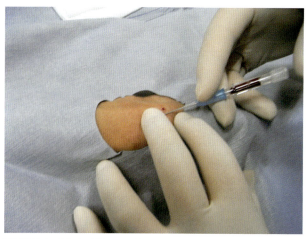

図8 逆血時点より数mm刺入

> ここがポイント 💡 **anterior approach**

- 皮切は基本的には入れませんが，複数回の穿刺歴があったり炎症などで瘢痕化している例など皮膚が硬くなっている場合は皮切を入れて行います。その際は血管と直交方向に3mm程度の横切開を入れます。皮膚を貫く際に穿刺針の切れ味が悪くなり，血管の穿刺が困難にならないための方法です。

ガイドワイヤー挿入

- 摩擦で抜けないよう，外筒をしっかり保持して内筒をゆっくり引き抜きます。逆血がみられなければ，勢いよく逆血がみられる時点まで外筒をゆっくり引き戻しましょう。抜きすぎた場合はそーっと滑らせるように内筒を入れ直してもう一度数mm深く刺入し，やり直すこともできますが，内筒で外筒を突き破ってしまう恐れがあるため，穿刺に慣れないうちは再挿入は行ってはいけません。勢いよく逆血がみられる時点で透視をみながらゆっくりと付属のガイドワイヤーを挿入していきましょう（図9）。

ガイドワイヤーがスムーズに入らないときの対応（図10）

- 勢いよく逆血がみられてもスムーズにガイドワイヤーが入らないときは，外筒の先端が②や③のようになっているので無理にワイヤーを進めてはいけません（図10）。無理に進めると橈骨動脈に解離を起こしてしまいます。ワイヤーが入った後，穿刺針の外筒を全部押し込んでワイヤーを引き抜いてみると，①であれば勢いよく逆血がありますが，②，③では逆血がみられないので逆血がみられる位置まで再びゆっくり外筒を引き戻し，もう一度ワイヤー挿入からやり直してみてください。

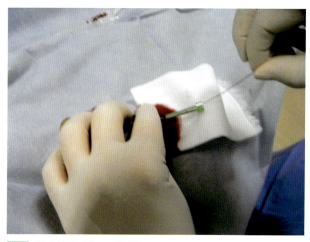

図9 ガイドワイヤーの挿入

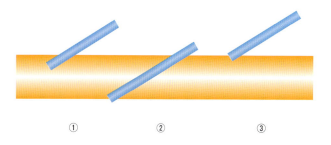

図10 血管と外筒の位置関係

局所麻酔の追加，しびれの確認

- シースの挿入前に十分な量の局所麻酔を追加します（図11）。橈骨神経の影響がないか，血管内に漏れたりしていないか，親指側の新たなしびれの出現の有無を確認してから進めましょう。
- この時点で皮切を入れますが，筆者は皮切を入れずに穿刺針の外筒でブジー（拡張）を行っています（図12）。万が一，初回の穿刺に失敗していて静脈用の穿刺針を使っていた場合にはそのままではブジーできないので，シースに付属していた動脈用穿刺針の外筒に交換して行っています。
- メーカーにより差異はありますが，シースに付属の穿刺針は外筒がテーパーされています（図13）。

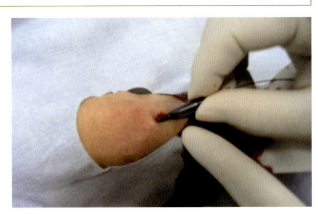

図12 ブジー

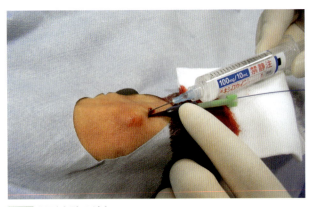

図11 局所麻酔の追加

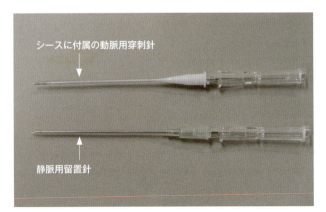

図13 動脈用穿刺針と静脈用穿刺針の違い

シース挿入

- シースの遠位端からガイドワイヤーが出たのを確認してから，シースを挿入します（図14）。抵抗がある場合は刺入部を濡らしたり，左右に回転してねじ込むようにしたりすれば挿入できますが，通常は血管刺入部よりも皮膚刺入部で抵抗を感じる場合が多いので挿入困難なら皮切を入れ直します。
- 血管の攣縮のため強い抵抗がある場合は，いったんシースを抜去し，穿刺針の外筒に戻してから橈骨動脈内に硝酸薬を注入します。それから再度シースの挿入を試みます。それでも強い抵抗がある場合は，無理せず他の部位からの穿刺に切り替えましょう。
- シースを挿入し終えたら，スムーズな逆血の確認と確実なエア抜きを行います（図15）。

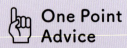

One Point Advice

屈曲や分岐のため，付属のガイドワイヤーが上腕動脈にスムーズに上がらなかったときはシースの内筒を抜く際にガイドワイヤーは抜かずに残しておきましょう。
造影用ガイドワイヤーを平行させて上腕動脈まで進めてから抜くようにすると，肘関節付近の無用なワイヤー穿孔を予防できます。同部位のワイヤー穿孔は，シース付属のガイドワイヤーによるものよりも造影用ガイドワイヤーによるものが圧倒的に多いと考えられます。

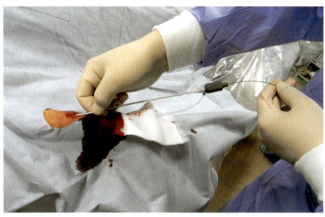

図14 シースの挿入

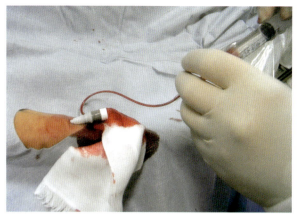

図15 逆血の確認とエア抜き

- 橈骨動脈は一度穿刺に失敗すると容易に攣縮し，2度目・3度目の穿刺が困難になります。複数回穿刺に失敗した後は，穿刺者や穿刺位置を変更することを考慮しましょう。エコーガイド下に穿刺することも，穿刺の成功率向上には有効であると考えられます。
- 橈骨動脈からのシース挿入にこだわる場合，いったん上腕動脈を穿刺し，上腕動脈から造影してマッピングすることも，穿刺を成功させるのに有効です。

遠位橈骨動脈穿刺

- 本項執筆時にはまだ一般的ではありませんが，今後普及すると思われる穿刺法です。長母指伸筋と短母指伸筋に囲まれた解剖学的タバコ窩から穿刺します（図16）。
- 止血時間の短縮や出血性合併症の減少，安静時の患者の安楽が利点と考えられています（詳しくはp.105～111参照）。

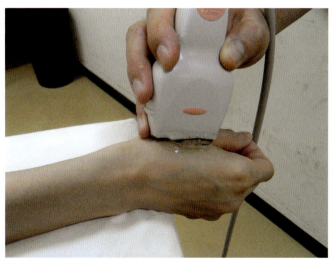

図16 遠位橈骨動脈穿刺

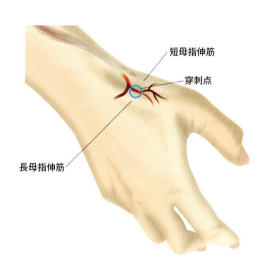

上腕動脈穿刺

- 上腕二頭筋の内側で肘内突起より近位側で動脈をよく触知する部分を，穿刺点とします（図17）。あまり遠位で穿刺して，橈骨動脈と尺骨動脈の分岐を越えないようにする注意が必要です。
- 穿刺点の皮下で上腕動脈の上面に十分量の局所麻酔薬を皮下注し，血管周囲に浸潤させます。上腕動脈の内側には正中神経が伴走しているため注意が必要です。
- 通常は皮切は不要ですが，橈骨動脈穿刺同様に皮膚が硬い場合は皮切を入れます。皮下組織が疎になっていて血管が硬い場合，安定した穿刺が困難な場合があります。その場合は血管の左右に局所麻酔薬を注入して血管を固定したり，穿刺針を太くしたりすることで安定した穿刺が可能になります。
- 上腕動脈は橈骨動脈と比較して十分内径があるため，穿刺したときにしっかり逆血がある位置で内筒を引き抜けば，勢いよく逆血がみられ，通常前面穿刺のみで完了します。皮下血腫や仮性動脈瘤といった合併症を防ぐためにも，極力後面を貫通しないよう前面穿刺を心がけましょう。
- 透視を確認しながらガイドワイヤーを挿入し，シースを挿入します。

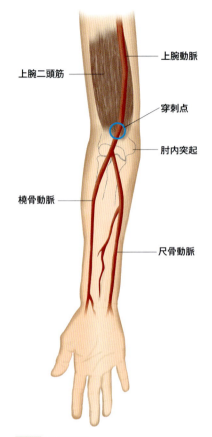

図17 穿刺位置

②動脈穿刺：Distal radial artery approachの穿刺と止血

唐原 悟 東京曳舟病院循環器科

遠位橈骨動脈アプローチ（distal radial artery approach）は，Ferdinand Kiemeneijから報告された穿刺アプローチで[1]，本項執筆の時点では，まだ手技としてのエビデンスが確立していません。しかしながら，圧迫部位が手首より末梢となり手首が自由に動かせることで，患者から術後負担軽減の点で好評であったり，少しずつ実用性や安全性についての報告が出始めたため，今後普及する可能性が高いかと思われます[2-4]。

まずはこれだけ押さえよう

Point
1. 穿刺部周辺の解剖を知りましょう。
2. 患者の術中・術後の苦痛を軽減する可能性があります。

穿刺部周辺の解剖

- Ferdinand Kiemeneijが紹介した方法では，原則的に「解剖学的嗅ぎタバコ入れ（anatomical snuff box：Tabatière anatomique）」の穿刺を推奨しています（図1）。
- 「解剖学的嗅ぎタバコ入れ」とは，長母指伸筋腱と短母指伸筋腱に囲まれた部位で，母指を伸展させると陥凹して輪郭が浮き出てきます（図2）。
- 橈骨動脈の末梢の走行は個体差がありますが[5]，一般的には伸筋支帯の辺りで手掌側から手背側に移行し，長母指伸筋腱と短母指伸筋腱の下を通過した後に，再度表層を走行します（radial artery of the dorsum of the hand：RADH）。その後，第一背側骨間筋に潜り，母指主動脈と深掌枝に分かれ，この深掌枝が深掌動脈弓に移行します。
- 「解剖学的嗅ぎタバコ入れ」では，橈骨動脈が手掌側から手背側に移行する部位を走行することになります（図1）。通常の橈骨動脈穿刺部位の血管径よりも細くなってると考えられるため，Glidesheath Slender®（テルモ社）や，Sheathless guide catheter等を用いて，少し細めのシステムを選択するほうがより安全と考えられます[6]。
- 「解剖学的嗅ぎタバコ入れ」には，橈骨神経浅枝の分枝が走行していることがあるため，手技中の局所麻酔は十分に行います。また，術中・術後に痛みや痺れが生じないかを確認する必要があります[7]。

1) Kiemeneij F：Left distal transradial access in the anatomical snuffbox for coronary angiography (ldTRA) and interventions (ldTRI). EuroIntervention 13：851-857, 2017. doi：10.4244/EIJ-D-17-00079.
2) Lee JW, Park SW, Son JW, et al：Real-world experience of the left distal transradial approach for coronary angiography and percutaneous coronary intervention: a prospective observational study (LeDRA). EuroIntervention 14：e995-e1003, 2018. doi：10.4244/EIJ-D-18-00635.
3) Valsecchi O, Vassileva A, Cereda AF, et al：Early Clinical Experience With Right and Left Distal Transradial Access in the Anatomical Snuffbox in 52 Consecutive Patients. J Invasive Cardiol 30：218-223, 2018. Epub 2018 Mar 15.
4) Al-Azizi KM, Lotfi AS：The distal left radial artery access for coronary angiography and intervention: A new era. Cardiovasc Revasc Med 19：35-40, 2018. doi：10.1016/j.carrev.2018.03.020. Epub 2018 Mar 26.
5) 平沢 興, 岡本道雄. 解剖学第2巻（第11版）. 東京, 金原出版：55-72, 1982.
6) Gasparini GL, Garbo R, Gagnor A, et al：First prospective multicenter experience with left distal transradial approach for coronary chronic total occlusion interventions using a 7-french glidesheath slender. EuroIntervention 15：126-128, 2019. doi：10.4244/EIJ-D-18-00648.
7) Ikiz ZA, Uçerler H：Anatomic characteristics and clinical importance of the superficial branch of the radial nerve. Surg Radiol Anat 26：453-458, 2004.

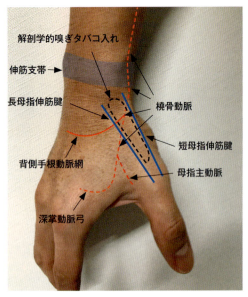

図1 解剖学的嗅ぎタバコ入れ（anatomical snuff box：Tabatière anatomique）

長母指伸筋腱と短母指伸筋腱に挟まれた部位なので，母指を伸展させると陥凹して輪郭が浮き出てくる。「解剖学的嗅ぎタバコ入れ」では，橈骨動脈が手掌側から手背側に移行する部位を走行することになる。

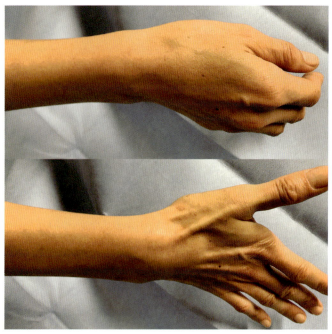

図2「解剖学的嗅ぎタバコ入れ」の確認方法

長母指伸筋腱と短母指伸筋腱に挟まれた部位なので，母指を伸展させると陥凹して輪郭が浮き出てくる。

穿刺方法と患者の肢位

- 穿刺の際の患者の肢位は，右遠位橈骨動脈の場合，通常の橈骨動脈穿刺のように手首を外旋させる必要がなく，患者が自然に上腕を体幹につけた状態で穿刺が可能です（図3）。左遠位橈骨動脈の場合は，右遠位橈骨動脈穿刺の肢位と同じ（図4a）か，もしくは患者の左肘を屈曲させ，腹部に乗せるような肢位で穿刺する場合の2種類があります（図4b）。
- 「解剖学的嗅ぎタバコ入れ」での遠位橈骨動脈は支持組織に囲まれていますが，穿刺の際に血管が逃げやすく，表皮に垂直に近い角度での穿刺が必要となります（図5a）。
- 当院では「解剖学的嗅ぎタバコ入れ」の長母指伸筋腱より末梢側で，再度表層に現れた橈骨動脈を穿刺することがあります。この部位での穿刺は比較的浅い角度で可能ですが（図5b），より血管径が細いことが予想されるため，血管自体の損傷や慢性期の閉塞，加えて支持組織が少ない手背領域へ血腫が拡がりやすい可能性があることを，理解しておく必要があります。
- 遠位橈骨動脈穿刺の成功率を上げるためには，表在エコーを利用して血管の走行や深さを確認し，エコーガイド下での穿刺が望ましいです（図6）。
- 遠位橈骨動脈は深掌動脈弓に近いため，通常の橈骨動脈穿刺部位が閉塞していても，深掌動脈弓経由の血流で触知可能な場合があるので，注意が必要です（図7）。

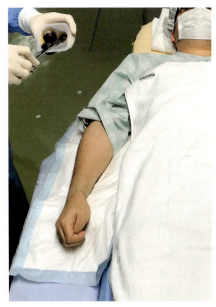

図3 右遠位橈骨動脈穿刺での患者の肢位
右遠位橈骨動脈穿刺の場合は、通常の橈骨動脈穿刺のように手首を外旋させる必要がなく、患者が自然に上腕を体幹につけた状態で穿刺が可能である。

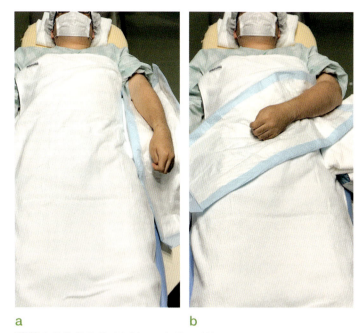

a b

図4 左遠位橈骨動脈穿刺での患者の肢位
左遠位橈骨動脈の場合は、右遠位橈骨動脈穿刺の肢位と同じ（a）か、もしくは患者の左肘を屈曲させ腹部に乗せるような肢位で穿刺する場合の2種類がある（b）。

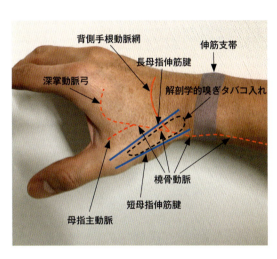

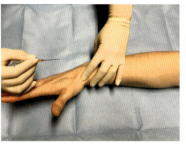
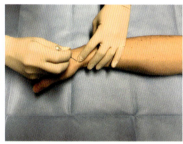

a b

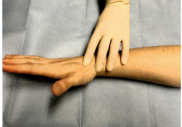
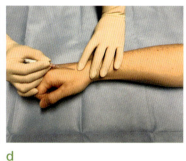

c d

図5 「解剖学的嗅ぎタバコ入れ」での穿刺と，「解剖学的嗅ぎタバコ入れ」より末梢での穿刺
「解剖学的嗅ぎタバコ入れ」での遠位橈骨動脈は支持組織に囲まれているが、穿刺の際に血管が逃げやすく表皮に垂直に近い角度での穿刺が必要となる（a, b）。一方「解剖学的嗅ぎタバコ入れ」より末梢のRADHでの穿刺は、長母指伸筋腱より末梢側の深掌枝への比較的浅い角度での穿刺が可能である（c, d）。

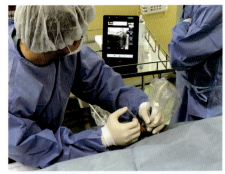
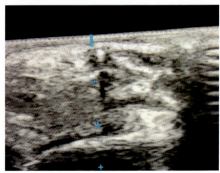

図6 エコーガイド下での遠位橈骨動脈穿刺
遠位橈骨動脈穿刺の成功率を上げるためには，表在エコーを利用して血管の走行や深さを確認し，エコーガイド下での穿刺が望ましい。

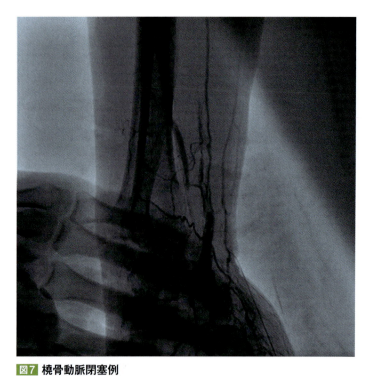

図7 橈骨動脈閉塞例
遠位橈骨動脈は深掌動脈弓に近いため，通常の橈骨動脈穿刺部位が閉塞していても，深掌動脈弓経由の血流で触知可能な場合があるので，注意が必要である。

患者サイドのメリット・デメリット

- 患者サイドのメリットは，穿刺の際に通常の橈骨動脈穿刺のように手首を外旋させる必要がなく，患者の肢位がきわめて自然な形であるため，手技中の苦痛が少ないことです。止血時間も通常の橈骨動脈穿刺より短縮傾向にあり，手首が自由であるため，術後の苦痛が少ないようです。また，通常の橈骨動脈穿刺より遠位部であるため，患者が将来透析の導入になっても，橈骨動脈近位部を温存できる可能性があります。
- デメリットは，後述のように現時点では止血方法が確立しておらず，術後トラブルについての情報が乏しいことです。

医療者サイドのメリット・デメリット

- 医療者サイドのメリットは，通常の橈骨動脈アプローチよりも患者の肢位が自然であるため，手技中に手首を動かされることが少なく，手技を継続しやすいことです。左遠位橈骨動脈アプローチで図4bの肢位の場合，術者が患者の右側にいても手技が継続しやすく，X線源を抱え込むような形での手技が不要となり，術者の被曝量も減らせます。
- デメリットは，通常の橈骨動脈穿刺よりさらに末梢のアプローチとなるため，通常のデバイス有効長では長さが足りなくなることがあります。また，止血デバイスや方法が確立していないため，出血時や血腫形成時に対応困難なことがあります。

止血方法

- 現時点でスタンダードな止血方法は確立しておらず，各施設ごとに模索しているのが現状です。よって既存のステプティ™P（ニチバン社）を採用している施設が比較的多いようですが（図8），スキントラブル等のリスクもあります（図9）。また，通常の橈骨動脈用の止血デバイスを，位置をずらして使用している施設もあります（図10）。
- 当院での止血方法は，図11，12に示す2種類の方法を採用しています。2018年11月にメリットメディカル・ジャパン社より，PreludeSYNC DISTAL™，SAFEGUARDが販売されました。本システムは加圧バックによる止血が可能であり，より患者に優しい止血が期待されます（図13）。
- 将来的には，各社が競合することでコストパフォーマンスに優れ，より効率のよい止血デバイスが開発されることが望まれます。

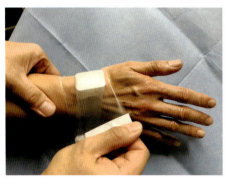 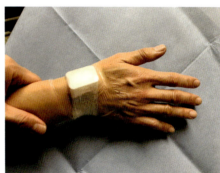

図8 ステプティ™P（ニチバン社）による止血

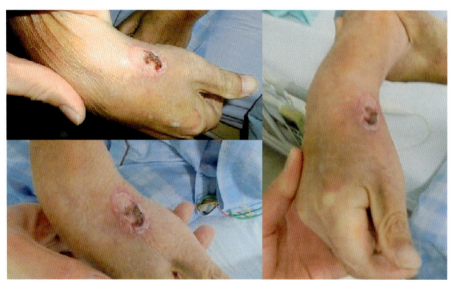

図9 ステプティ™Pによる止血後のスキントラブル

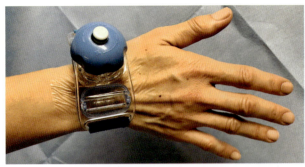

ヘリックスバンド
（MedPlus社）

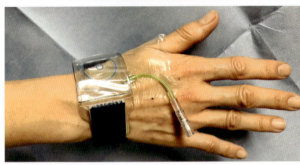

ブリードセーフ
（メディキット社）

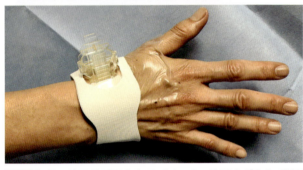

VASOSTAT™
（FORGE MEDICAL社）

図10 通常の橈骨動脈用止血デバイスを，位置をずらして使用

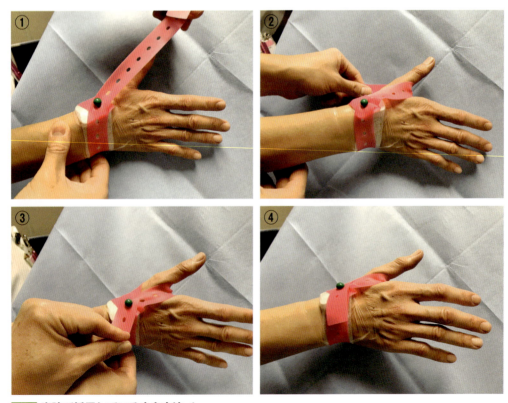

図11 当院で採用している止血方法-1
ステプティ™Pで穿刺部を抑え，VENE-Kを用いて3点でサポートしている。

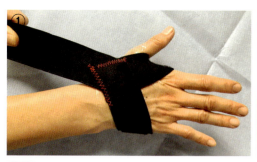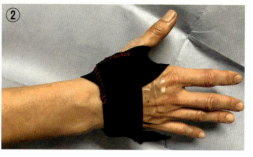

図12 当院で採用している止血方法-2
当院看護師の発案で作成したオリジナルバンド。ゴムバンドをY字型に縫い合わせ，圧迫部にシリコンバンドを用いている。

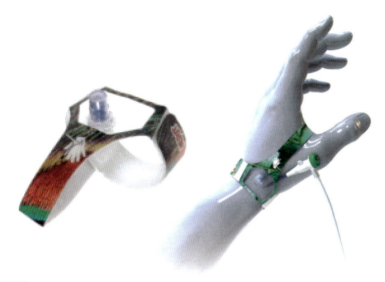

図13 PreludeSYNC DISTAL
（メリットメディカル・ジャパン社）

最後に

- はじめに記載したとおり，現時点で本手技は実用性や安全性のエビデンスが確立しておらず，止血方法も確立していません。よって可能であれば，表在エコー等を用いて穿刺時のトラブルを回避し，穿刺困難と判断した場合は，本手技に固執するより他の穿刺部に切り替えたほうが無難です。しかしながら，患者の評価が高い手技内容であるならば，新しい手法として確立していくのは時間の問題です。この手技の発展と普及に期待したいところです。

③動脈穿刺：大腿動脈・膝窩動脈

矢嶋純二　心臓血管研究所付属病院循環器内科

大腿動脈の穿刺は，穿刺法の中でマスターしておきたいものの1つです。
複雑病変に対するPCIにも有効ですので，手順に沿ってしっかりと身につけましょう。

Point（まずはこれだけ押さえよう）

1. 大腿動脈穿刺は，最も重要な穿刺法なので，しっかりとマスターする必要があります。
2. 大腿動脈の走行や主たる分枝，大腿骨頭や鼠径靱帯の位置は必ず覚えておきましょう。
3. 麻酔は，絶対に血管内に注入しないように必ず陰圧で確認します。
4. 極力セルジンガー法は避けましょう。
5. 穿刺後のガイドワイヤー操作は必ず透視下で行います。

大腿動脈穿刺

消毒

- 鼠径部，大腿皮膚襞内で大腿動脈を触知し，これを中心に半径10cmの範囲［後に穿刺部に被せる覆布（おいふ）の穴を十分に超える範囲］を消毒します。その後穴あきの覆布を被せ，清潔野を大きく確保しましょう（図1）。

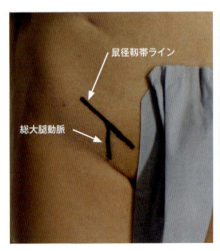 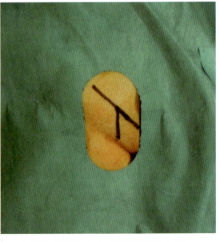

図1 穿刺部領域の解剖と消毒
通常は行わないが，総大腿動脈の触知される部位と鼠径靱帯に相当する部位にラインを図示した。消毒は鼠径靱帯と大腿皮膚襞の間に触知される総大腿動脈中心に広範囲に，穴あき覆布を被せて行う。

a：外観からみた解剖　　b：イソジン消毒後，穴あき覆布を被せたところ

穿刺部位の同定

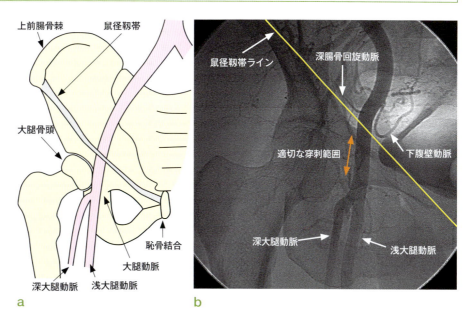

図2 鼠径部領域の解剖

- 大腿動脈は鼠径靱帯の中央に位置し，靱帯の足側数cmにわたって触知できます。鼠径靱帯は上前腸骨棘（anterior superior iliac spine）と恥骨結節（pubic tubercle）を結ぶ線上に存在します（図1，2）。
- その線上の1〜3cm足側が適切な穿刺部位ですので（図1），穿刺部が頭側すぎれば動脈穿刺部位が鼠径靱帯を越え，出血性の合併症の原因になります。足側すぎると深大腿動脈穿刺等につながり，これも止血困難となり偽性動脈瘤の原因になります。

> ⚠️ **ここに注意**
>
> 分岐部遠位部の穿刺ではPCI時の止血デバイスも使用できなくなるため，長時間の安静を患者に強いることとなるので注意が必要。

局所麻酔

- 大腿動脈を触知し，その走行にあわせ左手の中2〜3本の指先をあてがいます。このとき，1番頭側の指が鼠径靱帯の直下に位置するように調節することが大切です。この指を動かさず，右手で注射器を扱うようにしましょう。
- まず，22Gの針を前述した穿刺部の皮内に刺入し，1%リドカインを注入し皮内に膨隆をつくります（図3a）。**痛みの発生する部位は皮膚と血管表面なので，**

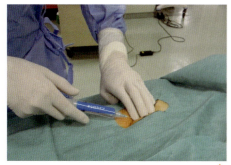

a：まず角度を浅くし，皮内に膨隆をつくる

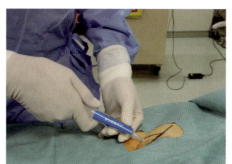

b：陰圧をかけ，逆流を確認
角度を45°程度とし，動脈を避けるように深い部分に針を進める。陰圧をかけ，血液が逆流しないことを確認後，麻酔薬を注入する。

図3 局所麻酔

皮膚の麻酔後に，深い部位に麻酔薬を注入することが大切です。痛みを和らげるためには動脈近くに注入する必要があるため，左手の動脈触知部位の近傍によく麻酔がかかるようにします。注入する前には必ず注射器に陰圧をかけ，血管内に薬液を注入しないように十分注意しましょう（図3b）。

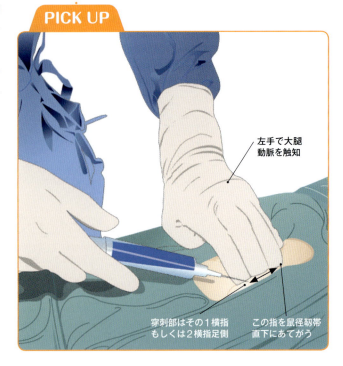

左手で大腿動脈を触知

穿刺部はその1横指もしくは2横指足側

この指を鼠径靱帯直下にあてがう

穿刺

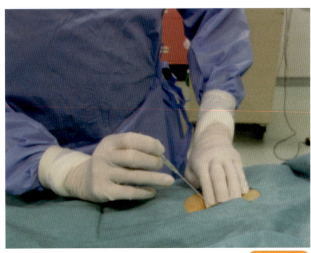

a：左手で動脈触知しながら角度を45°程度で穿刺

aを拡大

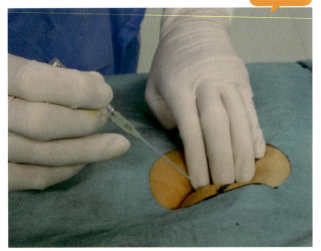

b：aの拡大像。
※皮膚皺と鼠径靱帯ラインおよび穿刺針の位置を参考にすること

図4 穿刺

- 麻酔時と同様に左手で動脈触知を行い，右手で穿刺針を扱います。穿刺針はサーフロー®などのプラスチック外筒付針を用います。皮膚との角度は約45°で刺入していき，左手指で触知している動脈に穿刺されるように調節します（図4）。
- 動脈血の逆流を確認した後に，わずかに針全体を進め，その後外筒のみわずかに進めます。内筒を抜去したときに拍動を伴った動脈血が流出するようであれば，針は動脈内にあります。
- 流出しないならば，多くの場合外筒をわずかに引くと流出が得られます。なお，皮膚穿刺部位と動脈壁穿刺部位は異なり，これは穿刺角度と皮膚-動脈距離に依存します。あまり，浅い角度で穿刺すると動脈まで達する距離が長くなり，鼠径靱帯を越え，出血性合併症の確率が増加してしまいます。

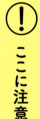
ここに注意

適切な角度で刺入していっても体格のよい患者では鼠径靱帯を越える場合があるので，少し穿刺針を立て気味に穿刺する配慮が必要です。また，セルジンガー法で血管を貫くような方法は控えましょう。

セルジンガー法はNG

- 使ったことのある先生方にはご理解いただけると思いますが，セルジンガー針は切れが悪いために血管を貫く方法で行っていました。しかし，現在の穿刺針は切れがよく，大きな抵抗なく動脈穿刺が可能なため，セルジンガー法を行う必要はありません。
- 穿刺部対側の動脈壁に傷害を加えない穿刺法が，その後の後腹膜出血等のリスクを抑えられるのです。

ガイドワイヤー操作

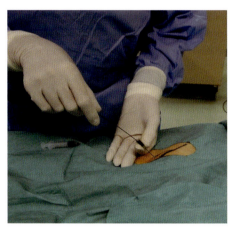 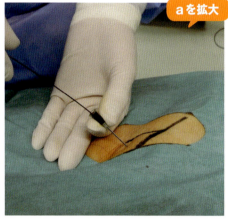

a：穿刺針より血液の逆流があったら，内筒を抜去し，ガイドワイヤーを挿入。ガイドワイヤーを進める場合は必ず透視を行う

b：aの拡大像。穿刺位置，角度を参考にすること

図5　ガイドワイヤー挿入

- 透視を行い，穿刺した外筒からガイドワイヤーを進めます。大腿動脈にも細かい分枝がある場合，長いシースイントロデューサーを挿入する場合には長いガイドワイヤーを用いるため腹部大動脈の分枝にも注意する必要があります。なお，非透視下でのガイドワイヤーの挿入や粗い操作は行ってはいけません。これは，分枝に入ったままラジフォーカスガイドワイヤーを進める場合，血管穿孔をきたす可能性が高いためです（図5）。
- 大腿動脈穿刺の場合，深腸骨回旋動脈（図2）などにガイドワイヤーが迷入しやすいですが，この血管は鼠径靱帯の内側に存在するため，血管穿孔した場合，止血困難であり多量出血につながる可能性があります。また，粗いガイドワイヤー操作は，腸骨動脈本幹の太い血管内であっても逆行性解離を形成する場合もあります。さらに，長いガイドワイヤーを用いるときは，腎動脈に迷入し，腎実質の傷害をきたすこともあるので，ガイドワイヤーの操作には慎重な操作が必要です。

膝窩動脈穿刺

患者を腹臥位にする

- 膝窩動脈は膝裏に位置するため、腹臥位での穿刺が好ましいでしょう。異なる方法もありますが、上級者向けのため、ここでは腹臥位での穿刺方法について説明します。

消毒

- 穴あり覆布を用いますが、その穴より大きな範囲を消毒し覆布をかけます（図6）。

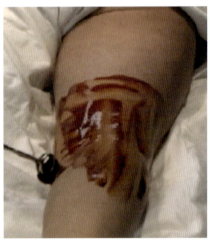
a

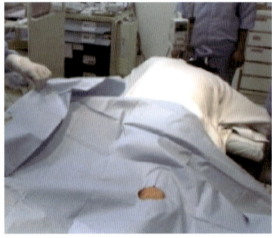
b

図6 消毒

膝窩部の解剖

- 膝窩部は基本的に内側より動脈、静脈、神経の順に走行していますが、個体差が大きい部位です。
- 静脈が動脈の直上を走行している場合も少なくないのですが、この情報は血管エコーでないと把握できないため、エコーガイド穿刺が好ましいでしょう。
- 当院で使用しているエコー装置はSSD-4000（アロカ社製）で、ブラケットの装着できるリニア型プローブを用いています（図7）。

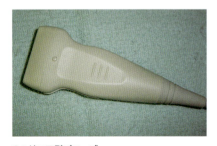
a：リニア型プローブ

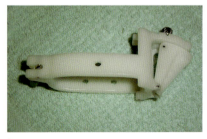
b：シブコ・マルチアングルブラケット

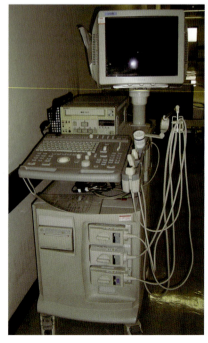
c：SSD-4000

図7 使用しているエコー装置

エコーガイド穿刺に必要なデバイス

- 図8に示すブラケットとニードルガイドセットが必要です。
- 当院では，シブコ・マルチアングルブラケット（図7b，図8a）とUltra-pro Ⅱ ニードルガイドセット（図8b，c）を用いています。ブラケットにより3段階の穿刺角度の調節が可能で（図9），ニードルガイドは脱着式で穿刺針14〜23Gまで対応しています。

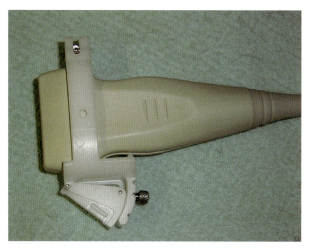

a：ブラケットを装着したプローブ

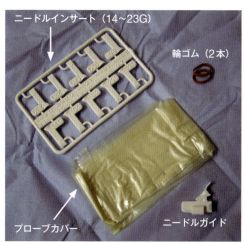

b：ニードルガイドセット

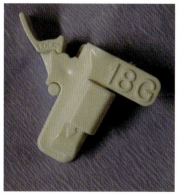

c：18Gインサートを装着したニードルガイド

図8 ブラケットとニードルガイドセット

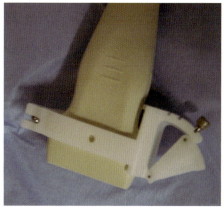

a：穿刺角度を最も浅くしたブラケット

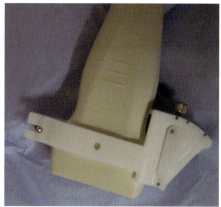

b：穿刺角度を最も深くしたブラケット

図9 ブラケット

セットアップ方法

- ①不潔操作でブラケットをプローブに装着し，セットに入っている清潔なプローブカバーにプローブを挿入します。この際に，カバー内のプローブ先端には超音波検査用ゲルもしくはキシロカインゼリーを入れる必要があります。
- ②カバー内にプローブを挿入後，カバーにたわみができないように清潔な輪ゴムでとめます。
- ③その後，穿刺針のサイズにあったニードルガイドを清潔野で装着しロックして完了です（図10）。

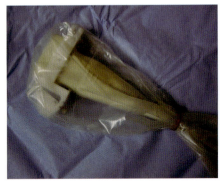
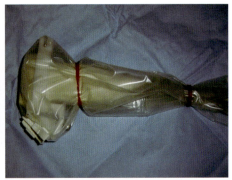

a：プローブカバーを被せたプローブ　　b：さらにニードルガイドを装着し，セットアップ完了

図10 プローブカバーを付けニードルガイド装着

エコーにより膝窩動脈を描出

- セットアップが終了したら血管の垂直断面を描出し，静脈と動脈の走行を確認してから長軸像を描出します。動静脈の区別はカラードプラを用いることで簡単に判別可能ですが，プローブを押さえつけることで消失してしまう血管が静脈であることから，カラードプラがなくても判別は可能です。
- 長軸像では，なるべく長い距離が描出されることが望ましいといえます。

膝窩静脈が重なる場合の正しい対処

- 膝窩静脈が膝窩動脈の直上を走行することも少なくありません。重なる場合は，若干頭側に穿刺部位を変更するか，やや内側から斜めにエコーをあてると静脈を避けることが可能な場合があります。

穿刺

- きれいに描出ができた場合,その穿刺部位の皮下および皮膚組織に局所麻酔を行い,改めて左手でプローブをしっかり持ちます。
- ブラケットで設定した穿刺角度に調節した穿刺マーカーが動脈を貫通しているようなイメージを描出(図11)し,左手でプローブを固定後に右手で穿刺針を穿刺します。

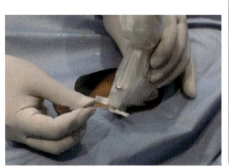

a:手技中の手元

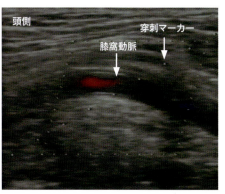

b:膝窩動脈エコー長軸像
穿刺マーカーが動脈を貫いているように観察される。

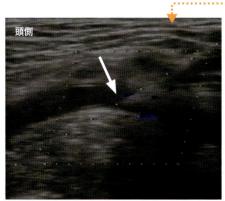

c:膝窩動脈穿刺時エコー像
動脈内に穿刺針の先端(白矢印)が観察される。また,穿刺針はマーカーに追従していることがわかる。

図11 実際の穿刺エコー像

- 長い穿刺針は外筒と内筒のギャップが長めであるため,セルジンガー法のようにいったん血管を貫通させたほうが確実です。穿刺後はプローブからニードルガイドを外したほうがその後の操作は簡易ですが,ニードルガイドを外さずに手技を続けてもかまいません。
- 穿刺針の切れがよく,ゆっくり穿刺できるようであればセルジンガーにこだわらず逆血を確認してから2〜3mm針を進めた後に内筒を抜去し,外筒からの逆血を確認してガイドワイヤーを挿入します(図12)。

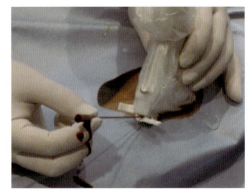

a：内筒抜去し，外筒を引き抜いてくると血液の逆流がある

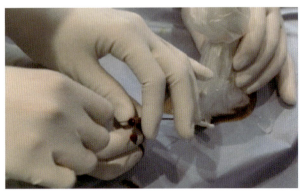

b：サブオペレーターにガイドワイヤーを挿入してもらうと手技が簡易である

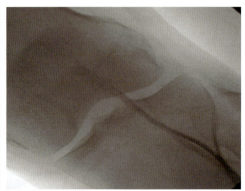

c：血管内であることを確認するためには，シースイントロデューサー挿入前に穿刺針の外筒をガイドワイヤー挿入後に進め，ガイドワイヤー抜去をし，透視下で造影剤を注入し，動脈内に穿刺できていることを確認すると確実

図12 穿刺後ガイドワイヤー挿入

- 逆血のない場合は，わずかに外筒を抜くことにより逆血が得られる場合が多いのですが，それでも逆血のない場合は左右に穿刺針がずれて穿刺されていることがあり，最初の段階（プローブで動脈描出するところ）まで戻り穿刺し直します。透視を用いて動脈内にあることをガイドワイヤーの滑りや動脈の石灰化などで確認し，ガイドワイヤーを残して穿刺針とニードルガイドを一緒に抜去し，シースイントロデューサーを挿入します。
- イントロデューサー挿入後は，テガダームで清潔野を確保します（このときシースイントロデューサーは図13のようにやや内側に向かうように調節します）。テガダームで清潔野を確保後，腹臥位から仰臥位に移動させます。

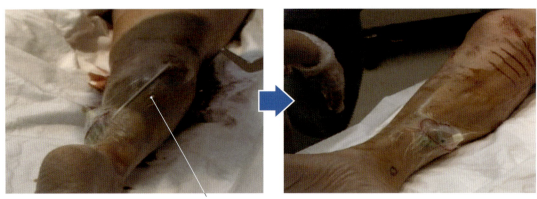

テガタームで清潔野を確保し　　やや内側へ　　腹臥位より仰臥位にする。

図13 穿刺後の処置

- テガダームの上から消毒を行い，通常のカテーテル覆布を被せます。下腿に存在するシースイントロデューサーを触知し穴をあけ，シースイントロデューサーを清潔野に誘導し準備完了です（図14）。

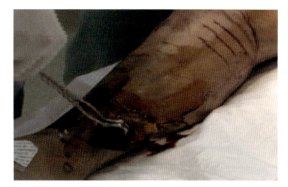

a：テガダームの上から消毒

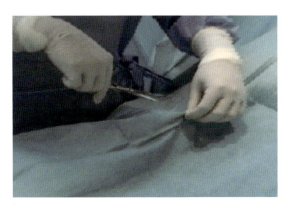

b：覆布をかけ，触知でシースイントロデューサーの部位に穴を空ける

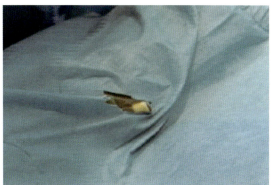

c：穴からシースイントロデューサーを誘導し，治療の準備が完了

図14 穿刺後の処置

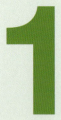

④動脈穿刺：浅大腿動脈

越田亮司　豊橋ハートセンター循環器内科　　浦澤一史　カレスサッポロ時計台記念病院循環器センター

浅大腿動脈穿刺は大腿動脈穿刺の応用編となります。
末梢血管治療の際の有用なテクニックとなります。

まずはこれだけ押さえよう Point

1. 動脈造影を併用することで，穿刺が容易になります。
2. 必ず2方向からの透視で確認しましょう（穿刺方向と穿刺針先端の深さを確認します）。
3. 造影CTなどの術前画像診断による穿刺部位および深さの検討が重要です。
4. 動脈壁の石灰化が目印になることもあります。
5. 可能であれば閉塞遠位端から十分な距離の余裕をもった場所での穿刺が望ましいでしょう。

「裏パン」と「表パン」

局所麻酔，固定

- 慢性完全閉塞（chronic total occlusion：CTO）の治療において，順行性単独のワイヤー操作では，閉塞遠位で真腔を捉えることが難しい場合，逆行性のワイヤーを閉塞遠位から導入し，2方向からのワイヤー操作を行い（bi-directional approach），ワイヤー通過を成功させることを試みる方法があります。逆行性のワイヤーは比較的容易に閉塞部内へ進むことが多く，両方向から近接させることができれば，ワイヤー通過の可能性が格段に高まります。現在の血管内治療において，必須のテクニックであるといえるでしょう。
- 浅大腿動脈（superficial femoral artery：SFA）へ逆行性のワイヤーを導入する方法として，従来から行われている膝窩動脈（popliteal artery：POP）からの穿刺により，逆行性ワイヤーを導入する方法を，通称「裏パン」とよんでいます。この方法は，患者を腹臥位にして穿刺後に仰臥位に戻す方法であり，専用の台を用いることが必要です。
- これに対して，仰臥位のままでSFAの遠位部の真腔を体表面から直接穿刺し，逆行性にガイドワイヤーを閉塞部末梢に誘導するのが「表パン」（Direct Distal SFA Puncture：DDP）であり，わが国では2009年に筆者らが初めて報告しました（TOPIC 2009）。本項では，SFA穿刺の実際とポイントについて解説します。

表パン ―実際の方法―

穿刺部位

- 表パンの実際の使用例について解説します。ほとんどの症例で、膝関節より10cmほど上方から近位のSFAへの直接穿刺が可能です（図1）。また、これより遠位のSFAからPOPにかけては、血管が次第に体表面から深部方向へと走行するため、穿刺角度を大きくすることで、さらに末梢側へと穿刺可能な部位を拡大することができます（side puncture：「横パン」とよんでいます）。
- 患者の肢位を工夫することで、POPの近位1/3～1/2ほどの部位からの穿刺が可能となります（図2）。

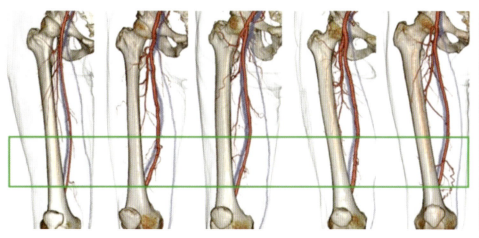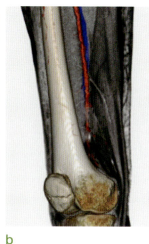

a b

図1 浅大腿動脈閉塞遠位端（表パン穿刺部位）
図で示す部位が穿刺部位になることが多い。造影CTを用いた連続10症例の検討では、この部位で動脈は静脈の内側前面を走行していた。

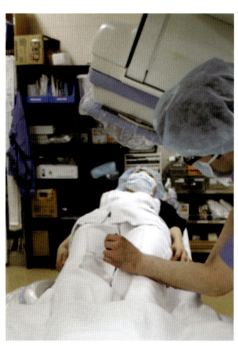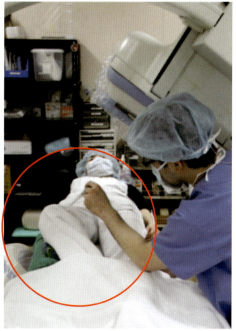

a：表パン b：横パン

図2 患者の体位
aが表パン、bが横パンの際の患者の肢位。患側の膝を屈曲、外旋させることで、仰臥位のままで膝窩動脈の穿刺も可能となる。

> **! ここに注意**
>
> 術者の立ち位置は好みや術者の利き腕によって変わります。症例を重ねて、自分に合った立ち位置をみつけてください。筆者は右利きのため、左手を刺入部に添え、右手でマイクロカテーテルを持つ立ち位置をとることが多いです。

消毒

- 覆布をかける前に，患側の膝から大腿部にかけて，鼠径部までの全体を消毒しておきます。逆行性のアプローチが必要となった際は造影を行い，穿刺する部位を決定します。その後，滅菌済みの剪刀で図3のように穿刺部を中心に覆布を切り取ります（浅大腿動脈の閉塞性病変の治療の際，当院では膝までの消毒をルーチンとし，必要があればすぐに追加穿刺ができるようにしています）。

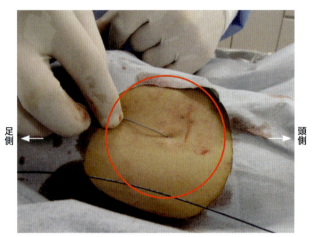

図3 マイクロカテーテル挿入後の実際の穿刺部
穿刺部からの出血も認められていない。

イントロデューサニードル（20G），ベニューラ針の内筒を用いた穿刺

- 穿刺に必要な道具は，20Gのイントロデューサニードル（メディキット社製）と0.014inchのガイドワイヤー，あるいは，ベニューラ針と三方活栓の組み合わせ，0.014inchのガイドワイヤーになります。
- イントロデューサニードルを使用する場合（図4）は，穿刺後，そのままガイドワイヤーを挿入，浅大腿動脈内へ導入します。ガイドワイヤーのシェイプは，ゆるやかなシングルベンドのみつけます（小さな2ndベンドをつけると，ニードルへの導入が困難になる場合があります）。

ベニューラ針へガイドワイヤーを逆向きに挿入

- また，このような専用針がない場合，サーフロー針，ベニューラ針（18Gサーフロー針，ベニューラ針の金属針は20Gとなります）内筒を用います（図5）。これら留置針の内筒を使用する場合，プラスチックハブ側からガイドワイヤーを挿入するのは，構造上困難であるため，ガイドワイヤーのテール（後ろ側）を金属針の先端から逆向きに挿入します（図5）。

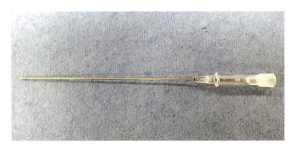 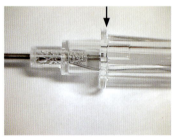 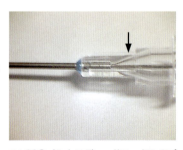

a：20Gイントロデューサニードル（メディキット社製）。有効長は105 mmと，浅大腿動脈穿刺遠位の穿刺にも十分な長さを有する。

b：サーフロー内筒金属針近位部の拡大図。

c：20Gイントロデューサニードルのプラスチックハブ部の拡大図。金属針との接合部までテーパーしており、ガイドワイヤーの挿入が可能となる。

図4 イントロデューサニードル

ベニューラ針の内筒を用いた方法による穿刺

- 穿刺に必要な道具は穿刺針と三方活栓，0.014inchのガイドワイヤーです。ベニューラ針の内筒を用いた方法を図5に示します。

ベニューラ針を逆向きに挿入

- ほとんどの症例で，通常のサーフロー針あるいはベニューラ針内筒で可能で（本項を執筆している時点で専用針は市販されていません），ベニューラ針内筒のハブ（プラスチック部分）側からガイドワイヤー先端を挿入するのはその構造上，困難であるため，ガイドワイヤーの後ろ側を針の先端から逆向きに挿入します（図5）。

ガイドワイヤーをロック

- ガイドワイヤーの先端が針のなかにまで引き込まれたのち，三方活栓のレバーを少し倒すことで，ガイドワイヤーをロックすることができます（図5）。ワイヤーをロックすることで，穿刺中にワイヤーが抜けてしまうことを防げます（いったん抜けてしまうとハブからワイヤーを入れ直すことは困難です）。この状況でも動脈内に針の先端が進入すれば，血液の逆流を確認することができます。

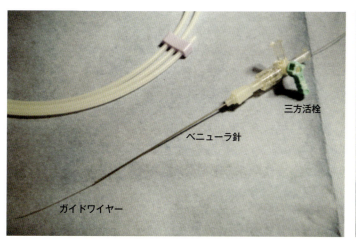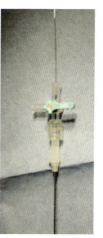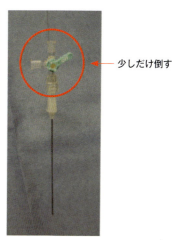

a：ベニューラ針，三方活栓，0.014 inchガイドワイヤーの組み立て

b：ワイヤーの後ろ（tale）側を針先から挿入

c：内筒にワイヤーを収納した後，三方活栓を写真のようにわずかに倒し，ワイヤーをロック。吊るしても抜けてこないのがわかる

図5 ベニューラ針の内筒を用いた方法

🔦 ここがポイント

- サーフロー針の場合，針の有効長の長いもので，18Gあるいは20Gのものを使用します。これらの外筒は穿刺後にワイヤーを先端から挿入することが可能であること，通常の穿刺法とほぼ同様であることから，比較的容易に試してみることができるでしょう。また，このサイズの外筒はYコネクターを接続できる点（図6）や，各種マイクロカテーテルやプロファイルの小さいモノレールバルーンカテーテルの通過も可能であり，シース替わりに使用することも可能です。

- 患者の大腿の太さやSFAが走行する深さにもよりますが，動脈内に留置できる距離が短く，手技中に抜けることがあるため，この点に注意が必要です（マイクロカテーテルとの間に生じた動脈壁の隙間からの出血が手技中に増える可能性があります）。筆者は，以前SFAに留置されたステントの穿刺が必要な際（マイクロカテーテルとステントの間の摩擦の軽減が望める）など，特殊な状況で使用することがあります（図6）。

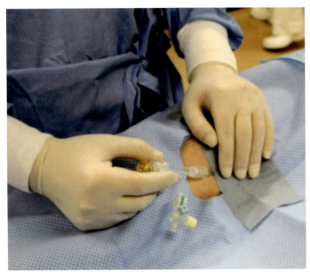 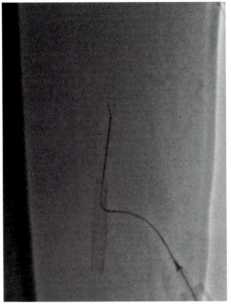

a：サーフロー外筒を用いた様子　　　　　　　　　　　　b：その透視像

図6　サーフロー外筒を用いた手技
Yコネクターを接続し，滅菌テープで固定する．この場合，Yコネクターでのマイクロカテーテルのロックが可能となる，逆行性にバルーン拡張も可能であるなどの利点もある．

ここがポイント

- 腸骨動脈閉塞の治療の際や総大腿動脈を逆行性穿刺する場合にも，同方法を応用することができます．体表面に近い動脈穿刺の際には，血管と穿刺針の角度も小さくできます．サーフロー外筒をシース替わりとするこの方法は，固定もよく，Yコネクターのロックができるため，マイクロカテーテルの固定も容易になります．

- ガイドワイヤーはCruise（ASAHI INTEC社製）などfloppyなコーティングワイヤーが扱いやすいでしょう．体表面と血管の角度が大きいため，滑りのよさと柔軟性をもつワイヤーが適していると考えられます．

局所麻酔

- 次に造影下で局所麻酔を行います．患側の反対側（患側が右下肢であればLAO，左側であればRAO側）へ30°ほどCアームを傾けます（図7）．この方向で造影を行い，穿刺部位を決定します．

- 刺入点を決め，皮内および皮下への局所麻酔薬の注入を行います．透視画面上，造影で確認されるSFAの方向へ血管の中心をめがけて針を進めましょう（図7，8）．その後，注射器に陰圧をかけ，標的となる動脈に到達する前に血液の逆流を確認しながら造影下に針を進め，血液の逆流からSFAへ到達したことを確認してください．

- 逆流を確認したら，逆流のなくなるところまで注射器を引き戻し，動脈壁付近への局所麻酔薬を注入します（まれに側副血行路や分枝など，ほかの血管からの逆流がえられることもあります．その際にも造影による確認が必要かつ有用です）．注射器に陰圧をかけながら少しずつ引き戻し，血液の逆流のないことを確認しながら局所麻酔を体表面まで行います．

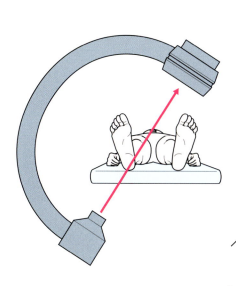
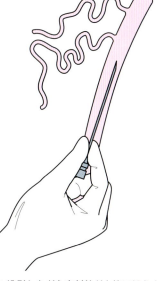
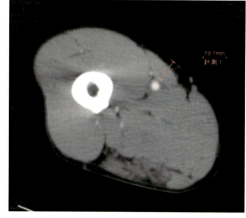

a：患側と反対側へCアームを操作
b：造影しながら穿刺針が血管に沿う方向，角度を調整
c：遠位浅大腿動脈の走行は，造影CTで体表面から約2〜3cmの深さであることが多い

図7 造影方法

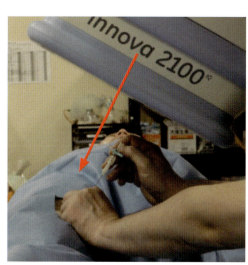
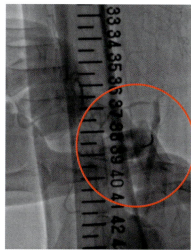
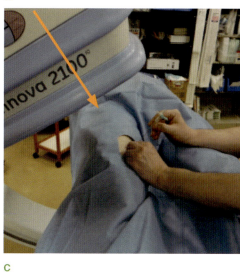
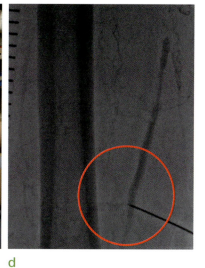

a, b（透視画面）：まず患側と反対側へ管球を振り，造影下に方向を決める．透視と平行に針を進める．

c, d（透視画面）：次に患側へ管球を振ることで，針先の深達度を確認する．針先が血管内にあることが造影で容易に確認できる．浅ければ再度反対側に管球を戻し，方向を確認しながら穿刺針を進める．必要に応じ，上記を繰り返して穿刺針の先端を血管内腔に導いていく．

図8 造影下での穿刺
造影下に透視画面で穿刺針の方向，深さを確認する．

穿刺

- 次に穿刺を行います。麻酔の際と同様のCアームの角度で，造影下に穿刺針を進めます。造影下に行うことで，動脈壁を貫くことも確認できます（図7，8）。その後，対側斜位にCアームを振り，再度造影を行い針の先端が動脈内腔にあることが確認できたら，ワイヤーを動脈内へ進めます（図8）。ワイヤーは可能であれば不透過部分が閉塞端でターンするまで進めます（図9）。こうすることで，ワイヤーが抜けてくることを防ぐだけでなく，ワイヤーの硬いシャフト部位を活かすことができ，サポート性が高まることでマイクロカテーテルの挿入が容易となるのです。
- ワイヤーが十分に挿入された後，穿刺針を抜き，マイクロカテーテルと入れ替えます。その際，マイクロカテーテルに捻れが生じない程度に回転を加えながら進めると，比較的容易に動脈壁を貫いて進んでくれることが多いでしょう（図9）。

！ここに注意

針先が血管内腔に存在すれば，ワイヤーは容易に進みます。透視で針先の方向は確認できる（斜めにカットされている）ため，針先の向きを変える（針先を回転させる）ことで，頭側方向へワイヤーが向かうように調整可能です。可能ならワイヤーの不透過部分が閉塞端でターンする程度にワイヤーを進めておくとよいでしょう。

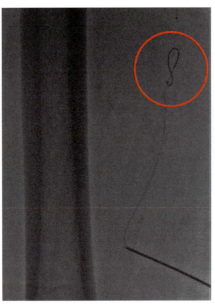

a：三方活栓のロックをゆるめ，近位側に向かうようにガイドワイヤーをゆっくり進める

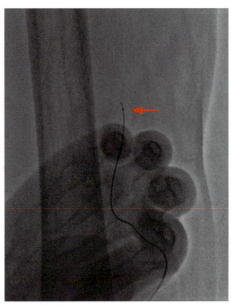

b：マイクロカテーテルがワイヤーに追従し，閉塞端付近まで進んでいる（赤矢印はマイクロカテーテルの先端）。ここから逆行性ワイヤーの操作を開始する

図9 ワイヤーの進め方

One Point Advice

カテーテル検査，およびカテーテル治療において，対象症例の血管との1st contactは穿刺となるわけですが，本項で述べた浅大腿動脈穿刺（表パン）は末梢血管治療，特にSFA-CTO病変の治療の際に行われる手法として，2方向性のガイドワイヤー導入が必要な際に行われます。

本書の対象である若手のドクターにとっては，応用編ということになる内容でしょう。しかしながら，穿刺針の扱い方の基本や，血管の真腔を捉えるという意識，操作は，穿刺部を問わず根本は同様であることはいうまでもありません。穿刺法の1つの応用として，臨床の場で役立てていただければ幸いです。

畠 信哉, 安藤 弘　春日部中央総合病院心臓病センター循環器科

1 ⑤動脈穿刺：脛骨動脈

脛骨動脈穿刺による逆行性アプローチは下肢動脈, 特に膝下動脈治療の初期成功率を格段に上げるため, ぜひ習得したい技術です.

まずはこれだけ押さえよう

Point

1. 脛骨動脈穿刺は膝窩動脈, 膝下動脈の狭窄・閉塞病変に対して非常に有効です.
2. 穿刺方法には造影ガイドと石灰化ガイド, エコーガイドなどがあります.
3. 穿刺部位は主にくるぶし周辺の後脛骨動脈や前脛骨動脈, 足背動脈が選ばれます.
4. 対象は主に重症虚血肢の患者のため, 穿刺部の血管損傷には細心の注意を払う必要があります.
5. 可能な限りマイクロカテーテルのみの挿入とし, シースを入れるとしても細小径のものにとどめたほうが安全でしょう.
6. 脛骨動脈穿刺は最後の手段です. 重大な合併症を引き起こす可能性もあるため, 安易に行うことは絶対に慎まなければいけません.

解剖

- 膝下動脈はさまざまな3分岐のバリエーションがあり, それらを熟知することが大切ですが, ここでは最も一般的な分岐を説明しましょう.
- 膝窩動脈は膝関節の下, ヒラメ筋の下層で前脛骨動脈と後脛骨動脈に分岐します. その後, 後脛骨動脈は最大の枝である腓骨動脈を出します (図1).
- 前脛骨動脈は足関節以下で足背動脈となり, 足背から第1趾と第2趾の間に向かって走行します (図2a).
- 後脛骨動脈は内果とアキレス腱の間を走行し足底に入り, 内側足底動脈と外側足底動脈に分岐します. この外側足底動脈は足背動脈と足底動脈弓を介してコネクションを作ります (図2b).

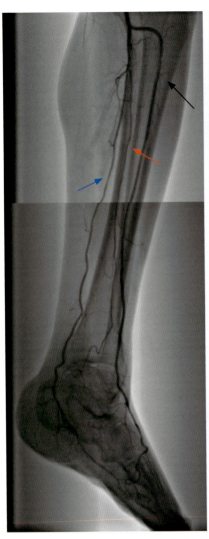
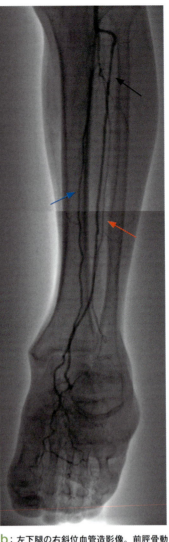
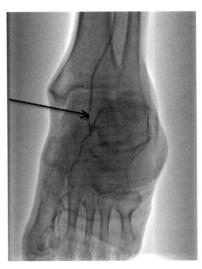
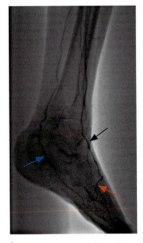

a：左下腿の左斜位血管造影像。前脛骨動脈（黒矢印），後脛骨動脈（青矢印），腓骨動脈（赤矢印）

b：左下腿の右斜位血管造影像。前脛骨動脈（黒矢印），後脛骨動脈（青矢印），腓骨動脈（赤矢印）

図1 膝窩動脈

a：左足部の左斜位像。前脛骨動脈から足背動脈の造影（黒矢印）

b：左足部の右斜位像。外側足底動脈（青矢印）と足背動脈（黒矢印）が足底動脈弓でつながっている（赤矢印）

図2 脛骨動脈

穿刺部位の同定

- 前脛骨動脈は足関節の上下，数cmの箇所**（図3a）**，後脛骨動脈は内果とアキレス腱との間で皮膚の窪んでいる部分**（図3b）**が体表より近いため穿刺に適しており，仮に穿刺に失敗した場合も用手圧迫で容易に止血できます。
- その他の部分でも穿刺は可能ですが上級者向けですので，初めは皮下の浅い所にある血管を穿刺したほうが無難です。

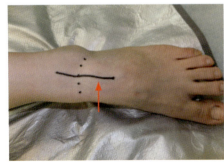
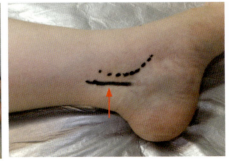

a：足関節部（点線）を挟んだ上下数cm（実線）が穿刺に適している

b：内果（点線）の後下方でアキレス腱との間の窪んでいる所（実線）が穿刺に適している

図3 穿刺部位

穿刺

- 穿刺方法は造影ガイド，石灰化ガイド，エコーガイドなどがありますが，エコーガイドは他項に譲り，ここでは造影ガイド，石灰化ガイドにつき解説します。

ここがポイント 穿刺しやすくするためのポイント

- 前脛骨動脈は同側斜位に管球を振ります（右前脛骨動脈なら右前斜位，左ならその逆。図4a）。前脛骨動脈の遠位部，すなわち足背動脈を穿刺する場合は同側斜位に加え頭側に管球を傾けると穿刺しやすくなります（図4b）。

- 後脛骨動脈は反対側に斜位をかけます（右後脛骨動脈なら左前斜位，左ならその逆。図5a）。後脛骨動脈は内果周辺で蛇行することが多いので，足部を背屈させることにより血管を直線化でき，穿刺しやすくなります（図5b,d）。また膝関節を曲げ，外転させるとさらに穿刺が容易になります（図5c）。

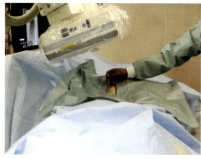

a：頭側よりみた左前脛骨動脈の穿刺

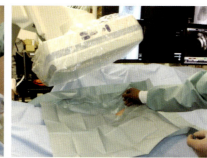

b：左斜位より少し頭側に管球を振って左足背動脈を穿刺しているところ

図4 前脛骨動脈の穿刺

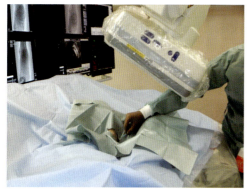

a：頭側よりみた左後脛骨動脈の穿刺

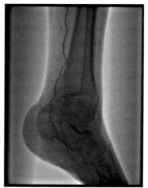

b：通常の肢位（左下肢）

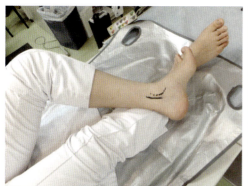

c：膝関節を曲げ，外転させた様子

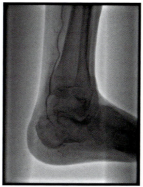

d：足部を背屈したところ。後脛骨動脈が通常の肢位に比べて直線化しているのがわかる

図5 後脛骨動脈の穿刺

- 穿刺には，局所麻酔下に通常22Gのサーフロー®（テルモ社製）などの外筒付き穿刺針を用います。血管造影を行い血管がみえてきたところで，穿刺針が血管と平行になるように調整しつつ，約45°の角度で穿刺します（図6a）。前壁だけの穿刺は通常困難ですので，後壁まで貫いてかまいません。血管に対して斜めに穿刺針が入るとうまく穿刺できません（図6b）。
- 造影剤がすぐにウォッシュアウトされ血管の走行がみえづらいときは，膝下にマンシェットを巻いておき，血管が映ったと同時に加圧すると，造影剤が動脈内に長く残るためゆっくり穿刺ができます。
- 術者はモニターのみをみて，助手は穿刺針への血液の逆流をみるため穿刺針のみをみて，逆流があったところで術者に知らせます。

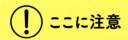
ここに注意

造影時には疼痛を伴うことが多いため，あらかじめ患者に説明をして動かないようにお話ししておくことも大切です。

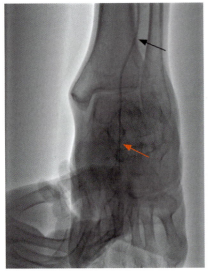

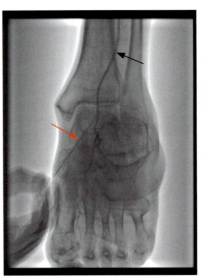

a：前脛骨動脈（黒矢印），穿刺針（赤矢印）　　b：前脛骨動脈（黒矢印），穿刺針（赤矢印）

図6 穿刺位置

穿刺がうまくいかないときはどうすればいい？

- 穿刺がうまくいかないときは，穿刺針が血管に届いていないのか横をすり抜けているかのどちらかですが，それは管球を反対側に振ると確認することが可能です（図7）。

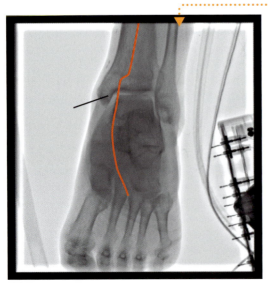
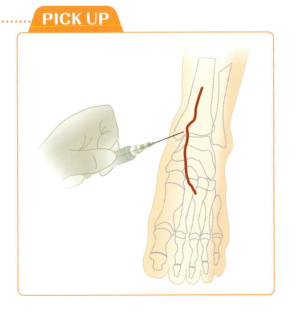

PICK UP

a：穿刺針が血管に届いていない

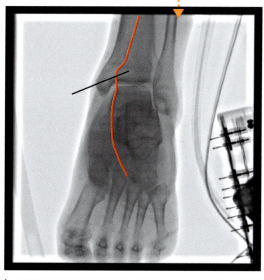 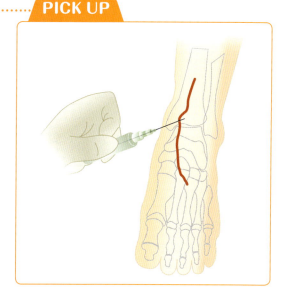

b：穿刺針はすでに血管のラインを超えているので，血液の逆流がなかったのならばそれは血管に当たっていないことになる

図7 穿刺がうまくいかないときの対応

石灰化ガイドの穿刺

- 石灰化ガイドの穿刺は，石灰化で血管走行がはっきりみえるときには非常に有効です。造影ガイドと基本的には同じで血管に平行に穿刺針を進めますが，石灰化で刺さらず血管が横に逃げる場合があるため，そのような場合は横にそれた穿刺針はそのままにして，さらにもう1本の穿刺針で穿刺を行うと血管が逃げずにうまくいくことがあります (図8)。

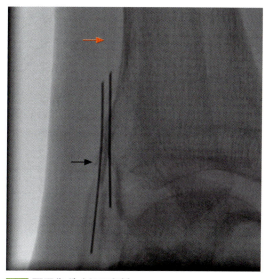

図8 石灰化ガイドの穿刺
血管のすぐ横に留置されたダミーの穿刺針（黒矢印）。石灰化で後脛骨動脈の走行がわかる（赤矢印）。

ガイドワイヤーの挿入

- 穿刺針に逆流を認めたら，さらに1～2mm穿刺針を進めた後，内筒を抜去し，外筒に血液の逆流を認めればガイドワイヤーを進めます。もし逆流がなければ少しずつ外筒を抜いてきて，逆流があるところでガイドワイヤーを進めます。このときの逆流は通常の大腿動脈の穿刺時のように勢いよくはありません。通常ポタポタと垂れる程度です (図9)。
- ガイドワイヤーは親水性の物が好ましく，なるべく深く挿入します。可能であればガイドワイヤーの硬い部分まで挿入してください (図10)。

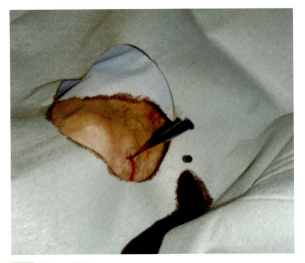

図9 逆流の様子

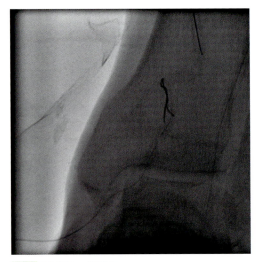

図10 ワイヤーの挿入
ワイヤーはなるべく深く挿入する。

マイクロカテーテルの挿入

- ガイドワイヤー挿入後にマイクロカテーテルを挿入します。ガイドワイヤーに少し引く力を加えつつ挿入します（図11）。
- ガイドワイヤーが深く入ればシースを挿入することも可能ですが，シースが太くなればなるほど，血管に対する傷害が大きくなるため，なるべくマイクロカテーテルのみに留めたほうが安全です。

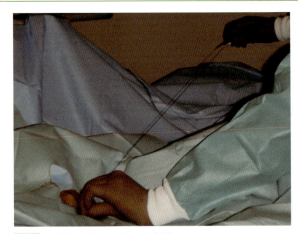

図11 マイクロカテーテルの挿入

- マイクロカテーテル挿入後，一度先端造影を行い動脈内にあることを確認しましょう（図12）。この際マイクロカテーテルからの逆流がない場合は，血管外や解離腔内に入っている可能性があるため造影してはいけません。必ず逆流のあるところまで引き戻してから造影してください。

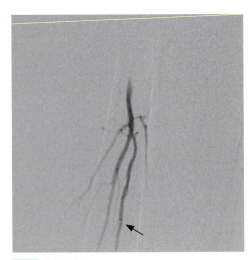

図12 先端造影
後脛骨動脈から逆行性に挿入されたマイクロカテーテル先端（黒矢印）からの造影。

止血方法

- 止血は血管内よりバルーンアシストで行います。血管径にマッチしたバルーンを血管刺入部を越えて留置し低圧で拡張します（図13）。その後マイクロカテーテルを抜去します。
- マイクロカテーテルを抜去した後，皮膚の穿刺部を確認します。血液が漏れてくる場合は十分に血管の穿刺部をシールできていない証拠（図14）ですので，バルーンの拡張圧を上げたり，バルーンのサイズを上げたりして対応します。

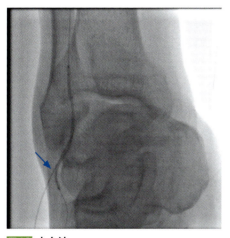

図13 止血法
マイクロカテーテルの血管刺入部（矢印）を超えてバルーンカテーテルが挿入されている。

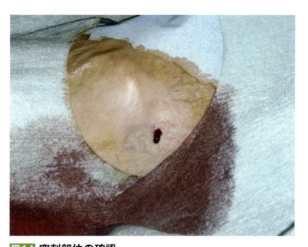

図14 穿刺部位の確認
穿刺部より出血が認められる場合は十分な止血ができていない。

- 外からの用手圧迫を併用するとより効果的です。
- この状態を3～5分キープした後，バルーンを除圧して皮膚からの出血もなく，血管造影で出血がなければ止血完了です。この際の造影は必ずdigital subtraction angiography（DSA）で行いましょう。通常のdigital angiography（DA）のみでは小さな出血を見逃す可能性があります。
- 最後はステプティ™（ニチバン社製）で血管刺入部を軽く圧迫して終了です（図15）。マイクロカテーテルのみの挿入であればそれ以上の圧迫は不要ですが，シースなどの太い管を挿入した場合はさらに止血バンドでの圧迫を追加してください。

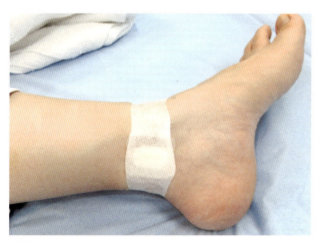

図15 圧迫して終了

> ⚠️ **ここに注意**
> 圧迫部はあくまでも血管刺入部であり皮膚の刺入部ではありません。マイクロカテーテルが血管に入った部分を中心に圧迫しましょう。

2 静脈穿刺

東谷迪昭　東京医科大学茨城医療センター循環器内科

静脈への穿刺は，患者個々の状態をみながら穿刺部位を決定することが重要です。静脈穿刺にはいくつかの刺入法がありますが，術後感染リスクを考慮した最適なアプローチを選択しましょう。

まずはこれだけ押さえよう

Point

1. 右心カテーテル検査などを行い検査終了後にカテーテルを抜去する場合と，中心静脈カテーテル（central venous catheter：CVC）のように留置し，その後点滴ラインとして使用する場合があります。留置する場合には，その後の感染リスクを考慮して穿刺部位を決定しましょう。

2. 穿刺部位の選択は患者の状態を考慮して決定します。

3. 動脈穿刺と異なり，静脈穿刺の原則はセルジンガー法です。ワイヤーを用いて行いましょう。

4. 穿刺方法には解剖学的メルクマールをもとに刺入するランドマーク法と，エコー，造影ガイド下あるいは血管内にワイヤーなどのマーカーを留置して行うイメージガイドアプローチ法に大別されます。エコーが使用できる場合は，原則エコーガイド下の穿刺が推奨されます。

5. カテーテル由来血流感染症（catheter-related blood stream infection：CRBSI）は入院期間の延長のみならず，ときに重篤化する場合があるので，発症予防に努める必要があります。

外套針を介してカテーテルを挿入する穿刺法

- 内径が大きいために動脈誤穿刺の合併症の際に止血困難になる，あるいは外套針が大気に解放された際に空気塞栓を発症するリスクがあります。その他，外套が完全に血管に入らないとカテーテル挿入が困難であるなどの不利な点を種々認めるため，**推奨されません**（図1）。

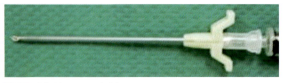

図1　外套針による穿刺

セルジンガー法での穿刺，CVC留置の手順

①静脈を貫通します（図2）。
②内套針を抜いてシリンジで陰圧をかけながら外套針を抜き，十分に血液の逆流を生じた部位でシリンジを外します（図3）。
③血管に当たっていないことを抵抗感で確認しながら，外套針からワイヤーを血管内に挿入します（図4）。
④20～30cm程度ワイヤーが挿入されたところで外套針を抜き，ダイレーターで刺入部を拡張します（図5）。
⑤ダイレーターを抜き中心静脈カテーテルを挿入し，再度逆流を確認してルート内を生理食塩水あるいはヘパリン含有生理食塩水で満たし，皮膚に固定します（図6）。

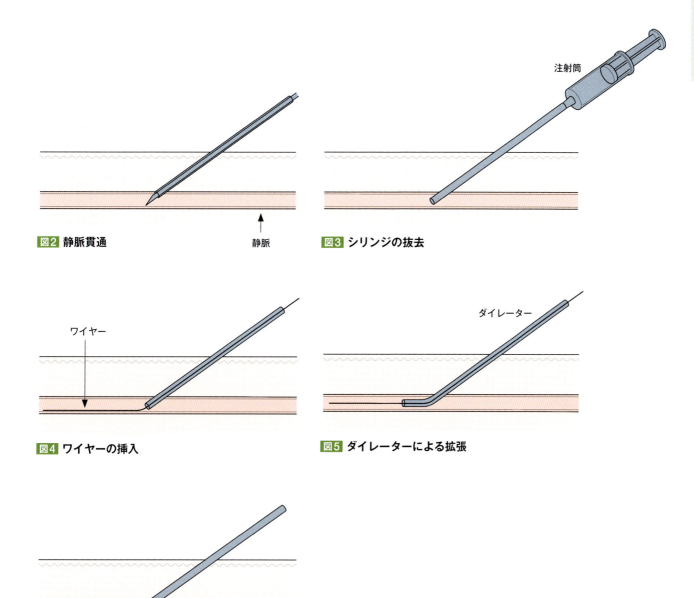

図2 静脈貫通
図3 シリンジの抜去
図4 ワイヤーの挿入
図5 ダイレーターによる拡張
図6 カテーテルの固定

患者の状態の確認

- 以下の注意点について，確認をしましょう（表1）。

全身状態	一刻も早いルート確保を必要とするような重篤な状態では，大腿静脈穿刺を第一とすべきである
意識状態	意識がある状態で術者の指示に従えないときには穿刺困難となる
体型	BMI20未満の極度のるい痩やBMI30以上の肥満患者では，鎖骨下静脈の穿刺は合併症が多く出現することが知られており，避けるべきである
穿刺部の診察や既往	穿刺部の皮下出血，手術跡，感染の有無あるいは放射線治療歴の有無などを確認する必要性がある
呼吸状態	呼吸状態が悪いあるいは人工呼吸器患者では，気胸の合併症は致命的となるため，原則として鎖骨下静脈の穿刺は避けるべきである
CVCの既往	以前のCVC留置部と同部位への留置を考慮する際には，事前の超音波検査で血栓や閉塞の有無を確認するべきである。またCVC留置困難であった症例では，より確実なイメージガイドアプローチ法で行うべきである
血管内異物の有無	下大静脈フィルターなどの異物があるとカテーテル挿入の際に障害となる
内服薬	抗血栓療法施行患者では出血リスクが増大する
アレルギー	局所麻酔下で施行する際には，キシロカインアレルギーの有無を確認する必要がある
基礎疾患	慢性閉塞性肺疾患がある場合には肺過膨張による気胸のリスクが高まるため，鎖骨下静脈の穿刺は避けるべきである
採血および画像データ	貧血の有無，血小板数などの確認が必要。また胸郭の異常などをX線で認める場合には，鎖骨下静脈の穿刺は避けるべきである

表1 患者の状態の確認

穿刺部位別の特徴

- 各穿刺部位の特徴についても把握しておきましょう（表2）。

	長所	短所	特徴
大腿静脈	患者体位や術者の立ち位置を考慮すると最も挿入しやすい	CVC留置後の患者の体動が大きく制限される	緊急時の第一選択だがCVC長期留置には不向きである。深内側回旋動脈幹が静脈を横切っていることがあり，動脈の誤穿刺をときに認める
内頸静脈	ランドマーク穿刺法での成功率が高い	CVC留置後の患者の頸部違和感が強い	CVC留置後の感染や患者の負担は，いずれも大腿静脈よりやや勝るものの鎖骨下静脈にいずれも劣る
鎖骨下静脈	感染リスクが少なくCVC留置後の患者の負担も少ない	気胸の合併症が他と比較し多い	左静脈角に胸管が注ぐため，右が第一選択となる
肘部皮静脈	直視下に穿刺が可能。穿刺時の合併症が少ない	ときに上大静脈へのカテーテルの誘導が困難である	CVCの屈曲点が多くなるため圧測定には不向きである。肘関節の屈曲制限が生じ患者負担が比較的強い
腋窩静脈	感染リスクが少なくCVC留置後の患者の負担も少ない	ランドマーク法での施行が困難	鎖骨下静脈と異なり胸郭外穿刺なので，気胸を発症するリスクがきわめて低い
外頸静脈	直視下に穿刺が可能	カテーテルを上大静脈に誘導するのが，解剖学的に困難	可動性が強いため，穿刺時にもう一方の手でしっかりと固定する必要性がある

表2 穿刺部位別の特徴

穿刺の方法

ランドマーク法
- 解剖学的メルクマールをもとに刺入する。

大腿静脈
- **ランドマーク法で施行できるようになることが，必須の基本的穿刺部位**です。
鼠径靱帯の2横指下方，大腿動脈拍動の内側より穿刺します。末梢側で穿刺すると大腿動静脈の枝分かれがあり迷入を生じやすいのみならず，大腿静脈の前を動脈が走行するために動脈誤穿刺の合併症が増えます(図7)。

内頸静脈
- 大腿静脈同様，**ランドマーク法で施行できるようになることが，必須の基本的穿刺部位**です。

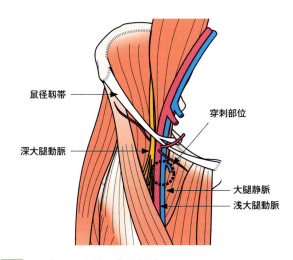

図7 ランドマーク法：大腿静脈

ここがポイント　central approach

- 患者の顔をやや対側に向けて，胸鎖乳突筋の胸骨枝と鎖骨枝の合流部である小鎖骨上窩三角の頂点から，同側乳頭に向けて約30°の角度で穿刺します(図8)。

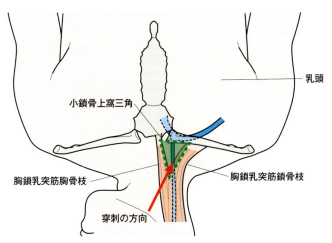

図8 central approach

鎖骨下静脈
- 気胸などの合併症に十分留意すべきですが，**CVC留置には最も推奨されている穿刺部位**です。
- **肩の下に枕を置き，かつ同側の手を外転させると，鎖骨と第一肋骨の間隙がより開くので刺入が容易になります**。試験穿刺の刺入点は，鎖骨中点〜外側1/3で鎖骨下縁から1横指下方とし，穿刺針を胸骨上切痕に向けて穿刺し鎖骨に針先を当て局所麻酔を十分施行した後に，鎖骨の下をくぐらせるようにして進めます。通常，5〜6cm程度で鎖骨下静脈に達します(図9)。

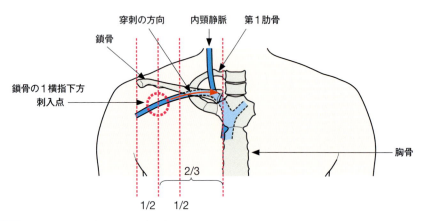

図9 ランドマーク法：鎖骨下静脈

肘部皮静脈
- 安全に穿刺できますが，ときにカテーテルの誘導が困難であるため，他の穿刺部位で困難な場合に選択されることが多いです。
- 介助者に上腕を駆血してもらい，穿刺針で尺側正中皮静脈か尺側皮静脈を穿刺しガイドワイヤーを挿入します。このとき腋窩の静脈弁でガイドワイヤーが挿入困難になることがありますが，図10のように手を外転・外旋するとワイヤーが進みやすくなります。**顔を刺入部同側に向けておくと頸静脈への迷入が防げます。**

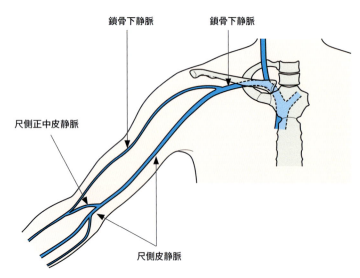

図10 ランドマーク法：肘部皮静脈

イメージガイドアプローチ法

- エコーもしくは造影ガイド下あるいは血管内にワイヤーなどのマーカーを留置した後に，それをメルクマールとし刺入します。

腋窩静脈

- 恒久的ペースメーカ留置術時のリード挿入において，**慢性期のリード合併症である鎖骨下クラッシュ症候群を避けるためにしばしば腋窩静脈穿刺が施行されます。**
- 穿刺時の合併症発現率が高い，あるいは発生時に致命的となることが予想される患者などにおいて，CVC長期留置が必要な場合に考慮されるべき穿刺部位です。

> **One Point Advice**
>
> 造影ガイド下の場合には透視下で手技を施行します。で示された鎖骨に近接した第2肋骨上を60～90°の角度で中枢に向けて穿刺。セルジンガー法においても，肋骨に穿刺針が当たるため気胸の発症リスクはありません（図11）。

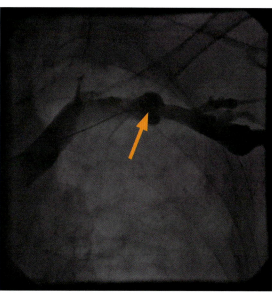

図11 ランドマーク法
腋窩静脈左肘静脈より20mLの造影剤で造影した腋窩静脈。ワイヤーが腋窩静脈より挿入されている。

- 腋窩静脈の走行をエコーで必ず長軸方向に確認する「**sweep scan technique**」を施行し，穿刺針を針入する際の長軸方向のずれを補正します（図12）。
- 次に穿刺部で左右に90°程度エコープローブを振り（**swing scan technique**），実際の穿刺部が血管の真ん中に向いているかを確認し補正します。穿刺針を進める深さを確認し，リアルタイムエコーガイド下で針入します（図13）。

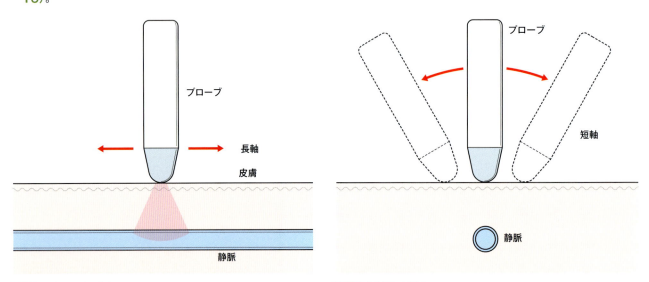

図12 腋窩静脈の走行
静脈画面中央にとらえるように動かし，その方向に向けて穿刺するようにする。

図13 穿刺針の針入
いずれの方向でも真ん中に静脈があるように補正する。

CRBSIの予防

- CVC留置の際は，前後の状態をしっかり確認しておきましょう（表3）。

留意点	
CVC留置時	CVC留置後
マキシマル・バリアプリコーション（キャップ，マスク，滅菌ガウン，滅菌手袋，全身用の滅菌ドレープの使用）の遵守。施行しない場合にCRBSI発生率が約6倍になるとの報告もある	発熱や血圧低下などの菌血症を示唆する所見の有無，ならびに留置部位局所の圧痛や発赤などの局所の感染チェック

表3 CVC留置の前後

特殊な穿刺

- 特殊な静脈穿刺の一つとして，透視が使用できる状態で，エコーを用いることができない場面などに，有用な方法を紹介します。
- 鎖骨下静脈の穿刺はしばしば合併症を引き起こしますが，エコーを用いずに穿刺を行う際に，透視下で何らかの指標があると成功率が上がり，合併症のリスクを軽減できます。
- 図14は，大腿静脈に細いシースあるいは穿刺針の外筒を留置した後に，0.035inchワイヤーを左鎖骨下静脈まで運搬したものです。この状態での穿刺であれば，胸郭外穿刺を含め，手技の煩雑さが軽減されます。鎖骨下静脈への穿刺成功後には，大腿静脈に留置されたシースや外筒を抜いて，用手圧迫を要しますが，静脈のため1分程度で容易に止血されます。
- 注意すべきは，ワイヤーは血管の中央にあるとは限らず，辺縁にあることも多い点で，鎖骨下静脈穿刺部周辺の血管を，より正確に把握することが重要となります。
- このため，留置するワイヤーはアングルがついているものを選び，留置する際には回転を加え，ワイヤー先端の曲がりの動きから血管の全体像を把握します。

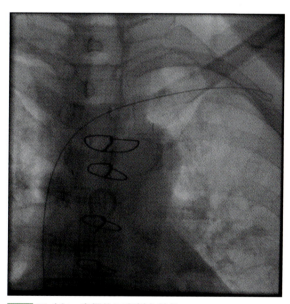

図14 ワイヤーを標的に穿刺を行う
大腿静脈より穿刺し，0.035inchワイヤーを左鎖骨下静脈まで運搬している

江崎裕敬,桜田真己　所沢ハートセンター

3 用手圧迫

用手圧迫がしっかりできない者は，シース挿入などの手技はしてはいけません。
基本，穿刺した術者が責任をもちしっかりとシースを抜去するべきです。
近年，止血デバイスを使用することが多くなり用手圧迫を行う機会が減ってきていますが，用手圧迫が止血の基本であることに変わりはありません。

まずはこれだけ押さえよう

Point

1. ヘパリンの効果が減弱していることを確認してから行いましょう。
2. 留置されたシース内の血栓に注意すること。
3. 止血は患者の頭側となる手（右鼠径アプローチの場合は左手）を使います。
4. 出血しない最小限の力で実施しましょう。
5. 患者の容体やモニターをつねにチェックするように心がけましょう。

シース抜去準備

- 止血は，ヘパリンの効果が減弱していることを確認してから行います（図1）。
- 滅菌グローブ，滅菌ガーゼ，シリンジ，局所麻酔薬などを準備します（図2）。
- 疼痛による血管迷走神経の反射を起こす場合があるため，基本的に局所麻酔薬を使用します。麻酔はシースに当たらないよう平行に穿刺し十分に注入してください（図3）。

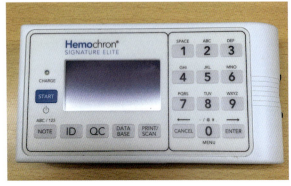

図1 ACTの測定
シースアウトは，前もって活性凝固時間（activated coagulation time：ACT）を測定し凝固能が延長していないことを確認してから行う。

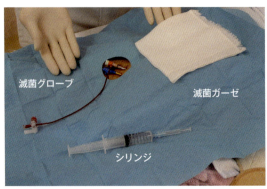

図2 準備するもの
シースアウト時，モニターはもちろん局所麻酔薬，ガーゼを準備して行う。

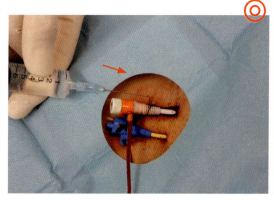
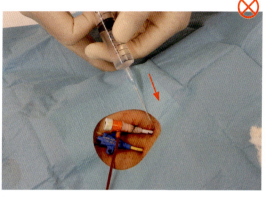

a：局所麻酔はシースと平行に穿刺し十分に投与する

b：シースと直角に投与するとシースを損傷させることがあるのでこのようには局所麻酔の穿刺をしない

図3 局所麻酔の投与

シース抜去

- 長期留置されたシースの場合にはシース内の血栓を形成していることがあり，10mL程度のシリンジで吸引しつつ脱血を行います。また，抜去時に少量の血液を体外に流出させ，動脈シース内の血栓を外に排出させることが大切です(図4)。

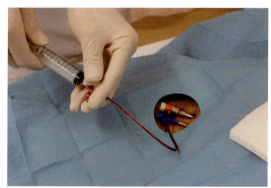
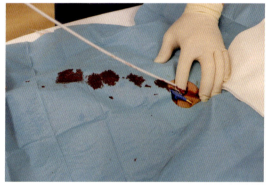

a：シリンジを使用しシース内の凝血塊などないか確認する（とくに静脈シースのとき）

b：シースを体外に抜くときは数mLの血液を体外へ逆流させる

図4 シース抜去

止血

- 止血は患者の頭側となる手（右鼠径アプローチの場合は左手）を使い行います。穿刺部位より頭側に2〜3本の指で圧迫します(図5)。反対の手（右鼠径アプローチの場合は右手）は，止血の際に補助的な役割となります。
- 止血時は，穿刺点が指やガーゼなどで覆い隠されないように常に確認しつつ止血を行いましょう。

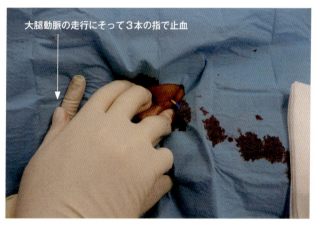

図5 止血
止血時は穿刺点を観察しつつ圧迫する。抜去当初は両手を使用し圧迫する。

圧迫

- 圧迫は力強く押さえればいいというものではありません。出血しない最小限の力で実施するように心がけることが大切です。
- 止血のポイントが決まれば，指をむやみに動かさず最初の5分はその位置で固定しておきます。そのとき，最初は強く圧迫し，その後徐々に圧迫をゆるめていき通常は10～15分程度で止血します。
- 止血後は圧迫用の固めのロールを用いテープで固定します。

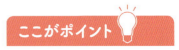

ここがポイント

- 止血中は，患者の容体やモニターを常にチェックするように心がけることも重要です。

止血困難が予想されるとき

- 高度石灰化などで止血困難が予測されるときは，ヘムコン®パッチを用います。
- ヘムコン®パッチの裏面にあらかじめ血液を塗布し，シースの上に載せて圧迫しながらシースを抜去します。
- 10～15分程度，圧迫止血を行います。止血後はパッチの脇から出血がないか，パッチが出血で膨れてこないかを確認します。
- 止血後は通常の圧迫止血と同様にします。
- パッチは安静解除時に，少量の水で湿らしながらゆっくり剥がします。
- 通常の圧迫止血を行ったときでも，予想外に止血困難な場合があります。そのようなときは，途中からヘムコン®パッチを使った止血に変更します。
- 圧迫の力を加減しながら穿刺部より少し出血させ，その血液をパッチ裏面に塗るようにしながら，ヘムコン®パッチを用いた圧迫止血に移行するのがポイントです。

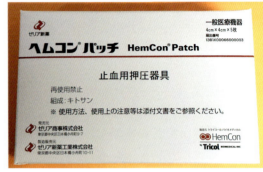

図6 ヘムコン®パッチ

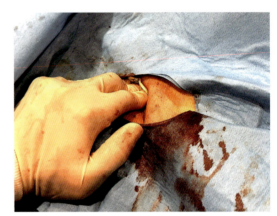

図7 ヘムコン®パッチを用いた圧迫止血中

止血後

- 止血圧迫で圧迫帯を使用する施設が多いですが，穿刺部が隠れ血腫形成を見逃す原因となるため注意が必要です。

ここがポイント

- 穿刺した術者自身もベッドサイドに出向き，患者の容体を確認してください。やりっぱなしは厳禁です。

安静解除

- 安静解除は止血部位の大きな血腫，血管雑音などがないこと確認してから解除指示を出します。

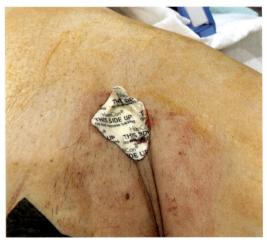

図8 止血完了

4 ①止血デバイス：Radial止血

唐原 悟　東京曳舟病院循環器科

各種止血デバイスの特性を理解し，使いこなせるようになることが大切です。

Point

1. 各止血デバイスの特性を熟知し選択しましょう。
2. 橈骨動脈閉塞予防のため，高圧での圧迫時間を減らすように心がけましょう。
3. 仮性動脈瘤・動静脈瘻の早期発見のためにも，止血解除後に必ず穿刺部の聴診を行います。

各止血デバイスの特性を熟知し選択する

- 橈骨動脈アプローチは止血・疼痛の管理面で優れていることから，そのニーズが高まりつつあります。橈骨動脈の止血は圧迫止血が基本で，初期の頃はステプティ™P（ニチバン社製）に伸縮ベルト（シュナイダーバンド）を組み合わせたシンプルなシステムでした（図1）。しかし止血部位を直接視認できず，尺骨動脈や静脈の血流まで阻害されやすいので手首全体の腫脹や痛みの問題がありました。現在では，この問題点を改善したさまざまな止血デバイスが開発されています。
- 止血デバイスは穿刺部への圧迫方法によりエアバッグタイプ，ストレッチャブルベルトタイプ，コイルスプリングプレッシャータイプに分けることができます（図2～4）。現在日本で使用されている主な止血デバイスについて，止血方法をご紹介します。

①エアバッグタイプ

- **とめ太くん®（ゼオンメディカル社製）**：専用の加圧器にて止血バッグを加圧するタイプ（図5）で，収縮期の血圧に応じて随時減圧できるので，圧力値を細かく設定できます。また止血を"点"ではなく"面"で行うためスキントラブルを起こしにくく，穿刺部位から多少ずれても止血が可能です（再出血した場合の緊急止血は容易）。

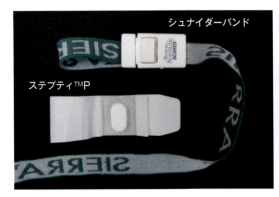

a：ステプティ™P，シュナイダーバンド

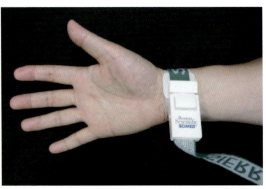

b：伸縮ベルトの装着例

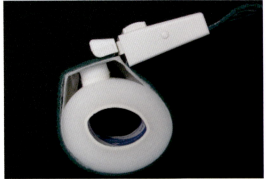

c：ステプティ™Pと伸縮ベルトをセット

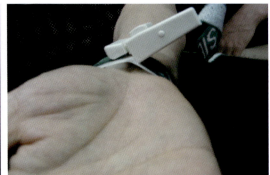

d：ベルトでの圧迫

図1 ステプティ™P（ニチバン社製）と伸縮ベルト（シュナイダーバンド）

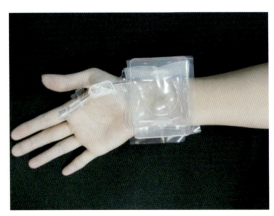

a：とめ太くん®（ゼオンメディカル社製）の使用例

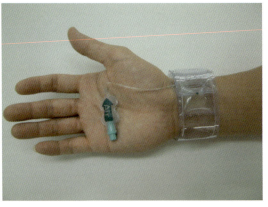

b：TRバンド（テルモ社製）の使用例

図2 エアバッグタイプ

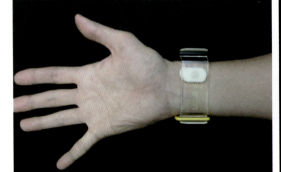

a：アダプティー（メディキット社製）の使用例

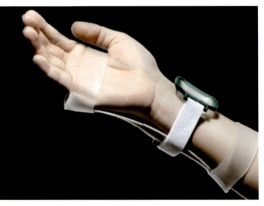

b：ラディストップOtome（セント・ジュード・メディカル社製）の使用例

図3 ストレッチャブルベルトタイプ

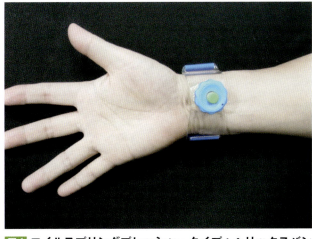

図4 コイルスプリングプレッシャータイプ：ヘリックスバンド（イノーバ社製）

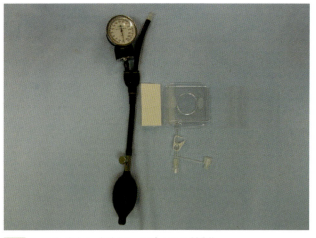

図5 とめ太くん®（ゼオンメディカル社製）

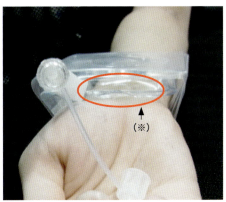

a：小柄な女性の場合

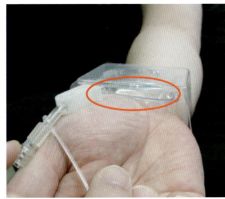

b：男性の場合

図6 エアバッグの接触面積
※バッグの接触面積が大きいため，尺骨動脈まで阻血になりやすい。

> ⚠️ **ここに注意**
> "面"での止血のため，患者の体格によっては尺骨動脈まで圧迫され，必要以上に末梢部虚血をまねくことがあるので注意しましょう（図6）。

- TRバンド（テルモ社製），ブリードセーフ（メディキット社製）：シリンジによる固定した空気量で止血するタイプです（図7a）。前述の「とめ太くん」と違い，止血を"面"ではなく"点"（止血バルーン）で行うため，尺骨動脈は阻血になりにくい特性があります。特に，TRバンドは大小2段バルーンにより圧迫力に方向が付き，橈骨・正中神経への圧迫を回避し痛みの低減を望めます（図7b，c）。加圧はシリンジタイプなので，持ち運びや管理が簡単です。

②ストレッチャブルベルトタイプ

- アダプティー（メディキット社製），ラディスポ（ゼオンメディカル社製），ラディストップOtome（セント・ジュード・メディカル社製）：穿刺部位にコンプレッションパッドを合わせて，伸縮ベルトを締めて止血するタイプ（図8）で，止血時間でベルトを随時緩めていきます。きわめてシンプルな構造ですが，感覚でベルトを緩めていくため，ある程度のコツと経験が必要です。

③コイルスプリングプレッシャータイプ

- ヘリックスバンド（イノーバ社製）：コンプレッションパッドがコイルスプリングによって自在可変式となっている点が特徴です。圧力調整は，色分けした圧力マーカーをみながら圧力リングを回す構造となっています（図9）。

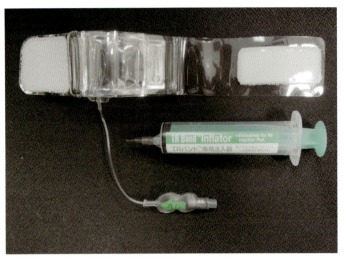

a：TRバンド

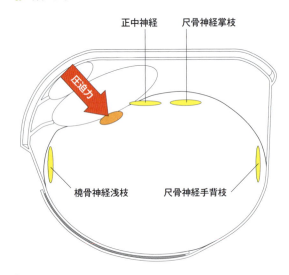

b：神経を圧迫しないように力がかかる

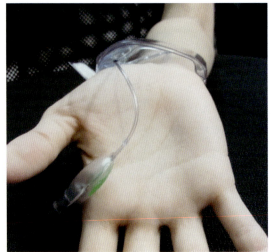

c：装着した様子。持ち運びが簡単

図7 TRバンド
TRバンドは尺骨動脈にバルーンがかからないため，手指末梢が阻血になりにくい。

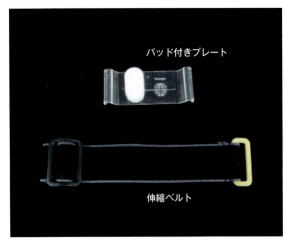

a：アダプティー

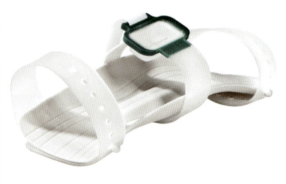

b：ラディストップOtome

図8 ストレッチャブルベルトタイプ

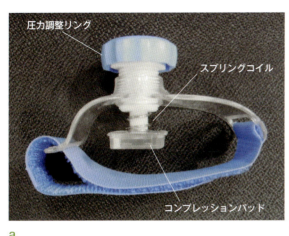
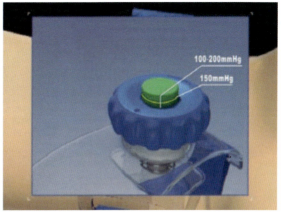

a **図9** ヘリックスバンド
イノーバ社製。

圧力マーカー
緑色ゾーン（上段）：100〜150mmHg
緑色ゾーン（下段）：150〜200mmHg
黄色ゾーン：200〜250mmHg

b （イノーバ社より提供）

圧力調整リング
圧力の増減（＋と－一方向表示）
※1回転およそ25mmHg

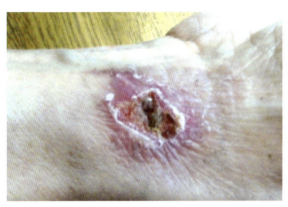

図10 TRバンド後のスキントラブル

> ⚠ **ここに注意**
>
> "点"での止血になる止血デバイスは，止血点に水泡形成や発赤などのスキントラブル（図10）の報告を散見します。各止血デバイスには一長一短がありますので，自施設での止血の管理ニーズに応じてデバイスを選択していくのが望ましいでしょう。
> 参考までに各止血デバイスの止血時の断面をここで紹介します（図11）。

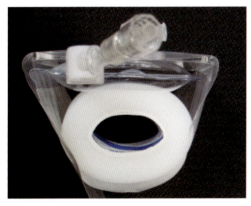

a：とめ太くん®　　b：TRバンド

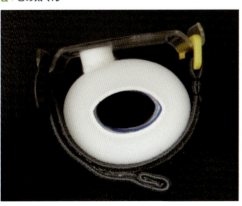
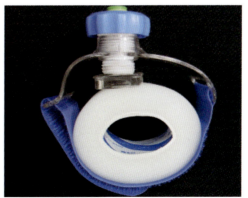

c：アダプティー　　d：ヘリックスバンド

図11 各止血デバイスの止血時の断面

術後の注意点

橈骨動脈閉塞

- 橈骨動脈の狭小化はneointimal hyperplasiaによるとされ，閉塞には解離，血腫に伴う血栓が関与していると考えられます。シースの留置時間や高圧での止血時間が長いと閉塞率が高くなりますが，適切な止血を怠ると後述の仮性動脈瘤が生じる可能性が高くなるので注意が必要です。
- 各止血デバイスのメーカー推奨減圧プロトコールは表1〜3，図12の通りです。

	設定圧	時間
初期加圧	収縮期圧＋10〜20mmHg （末梢側動脈が触れない程度の圧）	3〜15分
第2期減圧	収縮期圧と拡張期圧の中間圧 （末梢側動脈が触れ始める程度の圧）	15〜60分
第3期減圧	拡張期圧－10mmHg	15〜60分
第4期減圧	10〜20mmHg（→二次止血開始）	適宜解除

表1 とめ太くん®の減圧プロトコール（メーカー推奨）

	設定圧	時間
初期加圧	空気を約13mL注入 末梢側動脈の脈が触れない程度の加圧 （150mmHg程度の圧迫）	15〜60分間
第2期減圧	空気を約2mL吸引 収縮期血圧と拡張期血圧の中間圧 （100mmHg程度の圧迫）	30〜120分間
第3期減圧	空気をさらに約2mL吸引 拡張期血圧以下（50mmHg程度の圧迫） （→二次止血開始）	30〜120分間

表2 TRバンドの減圧プロトコール（メーカー推奨）

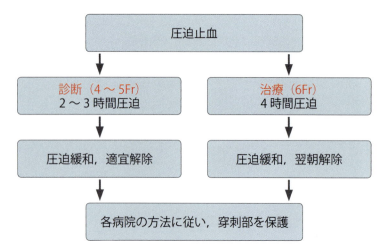

図12 ストレッチャブルベルトタイプの減圧プロトコール

	設定圧	時間
初期加圧	収縮期血圧＋20〜30mmHg	10〜30分
第2期減圧	1回転減圧（収縮期血圧程度まで減圧）	60分後
第3期減圧	半回転〜1回転減圧 （mean血圧程度まで減圧）	60分後
第4期減圧	半回転〜1回転減圧 （拡張期血圧程度まで減圧）90分後 （→二次止血開始）	90分後

表3 ヘリックスバンドの減圧プロトコール

橈骨動脈の仮性動脈瘤・動静脈瘻

- 橈骨動脈穿刺後にも仮性動脈瘤を生じることがあります。原因は血管に斜めから穿刺され止血点がずれていた場合や，止血時間が不十分であった場合が多いでしょう。
- 仮性動脈瘤・動静脈瘻の早期発見のためにも，止血解除後に必ず穿刺部の聴診を行い，雑音を聴取した場合は速やかにエコーで確認すべきです（図13）。

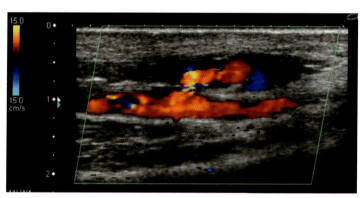

図13 橈骨動脈の仮性動脈瘤
止血解除後の聴診にて発見された橈骨動脈の仮性動脈瘤。

小堀裕一　戸田中央総合病院心臓血管センター内科

4 ②止血デバイス：Angio-Seal™ STS Plus, Perclose ProGlide, Exoseal®

止血デバイスのなかで，わが国で多く利用されている3種類を紹介します。
適切な使用法をここで身につけておきましょう。

まずはこれだけ押さえよう

Point

1. 合併症を防ぐためには，より正確な穿刺が必要です。
2. 使用前には必ず造影を行い，適応を確認しましょう。
3. 正しい使用方法を理解し，かつ正確に行うことで合併症を回避できます。
4. 血管閉塞や感染症など，用手圧迫では生じない独特の合併症があります。
5. 用手圧迫を確実に行えるようになってから使用すべきデバイスです。

- 大腿動脈アプローチに対して，出血性合併症や術後に長時間の安静が必要などの問題が生じた結果，現在は橈骨動脈アプローチが全国的に広まっています。しかし低侵襲ではあるものの，使用するデバイスに制限がある橈骨動脈アプローチですべてのPCIが行えるものではなく，複雑病変に対してバックアップを必要とする場合などではより大口径のカテーテルが必要となるため，依然として大腿動脈アプローチも広く行われているのが現状です。
- 近年，大腿動脈アプローチの問題点を改善する目的として普及しているのが大腿動脈止血デバイスです。止血デバイスを用いることで安静時間の短縮による患者の負担軽減，用手圧迫時の医師の時間と労力の軽減，術後の患者ケアが容易であるため看護師の負担軽減などの利点があります。
- 今回はわが国で主に使用されている止血デバイスであるAngio-Seal™ STS Plus（セント・ジュード・メディカル社製）とPerclose ProGlide（アボットバスキュラー社製），Exoseal®（カーディナルヘルス社製）を中心に止血デバイスの適切な使用法について概説します。

止血デバイス使用前に必要なこと

①慎重な穿刺を行う

- 止血デバイスは動脈前壁のシース入口部を塞ぐものであるため，動脈後壁やシース入口部以外での穿刺部に対しては無効です。そのため，止血デバイスの使用を予定している場合は穿刺をより慎重に行う必要があります。可能な限り動脈後壁を穿刺しない，いわゆるsingle wall punctureを心がけ，また複数回の穿刺も避けるようにします。仮に適切な穿刺が行われなかった場合は，止血デバイスの使用中止を検討すべきでしょう。

②シースから造影を行う

- 止血デバイスを使用する前に，必ずPCIで使用しているシースから造影を行い，適応に関して下記1)～3)の事項を確認する必要があります。
    1) 穿刺部が総大腿動脈であること。浅大腿動脈と深大腿動脈の分岐がはっきりわかる角度で造影を行う。
    2) 血管径の確認。Angio-Seal™ STS PLUSでは4mm以上，Perclose ProGlideおよびExoseal®では5mm以上の径が必要。
    3) 穿刺部付近に狭窄および石灰化がない。
- 1)～3)の確認を怠り，分岐部や小径または狭窄を伴う血管などで使用すると，血管閉塞などのトラブルを引き起こす恐れがあります。これらの適応を満たさない場合は用手圧迫に変更しましょう。

Angio-Seal™ STS Plus，Perclose ProGlideの使用方法

①Angio-Seal™ STS PLUS

- 血管内に生体吸収性のポリマーからなるアンカーを挿入し，血管外よりコラーゲンスポンジを押しつけることで止血します。アンカーおよびコラーゲンは吸収されるのに約90日必要なため，それまでは同部位での穿刺は行えません。
- どうしても90日以内に同側大腿動脈の穿刺が必要な場合は，前回の穿刺部より1cm程度ずらして行う必要があります。
- 基本的な使用手順をここで押さえておきましょう(図1～8)。

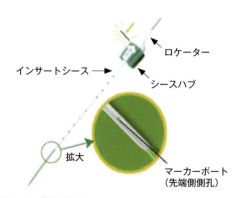

図1 アセンブリの作成
ロケーターをインサートシースに「カチッ」と音がするまで差し込み，ロケーターとインサートシースのマーカーポートが重ねっていることを確認します(ロケーターとインサートシースを組み合わせたものをアセンブリとよびます)。
(図1～8：セント・ジュード・メディカル社より提供)

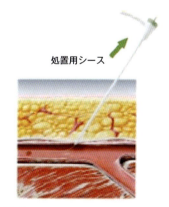

図2 処置用シースの抜去
付属のガイドワイヤー挿入後にPCIに使用したシースを抜去します。

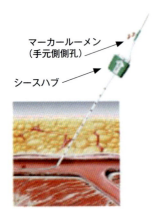
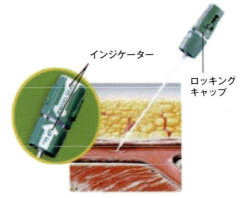
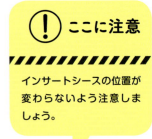

図3 アセンブリの挿入

ガイドワイヤーに沿わせてアセンブリを挿入します。血管内に挿入されるとマーカールーメンからバックフローが確認できるようになります。その後、いったんアセンブリを引き戻し、今度はバックフローが停止することを確認、そして再度アセンブリをバックフローが確認できる位置まで挿入します。

図4 Angio-Seal™ STS Plus本体の挿入

インサートシースの位置がずれないようにしっかり保持し、ロケーターおよびガイドワイヤーを抜去します。その後、Angio-Seal™ STS Plus本体をインジケーターが向き合うようにインサートシース内に「カチッ」と音がなるまで挿入します。

ここに注意

インサートシースの位置が変わらないよう注意しましょう。

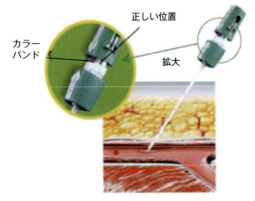
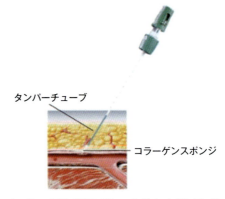

図5 Angio-Seal™ STS Plus本体の引き戻し（アンカーの設置）

インサートシースが動かないようにしっかり保持し、ロッキングキャップを「カチッ」と音がするまでゆっくり引き戻します。このとき、デバイススリーブのカラーバンドは完全にみえる状態となります。この処置で、アンカーがインサートシース先端に設置されます。

図6 Angio-Seal™ STS Plus本体およびインサートシースの引き抜き（アンカーの固定）

Angio-Seal™ STS Plus本体とインサートシースを引き上げることで、アンカーが穿刺部血管壁に密着します。さらにゆっくり引き上げると、デバイス内からコラーゲンスポンジおよびタンパーチューブが現れます。

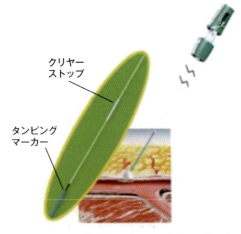
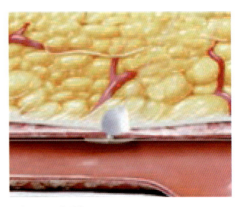

図7 タンパーチューブの挿入（コラーゲンスポンジの固定）

さらに引き抜くと、スーチャー上にタンピングマーカーおよびクリヤーストップが現れます。スーチャーが引けなくなるまで引き抜いたら、スーチャーが緩まないようにテンションを保持したままタンパーチューブを黒のマーカーが出るまで進め、さらにその位置で10〜20秒程度保持します。この操作でコラーゲンスポンジを固定させます。

図8 スーチャーの切断

クリヤーストップの下でスーチャーを切断し、タンパーチューブを抜去します。その後、スーチャーにテンションをかけた状態で皮下のできるだけ深い位置で切断し、手技終了となります。

②Perclose ProGlide

- 非吸収性の縫合糸を用い，穿刺部を縫合することで止血します。再穿刺は48時間後より可能であり，縫合直後であっても1cm程度ずらせば施行できます。また遅発性の出血は少ないです。しかし，やや手技が煩雑であり，しばしば疼痛を訴えることがあります。
- 基本的な使用手順をここで押さえておきましょう(図9～19)。

> **! ここに注意**
> 確実にフットを血管内で展開するために，必ずマーカーチューブからの出血を確認しながら行いましょう。

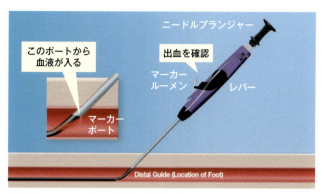

図9 Perclose ProGlide本体の挿入
PCIで使用したシースを抜去後に，ワイヤーに通してPerclose ProGlide本体を挿入，ワイヤーを抜いたときにマーカールーメンから血液が流出するまで挿入します。
(図9～19：テルモ社より提供)

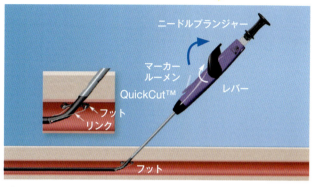

図10 フットの展開
レバーを起こすとフットが展開します。その後，ゆっくり本体を引き上げます。

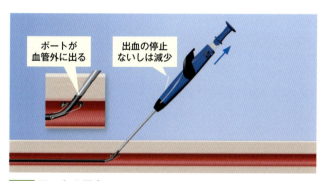

図11 フットの固定
マーカーチューブからの出血が停止または減少する位置まで本体を引き抜きます。この操作によりフットが血管壁に固定されます。

> **! ここに注意**
> ハンドルに指をかけ，軽くテンションをかけます。デバイスを左手で40°に固定して行いましょう。
> デバイスを立てたり，強くテンションをかけるとフット破損の原因になるので注意が必要です。

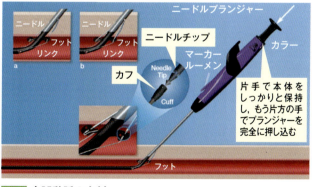

図12 大腿動脈の穿刺
ニードルプランジャーを押し込みます。この操作により2本の針が大腿動脈を穿刺し，針先のニードルチップがフット内のカフに固定されます。この操作時に患者が疼痛を訴えることがあり，そのときに下肢を動かしてしまうと適切な止血ができなくなる恐れがあるため，操作前に説明する必要があります。

> **! ここに注意**
> デバイスを立てたり，強くテンションをかけるとフット破損の原因になります。プランジャーを押し込む際に，本体をねじったりしないように注意することが大切です(ねじるとニードルチップとカフの位置がずれて，カフミスにつながります)。

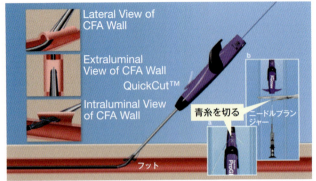
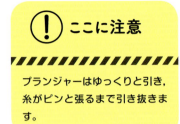

図13 プランジャーの引き抜き
ニードルプランジャーを引き抜き，青糸を切断します（本体内蔵のQuickCut™，またははさみを使用します）。

> ⚠ **ここに注意**
> プランジャーはゆっくりと引き，糸がピンと張るまで引き抜きます。

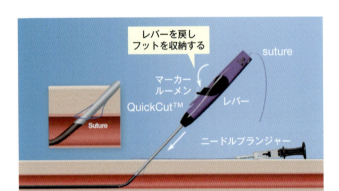
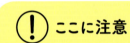

図14 フットの収納

> ⚠ **ここに注意**
> デバイスにテンションがかかっていない状態でレバーを戻し，フットを収納します。テンションがかかった状態でレバーを戻すとフットが血管を噛みこむ恐れがあるため注意しましょう。

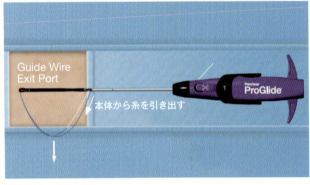
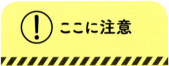

図15 糸の引き出し
Perclose ProGlide本体をフットが体表面に出るまで引き抜き，2本の糸を引き出します。

> ⚠ **ここに注意**
> ガイドワイヤーポートから皮膚のうえに出るまで，デバイスを一気に引き出しましょう。

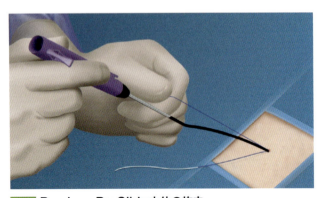

図16 Perclose ProGlide本体の抜去
青糸にテンションを掛けながら本体を抜去します。

> ⚠ **ここに注意**
> 本体を抜去後に青糸をしっかりと引くことで，結び目が血管近くに進みます。

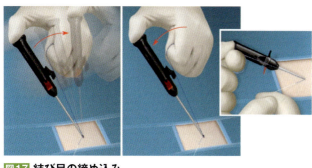

図17 結び目の締め込み
角度を変えて結び目を押し込むことで，よりしっかり固定されます。

> ⚠️ **ここに注意**
> 45°→70°→45°と，糸をよく食い込ませるために角度を変え，結び目を押し込みます。
> 白糸をしっかり引き，結び目を完成させます。

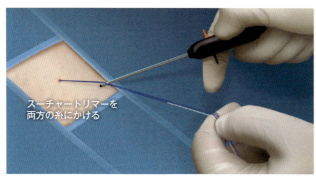

図18 結び目の押し込み
スーチャートリマーを両方の糸にかけて結び目を押し込みます。この操作で動脈壁の直上で糸を固く結ぶことができるのです。このときも痛みを訴える場合があるので注意しましょう。

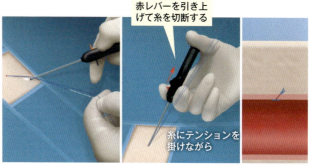

図19 糸の切断
赤いレバーを引き上げたまま，皮下で糸を切断します。

Exoseal®

- 生体吸収性PGAプラグが血液や体液中の水分を吸収して膨張し，流出経路を塞ぐことで止血します。プラグは穿刺部血管壁の外側に留置されるため，血管内に異物が残りません。さらに60～90日以内に吸収，代謝されます。
- 基本的な使用手順をここで押さえておきましょう（図20）。

Step 1

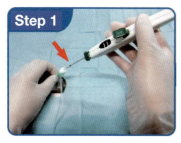

Exoseal®を適合するシース®に30～45°の角度で挿入し，デリバリーシャフトの黒いマーカーバンド位置まで，推し進めます。左手は患者の大腿部に固定し，不安定にならないようにします。
※適合シース有効長12cmまで

Step 2 バックフロー

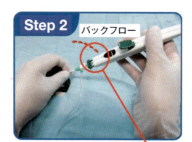
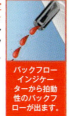

右手でExoseal®を固定し，左手でシースを引き戻し，バックフローインジケーターからバックフロー（逆血）を確認します。
バックフローインジケーターから拍動性のバックフローが出ます。

Step 3 左手操作

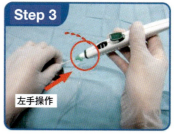

シースをさらに引き戻し，シースアダプターを「カチッ」と音がするまで，押し込みます。先端からインジケーターワイヤーが展開されます。

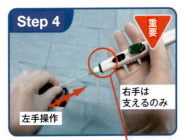
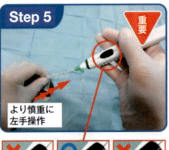
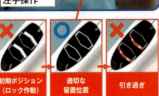
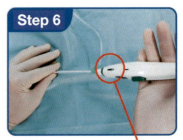

Step 4 重要　左手操作　右手は支えるのみ

シースとExoseal®を一体として，30〜45°の角度でゆっくりと引き戻し，バックフローインジケーターからバックフロー（逆血）が著しく遅くなるか，もしくはなくなることを確認します。
このとき，
①右手ではなく，左手誘導で引き戻してください。
②ディプロイメントボタン（緑色のボタン）には，触れないでください。

Step 5 重要　より慎重に左手操作

✕ 初期ポジション（ロック作動）　○ 適切な留置位置　✕ 引き過ぎ

ビジュアルインジケーターが「白−黒」から「黒−黒」に変化したことを確認し，ビジュアルインジケーターの色と角度が変わらないように左手でシースをしっかりと保持し，ディプロイメントボタン（緑色のボタン）を押し込みます。

Step 6

✕　○

2秒たったら左手で創傷部を押さえながら，シースとExoseal®を一体として，ゆっくり抜去します。軽く圧迫を加えた後，止血を確認します。

図20 Exoseal®の使用手順
※［画像提供（Step 1〜6）：Cordis社］

止血デバイスの合併症と対策

出血
- 原因として最も多いのは不適切な止血デバイス留置で，そのほか不適切な穿刺，コラーゲンの破損などが挙げられます。留置直後の出血がほとんどですが，ときに，ある程度時間が経過してから発生する遅発性の出血があるので注意が必要です。いずれにせよ出血時には用手圧迫が必要となります。

血管閉塞
- 前述した適応を満たしていない条件での使用やデバイスの破損などで発生します。ときに外科的処置が必要となる場合もあります。いうまでもありませんが，手技終了後に足背動脈の確認を行う必要があります。

感染
- 異物を体内に残すことで生じる止血デバイスに特有の合併症の1つであり，まれではありますが，ときに重篤となることがあります。予防するためには清潔操作を徹底すべきであり，それが行われなかった場合や易感染性の患者においては使用を控えるべきです。

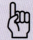

One Point Advice

止血デバイスは，慣れさえすれば比較的簡便に行え，医療従事者および患者が受ける恩恵も大きいといえます。しかし一方で，用手圧迫では生じない独特な合併症を起こすこともあるので注意が必要です。
合併症の多くは不適切な適応選択や留置手技によるものであり，止血デバイスを使用する場合は穿刺，適応決定，留置手技，それぞれにおいて正確に行う必要があります。

ここがポイント

- 止血デバイス使用においても，出血を認める場合は用手圧迫が必要となるため，止血デバイスを使用する術者は用手圧迫も行えなくてはなりません。
- 大動脈内バルーンパンピング（intra-aortic balloon pumping：IABP）の抜去など，止血デバイスが使用できない状況も当然存在するため，止血デバイスは用手圧迫を問題なく行えるようになってから使用すべきでしょう。

V

右心カテーテル

田邊康宏　聖マリアンナ医科大学循環器内科

① Swan-Ganzカテーテル：カテーテル本体，操作法，圧測定，心拍出量測定，酸素飽和度測定方法

Swan-Ganzカテーテルは，心機能や循環動態の正確な評価を行うために必須の器具です．操作法から圧測定，心拍出量測定，酸素飽和度測定方法までをしっかり習熟しましょう．

まずはこれだけ押さえよう

Point

1. 多種の診断機器が臨床使用されている現在においても，Swan-Ganzカテーテルは循環動態の正確な評価と治療方針を決定するために有用な器具であり，特に重症心不全管理には必要不可欠です．
2. 透視を使用せずに挿入する場合は，右内頸静脈からのアプローチが容易です．
3. 大腿静脈からのアプローチで通常の方法で挿入しにくい場合には，αループテクニックやガイドワイヤーを用いるとカテーテルを肺動脈へ誘導しやすくなります．
4. 正確な圧，心拍出量測定をするためには，細やかな気配りが必要です．
5. 酸素飽和度測定は迅速に行う必要があります．

カテーテル本体（図1）

- Swan-Ganzカテーテルは，1970年に米国のHarold JC SwanとWilliam Ganzにより発表された多目的カテーテルです．先端にバルーンがついていて静脈から挿入し，血流に乗せて肺動脈まで容易に進めることができます．**熱希釈法により心拍出量を測定できるため，一般名ではサーモダイリューションカテーテルとよばれています．**
- その構造は，少なくとも3つの内腔と導線を有します．先端につながるライン（PA Distal）と先端から30cmの穴につながるライン（CV Proximal），先端のバルーンを膨らませるためのラインと小シリンジ，およびサーミスターコネクターです．図1のようにサーマルフィラメントを有し，右房もしくは右室の血液を定期的に加熱し，その温度変化により連続的に心拍出量を測定できたり，混合静脈血酸素飽和度（SvO_2）を測定できるものは**CCUで重症心不全管理を行うために有用です．**多種の診断機器が臨床使用されている現在においても，Swan-Ganzカテーテルは循環動態を正確に評価し治療方針を決定するために必要です．筆者の施設においては，以下の症例に対してはSwan-Ganzカテーテルを用いています．
①利尿薬や血管拡張薬などの通常の心不全治療を行っても効果が乏しい症例．
②経皮的心肺補助装置（PCPS）や大動脈内バルーンパンピング（IABP）などの補助循環や高用量のカテコラミン投与を要する症例．

③急性呼吸窮迫症候群（acute respiratory distress syndrome：ARDS）や循環不全を呈する症例で，他の臨床的評価からは，肺水腫や循環不全の原因が心原性かどうか判別困難な場合。

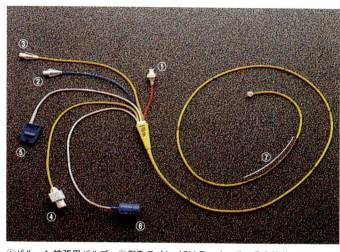

①バルーン拡張用バルブ，②側孔ライン（CV Proximal），③先端孔ライン（PA Distal），④サーミスターコネクター，⑤オプティカル・モジュール・コネクター：混合静脈血酸素飽和度（SvO_2）を測定するための光ファイバー，⑥サーマル・フィラメント・コネクター，⑦サーマルフィラメント：心拍出量を連続的に測定するための熱エネルギーを発信
（写真提供：エドワーズライフサイエンス社）

図1 心拍出量連続測定が可能なSwan-Ganzサーモダイリューションカテーテル

操作法

挿入前の準備

- カテーテルの各内腔をヘパリン加生食でフラッシュします。バルーンに損傷がないか，バルーンを拡張して評価します。

ここがポイント

- このとき，バルーンを生理食塩水のなかに浸けながら行うと確実です。

穿刺部位

- 大腿静脈，内頸静脈，鎖骨下静脈，上腕静脈からのアプローチが可能ですが，安全性と操作性から主に大腿静脈，内頸静脈を使用します。
- 透視を使用せずに圧波形を評価しながら挿入する場合には，カテーテルが到達しやすい右内頸静脈からのアプローチをお勧めします。
- 透視を用いない場合は，各穿刺部からの右房までの距離を覚えておくとよいです（表1）。

内頸静脈	10～15cm
鎖骨下静脈	10cm
大腿静脈	40～45cm
右肘静脈	35～40cm
左肘静脈	45～50cm

表1 各穿刺部位から右房までの距離
右房から約15cmが右室，右室からさらに約15cmが肺動脈である。

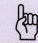 **One Point Advice**

右房から約15cmが右室，さらに約15cmが肺動脈です。それ以上の長さを入れても肺動脈波形が得られない場合には，カテーテルが経路中のどこかでたわんでいることを表しているため，引き抜いては入れ直す必要があります。

大腿静脈アプローチでのSwan-Ganzカテーテルの挿入法

大腿静脈から右房まで

- カテーテル先がシースから出たら，バルーンを拡張し血流に乗せて右房まで到達させます。先端が小血管に迷入していることもあるため，バルーン拡張の際にはゆっくり注意深く拡張させます。左大腿静脈からのアプローチでは，左腸骨静脈が右腸骨動脈と脊椎の間に圧迫され狭小化していることがあり，バルーンが通過しにくいことがあります。このとき，バルーンの空気を少し抜き注意深く進めると通過しやすくなります。それでも通過しない場合には，30cmのロングシースを用いてiliac compression部位を通過させてしまう方法がとれます。

右房から主肺動脈まで

- **通常の挿入方法**（図2）：右房から右室までは高度の三尖弁逆流や右房拡大がなければ容易に挿入されますが，右室から肺動脈へ上がりにくいことがあります。図2aの場所ではカテーテル先端が心尖部方向を向いているので，このままカテーテルを挿入してもうまく肺動脈へカテーテルは進みません。カテーテルを引き抜くと，拍動に合わせて先端が上下に動くような挙動が得られるので（図

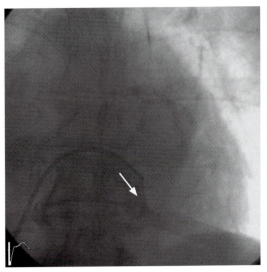

a：この部位だと先端が心尖部方向を向いているので，押し込んでも肺動脈へカテーテルは進まない。

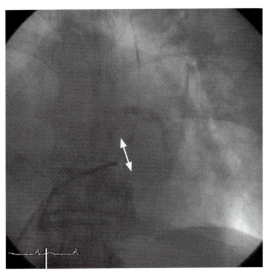

b：カテーテルを引き抜くと，拍動に合わせて先端が上下に動くような挙動が得られるので，その部位で時計方向回転にトルクをかけていく。

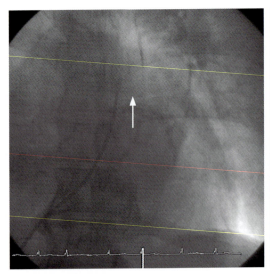

c：カテーテル先端が上を向く瞬間があるので，タイミングを合わせてカテーテルを進める。

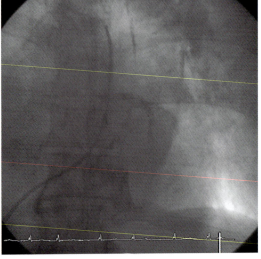

d：肺動脈へ挿入される。

図2 通常の方法

2b），その部位で時計方向回転にトルクをかけていくと，カテーテル先端が上を向く瞬間（図2c）があります。このとき，タイミングを合わせてカテーテルを進めると肺動脈へ挿入されます（図2d）。肺動脈主幹部から右肺動脈へ挿入させるには時計方向回転，左肺動脈へ挿入させるには反時計方向回転をかけながらカテーテルを挿入します。そのままカテーテルを押していくと，肺動脈下葉枝近位部で先端のバルーンが固定され，圧波形が変化します。このときの圧が肺動脈楔入圧です。

- **αループテクニック**（図3）：通常の方法で肺動脈へカテーテルを誘導できない場合には，図3aのように，カテーテルを右房内で右側（画面の左側）に向けて押し込んでいき，右房内でループを作り右室へ挿入すると（図3b），カテーテル先が上を向いた状態となるため，肺動脈へ誘導しやすくなります（図3c）。
- カテーテルが入りにくい場合，それまでの操作に時間がかかりカテーテルが体温で柔らかくなっていることが推測される場合には，いったん体外に出して冷水につけて固くしてから素早くやり直すと挿入できることもあります。
- **ガイドワイヤーを用いる方法**（図4）：これらの方法を用いてもうまく挿入できないときは，0.018～0.025inchのガイドワイヤーであればSwan-Ganzカテーテルに挿入できるので，ワイヤーを用いて誘導する方法があります（図4a）。このとき，ワイヤーは右室肉柱の狭い部位を通過してしまっていることもあるため，カテーテルが通過しにくい場合には，ワイヤーをいったん引き抜き，別ルートを通過させる必要があります。また，著明な心拡大や三尖弁逆流があったりする場合には，ワイヤーは肺動脈に挿入できても，0.025inchのワイヤーではサポートが悪く，Swan-Ganzカテーテルを肺動脈へ誘導できないことがあります。患者に深呼吸をしてもらったり，バルーンの空気を出し入れしたりしてもカテーテルが進まない場合には，6Frウェッジプレッシャーカテーテルが有用です（図4b）。ウェッジプレッシャーカテーテルには，0.035inchガイドワイヤーが挿入できるため，サポート性が向上し，肺動脈へ誘導可能となります。ウェッジプレッシャーカテーテルでは熱希釈法による心拍出量測定はできませんが，このような症例では心房拡大，三尖弁逆流，低心機能症例であることが多く，熱希釈法の精度は低いため，測定できなくても臨床上問題にならないでしょう。上記に示した方法を用いても挿入できない場合には，アプローチ部位を大腿静脈から右内頸静脈へ変更するのも一考です。

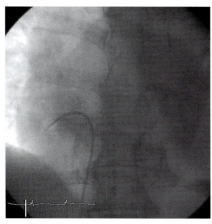 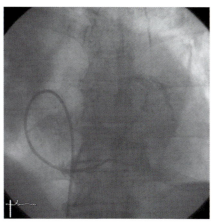 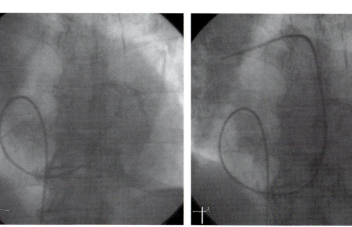

a：カテーテルを右房内で右（画面の左）に向けて押し込み，ループを作る。　　b：ループを作った状態で右室へ挿入すると，カテーテル先が上を向いた状態となる。　　c：容易に肺動脈へ挿入される。

図3 αループテクニック

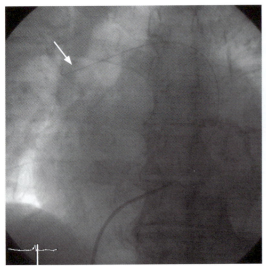

a：0.025インチのガイドワイヤーで誘導する方法。
白矢印：ガイドワイヤー。

図4 ガイドワイヤーを用いる方法

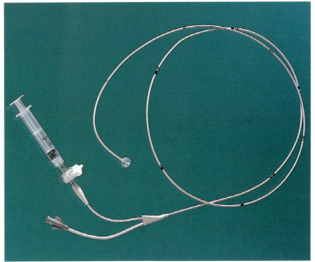

b：ウェッジプレッシャーカテーテル
　（写真提供：ガデリウスメディカル株式会社）
先端ルーメンとバルーンルーメンのみの単純な構造であるが、6Fr径以上のウェッジプレッシャーカテーテルでは、0.035 inchのガイドワイヤーの挿入が可能であり、0.025inchガイドワイヤーと比べてサポート性が向上するため、肺動脈へ誘導できることが多い。

圧測定

- 肺動脈楔入圧を測定し、その後、引き抜きながら、主肺動脈→右室→右房→上または下大静脈のそれぞれで圧を測定します。引き抜く際にはバルーンを収縮させたほうが、腱索損傷などの合併症を避けるために必要です。圧測定における注意点を下記①〜④に挙げます。

ここがポイント　圧測定のポイント

- ①測定直前にゼロ点（第4肋間における胸郭前後径の中間点）を正しく取ります。
- ②ラインの中に造影剤や血液を入れずに、生理食塩水でフラッシュをします。
- ③患者に息を止めてもらい、呼気終末時の圧を測定します。
- ④拍動に伴うカテーテルの動きが大きかったり壁に当たったりする場合には、オーバーシュートの原因となります。圧波形をみてオーバーシュートを認める場合には、カテーテル位置の調整をします。

熱希釈法による心拍出量測定

心拍出量

- CV Proximalルーメンから冷却水を急速注入し、カテーテル先端付近にあるサーミスタで感知される温度変化から、注入液と血液の温度、比重、注入容積を考慮に入れた方程式により心拍出量をコンピュータが算出します。冷却水の注入量は、機器の設定により異なりますが、多くは5mLか10mLです。カテーテルの先端は主肺動脈に置き、カテーテルのたわみを取ることが重要です。**たわみがあるとCV Proximal lumenが正しく右房に開口しないため、正確な測定ができなくなってしまう**からです。

> **ここに注意**
>
> 熱希釈法は心内短絡、低心拍出状態、著明な呼吸性変動、重度の三尖弁逆流がある場合には不正確となります。このような場合には、Fick法を用います。

実際の測定方法（図5）

- ①凍結しておいた5％ブドウ糖もしくは生理食塩水100mLを，半分ほど溶かします。このとき，氷の残っている状態であることが重要です。氷の残っている状態での水温を4℃として規定量を正確に注入することが，心拍出量の計算式の前提となっているためです。
- ②三方活栓と18G針を用い，術者が清潔に複数回冷却水を取れるようにします。冷却水は規定量より少し多めに取ります。冷却水が温まることを避けるため，術者はシリンジの端を持って冷却水に指が触れないようにします（図5a）。
- ③CV Proximal lumenに三方活栓を付け，図5bの向きにしてシリンジ内のエアを押し出し除去するとともに，正確に規定量とします。**エアを除去する際に陰圧をかけると，カテーテル内に血液が逆流し注入液の温度が一定とならずに誤差の原因となるので，陰圧はかけかけないようにします。**
- ④三方活栓を図5cの向きにして，勢いよく正確に規定量を注入します。測定された値の数回の平均を取ります。

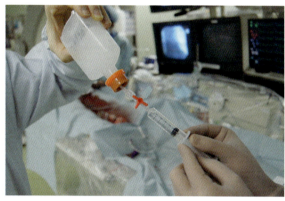

a：半分溶かした冷凍5％ブドウ糖液に三方活栓と18G針を付け，術者が清潔に複数回冷却水を取れるようにする。冷却水は規定量より少し多く取る。冷却水が温まることを避けるため，術者はシリンジの端を持って冷却水に指が触れないようにする。

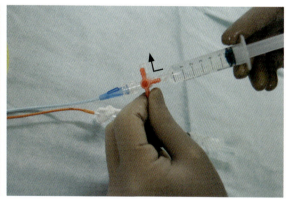

b：CV Proximal lumenに三方活栓を付け，矢印の向きにしてシリンジ内のエアを押し出し除去するとともに，正確に規定量をシリンジに残す。

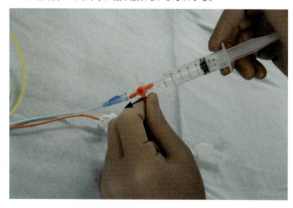

c：勢いよく規定量を注入する。

図5 心拍出量計測法

酸素分圧測定方法

- 短絡疾患の評価のため，図6に示された部位から臨床的に必要な部位を選択して，Swan-Ganzカテーテルのdistalルーメンから血液を採取し酸素分圧を測定します。肺動脈にwedgeした状態で血液を採取すると理論的には毛細管を通じて肺静脈血を採取できるとされていますが，十分な量を取れなかったり，陰圧をかけすぎると静脈血が混入したりして採取困難な場合があります。この場合，**肺静脈下流にシャント疾患がないときには左室の酸素飽和度で代用**します。前述したウェッジプレッシャーカテーテルを用いると，内腔が大きいため血液の採取が容易です。

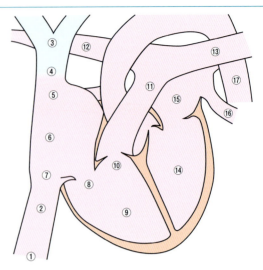

図6 酸素飽和度測定部位
肺静脈，左房はシャント疾患がなければ左室の酸素飽和度で代用する。
①下大静脈下部（腰椎L4-5の高さ），②下大静脈上部（横隔膜直下），③上大静脈上部（無名静脈合流部），④上大静脈下部（右房-上大静脈接合部），⑤右房上部，⑥右房中央部，⑦右房下部，⑧右室流入路，⑨右室中央部，⑩右室流出路，⑪主肺動脈，⑫右肺動脈，⑬左肺動脈，⑭左室，⑮左房，⑯肺静脈，⑰大動脈（動脈管より遠位）

> **One Point Advice**
>
> サンプリングにあたっての注意点として，以下が挙げられます。
> ①全行程を7分以内に行うこと。
> ②採取した血液が空気に触れないようにすること。
> ③カテーテル検査室にガス分析器がなく，すぐに測定できない場合には，検体を氷冷しておくこと。

- 有意なステップアップは，酸素飽和度の平均値の差が心房レベルでは7％以上，心室や大血管レベルでは5％以上です。

Swan-Ganzカテーテル挿入時の合併症と回避のための注意点

不整脈
- 右室を通過する際にカテーテル刺激により心室性不整脈を生じるため，急性心筋梗塞や低心機能例では注意が必要です。また，カテーテルで右脚をこすると一過性に右脚ブロックとなることがあります。もともと**左脚ブロックのある症例では，完全房室ブロックになる危険性があるため，特に慎重に操作を要します。**

バルーン破裂
- 右心系に少量の空気が混入しても問題となることはありませんが，左心系では重大な空気塞栓症をきたしてしまう可能性があります。**右→左シャントを有する症例や左心系にSwan-Ganzカテーテルを挿入する場合には，バルーン拡張に炭酸ガスを用いたほうが安全**です。

肺動脈破裂
- 肺動脈の細い分枝で急速にバルーンを拡張したり，バルーンが楔入した状態でカテーテル内をフラッシュしたりすると，肺動脈損傷をきたしえます。肺動脈破裂を起こすと大量喀血をきたし致死率も高く，回避すべき合併症です。予防は，深すぎる場所でバルーンを拡張しないこと，肺動脈に限らずどこの部位においても，バルーン拡張する際には圧波形を見ながらゆっくり拡張することです。また，Swan-Ganzカテーテルを留置したままCCUで管理する場合には，日々の胸部X線写真にてSwan-Ganzカテーテルの位置を確認する習慣をつけておくのがよいでしょう。

肺塞栓，深部静脈血栓症
- 通常の中心静脈カテーテルと同様にSwan-Ganzカテーテルにおいても静脈血栓塞栓症のリスクが高くなるため，禁忌でなければヘパリンなどの抗凝固療法が必要です。また，もともと肺塞栓がある症例についても増悪のリスクがあるため，Swan-Ganzカテーテルの使用，特に持続留置は避けるべきです。

② Swan-Ganzカテーテル：SGカテーテルで算出される値の正常値

高梨賀江　心臓血管研究所付属病院ME室

心臓カテーテル検査において，Swan-Ganzカテーテル検査は心内圧の異常を的確に把握するための重要な検査です。正常な圧波形と心内圧の正常値を正しく理解しましょう。

Point

1. Swan-Ganzカテーテルは心内圧の測定，心拍出量の測定，酸素飽和度の測定ができます。
2. 心臓の構造と心周期の関係を正しく理解することにより，心機能の異常を把握できます。
3. 心内圧測定時には心臓の高さ（胸壁の中点）と圧トランスデューサーを同じレベルに設定し，ゼロ較正することが重要です。トランスデューサーの位置が心臓より高いと，測定値は低く出ます。
4. 呼吸による影響を受けやすいため，原則安静呼気止めにて測定し，解析の精度を高めるため，できるだけ8拍以上の記録の平均を使用しましょう。
5. 正確な記録を得るためには，トランスデューサーと装置の較正を年に2回はチェックする必要があります。

右房圧（right atrial pressure：RAP）

正常値　a波：2～7mmHg，v波：4～15mmHg，平均：1～5mmHg

- 心房の圧波形はa，c，vの陽性波とx，yの陰性波で構成されています（図1）。心房の収縮によって心房内圧が増大するために生じる波がa波であり，心電図P波より約80msec遅れた付近にピークを有します。
- a波は心房細動，心房粗動では消失します（図2）。また，房室弁狭窄や肺高血圧症，心室拡張期圧が上昇する病態で増高します。v波は心房の弛緩によって生じる波であり，三尖弁閉鎖不全，僧帽弁閉鎖不全があるとv波は増高します。
- 収縮性心膜炎ではa波およびv波が上昇し，M型（W型）を示します（図3）。重度の三尖弁閉鎖不全により，右房圧が右室様の波形になることを**右室化現象（ventricularization）**といいます（図4）。
- 房室解離や完全房室ブロック時に心房収縮が心室収縮期のQRSのなかに入ると，通常よりa波は増大し，cannon wave（巨大a波）を認めます（図5）。
- 2：1 A-V block時の右房圧（図6）。

ここに注意

測定時の心電図リズムにより，a波の解析が変わってくるので注意が必要です。

Ⅱ度房室ブロック……
Mobitz type → a波 ⊕，
Wenckebach type → ⊖

心室期外収縮の2段脈が持続しているときは，a波の解析はできません（解析はnarrow QRSを用います）。

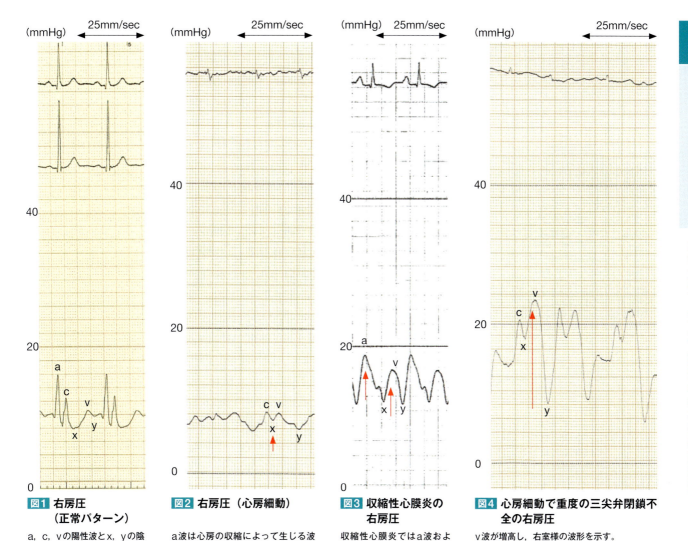

図1 右房圧（正常パターン）

a, c, vの陽性波とx, yの陰性波で構成されている。

図2 右房圧（心房細動）

a波は心房の収縮によって生じる波のため，心房細動になるとa波が欠落し，x谷が浅くなる。

図3 収縮性心膜炎の右房圧

収縮性心膜炎ではa波およびv波が上昇し，拡張期の充満が急速に行われるためy谷の下降部が強調されM型（W型）を示す。

図4 心房細動で重度の三尖弁閉鎖不全の右房圧

v波が増高し，右室様の波形を示す。

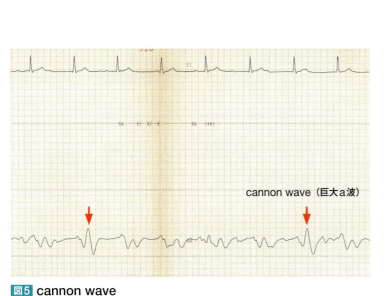

図5 cannon wave

完全房室ブロックの右房圧。増大したa波がみられる。

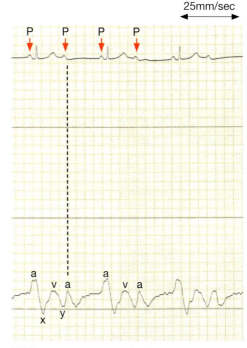

図6 2：1 A-V block時の右房圧

a波，v波と続いた後，またa波のみが出現。

左房圧 (left atrial pressure：LAP)

- 左房圧は基本的には右房圧と同じ圧波形です(図7)。
  異なる点として，
  ①右房より約10〜20msec遅れて出現する
  ②平均圧が右房より2〜3mmHg高い
  ③a波とv波は同じかややv波のほうが高い
  が挙げられます。
- 僧帽弁狭窄症で左房圧は上昇し，洞調律であればa波の著明な増高を認めます。僧帽弁閉鎖不全ではv波が増高します。心房中隔欠損症や卵円孔開存症で測定が可能ですが，通常のカテーテル操作では測定することは困難です。

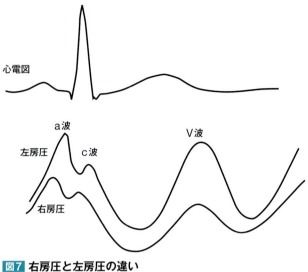

図7 右房圧と左房圧の違い

右室圧 (right ventricular pressure：RVP)

正常値　収縮期圧：　25mmHg以下，
　　　　拡張末期圧：5〜7 mmHg

- 心房収縮によって心室内圧も増大し，心室圧にもa波が形成されます。心室拡張が終了し，次の収縮開始の直前が心室拡張末期で，このときの圧を**拡張末期圧 (end-diastolic pressure：EDP)** とよびます(図8)。EDPは心室前負荷の指標であり，EDPのレベルから心機能の評価が可能です。
- 右心不全，収縮性心膜炎，心タンポナーデなどでEDPの上昇を認めます。肺高血圧や肺動脈狭窄などで収縮期圧が上昇します。収縮性心膜炎 (constrictive pericarditis) では深い拡張期圧の後，高い緩速充満期となり，そのまま拡張終期につながるdip and plateauとよばれる波形を示します(図9)。

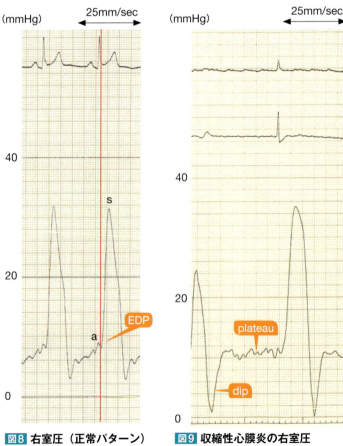

図8 右室圧（正常パターン）
心電図R波と同じ時相がEDPのポイントとなる。

図9 収縮性心膜炎の右室圧
右室拡張早期圧は急陵に下がり，その後平坦となる (dip and plateau)。

肺動脈圧（pulmonary arterial pressure：PAP）

正常値　収縮期圧：15～35mmHg，
　　　　拡張期圧：5～10mmHg，
　　　　平均圧：　10～20mmHg

- 収縮期と拡張期の2つの時相に区別されます。圧波形に切痕（dicrotic notch）とよばれる切れ込みを認めます（図10）。
- 肺動脈拡張期圧と肺動脈楔入圧の平均圧は，近い値を示します。肺梗塞では収縮期圧が，左心不全では拡張期圧が上昇します。
- PAPの平均圧はS－D/3＋D＝mean（計算式1）の計算式にて求められます。

$$PA\ mean = \frac{S-D}{3} + D$$

計算式1
S：systolic（収縮期圧），D：diastolic（拡張期圧）。

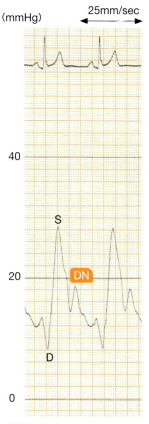

図10 肺動脈圧（正常パターン）
DN：dicrotic-notch

 One Point Advice

肺動脈弁狭窄が認められる場合には，右室と肺動脈の収縮期圧に圧較差を生じます。圧較差が20mmHgを超えると有意となり，40mmHg以上では病的となります。圧較差を認めた場合には必ず引き抜きをして，肺動脈弁だけなのか右室流出路なのか，それとも肺動脈弁上に狭窄があるのかを正しく評価することが重要です。

- 図11，12に右室流出路に狭窄を認めた症例の引き抜き圧を示します。

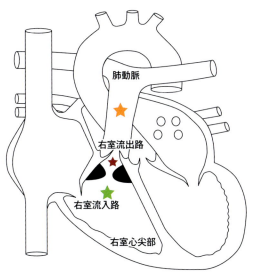

図11 右室流出路に狭窄を認めた症例（狭窄部位）

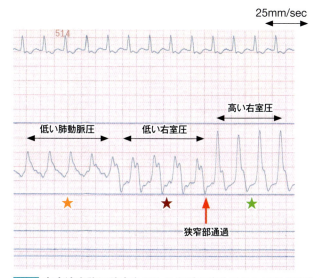

図12 右室流出路に狭窄を認めた症例の肺動脈からの引き抜き圧
肺動脈圧と同じ圧レベルの右室圧が現れた後，高い右室圧が記録される。

肺動脈楔入圧 (pulmonary artery wedge pressure: PAWP)

正常値　a波：　3〜12mmHg,
　　　　v波：　2〜6mmHg,
　　　　平均：　3〜10mmHg

- カテーテルを肺動脈末梢へ楔入し，得られる圧を肺動脈楔入圧とよびます。間接的に左房圧を反映するため，左房圧の代用として用いられ，僧帽弁狭窄症などがない限り，平均圧は左室拡張末期圧(left ventricular end-diastolic pressure：LVEDP)に等しいとされています。**心不全の状態を表すForrester分類において，心係数と併せて重要な指標の1つです。**
- 波形のパターンは心房圧と同様です(図13)。平均圧は左心不全で上昇し，循環血液量の減少により低下します。
- 高度な僧帽弁閉鎖不全にて，v波42mmHgと高値を示します(図14)。

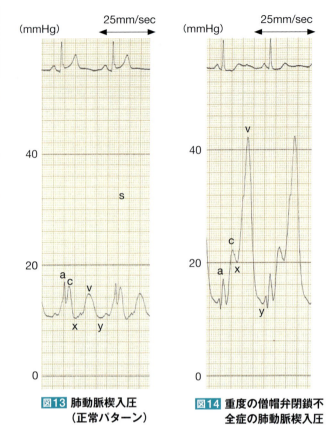

図13 肺動脈楔入圧（正常パターン）
心房の圧波形と同様にa, c, vの陽性波とx, yの陰性波で構成されている。

図14 重度の僧帽弁閉鎖不全症の肺動脈楔入圧
a波23/v波42/mean21 (mmHg) とv波の増高により平均圧も上昇。

正常値

- 心内圧の正常値を図15に示します。

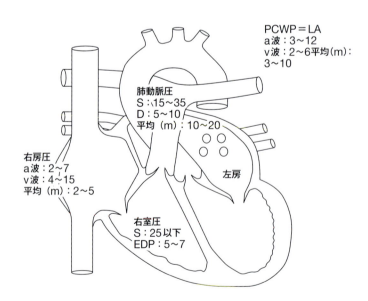

図15 心内圧正常値
単位はすべてmmHg。S:systolic（収縮期圧），D:diastolic（拡張期圧），EDP：end-diastolic pressure（拡張末期圧），PCWP：pulmonary capillary wedge pressure（肺毛細管楔入圧）。

サンプリング

- 酸素飽和度は，肺血流や体血流（心拍出量）を求めたり，短絡率や短絡量を計算するための検査項目です。**血流量や短絡量は，短絡を有する心疾患の重症度や手術適応などの決定材料として重要な検査**です。図16に酸素飽和度の正常値を示します。

ここがポイント

- 血液酸素飽和度から求められるパラメータ
  - 体血流量（Qs）…1分間に**体**へ流れる血流量（計算式2）。
  - 肺血流量（Qp）…1分間に**肺**へ流れる血流量（計算式3）。
  - ＊心内短絡がない場合には，体血流量と肺血流量は心拍出量と同量。

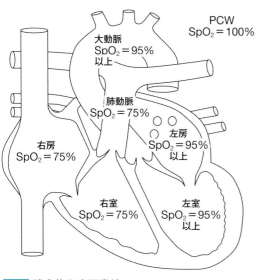

図16 酸素飽和度正常値
動脈血の酸素飽和度は95％以上，静脈血は70％前後。

$$Qs\,(mL/分) = \frac{酸素摂取量(mL/分)}{大動脈血酸素飽和度(\%) - 混合血飽和度(\%)} \times 1.36 \times Hb\,(g/dL) \times 100$$

計算式2

$$Qp\,(mL/分) = \frac{酸素摂取量(mL/分)}{肺静脈血酸素飽和度(\%) - 肺動脈血飽和度(\%)} \times 1.36 \times Hb\,(g/dL) \times 100$$

計算式3

- 混合静脈血とは，上大静脈と下大静脈の血液酸素飽和度を平均した値です（計算式4）。L-Rシャントとは左心から右心へ短絡している分時あたりの血液量であり，R-Lシャントとは右心から左心へ短絡している分時あたりの血液量です。
- 肺体血流量比（Qp/Qs）とは肺血流量と体血流量の比を表し，肺血流量を体血流量で割ることで求められます（計算式5）。
- L-Rシャント率とは左心から右心へ短絡している血液の肺血流量に対する割合（計算式6）であり，R-Lシャント率とは右心から左心へ短絡している血液の体血流量に対する割合（計算式7）です。

$$mix\ vein = \frac{3}{4}SVC + \frac{1}{4}IVC$$

計算式4

$$Qp/Qs = \frac{大動脈血酸素飽和度(\%) - 混合静脈血酸素飽和度(\%)}{肺静脈血酸素飽和度(\%) - 肺動脈血酸素飽和度(\%)}$$

計算式5

$$\text{L-R シャント率} = \frac{\text{肺動脈血酸素飽和度（\%）} - \text{混合静脈血酸素飽和度（\%）}}{\text{肺静脈血酸素飽和度（\%）} - \text{混合静脈血酸素飽和度（\%）}} \times 100$$

計算式6

$$\text{R-L シャント率} = \frac{\text{肺静脈血酸素飽和度（\%）} - \text{大動脈血酸素飽和度（\%）}}{\text{肺静脈血酸素飽和度（\%）} - \text{混合静脈血酸素飽和度（\%）}} \times 100$$

計算式7

- 心房中隔欠損症（atrial septal defect：ASD）のサンプリング結果は，右房のSpO_2のstep-up（O_2濃度の7%以上の増加）が確認できます。混合静脈血に比べ，RA＞mix vein。
- 心室中隔欠損症（ventricular septal defect：VSD）では，右房-右室におけるSpO_2のstep-up（O_2濃度の5%以上の増加）が確認できます。RA＜RV。

- 図17に心房中隔欠損症のサンプリング結果を示します。

Qp＝9.47（L/min），Qs＝5.63（L/min），Qp/Qs＝1.68，L-R シャント率 39%，CO＝5.63

- 図18に心室中隔欠損症のサンプリング結果を示します。

Qp＝14.9（L/min），Qs＝4.0（L/min），Qp/Qs＝3.68，L-R シャント率 73%，CO＝4.0

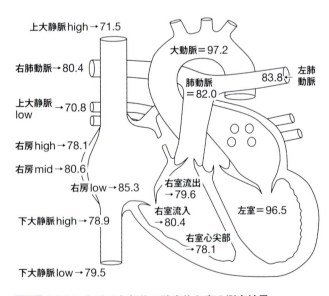

図17 ASDにおける各部位の酸素飽和度の測定結果

算出に用いた酸素飽和度
mix venous 72.8
pulm artery 82.1
pulm vein 96.5
syst artery 97.2

右房レベルにおいてSpO_2のstep-upが認められる。

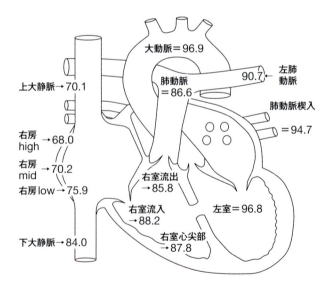

図18 VSDにおける各部位の酸素飽和度の測定結果

算出に用いた酸素飽和度
mix venous 73.6
pulm artery 90.7
pulm vein 96.8
syst artery 96.9

右房に比べ，右室のSpO_2が高い。

③ Swan-Ganzカテーテル：心拍出量 (thermodilution：熱希釈法とFick法の使い分け)

高梨賀江　心臓血管研究所付属病院ME室

Swan-Ganzカテーテルにはさまざまな測定法があります。現在では主流となっている熱希釈法や，心拍出量が低下症例に適したFick法との使い分けについて解説します。

心拍出量とは

- 心拍出量とは心臓が1分間に送り出す血液の量であり，1回の収縮で拍出される血液量を1回拍出量といいます。1回拍出量を決定づける因子には，心拍数と心臓の収縮力，前負荷，後負荷などがあります。

$CO = HR \times SV$（正常値：4.0〜8.0L/min），
$CI = C.O \div BSA$（正常値：2.4〜4.0 L min/m^2），
$SV = C.O \div HR$（正常値：60〜100mL/beat），
$SVI = SV \div BSA$（正常値：33〜47mL/beat/m^2）

CO：cardiac output（心拍出量），CI：cardiac index（心係数），SV：stroke volume（1回拍出量），SVI：stroke volume index（1回拍出係数），BSA：body surface area（体表面積）

心拍出量の測定法

- 心拍出量の主な測定方法として熱希釈法，Fick法，色素希釈法があります。Swan-Ganzカテーテルの普及とともに，現在では熱希釈法が主な測定法となっています。

Fick法

- 原理：1つの臓器によるある物質の取り込み量あるいは放出量は，その臓器の血流量にその物質の動静脈血中の物質濃度の差をかけたものに等しいと定義されています。心拍出量測定の場合，この臓器は肺であり，放出される物質は酸素であるため，Fick法では動脈血と静脈血の同時採血と，呼気の採取が必要です。そこから酸素含量の差を動脈血酸素含量－静脈血酸素含量（A－vO）で求め，酸素消費量を呼気の酸素量と1分あたりの換気量から計算します。

$$心拍出量 = \frac{酸素消費量（mL/min）}{動脈血酸素含量－静脈血酸素含量（A-vO_2）}$$

ここに注意

酸素吸入している場合，Fick法で得られた心拍出量は参考値とすることをおすすめします。

- このうち酸素消費量はヘモグロビンと心拍数，身長と体重により自動計算されるポリグラフが多いと思われるため，実質的にポリグラフへの入力項目は，**右心系（肺動脈）の酸素飽和度・左心系（左室or 動脈）の酸素飽和度・ヘモグロビン・心拍数・身長・体重の6項目が必要**です。

ここがポイント

- 心拍出量が3.5L/min未満の場合，熱希釈法で測定すると過大評価するといわれているので，Fick法を選択したほうがよいでしょう[1]。

1) van Grondelle A, et al：Thermodilution method overestimates low cardiac output in humans. Am J Physiol 245：H690-692, 1983.

熱希釈法

- 冷却（0℃）したブドウ糖液や生理食塩水を一定量右房内に注入し，肺動脈内に位置するサーミスターで温度変化を捉え，温度希釈曲線から心拍出量を計算します。
- 注入液温度や注入速度，注入量により測定誤差が生じやすい（図1〜4）ため，注意します。

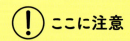

ここに注意

1回目の測定値はカテーテル内が冷却水で置換されておらず，高値に算出されることが多いため，1回目の測定値を除いた平均値を用いることをおすすめします。

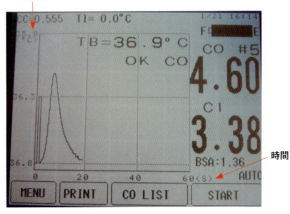

図1 正常な心拍出量
すばやい注入に伴う鋭い立ち上がりをみせている。さらに，ベースラインに戻るまでのやや延長した下降部分がある。曲線下の面積は心拍数と反比例する。

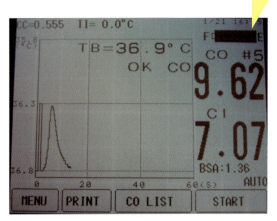

図2 高い心拍出量
冷却注入液が心臓のなかを早く通過するため，温度がベースラインに戻るのも早くなり，曲線下の面積は小さくなる。

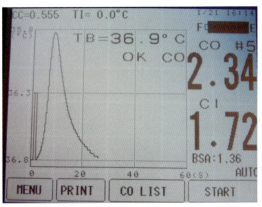

図3 低い心拍出量
温度がベースラインに戻るまでより時間がかかるため，曲線下の面積は広くなる。

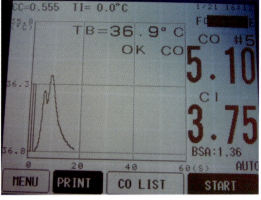

図4 インジェクション失敗
2度にわたり注入したため，二峰性を示した曲線となった。

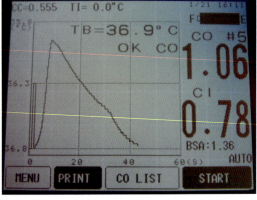

図5 L-R shuntがある場合

One Point Advice

熱希釈法では三尖弁閉鎖不全症，肺動脈弁閉鎖不全症，心房中隔欠損症，心室中隔欠損症，低心拍出量などの疾患があると測定値の精度が低下するため（図5），Fick法にて測定することが望ましいでしょう。

妹尾恵太郎　京都府立医科大学不整脈先進医療学講座

2 一時的ペースメーカ

一時的ペースメーカは，一時的な徐脈や緊急処置として体外から行われるケースがほとんどです。最も信頼性のある経静脈心内膜ペーシングについて，適応や設定方法を理解し，使い方をマスターしましょう。

※本項におきまして，執筆時に筆者が所属していた心臓血管研究所付属病院を「当院」と表記しています。

Point

1. 一時的ペースメーカの適応を理解しましょう。
2. 一時的ペースメーカの植込み方法を覚えましょう。
3. 一時的ペースメーカの設定方法を覚えましょう。
4. 一時的ペースメーカ手技における合併症について理解しましょう。
5. ペーシング不全とセンシング不全を理解しましょう。

一時的ペースメーカの適応・種類

適応疾患

- 一時的ペースメーカの適応は，脳虚血症状を有するか血行動態の悪化を伴う徐脈が持続し，薬物に反応しない場合です。完全房室ブロック（急性心筋梗塞に伴うものも含む）や，洞不全症候群などが挙げられます。**一時的な徐脈や永久的ペースメーカが植込まれるまでの緊急処置として，体外から行われることがほとんど**です。

一時的ペーシング法の種類

- 一時的ペーシング法には，経静脈心内膜ペーシング，心外膜ペーシング（開心術後），経胸壁ペーシングなどがあります。そのなかでも，**経静脈心内膜ペーシングは最も信頼性のあるペーシング法**で，穿刺部位や使用できるカテーテルの種類もいくつかあり，最も適した方法を選択します。一時的ペーシング法として，経静脈心内膜ペーシング法は是非マスターしておきたい方法です。経静脈心内膜ペーシングについて解説します。

一時的ペースメーカの実際

機種

- VVIタイプ（single chamber）とDDDモードも可能な高機能タイプ（dual chamber）に大別されますが，一般的に緊急時に使用されることが多いため，**VVIタイプが広く使用**されています。当院ではオスピカ社製のペースメーカを採用しています（図1）。それぞれのペースメーカのおおまかな機種説明を示します（図2，3）。

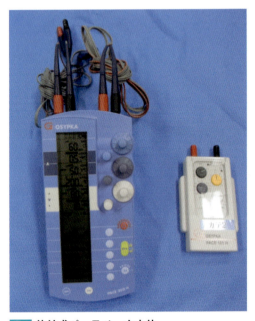

図1 体外式ペースメーカ本体
左：DDD型　PACE 203H，右：VVI型　PACE101H（ドイツ・オスピカ社製）

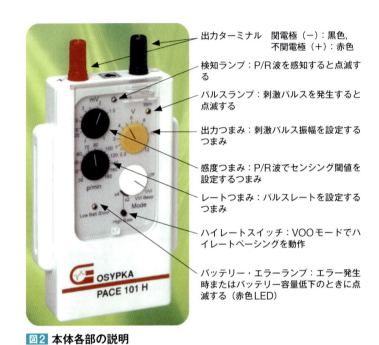

図2 本体各部の説明

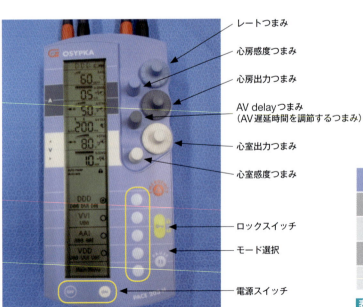

図3 本体各部の説明

> ⚠ **ここに注意**
>
> ペーシングの表現記号の組み合わせを示します（表1）。

ペーシング部位	センシング部位	センシング方式
A：atrium	A：atrium	I：inhibited
V：ventricle	V：ventricle	T：triggered
D：double	D：double	D：double
	O：none	O：none

表1 ペーシングの表現記号の組み合わせ
(Inter-Society Commission for Heart Disease Resources, 1974 より改変引用)

ペーシングカテーテルの構造

- 先端バルーンの有無，サイズ，先端の形状などさまざまな種類のカテーテルがあり，穿刺部位や留置部位によって選択します。図4は当院で採用しているペーシングカテーテルです。

植込み手技

- 実際の植込み手技について説明します。

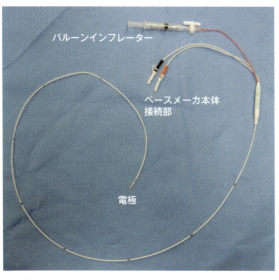
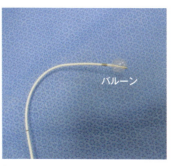

a：全体　　　　　　　　　　　　　　　　　　b：先端部

図4 電極カテーテル
体外式ペーシング用電極は，先端にマイナス電極，手前にバルーンがついている。プラス電極は先端から2cmの部分にあり，カテーテル挿入時にはバルーンを膨らませて右室へ挿入する。ペーシングを行うときは，バルーンをデフレートしてから行う。

刺入部穿刺

- 最も多く行われているのは，右内頸静脈アプローチです（図5）。
  ①右内頸静脈刺入部付近を広範囲に消毒し，滅菌ドレープで覆います。
  ②輪状軟骨レベルの内頸動脈外側に局所麻酔を行ったあと，試験穿刺を行います。逆血が返ってくれば，本穿刺針に持ち替え，45°の角度を保ったまま右乳頭に向けて，陰圧をかけて進みます。逆血が得られれば少しだけ進めた後，内套を抜き，外套のみにします。血液の逆流を認めれば，ガイドワイヤーを挿入し，シースを挿入。最後にワイヤーを抜去してシース留置となります（図6）。
- ほかにも尺側皮静脈，上腕静脈，鎖骨下静脈，大伏在静脈または大腿静脈アプローチがありますが，その他の穿刺部位の詳細は，「静脈穿刺」（p.136参照）に譲ります。

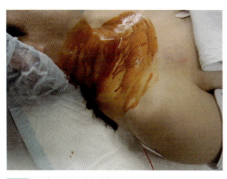
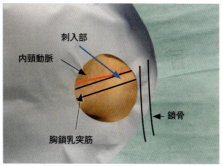

図5 右内頸静脈穿刺
右内頸静脈へのアプローチは，輪状軟骨の高さレベルで内頸動脈の外側より右乳頭方向に45°の角度で穿刺する。

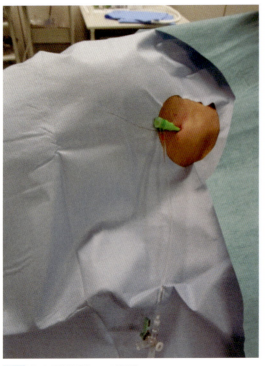

図6 右内頸静脈シース留置

一時的ペーシングカテーテル挿入法

- 非透視下での挿入法を示します。
  ①シースに電極カテーテルを挿入し、15cmほど進めたところでバルーンを膨らます。
  ②カテーテルをECG前胸部誘導に接続。
  ③右房内でECG振幅が大きくなり、尖ったP波（>QRS）が記録されます。
  ④心室内電位（QRS増大）出現後さらに進め、ST上昇が認められた位置が右室壁です。ここで止め、バルーンをしぼませます。
  ⑤本体にカテーテルの遠位端を接続し、ペーシングを開始します。

設定方法

- 基本的には一時的ペーシングは緊急で使用されることが多く、通常VVIペーシングを行います。最も一般なVVI型において設定できる機能は、ペーシングレート、出力、感度のみです。
- **植込み型ペースメーカのような刺激時間や、不応期ブランキングなどの詳細な設定は行うことはできません。** 以下にVVIペーシングの設定手順を示します（図7）。
  ①出力を0V、感度を20mV、レート設定を自己心拍より少なくして、先端側電極を（−）に、不関電極を（＋）につなぎます。
  ②モードをVVIに設定します。
  ③stimの赤いランプが、パルスに同期して点滅していることを確認します。
  ④senseの緑色のランプが自己心拍に同期して点滅するまで、感度を上げていきます（設定値を20mVから下げていきます）。**センシングし始めたところが感知閾値です。**
  ⑤レートを自己心拍より多くして出力を上げていきます。**ペーシングし始める最低有効値**が捕捉閾値となります（図8）。
  ⑥出力を捕捉閾値の2〜3倍、感度を感知閾値の1/3の値とし、レートを希望値に設定します（図9、10）。
  ⑦左脚ブロック波形となっていることを心電図で確認します（図11）。

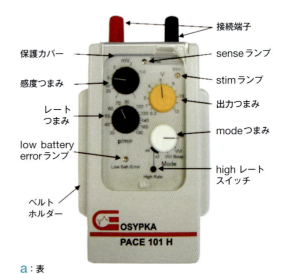

a：表

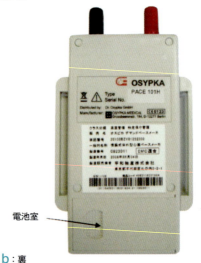

b：裏

図7 ペーシング設定

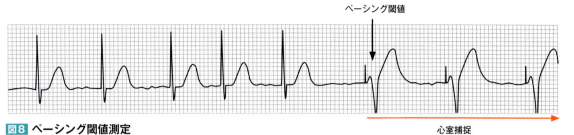

図8 ペーシング閾値測定
刺激回数を自己心拍数より10〜20bpm高い値に設定し，出力を最小値から上げていく。
心室を捕捉するとペーシングスパイクに続いて幅広いQRS波形を認める。この時点の出力がペーシング閾値。

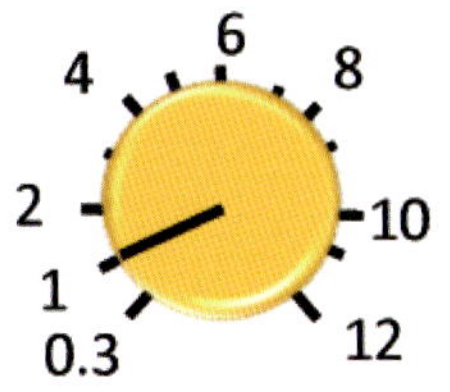

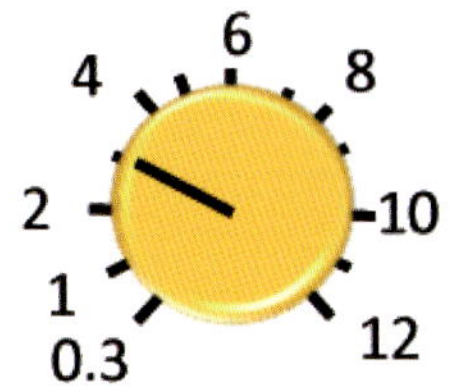

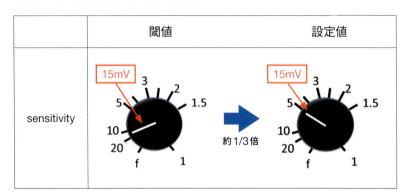

図9 ペーシング閾値決定
出力をペーシング捕捉閾値の2〜3倍に設定する。

図10 センシング閾値決定
感度をペーシング感知閾値の1/3の値とする。

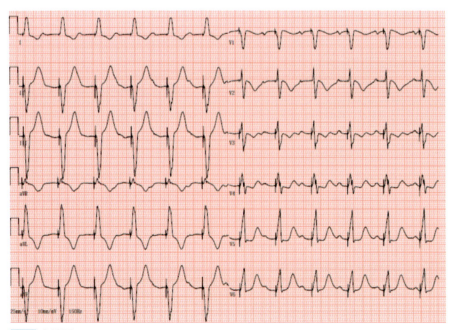

図11 心電図
ペーシング波形（VVI型）であることを確認する。心尖部に留置されれば，ペーシング波形は左脚ブロック，上方軸を示す。

留置後の確認
- 一時的ペースメーカの電極は，体動によって容易に位置が移動するため，電極の固定を確実に行いましょう．姿勢や呼吸運動などで電極が微妙にずれて，一時的なペーシングトラブルになることもあります．**電極固定後に，患者本人に深呼吸などをさせてリード先端の位置がずれないかチェック**します（図12）．

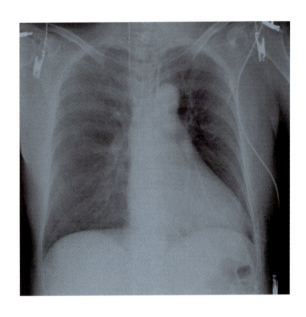

図12 カテーテル先端の確認
カテーテル先端が適切な位置に留置されているか，確認する．右室心尖部に留置されていれば，先端は脊柱左端を超えて左下方に向いている．

合併症
注意すべき合併症
- カテーテル挿入時の心室頻拍・細動の出現，心室穿孔による心タンポナーデ，敗血症など．

対処法
- カテーテル挿入時には必ず直流除細動器を用意しておきます．ペーシング波形が変化したり，横隔膜がペーシングされたときは心室穿孔を疑い，カテーテル先端位置の確認をすぐに行いましょう．カテーテル挿入手技を透視下で行うこともよいでしょう．

> **ここがポイント**
> - 留置期間が長期にわたると敗血症の発生頻度が増加してくるため，できるだけ留置期間は短くするように心がけましょう．

トラブル対処法
ペーシング不全（図13）
- 心室不応期外のタイミングでペーシング刺激が出力されているにもかかわらず，**心筋がペーシングされずに補足不全を呈する状態**をいいます．
- ペーシング不全の原因として，①リード位置移動，②電極近傍心筋の炎症や梗塞，③リードと本体の接続不全，④本体の電池消耗，故障，不適切な出力設定でのペーシングなどが挙げられます．

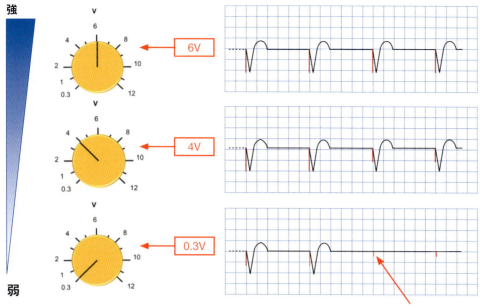

図13 ペーシング不全
ペーシング不全とは，ペースメーカから出力は出ているものの心室が捕捉されず，QRS波形が出ない状態をいう。

センシング不全（図14, 15）

- ペースメーカのセンシング不全はアンダーセンシングとオーバーセンシングに分けられます。アンダーセンシングは，自己のR波があるにもかかわらず，心室波の電位が低いため，感知できない状態です。この場合，感度を上げてみて，心室波の感知が可能かどうかを確認します。
- リード位置は胸部X線写真で確認し，位置が不適切であれば再固定が必要になります。オーバーセンシングに対しては，可能な範囲でペースメーカ感度を落として対処しましょう。

One Point Advice

十分に感度を上げても感知できない場合，リード位置が不適切な場合があります。感度を上げる際に，R波やT波のオーバーセンシングを起こさないかも確認しましょう。

ここに注意

心室波のアンダーセンシングは，不適切なタイミングでの心室ペーシングを引き起こし，spike on Tから心室細動を引き起こしかねないため，迅速な対応が必要です。この際，感度を上げるか，リードの再固定が必要となります。

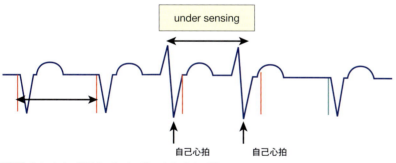

図14 センシング不全（アンダーセンシング）
アンダーセンシングとは，感度が鈍いため，自己心拍のR波を感知できずペーシングを抑制できない状態をいう。

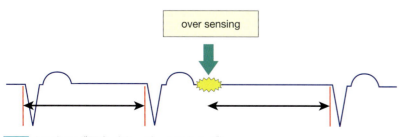

図15 センシング不全（オーバーセンシング）
オーバーセンシングとは，自己心拍のR波以外の電位を感知してしまっている状態をいう。

3 バーマンカテーテル，NIHカテーテル

深町大介　日本大学医学部内科学系循環器内科学分野

カテーテルにはさまざまな種類がありますので，用途に応じた最適なものを選択できることが優れた術者の必須条件となります．バーマンカテーテル，NIHカテーテルそれぞれの構造や使用方法について解説します．

まずはこれだけ押さえよう

Point

1 バーマンカテーテルを使用すべき疾患を把握しましょう．
2 アプローチ部位を十分に考慮しましょう．
3 造影剤注入ルーメンからは，しっかりエア抜きをしましょう．
4 バルーン膨張用ルーメンに漏れがないかを，事前に確認しましょう．
5 バーマンカテーテルの操作は，透視で確認しながら行いましょう．

バーマンカテーテル

- **バーマンカテーテルは，診断的肺血管造影用カテーテルの一種**です．肺血管造影は肺塞栓症，肺動静脈奇形，肺動脈狭窄，肺動脈瘤，肺静脈狭窄，肺静脈還流異常，肺動脈腫瘍の評価に必要です（図1～5）．
- バーマンカテーテルは，圧測定と造影が可能です．先端孔と側孔を有するカテーテルで，採血も容易に行えます．熱希釈法による心拍出量測定が不必要な疾患の検査に用いられます．

静脈挿入

- 静脈挿入に関しては右心へのルートとして蛇行が少ないことから，**右総大腿静脈が第一選択**となりえます．また，内頸静脈からもバルーン付きカテーテルであるため右心系へのアプローチとしては容易です．しかしながら，**肘静脈からのアプローチは蛇行を考慮すると困難**です．

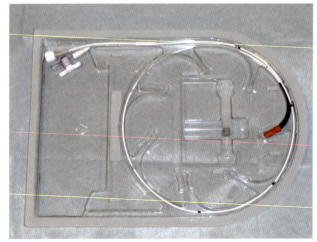

図1　バーマンカテーテルの全体像

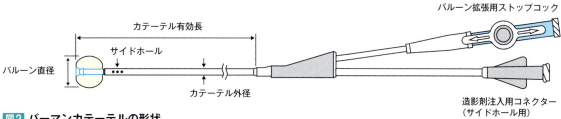
図2 バーマンカテーテルの形状

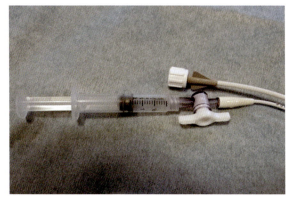
a：拡張前

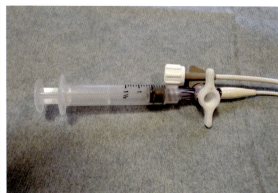
b：拡張後

図3 バーマンカテーテルのバルーン拡張

PICK UP

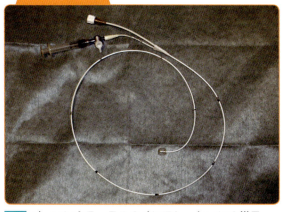

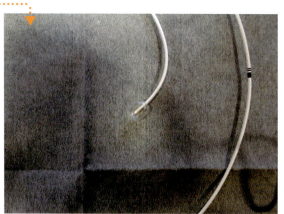

図4 バーマンカテーテルのインフレーションの様子

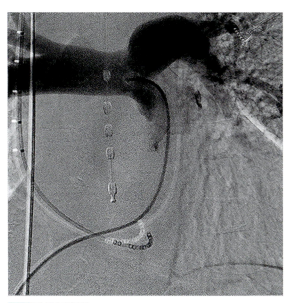
図5 肺動脈造影

ここがポイント

- ①造影注入ルーメンからはエア抜きを十分に行い，生理食塩水でフラッシュしましょう。圧データが不正確認になる可能性があります。
- ②バルーンにリークがないことを挿入前に確認しましょう。
- ③カテーテルの操作は透視で確認しながら行いましょう。

NIHカテーテル

- **NIHカテーテルは，右心系の造影に用いられてきたカテーテル**です。先端は閉鎖し，側壁に6個の側孔を有しています。ガイドワイヤーを用いずに直接血管内で操作するため，**大腿静脈からのアプローチが第一選択です**（図6〜8）。
- 現在では前述したバーマンカテーテルが多く用いられますが，**右心系の酸素含量の測定（オキシメトリーラン）時には，上大静脈へのアプローチに優れています。**
なお，このカテーテルは操作性に優れているので，心房中隔欠損症（atrial septal defect：ASD）の場合，欠損孔を通じて左房にアプローチすることが容易です。

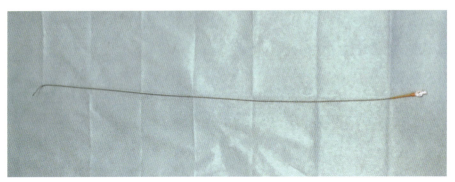

図6 NIHカテーテル全体像

形式	外径（Fr）	全長（cm）	内径（inch）	備考
CX-NIH-5F	5	100	.048	サイドホール 6個
CX-NIH-6F	6		.055	

図7 NIH側孔拡大像（シェーマ）

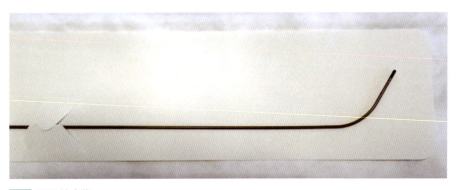

図8 NIH拡大像

深町大介　日本大学医学部内科学系循環器内科学分野

4 ①右心カテーテルを用いて診断する代表的疾患：CHF（Forrester分類），肺塞栓症

CHFや肺塞栓症は，右心カテーテルを使った診断が行われる代表的な疾患です．治療方針決定のエビデンスとなるForrester分類や，治療のアルゴリズムについてもしっかり頭に入れておきましょう．

Point

まずはこれだけ押さえよう

1. Forrester分類を把握しましょう．
2. Forrester分類から治療方針を決めましょう．
3. 心不全患者に対しては，常に治療効果を振り返りましょう．
4. 肺血栓塞栓症の血行動態を把握しましょう．
5. 肺血栓塞栓症の治療を常に考えましょう．

うっ血性心不全（congestive heart failure：CHF）

- 正常心では，前負荷の増大によって左室拡張末期容積（拡張末期圧）が増加するほど，心拍出量は増加します．一方，**心機能が低下した不全心では，左室拡張期容量が増加しても十分な心拍出量が得られず，さらに増加していくと肺うっ血が出現します．必要とする心拍出量が得られない場合，末梢循環不全を生じて**しまいます．
- Swan-Ganzカテーテルを用いれば，心拍出量と肺動脈楔入圧を同時に測定することができます．肺動脈楔入圧は，左房圧ないし左室拡張末期圧を反映しています．

Forrester分類

- **心拍出量（心係数）と肺動脈楔入圧を測定し，心不全症例を4つのカテゴリーに分けたものがForrester分類**です（図1）．また，定量的ではありませんが，**症状や身体所見の指標で分類できるNohria-Stevenson分類は簡便で汎用さ**れています．

心係数（CI）L/分/㎡	subset I 肺うっ血，末梢低灌流状態の両者ともにみられない群 鎮静薬の使用	subset II 肺うっ血のみられる群 利尿薬，血管拡張薬の使用
2.2	subset III 末梢低灌流のみられる群 輸液 カテコールアミンの使用	subset IV 肺うっ血，末梢低灌流ともにみられる群 IABP，利尿薬，カテコールアミン，血管拡張薬の使用

0　　　　　　　　　　　　　　　　　18　　　　　PAWP（mmHg）

図1 Forrester 分類
心拍出量および肺動脈楔入圧より循環動態を4つのパターンに分類し，治療方法を選択。

ここがポイント　圧測定のポイント

- Forrester分類とは，症例を心係数が2.2L/min/㎡，肺動脈楔入圧18mmHgを限界値と規定して4つのカテゴリーに分けた分類です。
  - subset I：血行動態を急激に変化させる薬剤を使用すべきではありません。
  - subset II：利尿薬，および血管拡張薬が有効であり，肺動脈楔入圧を低下させることで心不全が改善します。
  - subset III：輸液が治療の中心です。
  - subset IV：肺動脈楔入圧の上昇と低心拍出状態であり，強心薬，利尿薬の使用。さらには補助循環が必要になる場合があります。

実際の症例から

- 60歳代の女性。以前から拡張型心筋症を指摘。夜間に突然の呼吸苦を自覚し心不全の診断にて入院。胸部X線（図2）では，両側に肺うっ血像を呈しています。また両側胸水貯留を認めます。Swan-Ganz所見（図3）ではCI1.54（Fick法）でした。
- 以上より，Forrester分類subset IVであり，昇圧薬と利尿薬にて心不全治療を施行。心不全の改善を認めました。

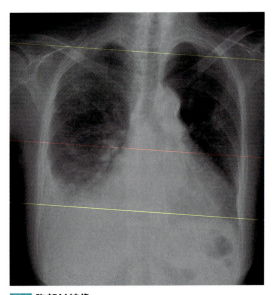

図2 胸部X線像

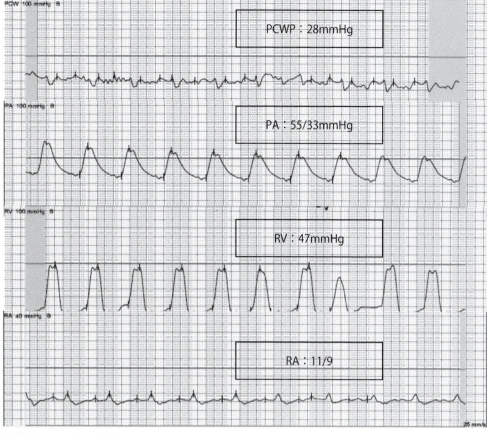

図3 Swan-Ganz所見

肺血栓塞栓症

- 急性肺血栓塞栓症の多くは，**深部静脈血栓症を原因**として認めます。
- 症状，血行動態，血栓の大きさと場所により治療方針を決定していきます。
- **動脈血ガスでの酸素濃度をチェックし，D-dimerの上昇の有無，心エコーでの左室圧排像を伴う右室拡大の有無を評価し，肺高血圧の有無を評価**します。

肺血栓塞栓症を疑った場合

造影CT
- 肺動脈のみならず**頸部から足首まで評価し，血栓の有無を評価**しましょう（図4）。

心臓カテーテル
- 肺動脈造影と右心カテーテルにて，**右心不全と肺高血圧の評価**を行いましょう（図5，6）。
- 以上より，急性肺血栓塞栓症の診断がついたら，治療のアルゴリズム（図7）を参考に治療を決定していきましょう。

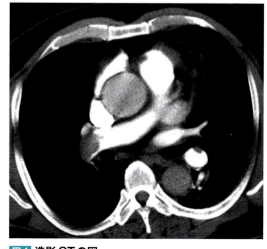

図4 造影CTの図

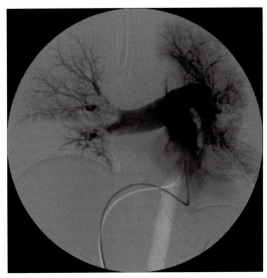

図5 肺動脈造影の図

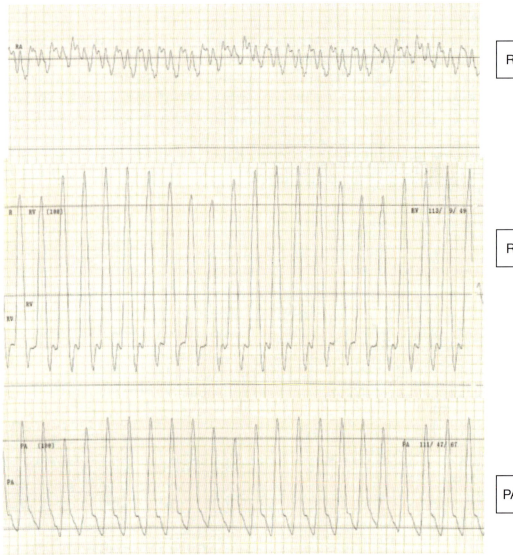

RA：23/16mmHg

RV：113/9mmHg

PA：111/47mmHg

図6 右心カテーテルの図

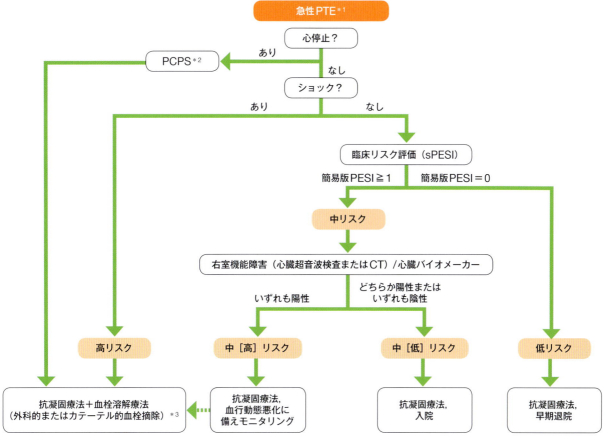

*1：診断されしだい，抗凝固療法を開始する。高度な出血のリスクがある場合など，抗凝固療法が禁忌の場合には下大静脈フィルター留置を考慮する。
*2：施設の設備や患者の状態により，装着するか否かを検討する。
*3：施設の状況や患者の状態により，治療法を選択する。

図7 急性PTEのリスクレベルと治療アプローチ
(Konstantinides SV, et al：Eur Heart J 35：3033-3069, 3069a-3069k, 2014. より改変引用)

④ 右心カテーテルを用いて診断する代表的な疾患：肺動静脈瘻，ASD（部分肺静脈還流異常の合併）

上田知実　榊原記念病院小児循環器科　　高見澤 格　榊原記念病院循環器内科

肺動静脈瘻，ASD（部分肺静脈還流異常の合併）は，右心カテーテルを用いて診断する代表的な疾患といえます。各疾患の診断や治療適応とともに，カテーテル所見について理解を深めましょう。

Point

1. 肺動静脈瘻の病態を理解しましょう。
2. 選択的造影所見と治療適応について把握しましょう。
3. 心房中隔欠損の分類とカテーテル所見を理解しましょう。
4. 静脈洞型では，部分肺静脈還流異常の合併に注意が必要です。
5. 外科的直視下閉鎖術および経皮的欠損孔閉鎖術の適応を把握しましょう。

肺動静脈瘻

- 肺動静脈瘻とは，肺動脈が肺毛細血管を通過せずに肺静脈と連絡する病態をいいます。**単一の肺動静脈間で生じる単純型と，複数の肺動静脈が瘤状構造を形成する複雑型**に分類されます（図1）。
- 先天性の症例では，遺伝性出血性末梢血管拡張症（hereditary hemorrhagic telangiectasia：HHT，Osler病）に合併する肺動静脈奇形によるものが代表的です。自覚症状は少なく，全身倦怠，チアノーゼ，多血，ばち指等の徴候や，検診での異常肺陰影によって発見されることが多いとされています。
- 後天的には，先天性の複雑心奇形に対するグレン手術やフォンタン手術後の特異な血行動態において，**びまん性の肺動静脈瘻**を認めることが知られています。成因は不明ですが，肝血流との因果関係が疑われており，発症早期に肝血流を患部の肺動脈に流す外科的な血行修復を行うことにより，改善を認める症例が存在します（図2）。

カテーテル検査

- 肺動静脈瘻において認められる中心性チアノーゼは，心内での右一左短絡や静脈血の左心系への異常な血行動態による混合によっても生じます。これらの心内奇形が否定されたうえで，病変部位へのカテーテルによる選択的肺動脈造影を行うことにより，肺動静脈瘻の診断が確定します（図3）。

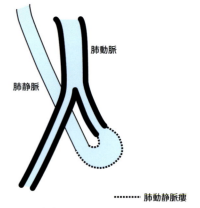

a：単純型

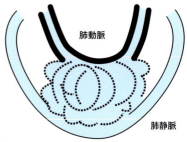

b：複雑型

図1 肺動静脈瘻の分類

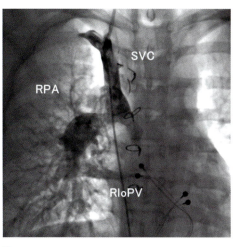 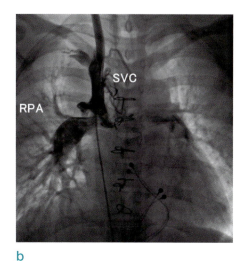

図2 多脾症，完全型房室中隔欠損，下大静脈欠損—奇静脈接続，TCPC術後10代女性症例

a：肺動脈造影において右肺動脈に多発性びまん性の肺動静脈瘻を認める。肝静脈−右肺動脈の血流が制限されていたため，肝静脈−奇静脈吻合術を施行。
b：肺動静脈瘻は改善を認め，右下肺静脈の酸素飽和度は82.4%から97.2%へと改善した。
RPA：右肺動脈　RloPV：右下肺静脈　SVC：上大静脈

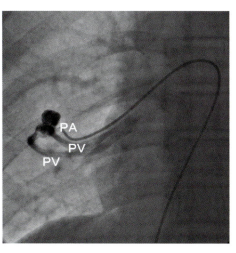 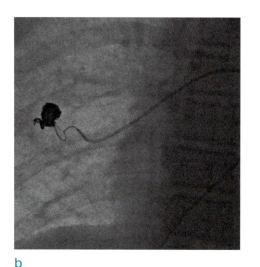

図3 肺異常陰影を指摘された10代男性症例

a：選択的肺動脈造影にて肺動静脈瘻を認める。
b：複数個のコイルを用いて完全塞栓に成功。
PA：流入肺動脈　PV：流出肺静脈

	圧 (mmHg)	酸素飽和度 (%)
上大静脈	〈6〉	58.9
右房	〈5〉	65.6
下大静脈	〈8〉	69.9
右室	24/edp3	65.1
肺動脈	27/12〈17〉	64.9
左肺動脈	27/11〈18〉	64.5
右肺動脈	25/17〈19〉	65.5
左室	106/edp10	79.9
大動脈	105/77〈91〉	78.1

表1 図3症例の心臓カテーテル所見

右心系データは有意な所見を認めない。左室，大動脈における酸素飽和度の低下を認める。

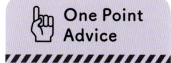

One Point Advice

心臓カテーテル所見では，右心系のデータに異常を認めませんが，肺動脈血が酸素化されずに肺静脈へ流れるため，肺静脈・左房・左室・大動脈における酸素飽和度の低下を呈します（表1）。

治療

- 有意な症状（チアノーゼや呼吸困難，奇異性塞栓の既往など）を呈した症例および無症状であっても，流入動脈が2〜3mm以上の直径を有する場合には，将来的な脳梗塞，脳膿瘍等の合併症の危険性を加味し，治療適応ありと考えます。従来は外科的な動静脈瘻結紮，切除が行われていましたが，デバイスの改良により，現在はコイルや血管閉鎖栓を用いた経カテーテル塞栓術がより推奨されています。流入する動脈の太さ，形態，分岐等を総合的に判断し治療方法を選択しましょう（図3b）。

心房中隔欠損

- 心房中隔欠損は出生1,000人に1人の割合で認められ，全先天性心疾患中の7〜13％といわれています。小児期はほぼ無症状で経過する症例が多く，健診での心雑音や心電図異常で発見されることが多いです。30代以降になると労作時の息切れや易疲労症状が出現します。欠損の部位により二次孔欠損型（ostium secundum defect），一次孔欠損型（ostium primum defect），静脈洞型（sinus venosus defect），単心房型（common atrium）に分類されます。静脈洞型はさらに上位欠損型，下位欠損型，冠静脈洞型に分類されます（図4）。

カテーテル検査

- 診断は経胸壁心エコーをはじめとした非侵襲的検査で可能ですが，カテーテル検査は手術適応の判定，合併症および肺高血圧の評価に有用です。通常，バーマンカテーテル（側孔）1本で診断カテーテルは可能であり，右房内でカテーテル先端を左後上方に進めることにより，心房中隔欠損孔を通過し，肺静脈，左心系の心内圧，酸素飽和度測定が可能となります。

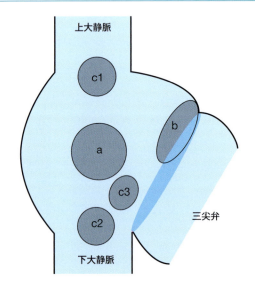

図4　心房中隔欠損症の各型
a：二次孔欠損型　b：一次孔欠損型　c：静脈洞型
（c1：上位欠損型　c2：下位欠損型　c3：冠静脈洞型）

ここがポイント　圧測定のポイント

- 混合静脈血の指標となる上大静脈の酸素飽和度測定は，心房間シャント血流の影響を受ける可能性があるため，高位でサンプルを行ってください。心房内で酸素飽和度の有意な上昇（O_2 step up）を認めます。
- 左─右短絡が多い場合，相対的肺動脈狭窄として，右室─肺動脈間で圧較差を生じることがあります。通常，大きな心房中隔欠損では，心房間に圧較差を認めません。

- 酸素飽和度，内圧所見をもとに肺体血流量比（Qp/Qs），肺血管抵抗（PVR）を後述の式により求め，治療適応を判断します（表2）。

Qp/Qs＝（大動脈酸素飽和度－混合静脈血酸素飽和度 %）/（肺静脈血酸素飽和度－肺動脈血酸素飽和度 %）

PVR index（Wood単位・m^2）＝（平均肺動脈圧－平均左房圧 mmHg）/Qp（L/分・m^2）

肺血流量Qp（L/分・m^2）＝酸素消費量（mL/分・m^2）/（肺静脈血酸素含有量－肺動脈血酸素含有量 mL/L）

血液酸素含有量（mL/L）＝血液ヘモグロビン濃度（g/dL）x 酸素飽和度（%）x 1.36 x 0.001

※小児循環器領域においては肺血流量Qpを体表面積で割ったインデックス（L/分・m^2）で算出することが多く，肺血管抵抗についても同様にPVR index（Wood単位・m^2）を用いることが多いです。

	圧（mmHg）	酸素飽和度（%）
高位上大静脈	〈8〉	67.8
右房	〈7〉	84.9
下大静脈	〈8〉	72.4
右室	32/edp9	83.9
肺動脈	26/11〈18〉	83.6
左肺動脈	24/12〈15〉	82.5
右肺動脈	28/11〈16〉	83.4
左肺静脈	〈11〉	98.3
右肺静脈	〈12〉	98.6
左房	〈11〉	97.5
左室	97/edp12	97.5

表2 二次孔欠損型心房中隔欠損症の心臓カテーテル所見（10代男性症例）

心房内で酸素飽和度の有意な上昇（O_2 step up）を認める。Qp/Qs=1.8，PVR index 1.2 wood単位・m^2
注：計算には酸素消費量＝160mL/m^2・分，Hb 14.0g/dLを使用。

- **手術適応**：肺血流増多に伴う明らかな右心系の負荷所見がある場合（Qp/Qs＝1.5以上を参考とします）には，手術適応と判断します。肺高血圧を呈している症例については，PVR＜2.3（PVR index＜4）で修復可能，PVR 2.3〜4.6（PVR index 4〜8）では，酸素や一酸化窒素，薬物による負荷試験を行い，肺血管の反応性を評価するという指針が示されています。肺高血圧薬の進歩に加え，低侵襲で安全な経皮的欠損孔閉鎖術が可能となってきたことから，今後，心房中隔欠損に合併した肺高血圧に対する閉鎖基準は，変化していく可能性があります。
- **心血管造影**：心房中隔欠損単独の場合は，必ずしも心血管造影を必要としませんが，心収縮能の低下や僧帽弁閉鎖不全が合併している場合は，左房経由で心室にカテーテルを留置し，左室造影で評価します。また，欠損孔の確認目的で右上肺静脈造影（4 chamber view：LAO 25〜50°＋ Cranial 25〜30°）を行います（図5）。

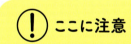

ここに注意

部分肺静脈還流異常の合併が疑われる静脈洞型の症例では，還流部位が不明瞭な肺葉に対して選択的肺動脈造影を行い，合併の有無を評価する必要があります。還流異常を呈する部位では，カテーテルが静脈系から直接肺静脈に挿入され，同部位での酸素飽和度上昇を認めます（図5）。

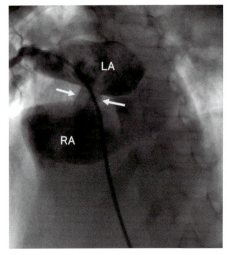

a：二次孔欠損型
心房中隔の中央（矢印間）に欠損孔が描出される。
LA：左房　RA：右房

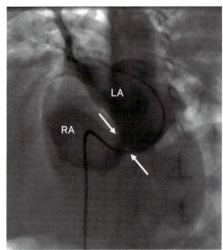

b：一次孔欠損型：心房中隔下部に欠損孔（矢印間）が描出される。

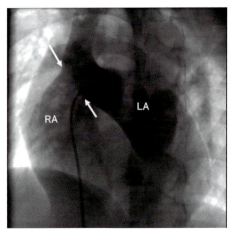

c：静脈洞型（上位欠損型）：右上肺静脈にカテーテルが挿入されず左房造影となっている。カテーテルは上方に偏位し心房中隔上部（矢印間）に欠損孔が描出される。

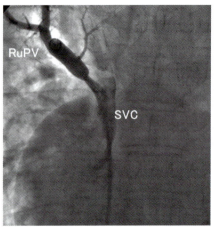

d：静脈洞型（上位欠損型）に合併した右上部分肺静脈還流異常：上大静脈に異常還流する右上肺静脈が，逆行性に造影される。本症例では，上大静脈での酸素飽和度上昇を認めた。
RuPV：右上肺静脈　SVC：上大静脈

図5　造影所見

治療

- 治療法として従来から外科的直視下閉鎖術（直接閉鎖もしくはパッチ閉鎖術）が行われてきましたが，二次孔欠損型のうち体重15kg以上，径38mm以下の前縁を除く辺縁組織が5mm以上存在する適応症例に対しては，閉鎖栓を用いた経皮的欠損孔閉鎖術が選択可能であり，合併症が少なく手術治療同等の成績が得られるとされています。現在，日本で認可されている閉鎖栓は，AMPLATZER™ Septal OccluderおよびOcclutech Figulla® Flex II閉鎖栓の2種類となっています（図6）。

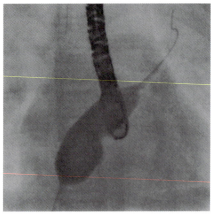
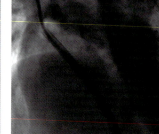

a　　　　　　　　　　　　　　　b

図6　経皮的欠損孔閉鎖術

a：図5a症例（10代女性）に対して，経食道エコーとサイジングバルーンによるストップフロー法を用いて心房中隔欠損孔を計測し，18mm径と診断。
b：同症例に，19.5mmサイズ閉鎖栓を用いて閉鎖術を施行し，シャントが消失した。

VI

左心カテーテル

VI

1 左室造影，大動脈造影

氏家勇一　うじいえ内科クリニック

エコーやCTなどの非侵襲的画像診断の進歩に伴い，左室造影および大動脈造影の必要性はめっきり少なくなっていますが，カテーテル手技の基本の1つとして正しいやり方を身に付けることは必要です．将来，経皮的大動脈弁置換術（transcatheter aortic valve replacement：TAVR）などを見据えた場合には必須の習得技術です．

まずはこれだけ押さえよう

Point

1. アプローチ部位の動脈の状態（閉塞，狭窄の有無），大動脈瘤の有無を事前に可能なかぎりチェックしましょう．
2. 左室内にカテーテルを挿入する際には，左室内血栓の有無を心エコーで必ずチェックしておきましょう．
3. 3つの大動脈冠尖の立体的位置関係をよく理解しましょう．
4. 左室にピッグテールカテーテルを挿入する際，右冠尖と左冠尖の間または右冠尖と無冠尖の間を通すイメージで操作すると，スムーズに入ります．
5. R波同期の心電図モニター音に合わせて押し込むようにすると，大動脈弁の開いた瞬間に左室内にカテーテルを挿入できます．
6. 期外収縮の出にくい位置で左室造影を行います．

左室造影および大動脈造影の実際

アプローチ部位の選択

- 大腿動脈アプローチでも上肢（橈骨動脈，上腕動脈）からのアプローチでも穿刺部位の動脈の状態（硬さ，狭窄・閉塞の有無など）は事前に触診し，できればエコーなどでチェックしておきましょう．
- 大腿動脈からアプローチする場合には，腹部大動脈瘤や胸部大動脈瘤の有無をCTなどで可能な限りチェックしておきましょう．

使用カテーテル

- 左室造影には，一般的に**ピッグテールカテーテルまたはマルチパーパスカテーテル**が使用されます．4～5Frのピッグテールカテーテルを左室内に挿入し，インジェクターで造影剤総量30～40mLを8～12mL/秒程度で注入して，左室造影を行います．

> **⚠ ここに注意**
>
> 左右上肢（橈骨動脈，上腕動脈）からアプローチする際には，最低限，血圧の左右差を確認し，鎖骨下動脈の狭窄や閉塞がないことを事前にチェックしておきましょう．

- 大動脈造影は**4～5Frのピッグテールカテーテル**を描出した部位の近くに留置し，インジェクターを用いて造影剤総量30～40mLを10～15mL/秒程度で注入して行われます。

撮影方向
- 大動脈閉鎖不全症の評価にはRAO30°，上行～弓部大動脈の評価にはLAO60°，胸部下行～胸部大動脈，腎動脈の評価には正面が適しています。腹腔動脈や上腸間膜動脈の起始部の評価には側面像が適しています。

左室内へのカテーテル挿入方法
手順
①ガイドワイヤーを先行させて，ピッグテールカテーテルを大動脈弁付近まで進めます。
②ガイドワイヤーをカテーテル内に引いて，カテーテル尖端をピッグテールの形状にし，大動脈弁が開いたときに大動脈弁口を通します。ガイドワイヤーは抜いてしまって圧波形を出しながらカテーテルを挿入してもかまいませんが，**カテーテル内にガイドワイヤーを残したままのほうが操作はしやすい**です。うまく大動脈弁口を狙うには，**大動脈冠尖の立体的位置関係をよく理解しておくことが大切**です。

通常は，RAO viewで画面左側に無冠尖（noncoronary cusp：NCC）が位置し，画面右側に右冠尖（right coronary cusp：RCC）と左冠尖（left coronary cusp：LCC）が重なって位置します。画面の奥がLCCです。LAO viewでは画面右側にLCCが位置し，画面左側にRCCとNCCが重なって位置します。画面の奥がNCCです。

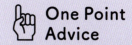

左室拡大が著明な場合や僧帽弁逆流が強い場合には，造影剤総量を多めにしたほうがきれいに造影されます。逆に肥大心などで左室内腔が狭小化している場合には，造影剤総量および注入速度を落としたほうが期外収縮が出にくく，きれいな造影が得られます。撮影方向は，通常RAO30°およびLAO60°の2方向で行われます。

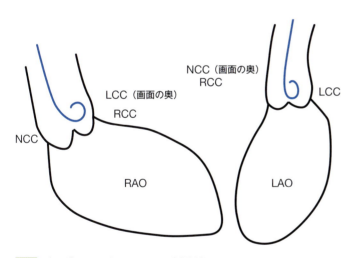

図1 ピッグテールカテーテルの挿入法-1
RAO viewおよびLAO viewにおける大動脈冠尖の位置関係。RCCとNCCの間，またはRCCとLCCの間に挿入するイメージでカテーテルを操作する。
RCC：右冠尖，LCC：左冠尖，NCC：無冠尖

ここがポイント
- Biplane装置で2方向から確認しながらカテーテルを操作すると，より大動脈冠尖との位置関係はわかりやすくなります（**図1**）。

- RAO viewでNCC内にピッグテールカテーテルが位置する場合，いくら押しても左室内に入ることはありません。冠尖内からカテーテルを引き抜き，RCCとNCCの間またはRCCとLCCの間にカテーテルを押し込むイメージをもつと，スムーズに左室内に挿入することができます。

ここがポイント

- このときに大動脈弁の解放に合わせてカテーテルを押し込むと，左室内にスムーズに挿入することができます。R波同期の心電図モニター音に合わせてカテーテルを押すと，ちょうどよいタイミングになります。

③以上の方法で挿入できない場合には，RAO viewで画面右側の冠尖（少し半時計に回してLCCを狙う）にピッグテールカテーテルを入れ，強めに押しつけながら時計方向に回転を加えていくと，LCCとRCCの間またはRCCとNCCの間でカテーテルがポンと左室内に挿入される場合があります（図2）。

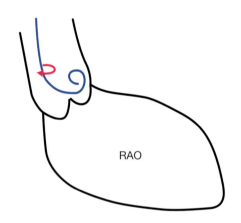

図2 ピッグテールカテーテルの挿入法-2
RAO viewで，LCC内でピッグテールカテーテルを押しつけながら時計方向に回転をかける。

ここがポイント

- このとき左室にカテーテルが入った瞬間にタイミングよくカテーテルのたわみを取ってやらないと左室を刺激し期外収縮が多発します。

④それでも入らない場合は，ガイドワイヤーで大動脈弁口を狙って通過させた後にピッグテールカテーテルを挿入します。

⑤大動脈弁狭窄症の場合は上記の方法での挿入は困難であり，**Amplatz leftやJudkins rightなどのカテーテルで方向性をもたせ，ストレートワイヤーで大動脈弁口を狙うとガイドワイヤーを通過させやすくなります**（図3）。ガイドワイヤーが大動脈弁口を通過したら，カテーテルを左室に挿入し，300cmのガイドワイヤーに交換し，さらに挿入したカテーテルを抜いてピッグテールカテーテルに交換します。

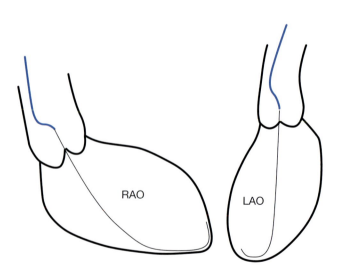

図3 ピッグテールカテーテルの挿入法-3
Amplatz left（ほかにJudkins right，マルチパーパスなどでもよい）で方向付けし，ストレートワイヤーで大動脈弁口を狙ってガイドワイヤーを通し，Amplatzカテーテルを左室内へ挿入。続いてガイドワイヤーを300cmのものに交換し，Amplatzカテーテルをピッグテールカテーテルに交換する。

⑥左室内でピッグテールカテーテルが中隔に向いていると期外収縮が出やすく，また僧帽弁腱索に引っかかると人為的な僧帽弁逆流をきたしてしまうため，左室内にピッグテールが入ったらやや反時計方向に回転を加え，図4のような位置にカテーテルを置くとよいでしょう。

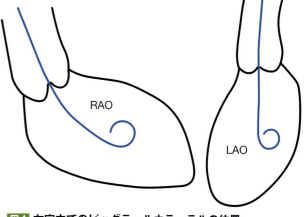

図4 左室内でのピッグテールカテーテルの位置
心室中隔方向を避け，僧帽弁腱索に引っかからない位置に置く。

One Point Advice

重症の大動脈弁狭窄症ではカテーテル操作に伴い，脳塞栓症の危険性があるため，原則として診断のために左室内へのカテーテル挿入は行ってはいけません。非侵襲的画像診断が発達した現在においては，大動脈弁狭窄症の診断は心エコーなどで十分に行えます。

大動脈造影のカテーテルの位置と撮影方向

- 大動脈弁閉鎖不全症の診断と評価は心エコーでなされることが多く，大動脈造影は必須ではありませんが，方法は知っておく必要があります。
- 大動脈閉鎖不全症の評価にはRAO30°，上行〜弓部大動脈の評価にはLAO60°，胸部下行〜胸部大動脈，腎動脈の評価には正面が適しています。腹腔動脈や上腸間膜動脈の起始部の評価には側面像が適しています。

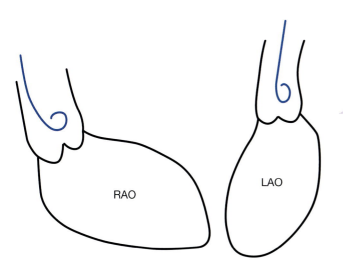

One Point Advice

大動脈弁閉鎖不全症の評価の際のピッグテールカテーテルの位置は，大動脈弁に押しつけ過ぎると人為的な逆流をきたし逆流を過大評価してしまい，大動脈弁から離れすぎると逆流を過小評価してしまいます。大動脈冠尖にカテーテルを当ててから若干引き，図5のように大動脈弁口の中心にカテーテルがくるような位置に置くのがよいでしょう。

図5 大動脈弁閉鎖不全症の評価のためのピッグテールカテーテルの位置

VI-2 左室造影，大動脈造影の評価

小松宣夫　太田西ノ内病院循環器内科

左室造影では，左室容積の計測や僧帽弁閉鎖不全症の重症度判定を，上行大動脈造影では大動脈弁輪拡張症などの診断を行います．左室造影，大動脈造影の評価法について説明します．

Point

1. 左室造影では，左室容積の計測，左室壁運動の評価のほか，僧帽弁閉鎖不全症の重症度判定などを行います．
2. 上行大動脈造影により，胸部大動脈瘤やMarfan症候群にみられる大動脈弁輪拡張症（annuloaortic ectasia：AAE）などが診断できます．
3. 大動脈弁閉鎖不全症の重症度評価は，主流である心エコー検査のほか，上行大動脈造影も有用です．

左室造影の評価法

左室容積の計測法

- 図1，図2に実際の左室造影像（RAO 30° view，LAO 60° view）を示します．
- 左室容積の計算には，**area-length法**または**Simpson法**が用いられます．現在は専用の解析用コンピュータソフトを使用し，拡張末期と収縮末期の心内膜面をトレースすると自動的に計算できます（図3）．

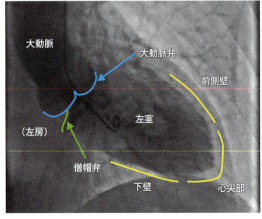
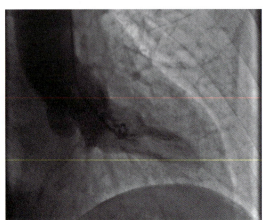

a：拡張期　　　　　　　　　　　　　　b：収縮期

図1　左室造影像（RAO 30° view）

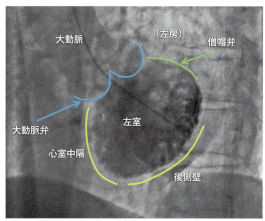
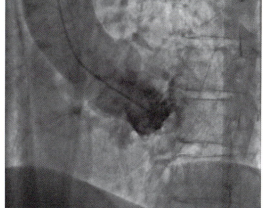

a：拡張期　　b：収縮期

図2 左室造影像（LAO 60° view）

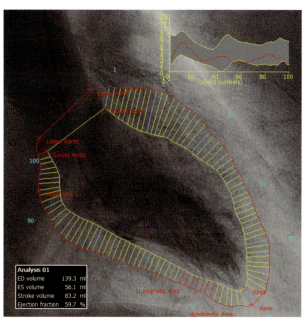

図3 コンピュータソフトによる左室造影の解析例

左室造影から求められる計測値

①左室拡張末期容積（left ventricular end-diastolic volume：LVEDV），
　左室拡張末期容積係数（left ventricular end-diastolic volume index：LVEDVI）
②左室収縮末期容積（left ventricular end-systolic volume：LVESV），
　左室収縮末期容積係数（left ventricular end-systolic volume index：LVESVI）

$$LVEDVI = LVEDV / 体表面積（body\ surface\ area：BSA）：正常値\ 50〜95mL/m^2$$
$$LVESVI = LVESV / 体表面積（BSA）：正常値\ 20〜35mL/m^2$$

③一回拍出量（stroke volume：SV）

$$SV = LVEDV − LVESV：正常値\ 60〜130mL$$

④左室駆出率（left ventricular ejection fraction：LVEF）

$$LVEF =（LVEDV−LVESV）/ LVEDV × 100（\%）$$
正常値 60〜70%

左室壁運動の評価法

- 左室壁運動の評価法には，視覚的に評価する方法とコンピュータソフトを用いて定量的に評価する方法があります．
- Hermanの分類による左室壁運動の視覚的評価法を示します（図4）．
- AHA分類による左室造影の各分画と壁運動の記載法を示します（図5）．
- 左室壁運動の定量的評価の代表は，センターライン法です（図6）．

> **ここに注意**
>
> 虚血性心疾患では冠動脈の支配領域に応じて左室の局所壁運動異常（asynergy）がみられるため，asynergyの評価は冠動脈支配と関連づけて行うことが臨床的に重要です．

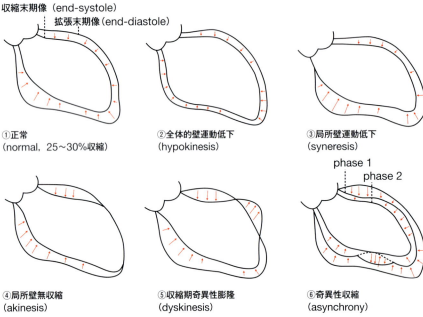

図4 Hermanの分類による壁運動の評価（Herman，1969年）

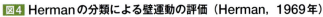

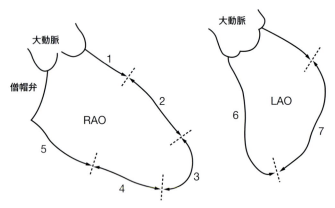

a：AHA分類による左室造影の各分画

Contractility Segment	Normal	Reduced	None	Dyskinetic	Aneurysmal	Undefined
1. Anterobasal						
2. Anterolateral						
3. Apical						
4. Diaphragmatic						
5. Posterobasal						
6. Septal wall						
7. Posterolateral						

b：壁運動の記載法

図5 AHA分類による左室造影の各分画と壁運動の記載法

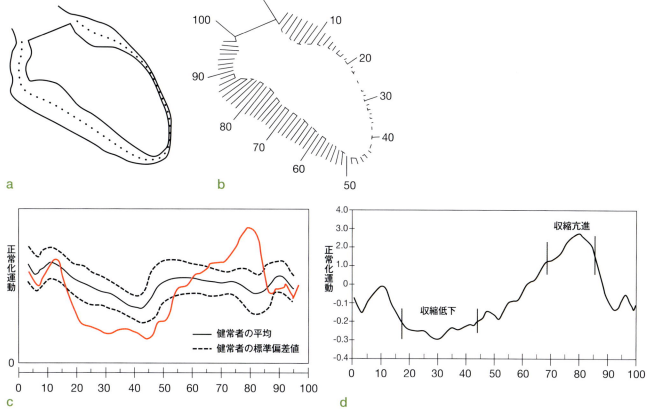

図6 センターライン法による壁運動の定量的評価
a：拡張末期と収縮末期の輪郭線をトレースし，中線（センターライン）を作成。
b：センターラインを100等分して各々の垂直方向の収縮距離（コード）を測定。
c：コードを拡張末期周長で除して補正し，shortening fractionを求め，プロット（—）。
d：患者のshortening fractionを健常者の平均および標準偏差で補正しプロット（—）。マイナスは収縮低下，プラスは収縮亢進を意味する。

AHA分類での局所壁運動異常

- reduced（hypokinesis）：壁運動の局所的低下。壁運動低下の程度により，mild，moderate，severeと表記し，全周性の低下は，diffuseと表記します。
- none（akinesis）：壁運動の局所的な無収縮。
- dyskinesis（paradoxical motion）：壁運動の局所的な収縮期外側運動。noneよりも，より高度な壁運動の障害を意味します。
- aneurysmal：左室壁の局所的な瘤状突出。dyskinesisとの違いは，拡張期にも変曲点をもって瘤状の突出がみられる点です。

冠動脈支配と各segmentの関係

- segment 1：前壁基部（anterobasal segment）：LADまたはLCXの近位部の分枝。
- segment 2：前側壁（anterolateral segment）：LADおよび対角枝。
- segment 3：心尖部（apical segment）：LADの遠位部，RCAの後下行枝。
- segment 4：下壁（inferior segment）：RCAの後下行枝（左優位の場合にはLCX）。
- segment 5：後壁基部（posterobasal segment）：RCAのposterolateral branchとLCX本幹の末梢部。
- segment 6：心室中隔（septal segment）：前方3/5から4/5はLADの中隔枝，後方1/5から2/5は後下行枝。
- segment 7：後側壁（posterolateral segment）：前方3/5から4/5はLADの中隔枝，後方1/5から2/5は後下行枝。

僧帽弁閉鎖不全症の重症度評価

- 僧帽弁閉鎖不全症の診断は心エコー検査が主流ですが，**左室造影により僧帽弁逆流の重症度を視覚的に評価する場合にはSellers分類が用いられます**（図7）。
- **左房が著明に拡大している患者では，逆流の程度を過小評価してしまう可能性があり注意が必要です。**

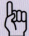 **One Point Advice**

収縮期に左房へ血液が逆流すると左室の後負荷が低下するため，僧帽弁閉鎖不全症患者では，左室収縮性の低下がマスクされてしまうことを知っておきましょう。

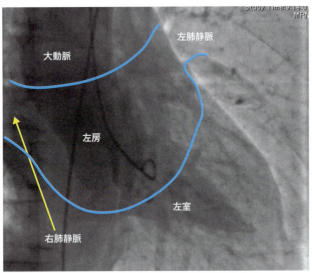

a：RAO 30° view

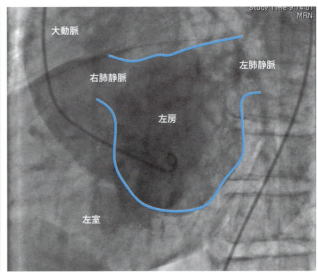

b：LAO 60° view

図7 僧帽弁閉鎖不全症（Sellers Ⅳ度）の左室造影像
左房の拡大と，肺静脈への逆流を認める。

僧帽弁閉鎖不全症のSellers分類

- Ⅰ度：ジェット状の逆流がみられ，左房がわずかに造影されますが速やかに消失します。
- Ⅱ度：数拍後に左房全体が造影されます。
- Ⅲ度：左房と左室が同程度に造影されます。
- Ⅳ度：左房が左室よりも濃く造影され，肺静脈への逆流もみられます。

上行大動脈造影の評価法

- 上行大動脈造影により，胸部大動脈瘤やMarfan症候群にみられるAAEなどの診断が可能です（図8）。
- 大動脈弁閉鎖不全症の重症度評価は心エコー検査が主流ですが，**上行大動脈造影も有用**です（Sellers分類）。

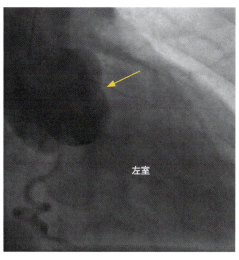
a：RAO 30°view

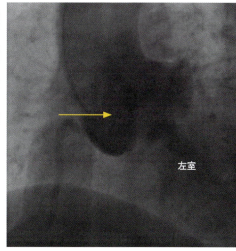
b：LAO 60°view

図8 Marfan症候群のAAE症例の大動脈造影像
大動脈弁輪部の著明な拡大（矢印）を認める。

大動脈弁閉鎖不全症のSellers分類（図9）
- Ⅰ度：ジェット状の逆流がみられ，収縮ごとに左室の造影剤が消失します。
- Ⅱ度：左室全体が淡く造影されます。
- Ⅲ度：左室と大動脈が同程度に造影されます。
- Ⅳ度：左室が大動脈よりも濃く造影されます。

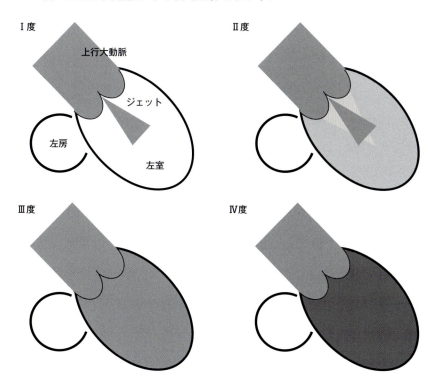

図9 大動脈弁閉鎖不全症のSellers分類

3 左心カテーテルによる圧記録と右心カテーテルとの同時圧記録

納口英次　心臓血管研究所付属病院ME室

心内圧の記録は，造影とともに心臓カテーテル検査では車の両輪のようなものです。圧を解析することにより，血行動態を客観的に評価します。この結果が治療方針を左右することから，病態を理解し，良好な条件での圧記録と正確な圧解析が必要となります。

Point

1. 圧記録と解析にはピットホールがあります。
2. 基本となる心機図を今一度理解することにより，病態がみえてきます。
3. 圧較差を正確に評価するには同時圧を用いましょう。
4. カテーテルで算出する圧較差は平均圧較差を使用し，弁口面積は圧較差に反比例し心拍出量に比例します。
5. 圧を評価しながらカテーテル治療を行う場合は，手技手順を十分理解し治療前後で正確な圧解析をしましょう。

正常波形と圧の計測点

左室圧（図1a）

収縮期圧（systolic：S）（正常値80～120mmHg）
- 左室収縮のピークを計測します。**高血圧や大動脈弁狭窄症など心室後負荷の増大によって上昇**します。

拡張期終期圧（end diastolic pressure：EDP）（正常値5～12mmHg）
- 心室拡張が終了し，次の収縮開始直前の圧がEDPです。**心室前負荷の程度を反映し，この数値は心機能を表すパラメーターの1つとなります。**

大動脈圧（図1b）

収縮期圧（S）（正常値90～130mmHg）
- 大動脈圧のピークを計測します。**高血圧など末梢の血管抵抗が増大する場合や，末梢に狭窄を認める症例で上昇**します。**高度の大動脈弁狭窄を認め，血流量が低下すると収縮期圧も低下**します。

拡張期圧（D）（正常値60～90mmHg）
- ピークを越え切痕（dicrotic notch）に続いて緩やかに下降した最も低い点。**大動脈弁に閉鎖不全を認めると拡張期圧が低下**します。

平均圧（mean：M）（正常値70～100mmHg）
- 心拍の動脈圧波を平均化したもの。

> **ここがポイント**
> - 正常例でも拡張終期に多くの血液が充満されていますが，十分に内腔が拡張するためEDPの上昇が抑えられています。

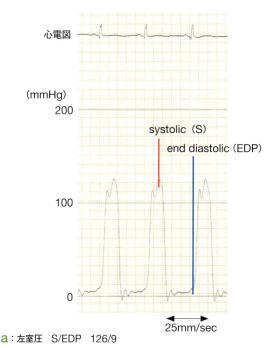

a：左室圧　S/EDP　126/9

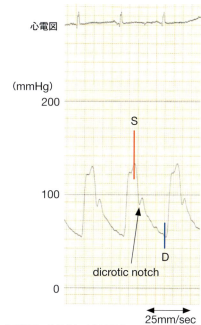

b：大動脈圧　S/D/M　131/56/85

図1　正常圧波形

左室と大動脈の圧較差

- 左室圧と大動脈圧を記録することにより，大動脈弁の圧較差が算出できます。

算出方法
①左室圧から大動脈へ引き抜きを記録する方法（図2a）
②左室圧と大動脈を同時記録する方法（図2b）

算出する圧較差
- 左室と大動脈のピーク同士の圧較差（peak to peak gradient：PPG）と収縮期平均圧同士の圧較差（aortic mean gradient：AMG）。
- 左室へのアプローチは通常大動脈弁を通過させて挿入する方法を用いますが，弁に狭窄を有する場合は挿入が困難なことが多いです。また，中等度以上の大動脈弁狭窄症では挿入にリスクを伴うため，当院では無理に行わないことにしています。
- 術前評価など圧較差を算出する必要がある場合は，**心房中隔穿刺法（Brockenbrough法）により右房から左房，左室へとカテーテルを進め，大動脈との同時圧を測定**します。最近では圧ワイヤーシステムを利用し，**圧ワイヤーを左室に挿入して同時圧を測定する方法**も注目されており，有用です（図2b）。

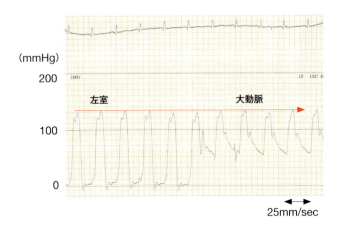
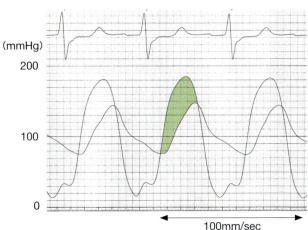

a：左室から大動脈への引き抜き
左室と大動脈のピークを観察。大動脈弁レベルの圧較差を認めない。

b：左室と大動脈の同時圧測定（大動脈弁狭窄症）
圧ワイヤーシステムを用いて，左室と大動脈の圧較差を測定。peak to peak gradient 37mmHg, mean gradient 32mmHg, AVA 0.8cm^2。

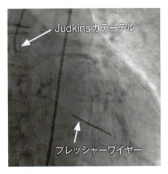

c：圧ワイヤーを用いた同時圧測定

図2 左室と大動脈の圧較差

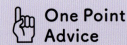

One Point Advice

圧較差の計算は，同じ時相で評価できる同時圧が理想的です。左室圧引き抜きを行う場合は同時相ではないことを考慮し，R-Rが変動する場合は，同じ先行R-Rが等しい心拍の波形を使用し圧較差を算出するのがよいでしょう。

左房（肺動脈楔入圧）と左室との圧較差（図3）

- 左房圧の代用として利用される肺動脈楔入圧（pulmonary capillary wedge pressure：PCWP）と左室を記録することにより，僧帽弁レベルの拡張期圧較差（mitral mean gradient：MMG）を算出できます。
- 同時圧での測定が望ましいですが，別々に記録した波形からポリグラフ上で重ね合わせ算出することもできます。このときも**R-Rが変動する場合は，同じ先行R-Rが等しい心拍の波形を使用し圧較差を算出**しましょう。また心房圧を記録するため，記録は安静呼気時停止で行うようにしましょう。

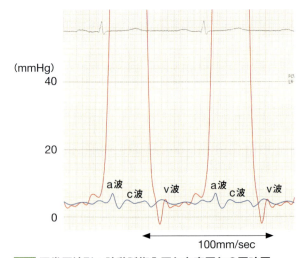

図3 正常圧波形：肺動脈楔入圧と左室圧との同時圧
左室圧と肺動脈楔入圧の拡張期レベルを観察。図はほぼ重なり，僧帽弁レベルの圧較差を認めない。

弁口面積の算出

- 大動脈弁や僧帽弁の圧較差が測定されると，この圧較差と弁口を通過する血液量（心拍出量）から弁口面積を算出することができます。この計算式を**Gorlinの式**とよび，心臓カテーテル検査における弁口面積の標準的な方法です。**弁口面積は圧較差に反比例し，血液量に比例**します。

$$\text{弁口面積} = \text{血液量} / \text{圧較差}$$

大動脈弁口面積 ＝（心拍出量／収縮期駆出時間）／44.5√大動脈弁平均圧較差
　　収縮期駆出時間 ＝ 1心拍の収縮期駆出時間×心拍数
　　大動脈弁平均圧較差 ＝ 左室収縮期平均圧 － 大動脈収縮期平均圧
僧帽弁弁口面積 ＝（心拍出量／拡張期充満時間）／31√僧帽弁平均圧較差
　　拡張期充満時間 ＝ 1心拍の拡張期充満時間×心拍数
　　僧帽弁平均圧較差 ＝ 左房拡張期平均圧 － 左室拡張期平均圧

特徴的な圧波形

拡張期終期圧（EDP）の上昇（図4）
- 心房収縮のa波を強く反映して，心室にも大きなa波を形成するパターン（図4a）。肥大型心筋症などの心室の硬化が進行した状態です。
- a波の影響をあまり受けないパターン（図4b）。虚血などにより心機能が低下した状態で，多くみられます。

大動脈弁閉鎖不全症（図5）
- 拡張期に大動脈弁が完全に閉鎖されないために，大動脈から左室へ逆流する状態です。
- 動脈圧波形は上行脚の立ち上がりが急峻で拡張期圧が低く，脈圧が大きくなります。また，dicrotic notchが低位あるいは不明瞭化，あるいは消失する場合もあります（図5）。
- **大動脈への逆流による容量負荷を生じるとEDPが上昇**します。

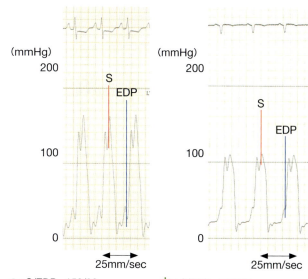

a：S/EDP　158/30　　b：S/EDP　110/38

図4 左室拡張末期圧（EDP）の上昇

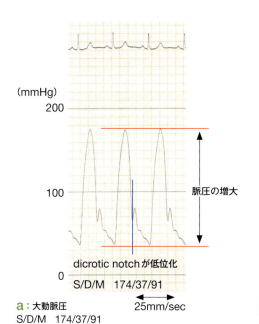

a：大動脈圧
S/D/M　174/37/91

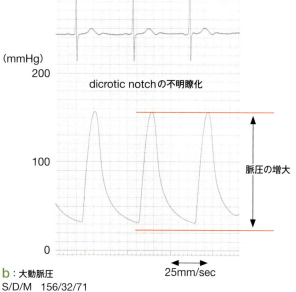

b：大動脈圧
S/D/M　156/32/71

図5 大動脈弁閉鎖不全症

僧帽弁閉鎖不全症（図6）

- 収縮期に僧帽弁が完全に閉鎖されないために，左室から左房へ逆流をする状態です。逆流の程度によりますが，肺動脈楔入圧の心房充満にて形成されるv波の増高がみられます。**逆流量が大きい場合は，著明な僧帽弁圧較差を認めます。**

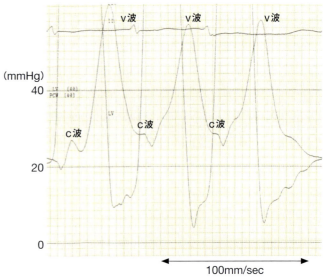

図6 僧帽弁閉鎖不全症（肺動脈楔入圧と左室圧との同時圧）
心房細動のため肺動脈楔入圧（PCWP）のa波は消失している。左室圧（LV）との同時圧にて，PCWが58/37でLVは120/16。収縮期に生じる僧帽弁逆流により，巨大なv波（58mmHg）が形成された。

僧帽弁狭窄症（図7）

- 僧帽弁が十分に開かなくなり，左房から左室への血流が障害される状態です。肺動脈楔入圧は軽症例では正常範囲内ですが，狭窄が進行し僧帽弁弁口面積が2cm^{2}以下になると6〜12mmHg以上となり，ときに25〜30mmHg以上にも達することがあります。

ここがポイント

- 肺動脈楔入圧あるいは左房圧と左室圧との同時記録を行い，拡張充満期に圧較差を認めます。平均圧較差と心拍出量から弁口面積を算出します。

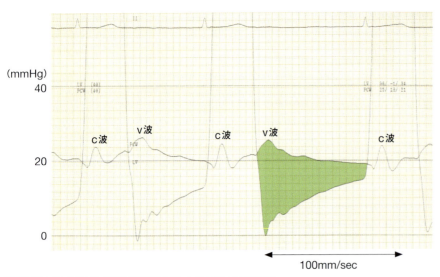

図7 僧帽弁狭窄症（肺動脈楔入圧と左室圧との同時圧）
心房細動のため肺動脈楔入圧（PCWP）のa波は消失している。左室圧（LV）との同時圧にてPCWPが24/21で，LVは96/12であった。この結果より，僧帽弁拡張期圧較差（MMG）は12mmHgが算出された。熱希釈法での心拍出量が4.28L/minであり，僧帽弁口面積は0.9cm^{2}を示した。

大動脈弁狭窄症（図8）

- 大動脈弁狭窄症の重症度の評価に，カテーテルを左室内に挿入して大動脈弁へと引き抜いて圧較差を算出した症例です。左室圧と大動脈圧（図8a），引き抜き圧（図8b）を示します。左室圧のピークは明らかに上昇し，大動脈圧は狭窄のため立ち上がりが緩やかになり，ピークまでの時間が正常では100msec程度が200msecと遅れました。

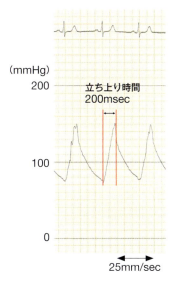
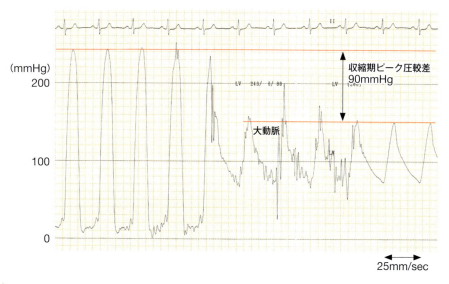

a：大動脈圧

図8 大動脈弁狭窄症

b：左室から大動脈への引き抜き
解析結果はLV243/25，Ao153/78/105で大動脈弁収縮期ピーク圧較差は90mmHg，収縮期平均圧較差（AMG）は73mmHgと算出。熱希釈法によるCOは3.93L/minで大動脈弁口面積は0.5cm。

- 高度の大動脈弁狭窄症（AVA 0.6cm^{2}以下）では，左心カテーテルの引き抜きの際に動脈圧が上昇するという報告があります。左室カテーテル引き抜き中の動脈収縮期圧の上昇は，すでに狭くなっている大動脈弁口が逆行性カテーテルにより部分的に閉塞され，カテーテルの引き抜きによりこの閉塞が解除されたためと報告されました。

ここがポイント

- 圧較差の程度は手術の指標として重要ですが，左室機能が低下している場合には圧較差だけで評価すると過小評価になってしまうので，弁口面積を算出します。

末梢動脈疾患（図9）

- 大動脈や末梢動脈に狭窄を認める際にカテーテルを挿入して引き抜きを行い，狭窄部前後の圧較差を算出します。**狭窄部が複数ある場合は，透視下でカテーテルの位置と圧波形を確認しながらゆっくりと引き抜き，圧が大きく変化するジャンプアップしたポイントを確認**します。

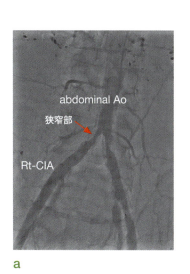
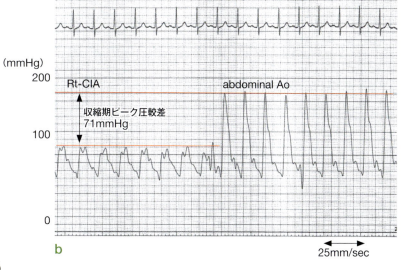

図9 末梢動脈疾患（右総腸骨動脈狭窄）

左総腸骨動脈（Lt-CIA）への末梢カテーテル治療（PPI）前に，右総腸骨動脈（Rt-CIA）の狭窄（a）を評価するため圧較差を測定。上腕動脈からカテーテルを挿入し，Rt-CIAから腹部大動脈（abdominal Ao）までの引き抜きを行った（b）。Rt-CIAが110/71/92，abdominal Aoが181/72/108であり，ピーク圧較差が71mmHg，収縮期平均圧較差（AMG）が16mmHg。この結果より，両側総腸骨動脈に対しPPIを施行。

収縮性心膜炎（図10）

- 心膜ないし心外膜，あるいはその両方が線維性肥厚と拘縮を起こし，拡張期における心臓の拡張に制限をきたした状態です．右室圧は拡張早期に急峻な降下とこれに引き続く急激な圧の上昇がみられ（dip），拡張中期から終期にかけて平坦（plateau）状態になります（dip and plateau）．

  右室の収縮期圧は正常かやや上昇し，拡張期圧は収縮期圧の1/3以上になることが多いです．また拡張期の右室圧，左室圧（右房・左房も）は上昇し，ほぼ等しくなります（差が5mmHg以内）．

- 図10aに右室圧，図10bに左室圧を示します．右室にdipと拡張終期圧が14mmHgと明らかな上昇を認めますが，心拍数が100と頻脈のため拡張時間が短くplateauが明らかではありません．図10cに100mm/secで記録した右室と左室の同時圧を示しますが，拡張期に同等の部分がありわかりづらくなっています．このようなときは，同時圧記録時にカテーテルにより心室性期外収縮を発生させ，その後の長い拡張期を観察しましょう．代償性の期外収縮後に長い拡張期を認め，右室と左室の圧差は3mmHgでした（図10d）．

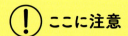

> **ここに注意**
>
> 本症例と同じようなdip and plateauパターンを呈するものに拘束型心筋症があります．両疾患の鑑別には，右室と左室の同時圧を記録し，拡張期の圧差の有無と程度を確認します．
> 拘束型心筋症における右室の拡張期圧は，収縮期圧の1/3未満で，また左室の拡張期圧よりも5mmHg以上低くなります．

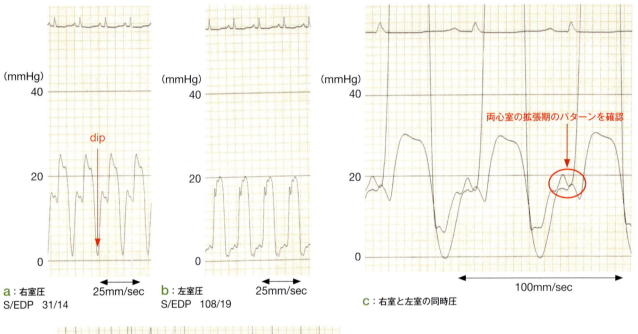

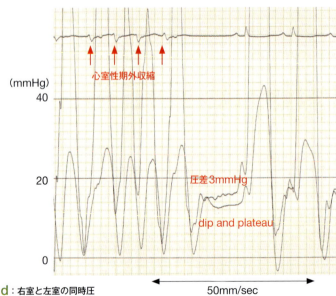

図10 収縮性心膜炎

カテーテルによる治療

- カテーテルを用いた治療で，術前から術中，術後に同時圧を測定したうえで治療結果を判定し，手技を進めていく方法があります。

経皮的経静脈的僧帽弁交連切開術（percutaneous transvenous mitral commissurotomy：PTMC）（図11）

- 僧帽弁狭窄症に対しイノウエ・バルーンを使用したPTMCは，臨床応用されてから30年となる確立された治療です。その低侵襲さから現在では高リスク症例，外科的手術まで時間を稼ぐために多く行われます。

> **ここに注意**
> バルーンで拡張したら，その都度エコーで裂開の程度を確認し，術後の圧較差を測定します。もし十分な拡張が得られなければ，バルーンをサイズアップしますが，拡張し過ぎると重度のMRを生じるため，見極めが大切です。

> **ここに注意**
> 左房圧のa波とv波の高さから，僧帽弁閉鎖不全の有無と程度が推察できるため，術前のパターンをつかんでおきましょう。

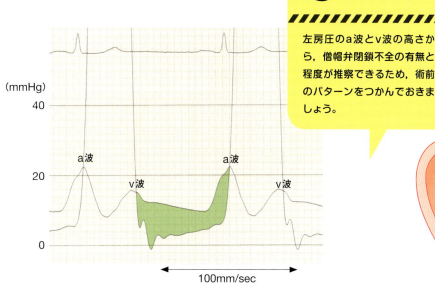

a：PTMC施行前（左房と左室の同時圧）
PTMC前の解析結果はLA22/16/13，LV118/7，僧帽弁平均圧較差（MMG）は9mmHg（a）。
熱希釈法によるCOは3.41L/minでMVA0.8cm²。

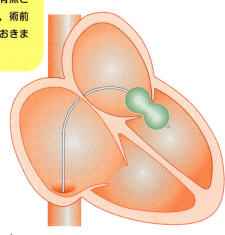

b：PTMCのイメージ
本症例はエコーで計測した弁輪径から，まず24mmのイノウエ・バルーンにて拡張し，エコーと圧較差を判定してから，26mmにサイズアップし合計2回拡張した。

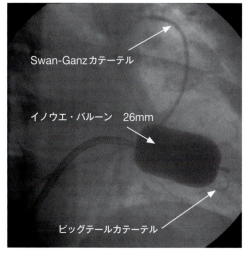

c：PTMC
2回目の拡張。

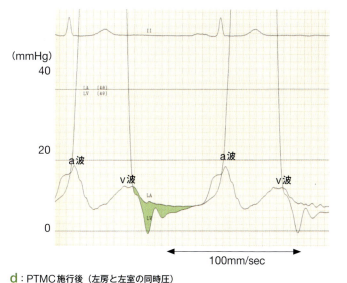

d：PTMC施行後（左房と左室の同時圧）
PTMCによりLA18/12/10，LV118/11，僧帽弁平均圧較差（MMG）は3mmHgと改善した。
熱希釈法によるCOは3.67 L/minでMVA1.6cm²。左房圧のv波の上昇もなく，明らかなMRを認めなかった。

図11 カテーテルによる治療

術式

- 大腿静脈からカテーテルを進め，Brockenbrough法にて心房中隔を穿孔します。左房内にワイヤーを進めイノウエ・バルーン（東レ・メディカル社製）を挿入し，左房と左室の同時圧にて圧較差を測定します。左室までイノウエ・バルーンを進めて，先端バルーンを膨らませながら，左房まで引き抜き，僧帽弁口にバルーンが固定するのと同時にバルーンを最大まで拡張し僧帽弁を裂開します。

経皮的大動脈弁形成術（percutaneous transvenous aortic valvotomy：PTAV）（図12）

- 大動脈弁狭窄症が進行し，さまざまな症状が発症する高齢者や外科的な治療が困難であるリスクの高い症例に対し，少しでも低い侵襲度で治療が可能であるPTAVが行われるようになりました。

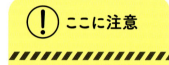

ここに注意

前述したPTMCと同様に拡張し過ぎると重度のARを生じるため，見極めが大切です。

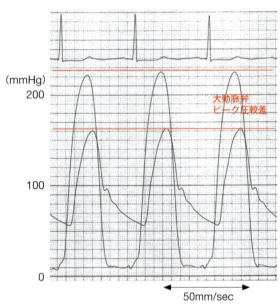

a：PTAV施行前（左室と大動脈の同時圧）
術前の解析結果はLV222/18，Ao160/56/95，大動脈弁収縮期ピーク圧較差は62mmHg，収縮期平均圧較差（AMG）は49mmHg。熱希釈法によるCOは4.55L/minでAVA 0.6cm²。

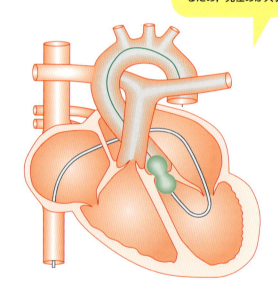

b：PTAVのイメージ

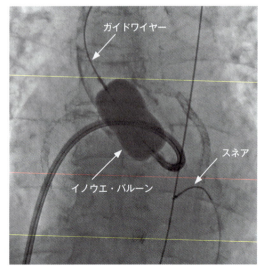

c：PTAV
エコーで計測した情報から，22mmのイノウエ・バルーンを用いて17回拡張。

図12 カテーテルによる治療

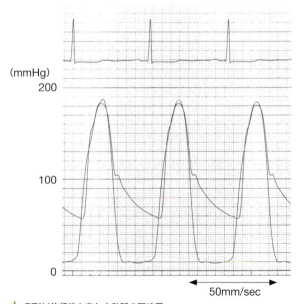

d：PTAV施行後左室と大動脈の同時圧
術後の解析結果はLV184/14，Ao180/57/102，大動脈弁収縮期ピーク圧較差は4mmHg，収縮期平均圧較差（AMG）は0mmHgであり，良好な改善がみられた。

術式

- 大腿静脈からカテーテルを進め，Brockenbrough法にて心房中隔を穿孔します。左房から左室内にワイヤーを進めイノウエ・バルーンを挿入し，左室と大動脈の同時圧にて圧較差を測定。左室から大動脈に通過させたワイヤーに沿ってイノウエ・バルーンを進め，大動脈弁位で複数回拡張し裂開します。その後エコーにて裂開の程度を確認し，術後の圧較差を測定します。

肥大型閉塞性心筋症（hypertrophic obstructive cardiomyopathy：HOCM）（図13）

- **心筋の一部が著しく肥大しているのが特徴で，左室流出路に狭窄を認めます。** そのため，左室流入路から心尖部と左室流出路の間に圧較差を認めます。
- 十分な代償期を有する心室性期外収縮後の心拍では通常大動脈圧は上昇しますが，HOCMでは大動脈圧が低下し圧較差が増大します。このことを**Brockenbrough現象とよび，HOCMの特徴的な所見**です。
- カテーテルによる治療は，狭窄の原因となる肥大心筋の心室中隔枝への血流を無水エタノールにより選択的に中隔枝を閉塞し壊死させて，流出路狭窄を軽減する**経皮的中隔心筋焼灼術方法（percutaneous transluminal septal myocardial ablation：PTSMA）**です。

術式

- 左冠動脈造影を行い，標的心筋となる標的血管を短いバルーンで閉塞し左室・大動脈圧較差が軽減することを確認。バルーン内腔に超音波造影剤を投与し，心エコーにて標的心筋が染まることを確認します。標的血管を同定したのち，無水エタノール1.0～2.0mLをゆっくり（0.5mL/min）注入。手技前に完全房室ブロックのバックアップとして，一時的ペーシングカテーテルを留置しておきます。約10分間待った後に圧較差の測定ならびに心エコーによる評価を行い，その結果から追加治療がなければ終了となります。

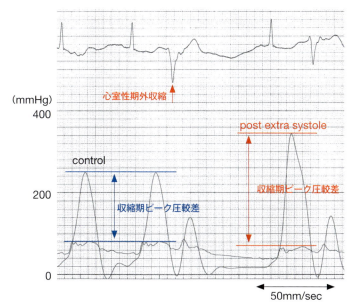

a：Brockenbrough現象
PTSMA術前の解析結果は，LV244/36，Ao87/54/68でピーク圧較差は157mmHg。大動脈圧は特徴のある二峰性脈（spike and dome型）が認められる。急激な立ち上がりの後，収縮中期に駆出される血液量が低下し，後期にゆるやかな2つ目の峰を形成する。
心室性期外収縮後の長い代償期の心拍で，収縮期圧が大動脈で低下し左室が上昇し，この結果，圧較差が増大する。このことをBrockenbrough現象とよぶ。
収縮期ピーク圧較差はcontrolで157mmHgであったのに対し，期外収縮後では276mmHgに増大した。

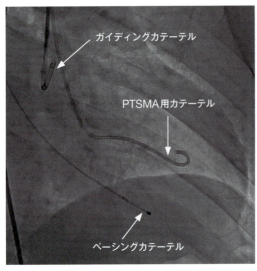

b：PTSMA施行前
PTSMA施行時の各カテーテル。左室内に造影ならびに圧記録用に特殊な形状をしたPTSMA用カテーテル，大動脈にはガイディングカテーテル，右室内にペーシングカテーテルを留置。

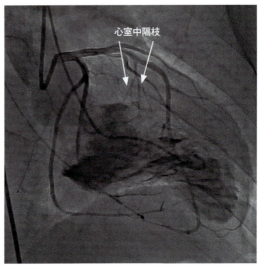

c：左室・冠動脈同時造影
左室と冠動脈の同時造影を行い，肥大心筋部分と標的心室中隔枝を確認。

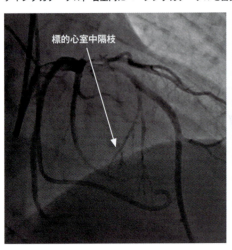

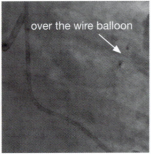

e：PTSMA施行中②
1.5mmバルーンを用いて中隔枝を閉塞し，無水エタノール1mLをゆっくり注入。

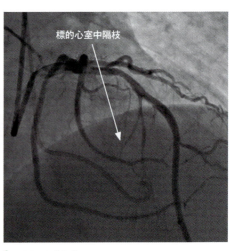

d：PTSMA施行中①
冠動脈造影後，バルーンによる拡張，超音波造影剤を用いた心エコーにて標的中隔枝を決定する。

f：PTSMA施行後
PTSMA後の最終造影にて標的中隔枝の遠位部の閉塞を確認。

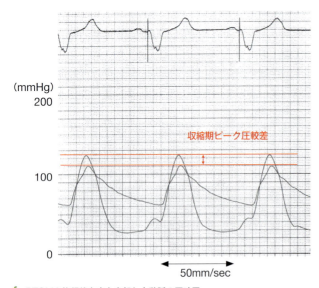

f：PTSMA施行後左室心尖部と大動脈の同時圧
PTSMA後の解析結果は，LV123/31，Ao108/61/79で収縮期ピーク圧較差は15mmHgに軽減。術前にみられた特徴のある大動脈圧も消失。無水エタノール注入中から完全房室ブロックとなり，ペーシングリズムとなったが，本症例は退室前には洞調律に戻っていた。

図13 カテーテルによる治療

VII

冠動脈造影

VII-1 冠動脈造影を理解するための基本的な解剖

矢嶋純二　心臓血管研究所付属病院循環器内科

心臓カテーテル検査において，冠動脈造影は虚血性心疾患の診断などを行うため必須の手技です。頭に入れておきたい基本的な解剖について詳説します。

> **まずはこれだけ押さえよう**
>
> **Point**
> 1. 冠動脈の解剖を理解しましょう。
> 2. 冠動脈を空間的に理解するには，心臓自体の解剖の把握が有用です。
> 3. 冠動脈や心臓のモデルを手に持ち，回転させながら観察すると，冠動脈造影の角度と冠動脈の解剖が理解しやすいです。

冠動脈

- 正常冠動脈には右冠動脈と左冠動脈があり，**左冠動脈は主幹部を経て前下行枝（left anterior descending coronary artery：LAD）と回旋枝（left circumflex coronary artery：LCX）に分かれます。**
- 冠動脈は大きく2本存在し，**左冠動脈は主幹部を経て前下行枝と回旋枝に分岐します。**
- 冠動脈は大動脈の最初の分枝であり，Valsalva洞の左冠動脈洞から左冠動脈が起始し，右冠動脈洞から右冠動脈が起始します（図1）。左冠動脈は主幹部を経て左室側壁方向の分枝である回旋枝と，左室前壁方向に走行する左前下行枝に分かれます。

> ⚠ **ここに注意**
>
> 患者の1～2％には起始異常があり，最も多いのは右冠動脈が左冠動脈洞から起始するタイプです。

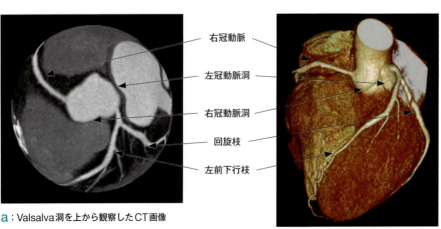

a：Valsalva洞を上から観察したCT画像　　b：volume rendering像

図1 正常冠動脈の起始部

左前下行枝

- 左前下行枝は前室間溝に沿い，回旋枝は左房室間溝，右冠動脈は右房室間溝に沿って走行しています。

心臓の解剖から理解しよう

- **冠動脈の空間的理解のためには，心臓自体の解剖の把握が必要です。**
- 心臓短軸像を見ると円状の左室と半月状の右室が作り出す溝があります（図2）。これが前室間溝で，この溝に沿って左前下行枝が存在します。同様に左室と左房が作り出す溝が左房室間溝（図3）で，この溝に沿って回旋枝が走行します。
- また，右室と右房で形成される溝は右房室間溝（図2）で，これに沿って右冠動脈が走行します。このため，**回旋枝と右冠動脈はおおよそ同一平面上に存在し，それと直交するように左前下行枝が存在します。**

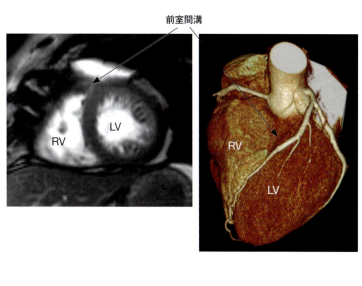
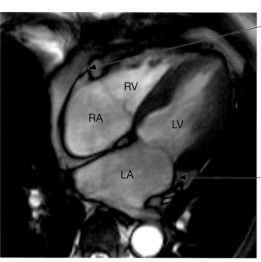
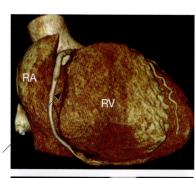
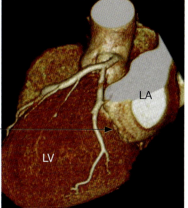

図2 心臓の解剖と冠動脈走行
RV：右室，LV：左室，RA：右房，LA：左房。

- 左前下行枝は**中隔心筋に穿通している中隔枝と，左室自由壁の前側壁を走行する対角枝を出します。**
- 左前下行枝は，前室間溝を走行しながら中隔心筋に穿通するような側枝を出しています。これが中隔枝で，左室表面の前側壁側には対角枝を出します。左室壁が作る円の接線上に側枝が存在するため，血管内エコーで，側枝を観察すると中隔枝と対角枝の走行角度に120〜160°の開きが出ます（図3）。

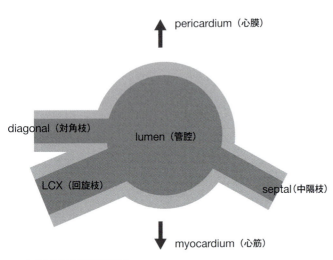
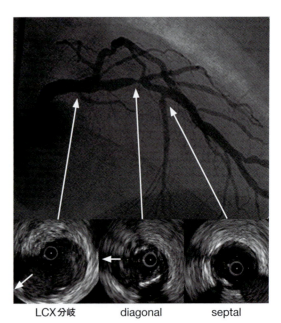

図3 心臓の解剖と冠動脈走行

a：左前下行枝の側枝走行角度
b：血管内エコーで観察される側枝

回旋枝

- 回旋枝は**左室側壁から後壁を走行する鈍角枝，後側壁枝を出します。**
- 回旋枝は多くの場合，後側壁枝を出して終わっています（図4）。しかし，約8%の患者では後下行枝や房室結節枝も出しています。この場合，右冠動脈は右房と右室のみ還流しています。

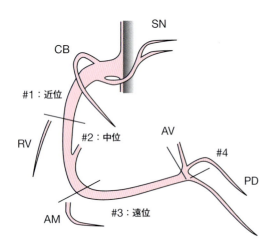

a：右冠動脈
SN：洞結節枝，CB：円錐枝，RV：右室枝，AV：房室結節枝，AM：鋭角枝，PD：後下行枝。

b：左冠動脈
LMT：左冠動脈主幹部，D1：第1対角枝，D2：第2対角枝，OM：鈍角枝，PL：後側壁枝，PD：後下行枝。

図4 冠動脈の分枝

右冠動脈

- 右冠動脈は近位部で洞結節枝（sinus node artery：SN），円錐枝（conus branch：CB）を出した後，右室前面を走行する右室枝（right ventricular branch：RV），鋭角枝（acute marginal branch：AM）を出し，心臓後面で左室下壁および一部中隔を栄養する後下行枝（posterior descending artery：PD）と房室結節枝（AV node artery：AV）を出します（図4）。

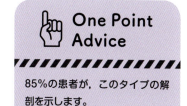

One Point Advice

85％の患者が，このタイプの解剖を示します。

冠動脈造影の角度から理解しよう

- 冠動脈造影の角度と冠動脈の解剖が理解できるよう，図5を示します。前室間溝を通過するラインに沿って長軸面を観察すると，左前下行枝の描出が可能であり，冠動脈造影における右前斜位に相当します。逆に直交する左右房室間溝の面では，右冠動脈および回旋枝が描出されます。右冠動脈のゴールドスタンダードである，**左前斜位の冠動脈造影に相当**します。
- いずれも，繰り返し参照することによって理解が深まると思います。場合によっては，教科書ではなく，**冠動脈や心臓のモデルを手に持ち，回転させながら観察していくと理解が深まる**でしょう。また，MRI・CTの撮影や画像構築の行い方を見学すると，さらに理解が深まるので，ぜひ実践してみてください。

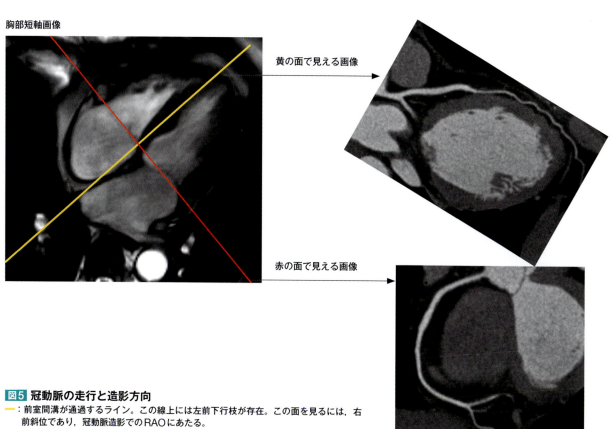

図5 冠動脈の走行と造影方向
― ：前室間溝が通過するライン。この線上には左前下行枝が存在。この面を見るには，右前斜位であり，冠動脈造影でのRAOにあたる。
― ：右房室間溝と左房室間溝が通過するライン。この線上には右冠動脈と回旋枝が存在。この面を見るには左前斜位であり，冠動脈造影のLAOにあたる。

VII

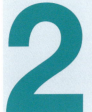

基本的な撮影方法と正常像

鬼倉基之　鬼倉循環器内科クリニック

冠動脈疾患の重症度を把握し，治療を決定するために冠動脈造影は重要な役割を果たします．左右冠動脈における基本的な撮影方法について，どの部位はどの方向から撮るのが最も適しているのかを具体的に解説します．

> **まずはこれだけ押さえよう**
>
> **Point**
>
> 1 標準的な造影方法と，各方法でどの部位（segment）が評価できるのかといった基本的知識に基づいて，冠動脈を評価します．
>
> 2 冠動脈造影より得られた情報をもとに，側副血行路の走行や灌流域を考慮しながら，三次元のイメージを頭の中で再構築できるようになりましょう．

冠動脈造影（coronary angiography：CAG）の目的

① 冠動脈，バイパス，側副血行路を記録し，解剖を明らかにすることにより冠動脈疾患の確定診断を得ること．
② 冠動脈疾患の重症度把握と治療方針の決定．
③ 先天性心疾患，弁膜症などの開心術や大血管疾患などの非心臓手術前のリスク評価．

- 冠動脈を評価するためには，**標準的な造影方法と，各方法でどの部位（segment）が評価できるのかといった基本的知識が必要**です［AHA分類による冠動脈のセグメント分類（p.260〜263），および図1を参照］．

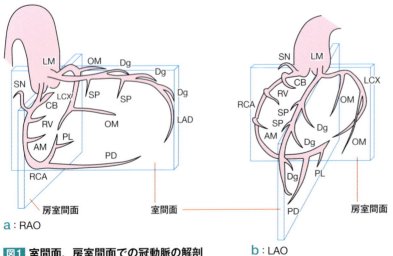

図1 室間面，房室間面での冠動脈の解剖
a：RAO　b：LAO

LAD：left anterior descending（左前下行枝），LCX：left circumflex（左回旋枝），RCA：right coronary artery（右冠動脈），LM：left main（左主幹部），SP：septal（中隔枝），Dg：diagonal（対角枝），OM：obtuse marginal（鈍角枝），SN：sinus node（洞結節枝），CB：conus branch（円錐枝），RV：right ventricular branch（右室枝），AM：acute marginal（鋭角枝），PD：posterior descending（後下行枝），PL：posterolateral（後側壁枝）

> ここがポイント

- CAGという二次元の画像より得られた情報をもとに，側副血行路の走行や灌流域を考慮しながら，図1のような三次元のイメージを頭の中で再構築することが，冠動脈の評価および治療には重要です。

冠動脈の評価およびその適切な撮影角度

- 狭窄度の評価は，**硝酸薬の冠注により冠動脈が十分拡張された状態**で行います。
- 狭窄病変が真横から描出される画像で評価しますが，**入口部や分岐部病変などは狭窄度の評価が難しい場合があり，注意が必要**です。
- **多方向からの造影で狭窄度が最も強く見える方向**を重視して評価しましょう。
- **側副血行路の走行**に注意しましょう。
- 造影剤注入前に1～2心拍の空シネ画像から，房室間溝を走行する冠静脈洞が造影されるまで撮影し，**石灰化やスクイージング**に注意します。
- 冠動脈各部位の評価に適する撮影角度を表1，図2～9に示します。

撮影角度	診断部位
RAO 30°	LAD，LCX全体像
RAO 30°・cranial 25°	LAD中間部，中隔枝（SP），対角枝（Dg）(図2)
RAO 0～30°・caudal 25°	LM，LADとLCXの分岐部，鈍角枝（OM）近位部(図3)
LAO 30～45°（Valsalva洞造影）	LM入口部
LAO 40～55°・cranial 25～30°	LAD近位部，LADと対角枝（Dg）の分岐部(図4)
LAO 45～60°	LAD，LCX中間部・遠位部
LAO 40～60°・caudal 25～30°（spider）	LMからLAD・LCXの分岐，およびそれぞれの近位部(図5)
LAO 90°	LAD・LCX全体像，対角枝（Dg）
cranial（20～40°）	LAD中間部・遠位部，対角枝（Dg）近位部(図6)

a：左冠動脈

撮影角度	診断部位
LAO 60°	RCA全体像(図7)
LAO 20～60°・cranial 15～25°	後下行枝（PD）と後側壁枝（PL）の分岐部(図8)
RAO 30°	右室枝（RV），鋭角枝（AM），後下行枝（PD）中間部・遠位部(図9)
RAO 30°・cranial 25°	後下行枝（PD），後側壁枝（PL）およびその分岐部
LAO 90°	RCA近位部・中間部

b：右冠動脈

表1 冠動脈各部位の評価に適する撮影角度
RAO：right anterior oblique（右前斜位），LAO：left anterior oblique（左前斜位），cranial：イメージインテンシファイアーが頭側／X線管球が足側に傾く撮影方法，caudal：イメージインテンシファイアーが足側／X線管球が頭側に傾く撮影方法。

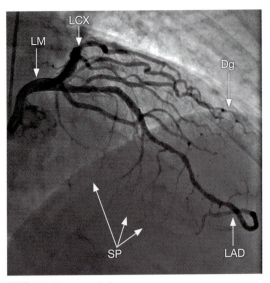

図2 RAO・cranial
LADを全体的に評価しやすく，LADの分枝である対角枝や中隔枝の入口部などの描出に優れている。LAD近位部とLCXや高位側壁枝が重なるため，その部位の狭窄度評価には適していない。

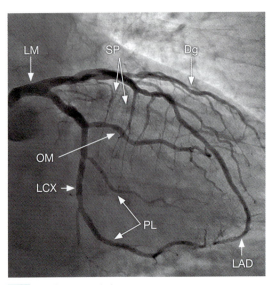

図3 RAO・caudal
LAD・cranialとともに最も一般的な角度。LAD，LCX近位部，OM近位部を評価。LCX全体がよく分離されるが，狭窄度の判定の際にはLAOを参考にしなくてはならない場合がある。また，RCA完全閉塞の際，中隔枝の側副血行路が全長にわたって観察可能。

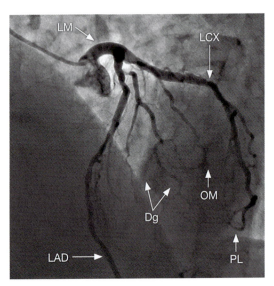

図4 LAO・cranial
RAO・caudalとセットで基本的な角度。LMT入口部，LAD，対角枝の評価に優れている。LCXの中間部および遠位部の評価はRAO・caudalとセットで評価する。

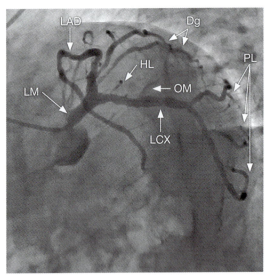

図5 LAO・caudal
LMからLAD，LCXの分岐部を評価。蜘蛛が足を広げているような形にみえるためspider viewとよばれている。

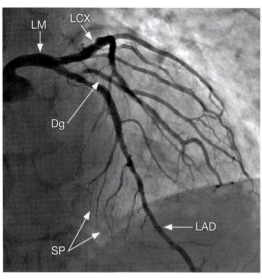

図6 cranial
LMT入口部，LAD中間部〜遠位部，SP，Dgを評価しやすい。LCX近位部の評価には適していないが，遠位部の評価，特にLCX.dominantの場合の遠位部評価に優れている。

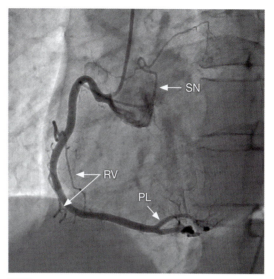

図7 LAO
RCA全体像の把握に適している。

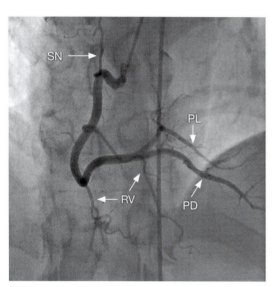

図8 LAO・cranial
4PDと4AVの分岐および，AVの各枝の分離を評価。

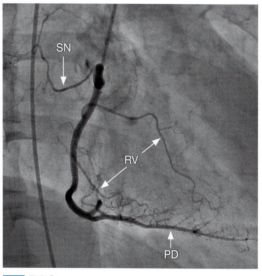

図9 RAO
RCA中間部とRV，AM，PD（中間部〜遠位部）を評価。LADの完全閉塞などで，PDからLADの側副血行路が観察しやすくなっている。

> **One Point Advice**
>
> LAO・cranialは横隔膜との重なりを避けるため，できるだけ吸気時に撮影しましょう。

VII-3 右冠動脈

船田竜一　北関東循環器病院循環器科

Judkins カテーテルや Amplatz カテーテルを使った右冠動脈造影について学びます。①基本的操作方法，②右冠動脈起始異常，③注意すべきケース，の3つについて整理していきましょう。

まずはこれだけ押さえよう Point

1. 右冠動脈は，左冠動脈よりも通常は下（大動脈弁側）に存在しています。

2. JRのカテーテルは，右冠動脈入口部からやや下（大動脈弁側）に入れて，左冠動脈方向にカテーテル先端を向けます。そして，ゆっくりと時計方向にカテーテルを約180°回しながら，カテーテル全体を引いてくるように操作すると，右冠動脈に挿入できます。

3. うまく入らないときやバックアップ不良時には，RAO方向からも観察して，右冠動脈入口部と同軸性が保たれているか観察しましょう。

4. 大動脈や腕頭動の強い屈曲より，カテーテルが時計方向に回しにくく，力が伝達しにくいときがあります。このときに力任せに動かすと，カテーテル途中でキンクすることがあるので，このときは，0.035 inchガイドワイヤーを入れたままカテーテルを回すことで，操作性が高まります。

5. 右冠動脈起始異常のときには，ALなどのカテーテルが必要になります。特に前方起始の右冠動脈には，ALが有用です。また，いろいろな起始の形態によって，AL，IL，IMA，JL等が必要なケースもあります。

基本的操作方法

- 右冠動脈をLAO方向から見た図です（図1）。右冠尖から起始する右冠動脈は通常，左冠動脈よりも下（大動脈弁側）に存在しています。

Judkins right (JR) カテーテルの挿入方法

- 右冠動脈入口部からやや下（大動脈弁側）に入れて，左冠動脈方向にカテ先を向けます（図2a）。そして，ゆっくりと時計方向にカテーテルを約180°回しながら，カテーテル全体を引いてくるように操作します。
- これで，右冠動脈に入ることも多いですが，図2bのように右冠動脈の下にあるときには，そのまま引き上げて高さを合わせてみてください。
- 右冠動脈の上から落とし入れるような挿入は，そもそも挿入しにくいので好まれません（図2c）。

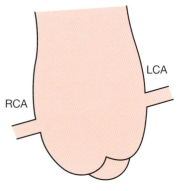

図1　LAO方向からみた右冠動脈の位置

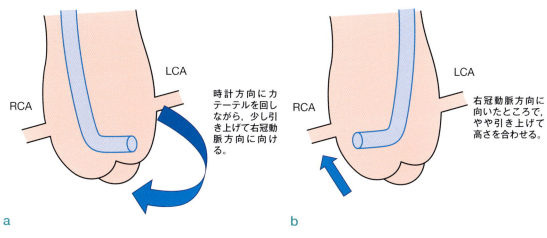

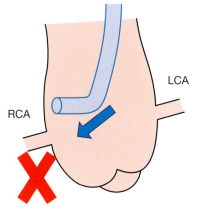

図2 JRの右冠動脈へのカテーテル挿入方法

ここがポイント　JRの特徴

- ①右冠動脈への挿入が比較的容易
- ②カテ先で入口部を傷つけにくい
- ③バックアップが弱い（対側の大動脈壁に当たらないため）

JRにはこのような特徴があるので，病変が比較的シンプルな症例には好んで使用されます．ガイディングカテーテルによる合併症も少ないのがよい点です．

JRの最大の弱点は，バックアップ力が弱いことですが，バックアップ力を高めるには，以下の方法があります．

PCI時にJRのバックアップを強くするには

①ガイディングカテーテルを時計方向に回して，固定しながら同軸性を保つ．このときRAO方向も観察して，同軸になっていることを確認する．

②近位部に病変がなければ，ガイディングカテーテルをdeep engageする．
（7Frより6Frガイディングカテーテルのほうが柔らかく，deepに入りやすい）

③ガイディングエクステンションカテーテル（Guide liner，Guidezilla，Guide plus等）を併用する．

④右室枝などでアンカーバルーンをしてガイディングカテーテルを固定する．

⑤対側の大動脈壁に当ててバックアップを得る．

Amplatz left（AL）の挿入方法

- JRと同様に時計方向に回しながら挿入するのですが，ALはかなり操作性が悪いため，回しながら，途中は上下にさらに動かすことで，トルクが伝わりやすくなります（図3a）。
- カテーテル先端が右冠動脈の上に向いてしまうケースでは，うまく挿入することができません（図3b）。このようになった場合には，カテーテル先端を左冠動脈方向に戻して，もう一度最初からやり直しましょう。
- ALのカテーテル先端が右冠動脈入口部よりも下向き（大動脈弁側）にあるように，カテーテルを時計方向に回転させて，上下に動かすと挿入しやすいです。

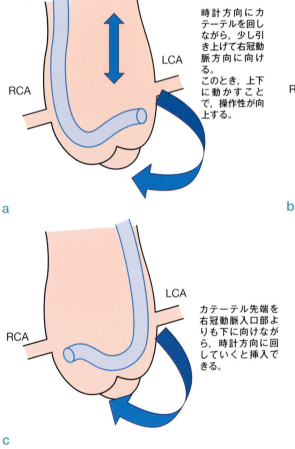

図3 ALの右冠動脈へのカテーテル挿入方法

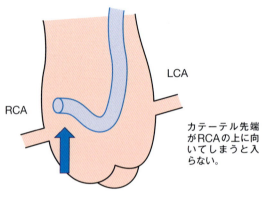

ここがポイント　ALの特徴

- ①バックアップが得られます。ただし，同軸性になっていない場合には，JRよりもバックアップ力が期待できないこともあります（図4，図5）。LAO側からみると同軸性になっているかわかりにくいので，RAO方向も確認すると，より明瞭となります。
- ②右冠動脈の起始異常に対応できます。
- ③カテ先で入口部に解離を作ることがあります。
- ④ガイディングカテーテルの出し入れが必要な治療（例えば入口部病変）の際には，扱いが煩雑になりやすいです。

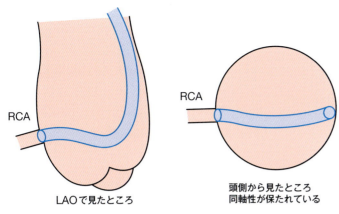

図4 ALの右冠動脈への挿入（同軸性が保たれている場合）

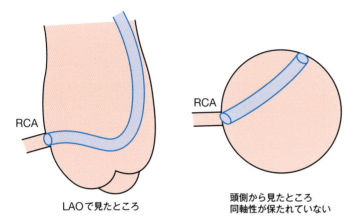

図5 ALの右冠動脈への挿入（同軸性が保たれていない場合）

> **One Point Advice**
>
> ALを右冠動脈から抜去する際に，そのままカテーテルを引くと，ALの先端がより延びて，右冠動脈に深く挿入されてしまい，ヒヤッとすることがあります。抜去するときは，挿入したときと逆向き（カウンタークロックワイズ）に回転させると，うまく抜去できます。

ここがポイント 💡 SAL，AL1，AL2の選択

- 大動脈径によって，使い分けることが必要です。Valsalva洞が5cm程度と拡張している場合には，AL2が望ましく，体の小さな患者では，SALでないと挿入できないケースがあります。
- ただし，SALは挿入しやすいぶん，対側の大動脈壁にしっかりと圧着しないケースもあります。バックアップが必要な症例は，挿入しにくくても適したサイズのALを選択することが大切です。
- 注意すべき点は，同じAL1，AL2などでも，ガイディングカテーテルの販売メーカーによってその手の長さがまちまちなことです。PCIマスターを目指して，同じ形状でもメーカー間の差異を自分で確認しましょう。

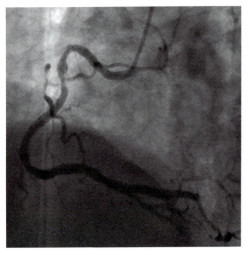

図6 Shepherd's crookタイプの右冠動脈

> **One Point Advice**
>
> **Shepherd's crook**
> Shepherd's crookタイプの右冠動脈が存在します（図6）。これは「羊飼いの杖」という意味で，急峻に右冠動脈近位部の屈曲が上の立ち上がるパターンの冠動脈で，羊飼いの杖に似ていることから，このような名前がついています。
> この冠動脈には，IMA（inter mammary artery）やHS（Hockey stick），Ikari leftのガイディングカテーテルがうまく挿入できることが多いです。

右冠動脈の起始異常

- 右冠動脈が大動脈と肺動脈の間を走行する起始異常です（図7）。
- これは運動中，または運動直後の突然死，不整脈と関係しているといわれており，心臓振盪から心室細動に至るケースもあります。大動脈の急峻な屈曲，また大動脈と右室流出路の間のトンネルを通過するため，血流が一時遮断するために起きると考えられています。
- 同様に，左冠動脈が大動脈と右室流出路の間を通る起始異常でも，同様の症状が起きる可能性があります。
- 運動に関係した症状がある患者では，心臓CT等の画像評価において冠動脈の起始異常がないか，確認することも忘れないようにしましょう。
- 普段の冠動脈が無冠尖から起始するパターンです（図8）。
- このパターンは冠動脈造影では，後方（背側）から起始するので，JRのカテーテルでは挿入しにくく，好んでAmplatzカテーテルが使用されます。

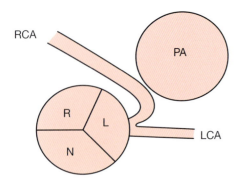

図7 右冠動脈の起始異常

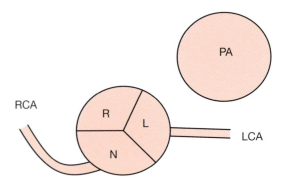

図8 右冠動脈の起始異常（右冠動脈の無冠尖からの起始）

注意すべきケース

Separate conus branch

- 冠動脈造影でLADがCTO（chronic total occlusion）の場合，右冠動脈をはじめとして側副血行路がLAD末梢に注ぎ込んでいるケースが多いかと思います．
- ただ，まれに左右冠動脈造影をしても，LAD末梢に側副血行路が見当たらないケースがあります．
- このとき，右冠動脈の上のほうからseparate conus branchという，右冠動脈から独立したconus branchを見つけることがあります．
- 選択造影をすることによって，側副血行路としてLAD末梢に注ぎ込む場合がありますので，常に頭の片隅に入れて造影を心がけてください（図9）。

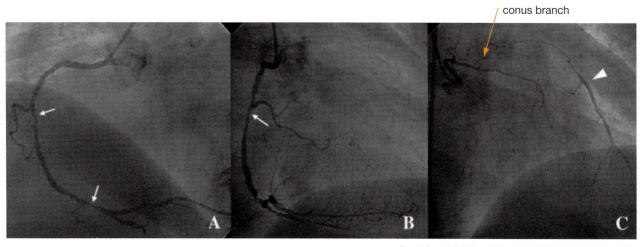

(Int J Cardiol 115：126-127, 2007より許諾を得て転載)

図9 separate conus branchからのLADへの側副血行路

4 左冠動脈

小松宏貴，朴沢英成　イムス東京葛飾総合病院循環器内科

冠動脈造影時のカテーテル操作方法は，PCIの手技につながる基本ともなるため，しっかりと習得しましょう．同時に不用意なカテーテル操作は造影検査だけでも重大な合併症につながりますので，安全かつ丁寧に行うように心がけましょう．

Point

1　カテーテル操作は必ず透視下で行いましょう．

2　カテーテルを進める際には，必ずガイドワイヤーを先行させます．

3　ガイドワイヤーを抜去すると，カテーテル先端の位置は必ず移動します．カテーテル位置が移動した後，安定するまで絶対に透視を切ってはいけません．

4　操作を行いながら，カテーテル先端の圧波形を定期的にチェックしましょう．

5　2Dの透視画像を見て，3Dイメージが構築できるように鍛錬を行いましょう．

ここがポイント

- 各種カテーテルの特徴を把握し，それぞれの操作方法をマスターしましょう．

Judkins left（JL）カテーテル

カテーテルの選択（表1）

- 第1カーブから第2カーブの長さにより，0.5cm単位でサイズがあります．普通体型の日本人の場合，**基本的にJL4.0cmを用います．**
- **小柄な方や大動脈起始部が狭い場合，また右上肢からのアプローチの際には，0.5cm短いJL3.5cmを使用する**ことが多くなります．
- 逆に大動脈弁疾患や，長期間の高血圧疾患などで**大動脈起始部が拡張している場合は，JL5.0cmまたは4.5cmを選択します．**
- 個人差があるため，検査前にあらかじめ胸部X線写真，また撮影歴があればCT画像で大動脈の形状を確認します．

small aorta	normal aorta	enlarged aorta
JL3.5cm	JL4.0cm	JL4.5または5.0cm
・身長が低い場合 ・女性	・普通体型の成人	・大動脈弁疾患 ・長期間の高血圧疾患

表1　カテーテルの選択

カテーテルの操作法

- ガイドワイヤーを先行させ，左Valsalva洞に向かってカテーテルを進めます．この際にガイドワイヤーは弁尖で反転させますが，カテーテルは弁尖に押し付けるまで深くは進めないことがコツになります．
- JLカテーテルは，ガイドワイヤーを抜去するだけで基本的に左冠動脈入口部に入る形状になっているため，「ゆっくりと」ガイドワイヤーを抜去します．
- 速やかに圧波形を確認のうえ，少量の造影剤を注入しエンゲージされたことを確認します．
- JLカテーテルは特別な操作を必要とせずに左冠動脈の入口部に入るようにカテーテルが形成されており，ガイドワイヤーを抜くだけで基本的にはエンゲージされます．しかし，不用意なカテーテル操作を行えば，かえって入口部を傷つける（冠動脈解離）可能性があることに留意する必要があります．したがって，ガイドワイヤーを乱暴に抜くこと，またガイドワイヤーを抜いてカテーテルの先端位置が安定するまで透視を切ることは，避けなければいけません．
- 左冠動脈入口部にエンゲージできない場合は正面像だけではなく，LAOおよびRAO viewを駆使してエンゲージを試みます．LAO viewは「左右」，RAO viewは「前後」の位置関係がわかりますので，わずかでも入口部が確認しうるValsalva洞内の位置で少量の造影剤を注入し，入口部の位置を2方向で確認します．**カテーテルは，反時計方向に(counterclockwise)に回転させると後方へ動き**，また逆に**時計方向(clockwise)に回転させると前方に動きます**ので（図1），Valsalva洞での入口部造影所見を参考にエンゲージを行います．また，抵抗があるときは，カテーテルを絶対に押さないようにしましょう．
- 左冠動脈が上向きに分岐している場合は図2のように操作します．

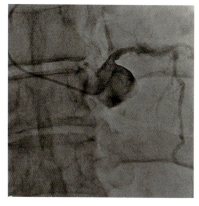

a：左冠動脈が上向きに分岐している場合もある．

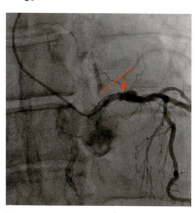

b：患者に深呼吸をさせると，胸郭が下方に下がり，同時に冠動脈入口部も水平に近くなり，エンゲージしやすくなる場合がある．

図2 左冠動脈が上向きに分岐している場合の操作

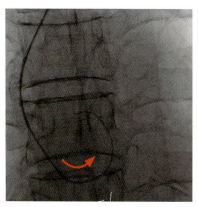

a：ガイドワイヤーを先行させ，カテーテル先端を冠動脈入口部まで進める．

b：ガイドワイヤーを引き抜く．

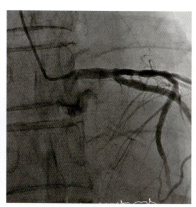

c：多くの場合，カテーテルは自然にエンゲージされるが，カテーテル先端が左冠動脈入口部の前方に位置することも多い．その場合，軽い反時計方向の回転を加えながら，カテーテルを引くとエンゲージされる．

図1 JLカテーテルの操作

Amplatz left（AL）カテーテル

- Valsalva洞の拡大や起始異常によりJLカテーテルがエンゲージできない場合は，ALカテーテルが有用なことがあります。
- AL1もしくはAL2を使用します。

カテーテルの操作法（図3）

①ガイドワイヤーを先行させ，大動脈壁を傷つけないようにカテーテル先端を下に向けたまま，上行大動脈を進めます。

②左Valsalva洞まで進めてガイドワイヤーを引き抜くと，カテーテル先端は左冠動脈入口部の下に位置します。このときのカテーテルの形は水に潜っているアヒルに似ています。

③さらにカテーテルを進めると，カテーテルの先端はValsalva洞の壁に沿って上を向きます。

④カテーテルを押しながら，反時計方向に回転を加えます。

⑤左冠動脈入口部にエンゲージさせた後カテーテルを引くとさらに奥に入り，逆に押すと入口部より外れます。圧波形を確認しながら微調整をして，カテーテルが入口部に対して同軸（coaxial）になるようにします。

※③～⑤の過程において意図したカテーテル操作ができない場合は，多少回転をかけることが必要になります。

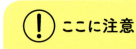
ここに注意
カテーテル操作中，特に造影剤を注入する前は，必ずカテーテル先端の圧波形をチェックしましょう。

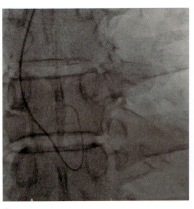
①

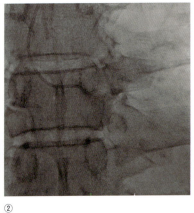
②

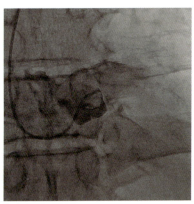
③

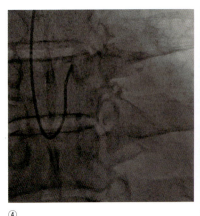
④

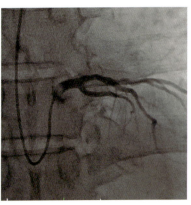
⑤

図3 ALカテーテルの操作

両用カテーテル（図4）

- コストの面から、左右冠動脈に使用できる両用カテーテルを使用することも増えてきています。基本的にJudkinsカテーテルと同様に操作しますが（特に右冠動脈において）、より深くエンゲージされることが多いので、冠動脈解離により注意を払わなくてはいけません。

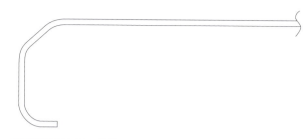

図4 両用カテーテル

圧波形の確認（図5）

- 冠動脈の入口部に狭窄がある場合や、カテーテル先端が血管壁に対して当たっている場合、またはwedgeしかかっている場合に、**圧波形は心室化（ventricularization：つまり収縮期圧は変わらないが拡張期圧が低下する）を示します**。また、完全にwedgeしていると**鈍化（damping：収縮期圧と拡張期圧の両方が減少する）を示します**。カテーテル操作中、特に造影剤を注入する前は必ずカテーテル先端の圧波形をチェックしましょう。

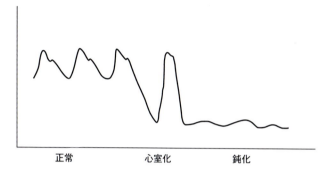

図5 圧波形の変化

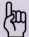 **One Point Advice**

エンゲージ後、圧波形が正常でない場合は、圧波形が正常化するまで速やかにカテーテルを引くことが必要です。そのまま冠動脈に造影剤を注入すると、冠動脈解離や心室細動などの合併症を引き起こします。
入口部狭窄が疑われる場合には、エンゲージする前にValsalva洞で一度撮影を行い、入口部の状態をあらかじめ確認しましょう。
●カテーテル操作に共通することですが、操作に難渋し回転を多く加える必要があった場合は、カテーテルのキンクを常に念頭におき、より先端圧の観察が重要となります。また、手元の回転とカテーテル先端の挙動の感覚を身につけましょう。
●冠動脈造影においては、カテーテルのディープエンゲージは決して必要ではありません。冠動脈を正確に評価することが目的ですから、浅いエンゲージでも十分に造影されれば、それでよいわけです。エレガントなカテーテル操作を心がけましょう。

- 以上、述べたことはあくまで基本的な事項です。一つ一つの症例をよく考えながら大切に実施し、2Dイメージである透視画像から実際の3Dイメージが構築できるように鍛錬されることを願います。

5 グラフト造影

櫻井将之, 濱嵜裕司　おおたかの森病院循環器内科

グラフト造影は冠動脈造影のなかでも, 繊細な注意を要する手技の1つです。LITA, ACバイパス, GEAのそれぞれの撮影に最も適したカテーテルの種類, engage法について解説します。

まずはこれだけ押さえよう Point

1. LITA, RITAともに造影を行う場合は, 大腿動脈アプローチで行います。
2. 大腿動脈アプローチで血管の蛇行を伴う場合は, ロングシースを用います。
3. 造影前に圧波形の確認をしましょう。
4. 選択的造影を心がけましょう。
5. ACバイパスのグラフトマーキングがない場合は, 事前にCTで場所を確認します。

左内胸動脈 (LITA), 右内胸動脈 (RITA) 造影

- LITA (left internal thoracic artery) のみの場合：**左橈骨動脈アプローチ**。
- RITA (right internal thoracic artery) のみの場合：**右橈骨動脈アプローチ**, 使用するカテーテル：**JL1**（図1, 4a）。
- LITA, RITAともに造影する場合：**大腿動脈アプローチ**, 使用するカテーテル：**JR4またはIMA**（図1, 4b, 4c）。

※YUMIKOカテーテルを用いると, 右橈骨動脈アプローチでLITA, RITAの造影が可能です（図1）。

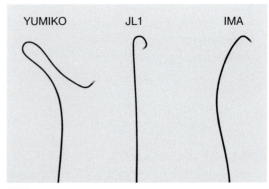

図1 LITA, RITA造影時に用いるカテーテル

YUMIKOカテーテルのengage方法

- 上行大動脈でカテーテルを反転し，カテーテルを時計方向に回転すると，カテーテルは鎖骨下動脈に入ります。カテーテルを戻すことで，左の内胸動脈にengageします（図2）。

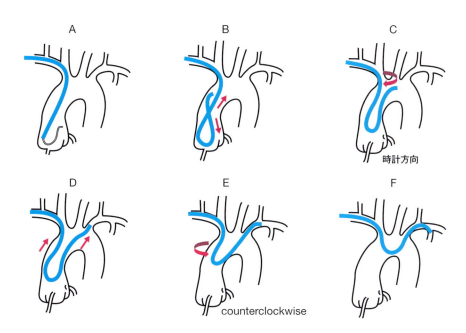

図2 左内胸動脈造影方法

- 無名動脈にカテーテルを挿入した後に，カテーテルを引いて造影します。RAO cranial viewで内頸動脈と鎖骨下動脈を分離すると，入りやすいです（図3）。

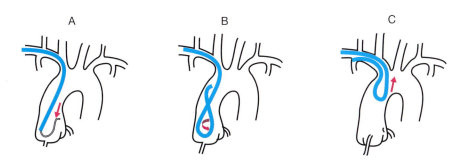

図3 右内胸動脈造影方法

IMAの造影

- 造影効果がまったく違うので，選択造影を心がけましょう。
- なかなかカテーテルがengageできない場合は近い位置で一度造影をし，**グラフトの位置を確認**します（図5）。
- 解離のリスクがあるため，カテーテルを押すことはNG。**引いてかけることを心がけます**（図4）。

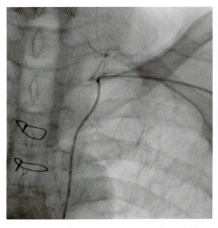 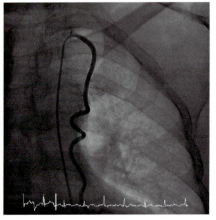 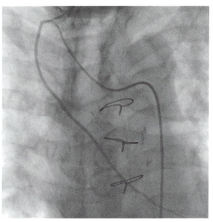

a：橈骨動脈アプローチでのLITA造影（JL1を使用）　b：大腿動脈アプローチでのLITA造影（IMAを使用）　c：大腿動脈からのRITA造影（IMAを使用）

図4 橈骨動脈および大腿動脈アプローチ

正面像でガイドワイヤーを先行させ，IMAの奥までカテーテルを誘導。カテーテルを手前に引いてengageする。
橈骨動脈アプローチと同様に正面像で，ガイドワイヤーを先行させ，IMAの奥までカテーテルを誘導。カテーテルを手前に引いてengageする。

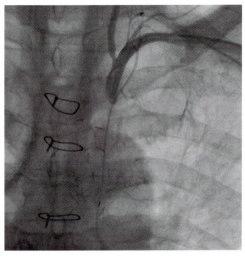

図5 グラフトの位置確認

- カテーテルがengageできたら，**造影前に必ず圧波形が出ていることを確認します**（図6）。
- 正面像で全体のグラフトを撮影します。まず血管を追い，つながっている血管に焦点を合わせ（カテーテル台は固定，下で待つ），cranial，caudalの各角度で撮影を行います（図7）。

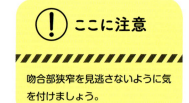

ここに注意

吻合部狭窄を見逃さないように気を付けましょう。

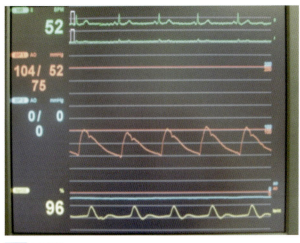

図6 圧波形

圧波形がしっかり出ていない状態で造影すると，解離の原因になる。

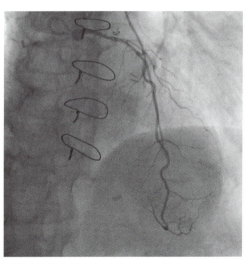

図7 LITA-LAD（RAO, cranial view）

大腿動脈アプローチの場合の鎖骨動脈へのカテーテルの上げ方

- 必ずガイドワイヤーを先行させて抜き，カテーテルを時計方向に回して，鎖骨下動脈へ進めます。再度ガイドワイヤーを挿入し，IMAより遠位にカテーテルを誘導。ガイドワイヤーを抜き，カテーテルを引いてIMAにengageします（図8）。なお，engageできない場合はIMAの近傍でcounterclockwiseに回すことで，engageできることがあります。

腸骨動脈が蛇行していた場合（図9）

- 図9aのように腸骨動脈に蛇行を認める場合は，図9bのようにロングシースを挿入し，蛇行を解除します。

> **ここがポイント**
> - ショートシースでカテーテルをengageしようと思うと，カテーテルにトルクが伝わらず，操作性が落ちます。また，キンクの原因にもなります。

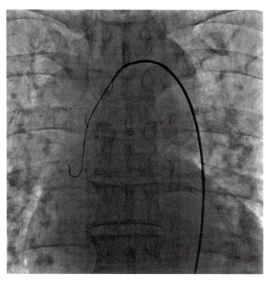
a：必ず，ワイヤーを先行する。

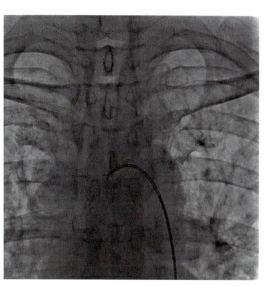
b：ガイドワイヤーを抜く。

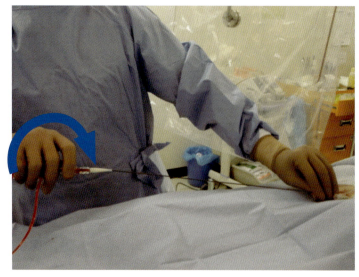
c：カテーテルを時計方向に回して，鎖骨下動脈へ。

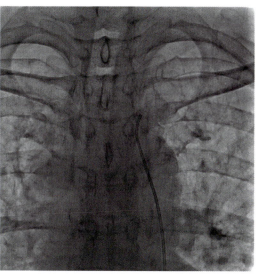
d：鎖骨下動脈へ進める。

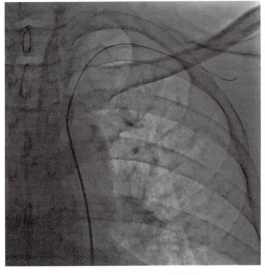

e：再度ガイドワイヤーを挿入し，IMAより遠位にカテーテルを誘導

f：ガイドワイヤーを抜き，カテーテルを引いてIMAにengageする

図8 **鎖骨動脈へのカテーテルの上げ方の手順**

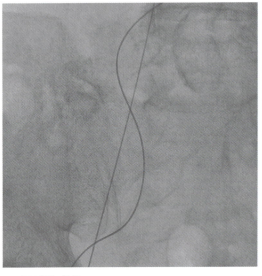

a：腸骨動脈の蛇行

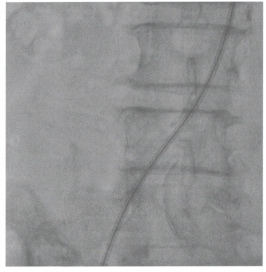

b：ロングシースを挿入し，蛇行の解除

図9 **蛇行した腸骨動脈**

ACバイパス造影

- 大抵の場合はマーキングがついているので，それを頼りにカテーテルをengageします。
- 図10のように，マーキングがない場合は，大抵は上行大動脈の前面（RCAの少し上部にある）で，定期のカテーテル検査の場合は事前にcoronary CTを行い，位置を把握するとよいでしょう。

使用するカテーテル
- JR4もしくはAL1（図11a）。JR4で届かないときはAL1を使用します。

カテーテルのengage方法
- LAO viewもしくはlateral viewで，counter clockに回し，engageします（図11b，c）。RCAへのengageと同様です。

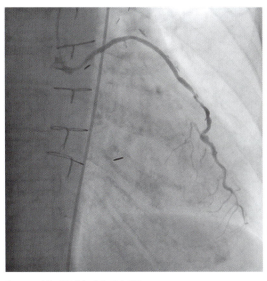

a：マーキングのないACバイパス　　　　　　　b：coronary CT

図10 ACバイパス造影-1

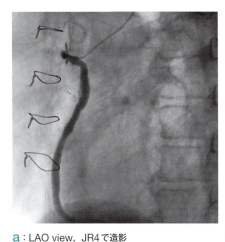 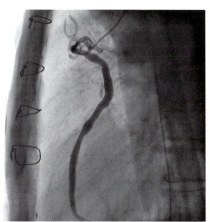 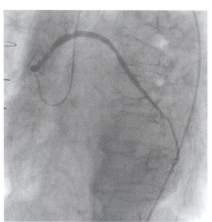

a：LAO view，JR4で造影　　　b：lateral view，JR4で造影　　　c：LAO view，AL1で造影

図11 ACバイパス造影-2

胃大網動脈（GEA）造影

- グラフトの使用頻度としては低く，あまりGEA（gastro-epiploic artery）造影を行うことはありません。しかし，実際GEAを造影する場合，不慣れであるため，うまくカテーテルがengageできないことがあります。そのために**一番大切なことは，解剖を理解すること**です（図12）。
- 腹腔動脈は図12に示すように直後で3分枝に分かれているため，腹腔動脈にengageした後に図14のようにガイドワイヤーを進めdeep engageをしたほうが，造影効果が高いです。

> **One Point Advice**
>
> 位置関係さえ理解できれば，engageはさほど難しくありません。腹腔動脈の起始部は下行大動脈の前方に位置しているので，RCAにengageする要領でLAOもしくはlateral viewでJR4，IMA，AL1，コブラカテーテルもしくは図13のようなシェファードフックのカテーテルを用いると，engageが容易に行えます。

謝辞
YUMIKOカテーテルの加筆に際して，ご協力いただきました春日部中央病院の清水稔先生に感謝申し上げます。

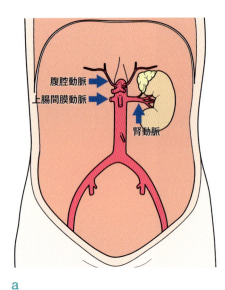

a

b

図12 腹部大動脈の解剖

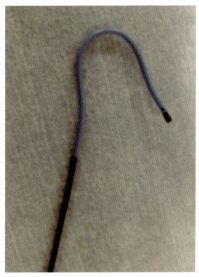

図13 シェファードフック

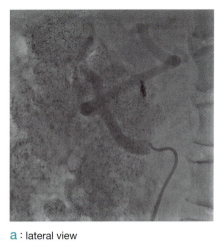　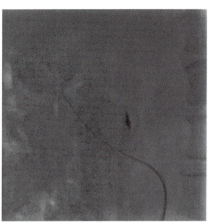　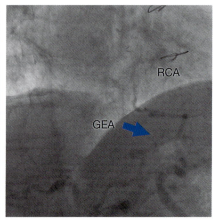

a：lateral view　　　　　　　b：ガイドワイヤー挿入　　　　　c：GEA造影

図14 GEA造影

矢嶋純二　心臓血管研究所付属病院循環器内科

6 冠動脈起始異常

冠動脈起始異常はまれにみられますが，確定診断が難しく突然死をまねくこともあります。起始異常にはさまざまなタイプがありますが，ここでは左Judkinsを使用する方法を解説します。

まずはこれだけ押さえよう

Point

1. 冠動脈起始異常では，右冠動脈が左冠動脈洞から起始するタイプが最多で，約80％程度を占めます。
2. 左Judkinsカテーテルや左Amplatzカテーテルを用いて簡単に造影可能です。

冠動脈起始異常とは

- 正常冠動脈造影に慣れてくると，しばらくして通常通りのテクニックで冠動脈造影を行うことができない患者に遭遇します。"右冠動脈の起始部あたり（右冠動脈洞）で造影剤注入しても右冠動脈が見当たらない"。どうしたことかと悩んでいると，経験豊富な医師がきて**左Judkinsカテーテルの診断カテーテルを用いて右冠動脈をあっさり造影**してしまう。こんな経験をする先生方は，案外多いでしょう。

- その理由は，患者の1～2％には起始異常が存在し，その起始異常のなかでも**右冠動脈が左冠動脈洞から起始するタイプが最多で，約80％程度を占める**ためです。経験のある先生では，左Judkinsカテーテルや左Amplatzカテーテルを用いて簡単に造影する。このことを知っているか否かで，**冠動脈造影に費やされる時間が大きく左右されます**。

最も多い起始異常型

- 最も多いタイプの起始異常例を**図1**に提示します。理解しやすいように，冠動脈CTのvolume remdering像を提示します。右冠動脈洞には右冠動脈は起始せず，左冠動脈洞の左冠動脈のやや前方に右冠動脈が起始します。よって，**右冠動脈洞内で右Judkinsカテーテルをいくら回しても挿入は不可能であり，左冠動脈洞内でカテーテル操作をする必要があります**。

> **⚠ ここに注意**
>
> 左冠動脈造影で用いた左Judkinsカテーテルを使用するのが，最も一般的な方法です。左Judkinsカテーテルを引き気味にして，時計方向にわずかに回転することによって，造影可能となります。

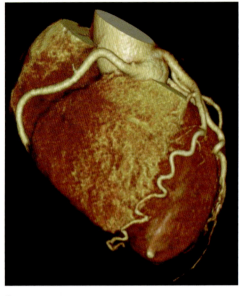
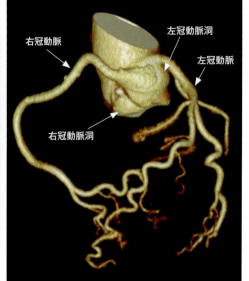

図1 起始異常の冠動脈CT像

その他の起始異常型

- 最も多いタイプは前述のとおりですが，ほかにも起始異常のタイプは豊富にあり，大動脈造影を行ってからでないと対処できない症例も存在します。その他当院でみられた起始異常の症例の具体例（図2）を挙げますので，参考にしてください。

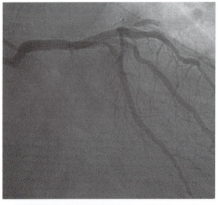

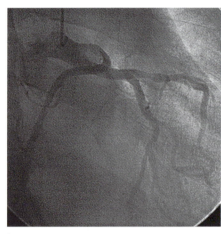

b：RCA（右冠動脈）がLMTより起始している例

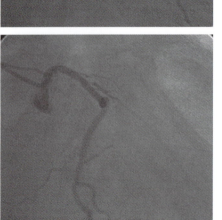

a：LMT（左冠動脈主幹部）がなく，LAD（前下行枝）とLCX（回旋枝）が大動脈より直接起始している例

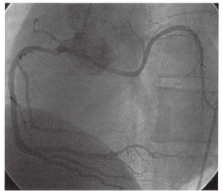

c：LCXがRCAより起始している例

図2 冠動脈の起始異常

小川崇之　東京慈恵会医科大学循環器内科

7 冠攣縮の誘発

冠攣縮誘発試験には，アセチルコリン負荷試験とエルゴノビン負荷試験があります。当院で実際に行われている手技を紹介し，それぞれの特長および注意点を具体的に説明します。

Point ＼まずはこれだけ押さえよう／

1. アセチルコリン負荷試験はエルゴノビン負荷試験に比べて自然寛解することが多いため，多枝冠攣縮の診断に有用です。
2. アセチルコリン負荷試験では一時的に高度徐脈が出現するため，一時的バックアップペーシング（40〜50拍/分）が必要となります。
3. 冠攣縮の誘発により，血圧低下・ショック・重篤な不整脈を併発する危険があり，速やかな攣縮の解除とともに，血行動態の安定に努める必要があります。
4. 冠攣縮薬物負荷試験における冠攣縮陽性所見として，「心筋虚血の徴候（狭心痛および虚血性心電図変化）を伴う冠動脈の一過性の完全または亜完全閉塞（＞90％狭窄）」と定義しています。

冠攣縮誘発試験とは

- 冠動脈造影における選択的冠攣縮誘発負荷試験として，アセチルコリン負荷試験とエルゴノビン（ER）負荷試験の2つが臨床的に施行されています。

アセチルコリン負荷試験（図1）

- 注射用アセチルコリン塩化物（オビソード注射用0.1g/1A）0.1gを37℃の生理食塩水499mLに混注したものから2mL採取し，生理食塩水18mLと合わせて20mLとすると，20μg（1mL）の濃度になります。これを**左冠動脈には20μg（1mL）・50μg（2.5mL）・100μg（5mL），右冠動脈には20μg（1mL）・50μg（2.5mL）まで，冠攣縮が誘発されなければ，約20秒かけて段階的に投与**します。

> ⚠️ **ここに注意**
>
> 原則，各量の注入開始1分後に冠動脈造影を行いますが，症状・心電図変化があれば適宜行うこと。各量のアセチルコリン投与は5分間隔で行いましょう。

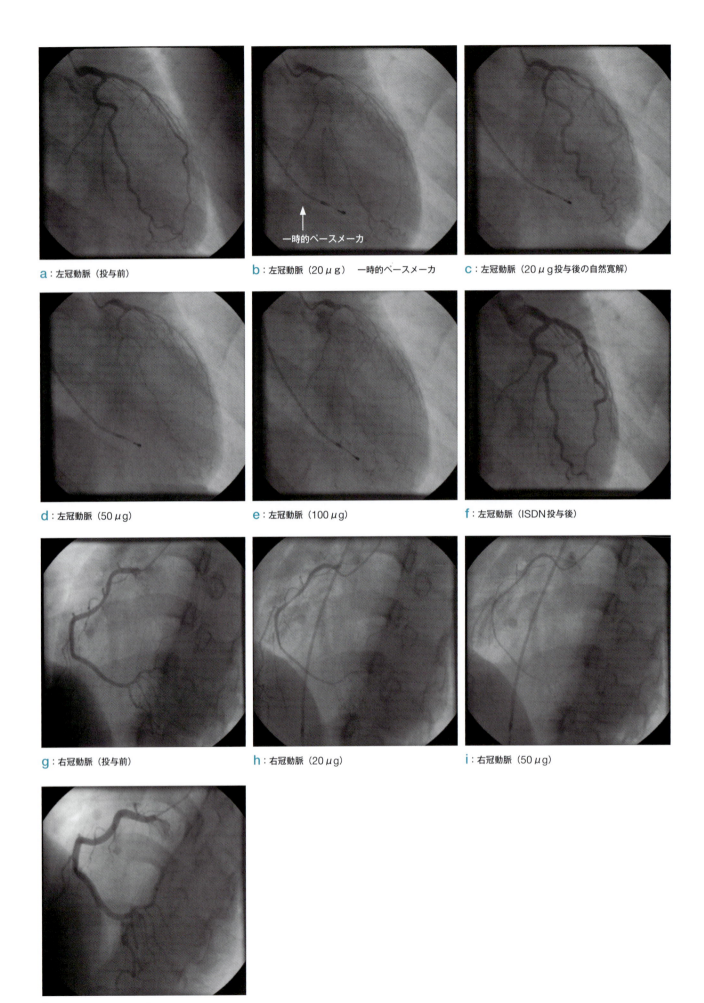

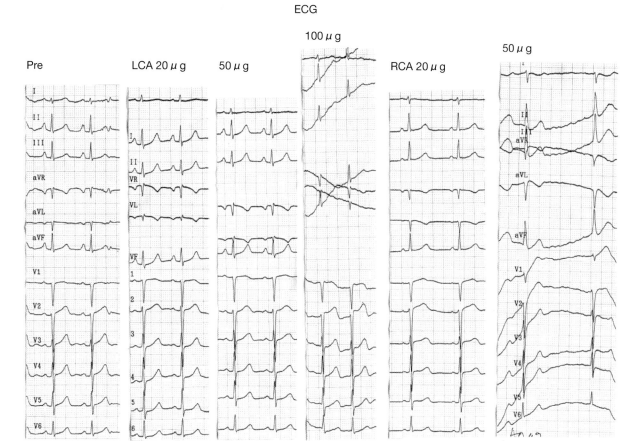

k：心電図変化所見

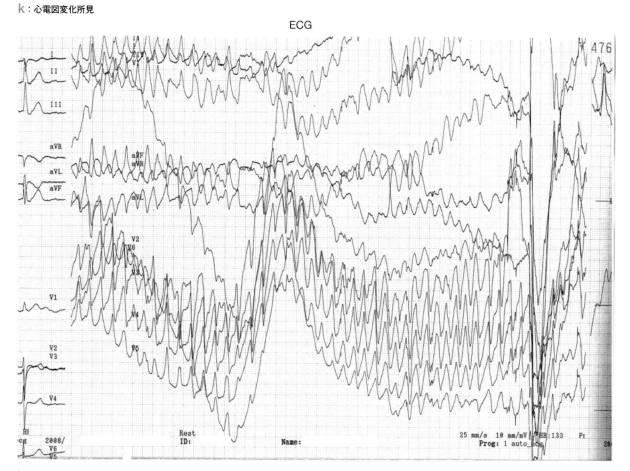

l：右冠動脈50μg後の冠攣縮に伴い心室細動に移行。電気的除細動を必要とした

図1 アセチルコリン負荷試験陽性例

20歳代女性。主訴は夜間から未明にかけて10分程度で改善する胸部圧迫感。左冠動脈から負荷試験を開始し，左右冠動脈ともに冠攣縮を誘発。右冠動脈50μg投与後，心室頻拍となり，電気的除細動を行った。

アセチルコリンの半減期

- アセチルコリンの半減期はきわめて短いため，エルゴノビンによる攣縮とは異なり，誘発された冠攣縮は自然寛解することが多いです．このため，**冠攣縮が誘発されても硝酸薬の投与を必要としないことが多く，特に多枝冠攣縮の診断には有用**です．しかし，ときに冠攣縮が遷延することもあり，患者の状態や血行動態が安定していれば自然解除を待ち，可能なかぎり多枝攣縮の診断を行いますが，そうでない場合は速やかに解除を試みます．その際，まずは亜硝酸薬でなく**硝酸薬の選択的投与**とすれば，他側の誘発も施行可能であることがあります．

アセチルコリンの投与

- アセチルコリン投与（特に右冠動脈内投与）により，一時的に高度徐脈が出現するため，一時的バックアップペーシング（40～50拍/分）が必要となります．

> **One Point Advice**
>
> アセチルコリンの投与により，ときに一過性の発作性心房細動を認めることがあります．多くは数分以内に洞調律に復しますが，カテーテル室内では洞調律に復さない症例も少なからず認めます．このようなケースには，シベンゾリンやピルジカイニドなどの静脈内投与が有効です．

エルゴノビン負荷試験（図2～4）

- エルゴメトリンマレイン酸塩注射液（エルゴメトリンF注射液）0.2mg/1mLを生理食塩水99mLに混注すると，2μg/mLの濃度になります．これを冠動脈内に数分間（約2～5分間）かけて20～60μg（10～30mL）投与します．投与後1～2分後に，冠動脈造影を施行します．症状・心電図変化があれば施行すること．負荷試験陰性の場合は，5分後に他側の負荷試験に移行します．

ここがポイント

- エルゴノビンで誘発された冠攣縮が自然寛解する可能性は低く，硝酸薬の投与を必要とすることが多くあります．

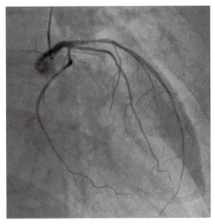
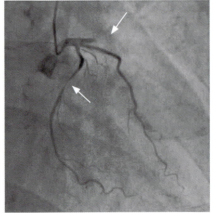
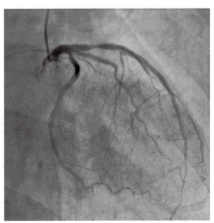

a：投与前　　b：投与後　　c：攣縮解除後

図2 エルゴノビン負荷試験陽性例（左前下行枝閉塞）

- エルゴノビン負荷試験では，現在各施設でさまざまな投与量を用いています。当院では原則アセチルコリン負荷試験しか施行していませんが，当院関連施設ではエルゴノビン負荷試験を実施しており，そこでは25μgずつ1分ごとに2回（合計50μg）投与しています。軽度の攣縮の場合などは適宜，25～50μg追加投与としています。

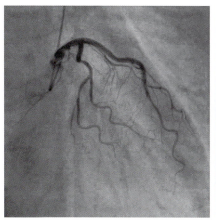 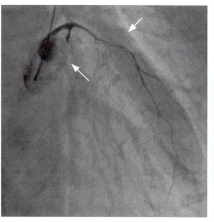 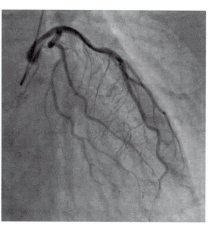

a：投与前　　　　　　　　　b：投与後　　　　　　　　　c：攣縮解除後

図3 エルゴノビン負荷試験陽性例（左回旋枝閉塞）

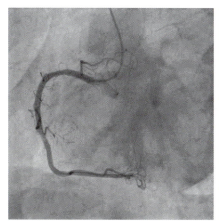 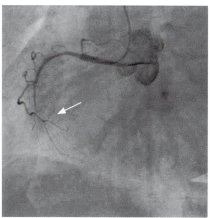 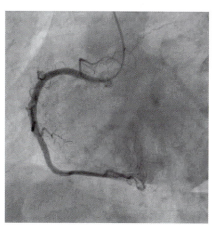

a：投与前　　　　　　　　　b：投与後　　　　　　　　　c：攣縮解除後

図4 エルゴノビン負荷試験陽性例（右冠動脈閉塞）

ガイドラインによる是非

- 過去には経静脈的エルゴノビン負荷試験が臨床の場で行われていましたが，ガイドラインでは安全性の面から推奨されていません。筆者の経験では，大きな合併症の記憶はありませんが，血圧の上昇と冠攣縮とは関係のない胸部症状が強く出た印象があります。
- 冠攣縮性狭心症の診断と治療に関するガイドラインでは，アセチルコリンやエルゴノビンによる冠攣縮薬物負荷試験における冠動脈造影上の冠攣縮陽性所見として，「**心筋虚血の徴候（狭心痛および虚血性心電図変化）を伴う冠動脈の一過性の完全，または亜完全閉塞（＞90％狭窄）**」と定義しています。しかし，症例によっては必ずしも亜完全閉塞所見や狭心症状，有意な心電図変化を伴わないこともあり，定義上の陽性所見でなくとも冠攣縮を否定することにはならないこともあります。これらの場合は，臨床的には**冠攣縮の疑いとして治療を進めることも必要**です。

- 冠攣縮誘発負荷試験はあくまで検査ですが，冠攣縮の活動性が高い例や多枝冠攣縮例において，ときに高度かつ広範な冠攣縮の誘発，あるいは冠攣縮の遷延などにより，血圧低下・心原性ショック（図5），心室細動などの重症不整脈（図1），心停止などの重篤な合併症を併発することがあります．このため，硝酸薬の投与による攣縮の解除，昇圧薬の投与，電気的除細動など速やかに対応できなくてはいけません．

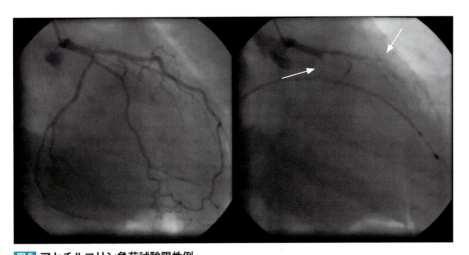

図5 アセチルコリン負荷試験陽性例
左冠動脈前下行枝・回旋枝閉塞例．左前下行枝および回旋枝の2枝同時閉塞となり，一時的なショック状態になった．

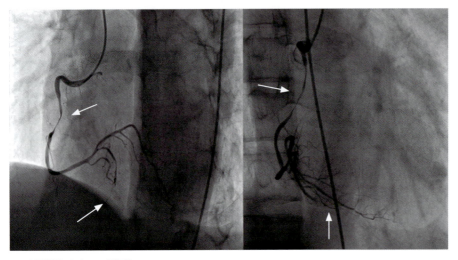

a：右冠動脈コントロール造影

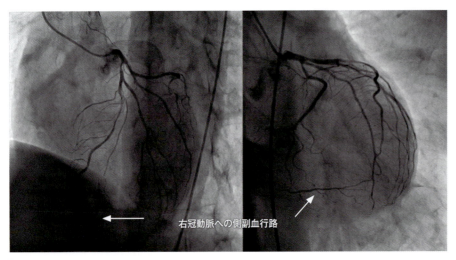

b：左冠動脈コントロール造影-1

> **ここに注意**
>
> 冠攣縮誘発負荷試験前は原則的に服薬休止とします．カルシウム拮抗薬・持続性硝酸薬などの服用がある場合，可能であれば48時間以上休薬しましょう．ただし，臨床の現場では困難な例も少なくないので，24時間程度の場合や硝酸薬の点滴静注に置換し，検査6時間前に休止することもあります．
>
> また，服薬休止の影響もあり，狭心症状や有意心電図変化も認めないもののコントロール造影の時点ですでに冠攣縮による冠動脈閉塞所見や側副血行路を認める症例もまれにみられます（図6，7）．

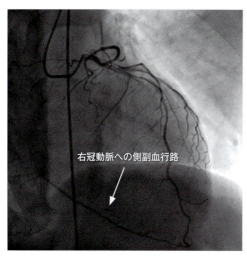

c：左冠動脈コントロール造影-2

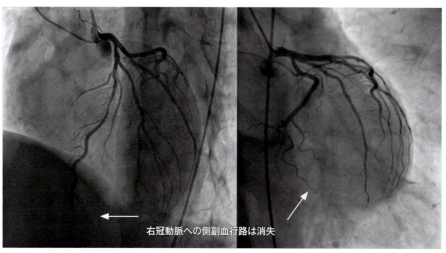

d：左冠動脈ISDN冠注後の造影

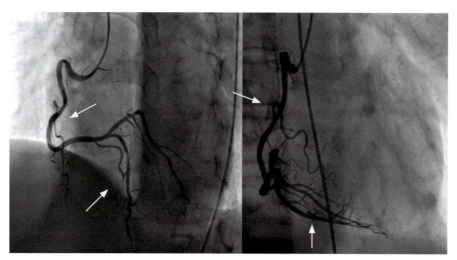

e：右冠動脈ISDN冠注後の造影

図6 低左心機能・心室頻拍の精査目的にて心臓カテーテル検査施行

アセチルコリン負荷試験を予定していたものの，コントロール造影にてすでに左右冠動脈に攣縮所見を認めていた。右冠動脈#4PDは閉塞しており，左冠動脈から右冠動脈に側副血行路も認めていた。ISDNの冠注後の造影では，左右とも冠攣縮は解除され，側副血行路も消失している。

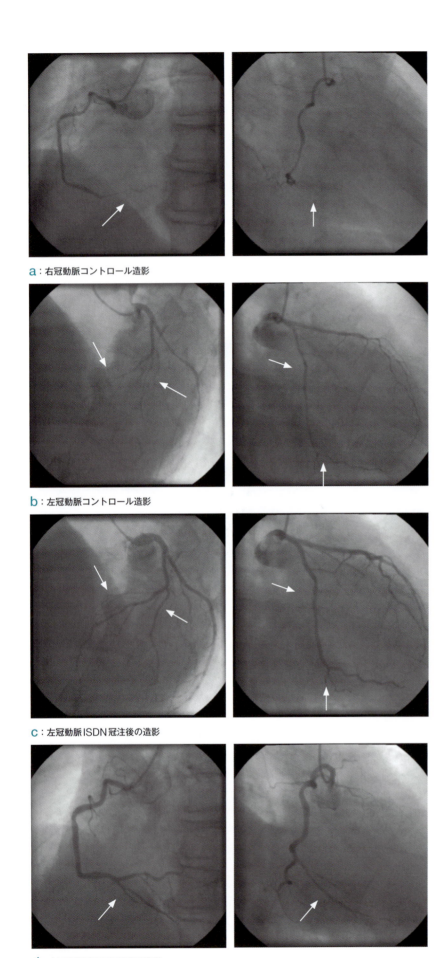

a：右冠動脈コントロール造影

b：左冠動脈コントロール造影

c：左冠動脈ISDN冠注後の造影

d：右冠動脈ISDN冠注後の造影

図7 冠動脈造影既往例

過去に陳旧性心筋梗塞の診断で冠動脈造影の既往があり，冠動脈に有意狭窄病変を認めなかったため，冠攣縮由来とされ治療中であった．今回，新たな心電図変化（Ⅱ・Ⅲ・aVFのQ波）の出現・低左心機能の精査目的にて冠動脈造影を施行．過去の所見よりアセチルコリン負荷試験を予定していたが，コントロール造影にて，すでに左右冠動脈に攣縮所見を認めていた．本例では明らかな症状・心電図変化は認めていなかった．ISDNの冠注後の造影では左右とも冠攣縮は解除されている．

橈骨動脈アプローチ

- 橈骨動脈アプローチの場合，冠攣縮誘発前に橈骨動脈の攣縮によるカテーテルの操作困難例をときに経験します。慎重な手技を必要とするのは当然ですが，**4Frカテーテルの選択**やカテーテルの交換を必要としない**左右共用カテーテルの使用（即座に反体側の冠動脈造影が施行可能）**，あるいは**患者の緊張をほぐすことに努めましょう。**
- **カテーテル操作によるカテーテル誘発冠攣縮（特に右冠動脈入口部付近など）にも注意**する必要があります。さらにカテーテル操作により攣縮を助長しないようにし，硝酸薬の投与などに至らぬよう，自然寛解を待つのが基本です。

左右の冠動脈コントロール造影

- 左右の冠動脈コントロール造影においては，各冠動脈の分枝が最も分離される方向を選択し，原則フレーミングなしで造影します。当然ながら，薬物負荷時も同一方向で造影します。当院では原則biplaneで2方向から造影しています。

負荷試験施行時の心電図所見

- 薬剤や造影剤の注入によりT波などの心電図変化を生じることがあります。ヘパリン加生理食塩水でフラッシュし，冠動脈内に薬剤や造影剤が注入されていない時点での心電図を記録しましょう。

冠動脈造影における心構え

- 冠動脈造影にて高度な器質的有意狭窄病変を確認することでPCI適応を考慮するのが一般的であり，有意狭窄病変を認めなければ軽視されがちであることは否めません。しかし，そのような症例において冠攣縮という病態が存在することを，十分認識しなくてはいけません。
- 欧米人と比較して約3倍冠攣縮の頻度が高い日本人の虚血性心疾患における，急性冠症候群・突然死・不安定狭心症・致死的不整脈・心不全などの病態には冠攣縮が深く関与しており，その病態解明に冠攣縮誘発負荷試験は必要かつ重要な位置づけであることを覚えておきましょう。

VIII 冠動脈造影評価法

部位の表現法，病変形態の評価

中津裕介　塩田記念病院心臓血管センター

狭窄病変の程度を評価するためには，基準となる分類法が必要です。冠動脈造影を評価するにあたっての基本となりますので，わが国で最もポピュラーなAHA分類をはじめ，しっかり覚えましょう。

Point

1. AHA分類では，冠動脈を15分割し，狭窄の程度を0〜100％の7段階に分けて評価します。
2. ACC/AHAの形態分類法は，治療戦略や合併症のリスクなどの観点で病変形態を評価するために汎用されています。
3. ACC/AHAの形態分類法に基づいて，SCAIから新たな分類も提唱されています。

AHA (American Heart Association) 分類

- AHA分類は，冠動脈造影によって得られた画像から狭窄病変を表現したり評価したりする方法として，現在日本で臨床的に最も普及しています。**病変の局在部位を，冠動脈を15のセグメントに分割して表現し，狭窄の程度を0〜100％の7段階に分けて評価**します。
- 右冠動脈を＃1〜4，左冠動脈主幹部を＃5，左前下行枝とその分枝を＃6〜10，左回旋枝とその分枝を＃11〜15，の合計15セグメントに分割して表示します（図1，表1）。
- 実際，**冠動脈の走行や分枝にはバリエーションも多く，教科書通りに分類できないことも多々あります**。例えば，右冠動脈が発達している場合には＃15は存在しませんし，逆に左冠動脈が優勢な場合には＃3以降が定義できないこともあります。
- 表1のセグメントで表現できない分枝，例えば，第三以降の対角枝や高位側枝（HL）などに臨床的に意味のある狭窄がある場合もあります。
- なお，＃1と書いてあった場合，日本語では普通「**1番**」あるいは「**セグメント1**」と読みます。「シャープ1」ではありません。

One Point Advice

これらの分類方法はもちろん国際的にも通用しますが，欧米ではあまりAHA分類を使わずに近位部（Proximal/Prox.），中位部（Middle/Mid.），遠位部（Distal/Dis.）とよぶことが多いようです。例えば，＃1はProx. RCA，＃7はMid. LADなどと表現されます。

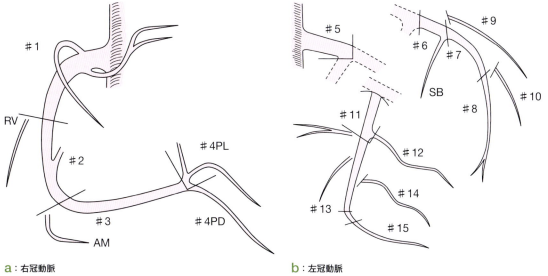

a：右冠動脈　　　b：左冠動脈
図1 AHA分類②

RCA（右冠動脈）	
#1	入口部から鋭角枝（AM）分岐までの間を二等分した近位側。通常は二等分点の近傍に右室枝（RV）があり，それで代用する
#2	入口部から鋭縁枝（AM）分岐までの間を二等分した遠位側。RVからAMまで
#3	鋭縁枝（AM）から後下行枝（PD）と後側壁枝（PL）の分岐部まで
#4	後下行枝（PD）と後側壁枝（PL）の分岐部より末梢。各々#4PD，#4PLと表現する。PLは走行方向によっては，房室結節枝（#4AV）と表現することも多い
LMT（左冠動脈主幹部）	
#5	左冠動脈入口部から左前下行枝（LAD）と左回旋枝（LCX）の分岐部まで
LAD（左前下行枝）	
#6	左回旋枝が分岐した後から第一中隔枝（1st major SB）分岐部まで
#7	第一中隔枝（1st SB）分岐部から第二対角枝（D2）分岐部まで。第二対角枝が判然としない場合は，第一中隔枝から先端までの間を二等分した近位側
#8	第二対角枝（D2）分岐部から先端まで。第二対角枝が判然としない場合は，第一中隔枝から先端までの間を二等分した遠位側
#9	第一対角枝（D1）
#10	第二対角枝（D2）
LCX（左回旋枝）	
#11	左回旋枝入口部から鈍縁枝（OM）分岐部まで
#12	鈍角枝（OM）
#13	鈍角枝（OM）分岐部から末梢
#14	#13から分岐する後側壁枝（PL）
#15	#13から#14を分岐した後の後下行枝（PD）

表1 AHA分類①

冠動脈の狭窄（図2）

- 冠動脈の狭窄度は，狭窄前後の健常部と思われる部位から狭窄部位の本来の冠動脈径を類推して，**目測に基づいて**表示します。**多方向から造影したもののうち最も狭窄が強く見える角度で，また厳密には拡張末期の静止画像で計測**します。
- 狭窄のまったくないものを0%，完全閉塞を100%とし，その間は狭窄度0～25%を25%，26～50%を50%，51～75%を75%，76～90%を90%，91～99%を99%と記載します。
- 99%狭窄のうち，**末梢部への造影遅延を伴う場合を特に99% with delay**と記載することがしばしばあります。
- 古典的には75%狭窄以上を有意狭窄といい，インターベンション治療の対象とされていますが，現在では**AHA分類の狭窄度だけで治療適応を判断することはありません**。

AHA分類の難点

- AHA分類の限界点としては，各セグメントの大きさや灌流域は個人差が大きく，同一セグメントの狭窄であっても個体間ではその病的意義を均一に論じることができないことや，狭窄の程度評価は多分に視覚的に頼っていて，主観的要素に左右されうることなどが挙げられます。
- ほかに**CASS（Coronary Artery Surgery Study）**分類があり，AHA分類に比べ細かく分類されており個人差に対応しやすい命名法ですが，実臨床ではあまり使われていません。

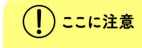

> **ここに注意**
>
> 当該部位がなるべく長くかつ分離されて造影できるように角度設定をしたり，十分な量の硝酸薬を冠動脈内に注入したうえで血管内が均一に濃く充盈されるように造影剤の注入を行うことが重要です。

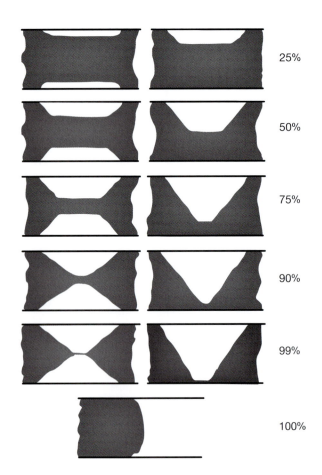

図2 狭窄度の分類

病変形態の評価

- インターベンション治療を前提とした治療戦略，成功率，合併症のリスクなどの観点で病変形態を評価するために，**ACC/AHAの形態分類法が現在でも広く用いられています**（表2）。
- type A→type B1→type B2→type Cと進むに従い，**インターベンションの初期成功率は低下し，合併症のリスクは増える**とされています。
- ステント治療が標準となり，急性期の合併症の多くが適切に克服されるようになった時代背景を踏まえ，最近では**SCAI（Society for Cardiovascular Angiography and Intervention）から新たな分類が提唱されています**。ACC/AHAの形態分類法に基づくtype C病変の項目のうち，3カ月以上経過した完全閉塞以外の特徴と，病変が開存しているか否かで4つに分類します（表3）。

type A 病変（低リスク）

以下の項目すべてを満たすもの
- 限局性病変（病変長10mm以下）
- 同心性病変
- 病変への到達が容易
- 辺縁がなめらか
- 病変部位の屈曲が45°以下
- 石灰化がないか，あってもごくわずか
- 完全閉塞ではない
- 入口部病変ではない
- 大きな側枝を巻き込んでいない
- 血栓を認めない

type B 病変（中リスク）

以下の項目のうち1つのみ満たすものをtype B1，2つ以上満たすものをtype B2とする
- 円筒状病変（病変長10～20mm）
- 偏心性病変
- 病変近位部に中等度の屈曲あり
- 辺縁が不整
- 病変部位の屈曲が中等度（45°以上90°以下）
- 中等度から高度の石灰化を認める
- 3カ月以内の完全閉塞
- 入口部病変
- 2本のガイドワイヤーを要する分岐部病変
- ある程度の血栓の存在

type C 病変（高リスク）

以下の項目のうちいずれかに該当するもの
- びまん性病変（病変長20mm以上）
- 病変近位部に高度の屈曲あり
- 高度に屈曲した病変（90°以上）
- 3カ月以上経過した完全閉塞
- プロテクト不能な大きな側枝を有する
- 脆弱な病変を有する変性した静脈グラフト

表2 ACC/AHAの形態分類法

type Ⅰ
type C病変に該当しない開存病変

type Ⅱ
type C病変のいずれかの項目（慢性完全閉塞を除く）に該当する開存病変

type Ⅲ
type C病変に該当しない慢性閉塞病変

type Ⅳ
type C病変のいずれかの項目（慢性完全閉塞を除く）に該当する慢性閉塞病変

表3 SCAIの病態分類

2 TIMI gradeとBlush score

山脇理弘　済生会横浜市東部病院循環器内科

TIMI gradeとBlush scoreは，再灌流療法後の予後規定因子として広く日常臨床で用いられています。心筋梗塞などでも使用される重要な指標ですので，それぞれの利点および問題点についてもしっかり学びましょう。

まずはこれだけ押さえよう

Point

1. TIMI gradeは日常臨床で最も頻回に使用される冠動脈血流表現法です。
2. TIMI gradeは心外膜血管の血流を反映する指標です。
3. Blush scoreは心筋微小循環を反映する血管造影指標です。
4. TIMI grade，Blush scoreはいずれも再灌流療法後の予後規定因子として認識されています。
5. TIMI grade，Blush scoreの有用性と限界およびその問題点についても，理解しておきましょう。

TIMI (Thrombolysis in myocardial infarction) grade

- もともとは1985年に米国で行われたThrombolysis in myocardial infarction (TIMI) 試験で使用された，再灌流療法後の梗塞責任血管の冠血流評価法です。**特に心外膜血管を中心とした指標**であり，広く日常臨床で用いられています（表1）。
- 現在は冠動脈全般の造影上の評価法として，**分岐部病変の側枝などの梗塞血管以外にも適応**されています。
- **TIMI grade 3をもって再灌流療法の成功**としています。
- **TIMI gradeは梗塞責任冠動脈における血流遅延の動態から冠動脈血流を推定するものであり，冠動脈狭窄に対する規定がない**のが特徴です。

> ⚠️ **ここに注意**
>
> 心筋梗塞急性期には梗塞責任血管だけでなく非梗塞責任血管の血流も低下しているため，これを基準に判定するTIMI gradeは過大評価される可能性があります。

grade 0	造影剤が閉塞部より先に通過しないもの
grade 1	造影剤が閉塞部を通過するが，停滞がみられ，末梢が完全には造影されないもの
grade 2	造影剤が閉塞部を通過し，末梢まで造影される。しかし，閉塞部末梢への造影剤の流入や流出の速度が非閉塞部位（対側の冠動脈や梗塞責任血管閉塞部の近位部）と比べ遅く，遅延するもの
grade 3	造影剤が閉塞部を通過し，末梢まで造影される。閉塞部末梢への造影剤の流入や流出の速度が，非閉塞部と同等であること

表1 TIMI grade

myocardial blush score (MBS)

- TIMI gradeが心外膜血管を中心とした指標であるのに対し，MBSは**造影剤による心筋染影濃度に基づく微小循環評価法**です（表2a）。
- **微小循環評価には心筋染影（流入）だけでなく，造影剤の洗い流し（流出）も重要**であるといわれ，TIMI myocardial perfusion（TMP）も報告されています（表2b）。
- 造影剤で心筋が強く染まっても，染まりが長く残るということは，末梢循環障害が残存し心筋のダメージが強いことを表しています。**MBSと同様にTMPも，再灌流療法後の予後規定因子**であると報告されています。
- 4段階の判定が肉眼的に困難であれば，**MBS 0/1, 2, 3の3段階や，0/1, 2/3の2段階**に分けて評価する方法もあり，日常臨床においては便利です。

grade 0	造影剤によるすりガラス様の染まり(blush)が認められないもの
grade 1	blushをわずかに認めるもの
grade 2	blushを中等度に認めるが，非閉塞部と比べ薄いもの
grade 3	blushを認め，非閉塞部と同等に濃いもの

a：myocardial blush score

grade 0	微小循環に入らないもの。造影剤によるすりガラス様の染まり(blush)がほとんど認められないか，まったく認められないもの
grade 1	微小循環にゆっくり入るが，流出しないもの。blushはあるが次の造影までに(30秒)除去されないもの
grade 2	微小循環への流入と流失が遅れているもの。blushはあるが除去が遅れ，3心拍後も強く染まっているもの
grade 3	微小循環への流入と流失が正常なもの。blushがあり，3心拍後にblushがなくなるか軽度から中等度であり，非梗塞部と同等のもの

b：TIMI myocardial perfusion grade

表2 myocardial blush scoreとTIMI myocardial perfusion grade

推奨される撮影方向

- 責任血管による撮影方向は以下が推奨されています。
  RCA：RAOまたはLAO cranial view
  LAD：RAO cranial, LAO cranial viewまたはleft lateral view
  LCX：RAO caudalまたはleft lateral view

One Point Advice

MBSを評価する際，撮影では①～⑤に注意しましょう。
①他枝と重ならないよう，しっかり分離。
②心臓全体が入るようにフレーミングし，パンニングをしない。
③造影剤による心筋の染まりから静脈層へ抜けていくところまで，長時間撮影する。
④カテーテルが完全に楔入しておらず，カテーテルが十分，造影剤で満たされているのが計測時の条件。
⑤主観的な要素が入る指標のため，必ず2人以上で判読。

- 実際の症例を提示します**(図1)**。

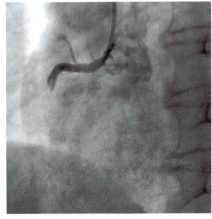
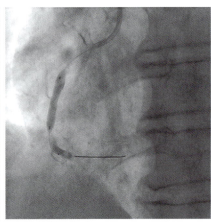
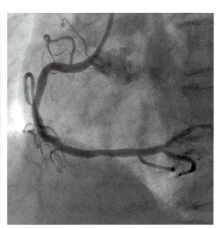

① 血栓を伴う比較的冠動脈径の大きい，右冠動脈のST上昇型急性心筋梗塞。末梢の微小循環保護目的にPercu Surge®（メドトロニック社製）を使用する方針とした。

② 血栓吸引療法後に末梢への塞栓予防下にdirect stentingを施行。

③ ステントを留置し，末梢まで良好な血流を得た。

a：embolic protection下のステント留置術

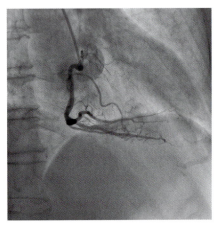

① この症例の治療後の撮影。心臓全体を一画面に収め，RAO viewにて造影。非閉塞部と同様な末梢flowを得た（TIMI grade 3と判断）。

② Blushを認め，非閉塞部と同等に濃い（MBS 3と判断）。

③ 3心拍後にはblushがほぼ消失（TMP grade 3と判断）。

b：留置後の冠動脈造影とその評価法

図1　TIMI gradeとBlush scoreの実際

(山脇理弘，村松俊哉：TIMI gradeとBlush scoreの実際（図2「TIMI gradeとBlush scoreの実際」）．（中川義久編）．確実に身につく心臓カテーテル検査の基本とコツ．東京：羊土社；2009. p204-209より改変引用)

ここがポイント

- 責任冠動脈がRCA，LCXの場合，LADに比較してMBSが保たれている傾向があります。MBSの問題点として，**同じ評価法を行っても施設や臨床試験によるばらつきが多いこと**が挙げられます。例えば急性心筋梗塞でblush3を獲得した割合も，17〜54％と臨床試験間で報告に差があります。
- このMBSの問題点に対して，Vogelzang MVらは，Computer programを用い，客観的にMBSを算出するQuantitative Blush Evaluator（QuBE）を開発し，Core laboratoryでの計測結果との相関性について報告しています[1]。急性心筋梗塞後の心機能や予後にも影響し，MRIで観察しうるMicrovascular obstruction（MVO）や心筋内出血とも良好な相関が認められると報告されています[2,3]。

1) Vogelzang M, Vlaar PJ, Svilaas T, et al：Computer-assisted myocardial blush quantification after percutaneous coronary angioplasty for acute myocardial infarction: a substudy from the TAPAS trial. Eur Heart J 30：594-599, 2009.

2) Porto I, Hamilton-Craig C, De Maria GL, et al：Quantitative Blush Evaluator accurately quantifies microvascular dysfunction in patients with ST-elevation myocardial infarction: comparison with cardiovascular magnetic resonance. Am Heart J　162：372-381. e2, 2011.

3) Husser O, Monmeneu JV, Sanchis J, et al：Cardiovascular magnetic resonance-derived intramyocardial hemorrhage after STEMI: Influence on long-term prognosis, adverse left ventricular remodeling and relationship with microvascular obstruction. Int J Cardiol 167：2047-2054, 2013.

3 側副血行路の評価

木村祐之　広島ハートセンター 広島心臓血管クリニック

冠動脈が完全閉塞しているCTO病変に対し，わが国では一般的に経皮的冠動脈治療が行われています。この治療には確かな知識と高い技術が必要とされます。その際必須となる側副血行路の評価法から，代表的なRentrop分類について詳説します。

Point

1. 側副血行路は，冠動脈閉塞疾患（急性心筋梗塞とCTO病変）によって生じます。予後予測のためにも，治療する前に側副血行路を正しく評価しましょう。
2. Rentrop score Collateral Connection gradeは，代表的な側副血行路の評価法です。
3. Collateral Connection gradeは，CTO病変に特化した側副血行路の評価法です。

慢性完全閉塞（chronic total occlusion：CTO）病変

- CTO病変とは冠動脈が完全閉塞した病変であり，多くの場合その完全閉塞病変により**不足した冠血流は，側副血行路によって補われています**。側副血行路の血流量によっては狭心症症状もなく治療を要さないこともありますが，完全閉塞を再開通することにより**将来的に新たな心筋梗塞による死亡リスクの軽減，心機能の改善，狭心症症状の改善のために治療を要する場合もあります**。

治療法

- 欧米では冠動脈バイパス術が選択される場合が多いですが，わが国ではバイパス術より低侵襲であること，開胸術に関して患者の不安が少ないことなどから，**多くは経皮的冠動脈治療が選択されます**。しかし，その治療には長時間に及ぶ手技時間，高頻度の合併症，低い成功率，高い再狭窄率などから，**カテーテル治療のなかで最も難易度の高い治療と位置づけられています**。

血管造影における評価法

Rentrop score Collateral Connection grade

- 代表的な側副血行路の評価法に，Rentrop score Collateral Connection gradeがあります。Rentrop scoreを**表1**に示します。

- 急性心筋梗塞症例において，Rentrop score grade 0であると閉塞した直後でまだ側副血行路が発達していない超急性期症例が疑われ，逆にgradeが多いほど側副血行路が発達していることを示しています。少しずつ狭窄が進行していて，最後に急性閉塞した可能性や急性閉塞して時間が経過した心筋梗塞症例などを疑わせる所見です（表1）。

> **ここに注意**
> この方法はあくまで，側副血行路の量を評価する方法です。

grade 0	Absent（なし）
grade 1	Filling of side-branches of a target-occluded epicardial coronary artery via collaterals without visualization of the epicardial coronary artery itself（本幹は造影されないが，側枝が造影される）
grade 2	Partial filling of the epicardial segment via collateral arteries（部分的に本幹が造影される）
grade 3	Complete filling of the epicardial segment（本幹が十分に造影される）

表1 Rentrop score

Collateral Connection grade

- **CTO病変に特化して側副血行路の評価をしたものが，Collateral Connection grade**です（図1）。CTO病変において，血管造影上これらの側副血行路の評価はその**長期予後と密接な関係があり，非常に重要**です。また，それらの側副血行路が治療として使用できるようになったことによって，さらに詳しい評価法が必要となってきました。

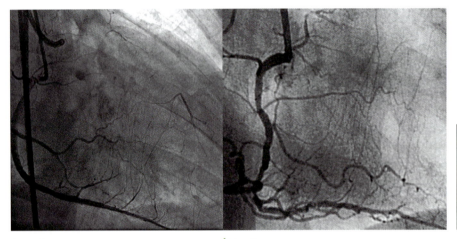

cc0	連続した接続なし
cc1	連続した糸のようなconnection
cc2	小さい側枝程度のサイズのcollateralがある

a：cc1　　b：cc2
図1 Collateral Connection grade例

逆行性治療（レトログレードアプローチ）

- 慢性完全閉塞の治療として，完全閉塞部にワイヤーを順行性に進めて再開通する順行性治療が一般的ですが，近年，レトログレードアプローチを用いた冠動脈CTO病変に対する経皮的冠動脈形成術は成功率を上昇させることが示されました。**レトログレードアプローチとは，慢性完全閉塞している冠動脈に血流を送るための側副血行路を利用して対側から治療する方法**です。側副血行路にワイヤーやマイクロカテーテルを進めて対側の閉塞血管を治療するので，**その側副血行路がレトログレードの治療に適しているかどうかを評価するのに有用**です。

側副血行路の種類

ここがポイント

- 慢性完全閉塞の治療時に使用する必要な側副血行路としては，大きく分けてseptal channel，epicardial channelの2つがあります。
- また，広義のepicardial channelのなかには前，後下行枝，もしくは右室枝を介して心尖部周辺を走行する狭義のepicardial channel（図2），左回旋枝と右房室枝より心房側を走行するAC（atrial circumflex）channel（図3），心室側を走行するPL（postero lateral）channel（図4）があります。

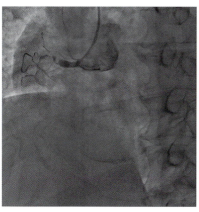
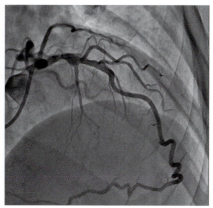

a：RCA-CTO　　　　b：epicardial channel

図2 epicardial channel to RCA-CTO

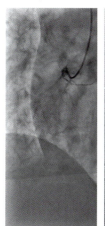
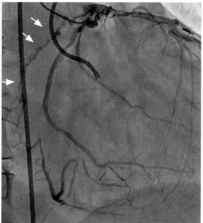

a：RCA-CTO　　　　b：AC channel

図3 AC Channel to RCA-CTO

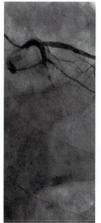
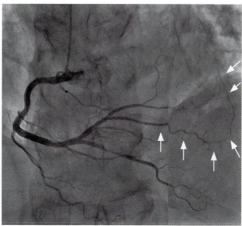

a：LCX-CTO　　　　b：PL channel

図4 PL Channel to LCX-CTO

septal channel
- まず逆行性アプローチのルートとして使われたのが，septal channelでした。septal channelは心室中隔にあり周囲を心筋に囲まれているので，破裂しても左室，右室側に穿孔することはありえるものの，**心タンポナーデを生じないという利点**があります。レトログレードアプローチにおいて最も選択されるchannelであり，LAD，RCAのCTO病変の逆行性治療において70〜80％の使用率があります。

epicardial channel
- それに対して，CorsairやCaravelをはじめとするマイクロカテーテル，SION，Fielder XT-R，SUOH03などのガイドワイヤー（以上：朝日インテック社製）の開発，進歩により，epicardial channelも使用可能となってきています。
- しかしデバイスの進歩をもってしても，channelの高度屈曲などで穿孔の可能性が高く，穿孔すれば心タンポナーデを起こし，コイル等による塞栓を余儀なくされます。
- また，中隔枝とは異なり，完全に造影上continuous connectionでなくてはワイヤーが通過することはなく，さらにcontinuous connectionであってもcorkscrew様の屈曲が強く，ワイヤーは通過に難渋する症例が多いため，使用率としては，まだseptal channelと比較すると低いのが現状です。

conus branch
- 治療の際にワイヤーを通過させるには，優先順位は低いですが，知っておかなければならない側副血行路もあります。
- まず代表的なものとして，conus branch（図5）があります。しばしば，右冠動脈近位部から左前下行枝完全閉塞の遠位部に側副血行路を提供していますが，左前下行枝完全閉塞があるにもかかわらず，明らかな側副血行路が見当たらない場合は，右冠動脈とは別開口しているseparate conus branchが存在する場合があります。
- 通常の冠動脈造影では描出されないことがあるので，常にその存在を念頭において造影を行うことが大切です。慢性完全閉塞の治療戦略として術前に冠動脈CTを施行しておけば，separate conus branchが良好に描出されるので，見逃しにくくなります。

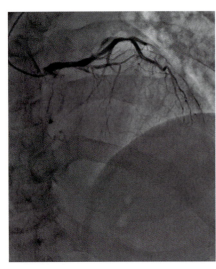 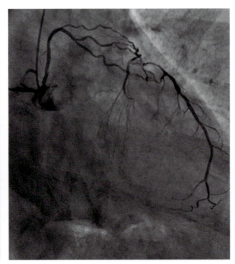

a：LAD-CTO　　　　　　　　　b：conus to LAD-CTO

図5 Separate Conus Branch to LAD-CTO

- また，まれではありますが，右冠動脈閉塞時に気管支動脈（図6）が側副血行路となっていることもあります。左冠動脈からの側副血行路が不十分であったため，気管支動脈造影をすると良好な血流が観察されました。この場合も，術前の冠動脈CT所見が重要な情報を提供してくれます。冠動脈慢性閉塞で，対側冠動脈からの血流が不十分である場合，確認するべき側副血行路として頭においておく必要があります。

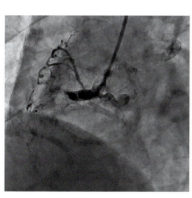
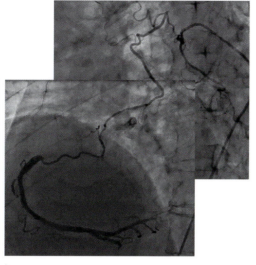

a：RCA-CTO　　　b：bronchial artery

図6 側副血行路となっている気管支動脈（右冠動脈閉塞時）

治療時の側副血行路の評価法
septal channel

- septal channelは解剖学的に前下行枝より直角に分枝し，PDに入る直前で急激な角度で屈曲していることが多いです（図7）。図中の赤い矢印（➡）から心臓を見ると（RAO cranial），中隔枝の近位部から中間部までは非常によく見えますが，中隔枝がPDに入る部分ではかなり短縮してしまい，見えにくくなります。それに対し青い矢印（➡）から見ると（RAO caudal），cranialで短縮して見えた部分が引き延ばされた形で見えます。引き延ばされた状態で，まずcontinuous connectionがある中隔枝をおおよそ選んでおく必要があります。さらにcontinuous connectionがあったとしても著明な屈曲がある場合は，ワイヤー通過に難渋してしまう

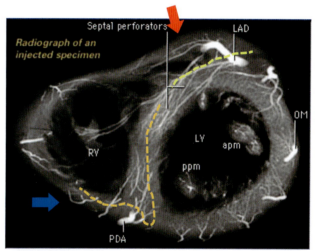

図7 中隔側副血行路のシェーマ

ことが予想されるので，**なるべく屈曲のないchannelを選択します。臨床的にRCA CTOで中隔枝からretrogradeにアプローチする際には，術前のアンギオでまずどの中隔枝を使用するかを選択しなければなりません。**

- 術前の血管造影画像にてRAO cranialとcaudal viewにてベストな中隔枝を選択し，比較的柔らかいワイヤーを進めた後に，マイクロカテーテルを進めてsuper selectiveに先端造影を行います。それにより，**そのchannelが逆行性アプローチに適しているか，おおよその判断がつきます。そしてASAHI SION（朝日インテック社製）やFielder XT-R（朝日インテック社製），SUOH03（朝日インテック社製）などの特殊なワイヤーに交換してchannelを探る**のがよいでしょう（図8）。

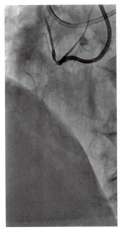 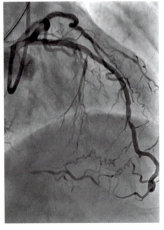 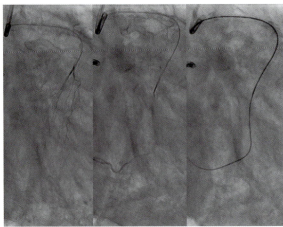

a：RCA-CTO　　b：septal channel to RCA　　c：channel tracking to SION wire

図8 右冠動脈慢性完全閉塞病変への側副血行路（中隔枝）

epicardial channel

- 一方，epicardial channelはcorkscrew様の屈曲が強く，ワイヤーは通過に難渋する症例が多いです．しかし，ときにRCA-CTOにおいて中隔枝からはcontinuous connectionがなく，LCXからよいchannelがあるということが起こります（図9）．
- LCXからRCAへのcollateralのアンギオの取り方は①～③のとおりです．
  ① RAO caudalでLCXからRCAへのつながる枝を確認します．よくある枝としてはPL枝からPL枝，LA枝からRA枝などですが，RAO caudalではcorkscrewの部分が重なってしまうことがあるので，**AP cranialかRAO cranialで見ると見やすい**です．
  ② DXからLCXにchannelがあることもあり（図10），その場合は**LAO caudalで詳細な部分が分離しやすく，見やすい**です．
  ③ RCAからLADにつながる枝はRAOでPD枝の先端を確認しつつ，その詳細は，AP cranialかRAO cranialで分離することができます．場合によっては，LAO caudalが有効なこともあります．

> **One Point Advice**
>
> channelの選択では，必ずしも大きいchannelがよいわけではありません．なるべくcorkscrew様ではないもののほうがよく，小さくてもできるだけまっすぐなものを選択しましょう（図8）．

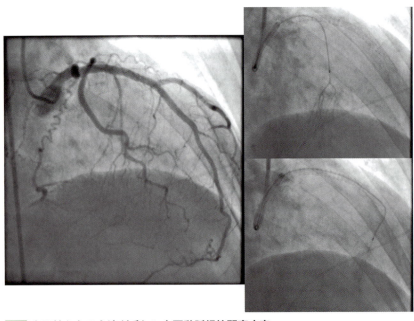

図9 中隔枝からの血流が乏しい右冠動脈慢性閉塞病変

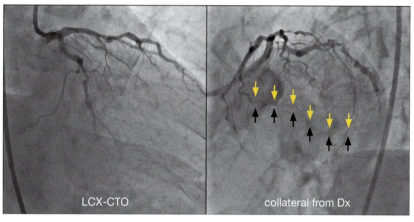

a

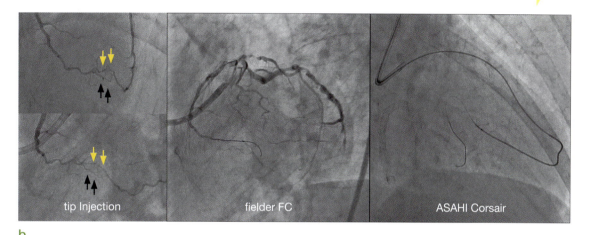

b

図10 右回旋枝慢性完全閉塞病変

> **！ ここに注意**
>
> どのchannelも術前の執拗なアンギオの観察が必要であり，つながっていてもそのcorkscrew様屈曲が必ずといっていいほどあります。中隔枝に比して比較的ワイヤーが通過しにくいため，さらに長い距離，ワイヤーを進めなければなりません。

文献的考察

- Rentrop分類は一般的には側副血行路の量を評価する方法であり，gradeと臨床的予後に関する研究が多くなされています。急性心筋梗塞発症時に側副血行路があるかどうかについては，梗塞範囲とリモデリングに関与している点に着目したMeier[1])らが，側副血行路の遠隔期ハードエンドポイントに与える影響に関してメタアナリシスを行っています。12のスタディの6,529人の患者において解析を行い，側副血行路のある群では側副血行路の少ない群に比較して死亡率を低減させていました [RR 0.64（95％信頼区間 0.45-0.91）；P= 0.012]。

- 一方，CTO病変においてWerner[2])らは111人のCTO患者の側副血行路にて冠血流予備量比（fractional flow reserve：FFR）を測定し，慢性期（5カ月）にフォロー血管造影をしていた106人の予後を調査したところ，17％の患者で再閉塞しており，FFR低値が再狭窄とは関係なく，再閉塞と関連がありました（0.81 +/− 07 vs. 0.86 +/− 08，p＜0.05）。要するに，**側副血行路の乏しい症例では慢性完全閉塞を再開通させても再閉塞を招く確率が高い**ということになります。

- 慢性完全閉塞患者の梗塞部の割合や，心筋収縮領域と側副血行路の関係に関して調査した研究もあります。Choi[3])らは170人のCTO病変を有する患者にMRIを使い，86％の症例で収縮低下領域があることを証明し，側副血行路のCC gradeが高いほどCTO領域の心筋傷害度は低く，再開通に成功する確率も高いとしました。

1) Meier P, Hemingway H, Lansky AJ, et al：The impact of the coronary collateral circulation on mortality：a meta-analysis. Eur Heart J 33：614-621, 2012.
2) Werner GS, Bahrmann P, Mutschke O, et al：Determinants of target vessel failure in chronic total coronary occlusions after stent implantation. The influence of collateral function and coronary hemodynamics. J Am Coll Cardiol 42：219-225, 2003.
3) Choi JH, Chang SA, Choi JO, et al：Frequency of myocardial infarction and its relationship to angiographic collateral flow in territories supplied by chronically occluded coronary arteries. Circulation 127：703-709, 2012.

側副血行路評価の注意点

- 側副血行路を生じる疾患は冠動脈閉塞疾患であり，急性心筋梗塞とCTO病変があります。急性心筋梗塞症例において，側副血行路の多い群は少ない群に比べ死亡率を低減させるというエビデンスがある以上，**治療する前に側副血行路を評価することにより，その予後を予測できる点で正しく評価する必要があります**。その評価方法においては，**Rentrop scoreを使用するのが望ましい**でしょう。
- CTO病変の治療時には，その成功率などを推測するのにCollateral Connection gradeを用いる必要があります。逆行性アプローチのアンギオの撮り方において最も大切なことは，**アンギオを撮る際は側副血行路に焦点を当てて決してpanningしないこと**であり，側副血行channelの選択に関しては術前にかなり時間をかけてアンギオを観察し，**ある程度どのchannelから試すかを計画を立てておくことが重要**です。それらを実行することが造影剤，手技時間の短縮につながるだけでなく，手技自体の成功率にも大きく影響します。

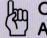

One Point Advice

文献的には，急性心筋梗塞症例では側副血行路の程度が慢性期の予後に関与しており，慢性完全閉塞症例では側副血行路が心筋障害度と手技成功率に影響することが示されています。われわれの日常臨床においてよいアドバイスとなるでしょう。

4 SYNTAX Scoreの評価

矢作和之, 田邉健吾　三井記念病院循環器内科

これまでも冠動脈の病変を評価する試みはなされてきましたが, なかでもSYNTAX Scoreは, 冠動脈全体の病変を評価する重要なスコアです。しっかりとマスターする必要があります。

Point
まずはこれだけ押さえよう

1. SYNTAX Scoreを評価する前に, 冠動脈の病変形態を把握しておきましょう。
2. 分岐部病変の分類（Medina分類）について把握しておきましょう。
3. SYNTAX Scoreを算出し, 治療は"PCI"か"冠動脈バイパス術（coronary artery bypass grafting：CABG）"かを, エビデンスに基づいて判断しましょう。
4. SYNTAX trialの長期データも, 今後フォローアップしていきましょう。
5. 解剖学的評価のSYNTAX Scoreに, 臨床データを加えたSYNTAX Score IIも把握しておきましょう。

SYNTAX Score

- これまでも冠動脈の病変を評価する試みはなされてきました。冠動脈の病変形態としてACC/AHAのタイプ分類がありますが, バルーン治療時代の分類であり, 現在のステント治療時代にもこの分類が適応されるかどうかについては疑問が生じています。
- SYNTAX Scoreは, 左主幹部病変もしくは3枝病変の患者をPCI治療（パクリタキセル溶出冠動脈ステント）とCABG治療で無作為に比較した試験である**SYNTAX trialにおいて冠動脈の病変形態を基に客観的に評価するシステム**を, オランダのThoraxcenterのPatrick Serruys教授を中心に開発されたものです。SYNTAX Scoreはインターネットを利用し, 簡便にスコア化できるため, 世界中で利用され, 多くの臨床研究で使用されています。

SYNTAX Scoreを算出してみよう

①まず, インターネットで「**www.syntaxscore.com**」にアクセスしましょう。
②"Tutorial"（チュートリアル）で定義を勉強し, 例題, テストをしてみましょう。
③"Calculator"（カルキュレータ）で実際のSYNTAX Scoreを算出してみましょう。

チュートリアルで定義，例題を試してみよう
- "Tutorial"（チュートリアル）で"Definitions"（定義），"Example cases"（例題）が選択できます。

実際に症例でSYNTAX Scoreを算出してみよう
- まず，SYNTAX Score Iを算出します。"Calculator"（カルキュレータ）をクリック。"Yes, I have fully read the Important Information above."をチェックして，"Proceed with SYNTAX Score I"をクリック。

SYNTAX Score I 算出のアルゴリズム

①左冠動脈優位もしくは右冠動脈優位の選択
- 後下降枝が右冠動脈に含まれる場合は右冠動脈優位，左冠動脈に含まれる場合は左冠動脈優位を選択します（図1）。

②病変のセグメントを選択
- 血管径1.5mm以上かつ狭窄率が少なくとも50％以上の病変はすべて登録します（図2）。血管セグメントの定義は表1（p.281）で示しました。

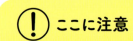

ここに注意

病変間の距離が血管径（リファレンス）の3倍以内であれば，同一病変として登録します。

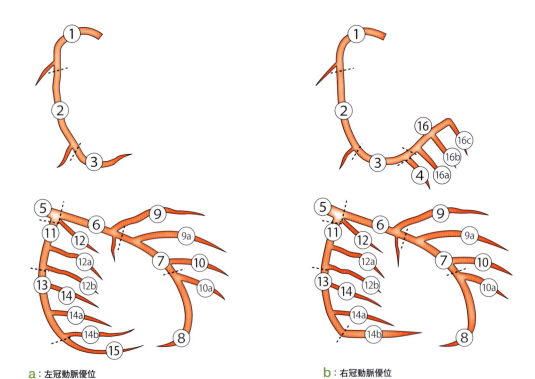

a：左冠動脈優位　　　b：右冠動脈優位

図1 SYNTAX Scoreのホームページ画面：冠動脈の優位性の選択

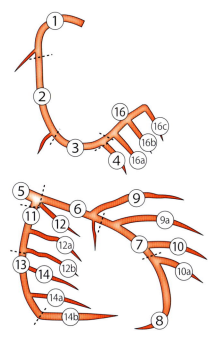

図2 SYNTAX Scoreのホームページ画面：病変登録の選択

ここがポイント

- 分岐部病変については病変をすべてチェックしましょう（図2）。
- 例えば，#5，#6に病変がある場合は，#5，#6にチェックし，後述する分岐部病変のMedina分類で（1.1.0）を選択します（図5）。

③ 各病変についての病変登録

- total occlusion（完全閉塞），trifurcation（3分岐部病変），bifurcation（分岐部病変），aorto ostial lesion（大動脈入口部病変），severe tortuosity（高度屈曲病変），length＞20mm（病変長＞20mm），heavy calcification（高度石灰化病変），thrombus（血栓）の有無を選択していきます。
- aorto ostial lesion（大動脈入口部病変），severe tortuosity（高度屈曲病変），length＞20mm（病変長＞20mm），heavy calcification（高度石灰化病変），thrombus（血栓）は有無をチェックするだけですが，total occlusion（完全閉塞），trifurcation（3分岐部病変），bifurcation（分岐部病変）は追加の入力が要求されます。

total occlusion（完全閉塞）

- ここでのtotal occlusionはTIMI 0（完全閉塞で順行性の血流を認めない）をいいます。閉塞期間が3カ月以上か？，blunt stumpか？，bridgingがあるか？，順行性または逆行性の造影剤がどのセグメントまで確認できるか？，閉塞部に側枝があるか？ をチェックしていきます。

One Point Advice

①にカーソルを合わせると，それぞれの定義が表示されます。

One Point Advice

閉塞期間，blunt stump，bridgingの存在，閉塞距離，閉塞部の側枝はいずれも手技不成功となる因子として重要です（図3，4）。

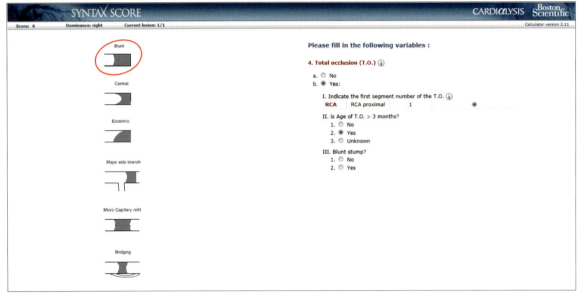

図3 SYNTAX Scoreのホームページ画面：完全閉塞①（病変形態の選択）

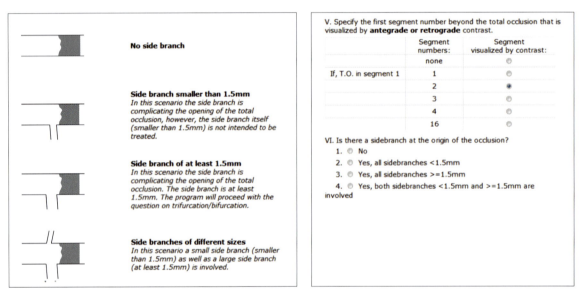

図4 SYNTAX Scoreのホームページ画面：完全閉塞②（側枝の選択）

trifurcation（3分岐部病変）
- 血管径1.5mm以上，かつ狭窄率が少なくとも50％以上の病変はすべて登録します。
- スコアは3/4/16/16a，5/6/11/12，11/12a/12b/13，6/7/9/9a，7/8/10/10aの病変を登録します。

bifurcation（分岐部病変）（図5）
- 血管径1.5mm以上，かつ狭窄率が少なくとも50％以上の病変はすべて登録します。
- スコアは3/4/16，5/6/11，6/7/9，7/8/10，11/12a/13，13/14/14aの病変を登録します。
- 分岐部病変はMedina分類を選択。
- 本幹と側枝の角度が70°より浅い場合は，"Yes"をチェックします。

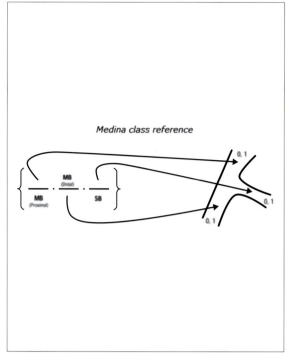
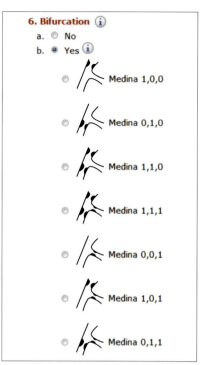

図5 SYNTAX Scoreのホームページ画面：分岐部病変（Medina分類）

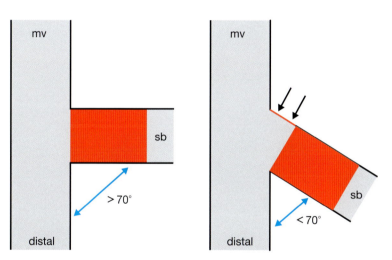

図6 分岐部病変のステントカバー
（Sianos G, Morel MA, Kappetein AP, et al：The SYNTAX Score: an angiographic tool grading the complexity of coronary artery disease. EuroIntervention 1：219-227, 2005 より改変引用）

> ⚠️ **ここに注意**
>
> 本幹と側枝の角度が70°より浅い病変は，ステント留置の際，図6のように遠位部に合わせてステントを留置すると近位部の病変がステントカバーできません。また，近位部に合わせてステントを留置すると，遠位部のステントが本幹に突出してしまうことになり，角度の浅い分岐部病変は適切なステント留置が困難であり，SYNTAX Scoreが高くなります。

aorto ostial lesion（大動脈入口部病変）
- 大動脈入口部病変がある場合は"Yes"をチェック。
- 大動脈入口部病変とは1または5のことですが，double ostiumの場合，6または11も含まれます。

severe tortuosity（高度屈曲病変）
- 病変近位の屈曲が90°以上を1つ以上，または45〜90°を3つ以上認める場合，"Yes"をチェックします。

length＞20mm（病変長＞20mm）
- 狭窄率が少なくとも50％以上で，病変長＞20mmを認める場合は"Yes"をチェック。
- 分岐部病変の場合は少なくとも1病変の病変長が＞20mmであれば，"Yes"をチェック。

heavy calcification（高度石灰化病変）
- 透視にて病変部の石灰化が血管の全周性にみえる場合は，高度石灰化病変として"Yes"をチェックします。

thrombus（血栓）
- ①冠動脈内の球形，卵形または不規則な冠動脈内の造影剤欠損がある場合や，明らかな末梢塞栓がある場合は血栓があると判断し，"Yes"をチェックします。

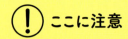

> **ここに注意**
>
> Intermediate SYNTAX Score, High SYNTAX Scoreに分類された場合は，MACCEのグラフも表示されます。

- ②"continue"をクリックし，病変の追加がある場合は"Add lesion"をクリック，セグメントの選択から再度入力します。
- ③すべての病変が登録できたら"Proceed"をクリック。
- ④Diffuse disease/small vesselsがあれば"Yes"を選択し，Diffuse disease/small vesselsをチェックします。**Diffuse disease/small vesselsとは，病変の末梢の冠動脈が動脈硬化によってセグメント全体の75％以上が血管径＜2mmになっている場合を示します**。ただし，**Diffuse disease/small vesselsは近位部の病変が血行再建すべき病変に限って登録**します。
- ⑤SYNTAX Scoreの算出：最後に"Calculate Score"をクリックすると，SummaryとScoreが表示されます。

SYNTAX ScoreⅡ算出のアルゴリズム

- SYNTAX ScoreⅠがすでにわかっている場合，"Calculator"（カルキュレータ）をクリック。"Yes, I have fully read the Important Information above."をチェックして，"Proceed with SYNTAX Score Ⅱ"をクリックし，SYNTAX ScoreⅠ，年齢（Age），クレアチニンクリアランス（CrCl），左室駆出率（LVEF），非保護左冠動脈主幹部病変（Left main），性別（gender），慢性閉塞性肺疾患（COPD），末梢血管疾患（PVD）を入力し"Calculate"をクリックするとSYNTAX ScoreⅡが算出されます。
- SYNTAX ScoreⅠから算出する場合，SYNTAX ScoreⅠを求めた後，画面左側のSYNTAX ScoreⅡのアイコンをクリックし，上記の通り臨床データを入力後，"Calculate"をクリックすると，SYNTAX ScoreⅡが算出されます。
- 結果は，PCIとCABGのそれぞれのSYNTAX ScoreⅡのスコアと，4年時点での死亡率が同時に表示され，SYNTAX ScoreⅡに基づいて推奨される治療方法が表示されます。
- 実際は，SYNTAX ScoreⅡだけでは判断できないケースもあるため，最終的な治療決定はハートチームで議論することが重要と考えられます。SYNTAX ScoreⅡの計算図表は図7に示しています。

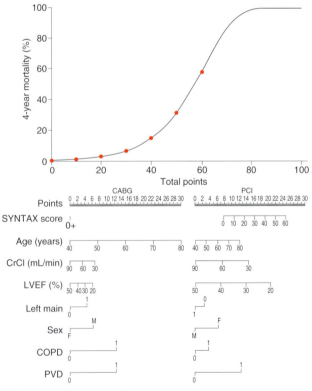

図7 SYNTAX ScoreⅡの計算図表
(Farooq V, van Klaveren D, Steyerberg EW, et al：Anatomical and clinical characteristics to guide decision making between coronary artery bypass surgery and percutaneous coronary intervention for individual patients: development and validation of SYNTAX score II. Lancet 381：639-650, 2013より引用)

1	RCA proximal	From ostium to one half the distance to the acute margin of the heart.
2	RCA mid	From end of first segment to acute margin of heart.
3	RCA distal	From the acute margin of the heart to the origin of the posterior descending artery.
4	Posterior descending	Running in the posterior interventricular groove.
16	Posterolateral from RCA	Posterolateral branch originating from the distal coronary artery distal to the crux.
16a	Posterolateral from RCA	First posterolateral branch from segment 16.
16b	Posterolateral from RCA	Second posterolateral branch from segment 16.
16c	Posterolateral from RCA	Third posterolateral branch from segment 16.
5	Left main	From the ostium of the LCA through bifurcation into left anterior descending and left circumflex branches.
6	LAD proximal	Proximal to and including first major septal branch.
7	LAD mid	LAD immediately distal to origin of first septal branch and extending to the point where LAD forms an angle (RAO view). If this angle is not identifiable this segment ends at one half the distance from the first septal to the apex of the heart.
8	LAD apical	Terminal portion of LAD, beginning at the end of previous segment and extending to or beyond the apex.
9	First diagonal	The first diagonal originating from segment 6 or 7.
9a	First diagonal a	Additional first diagonal originating from segment 6 or 7, before segment 8.
10	Second diagonal	Second diagonal originating from segment 8 or the transition between segment 7 and 8.
10a	Second diagonal a	Additional second diagonal originating from segment 8.
11	Proximal circumflex	Main stem of circumflex from its origin of left main to and including origin of first obtuse marginal branch.
12	Intermediate/anterolateral	Branch from trifurcating left main other than proximal LAD or LCX. Belongs to the circumflex territory.
12a	Obtuse marginal a	First side branch of circumflex running in general to the area of obtuse margin of the heart.
12b	Obtuse marginal b	Second additional branch of circumflex running in the same direction as 12.
13	Distal circumflex	The stem of the circumflex distal to the origin of the most distal obtuse marginal branch and running along the posterior left atrioventricular grooves. Caliber may be small or artery absent.
14	Left posterolateral	Running to the posterolateral surface of the left ventricle. May be absent or a division of obtuse marginal branch.
14a	Left posterolateral a	Distal from 14 and running in the same direction.
14b	Left posterolateral b	Distal from 14 and 14 a and running in the same direction.
15	Posterior descending	Most distal part of dominant left circumflex when present. Gives origin to septal branches. When this artery is present, segment 4 is usually absent.

表1 セグメント定義

5 J-CTO scoreの評価

森野禎浩　岩手医科大学内科学講座循環器内科分野

CTOの難易度の半定量的評価法で，国際的に最も用いられるJ-CTOスコアについて解説します。

Point

まずはこれだけ押さえよう

1. 30分以内のワイヤー通過に関連する，独立した予測因子を含めたCTO-PCIの難易度スコアです。
2. 5つのパラメーターを各1点とし合算します。点数が高いほど難易度が上昇します。
3. 点数が高くなるほど，再狭窄やイベントなど遠隔期成績も悪化します。
4. CTO関連の研究や論文に用いることで，研究対象の特徴を客観的にします。

J-CTO score制作秘話

- J-CTO registryとは，故・光藤和明先生の企画に国内12施設が参加し，498人528CTO病変を登録したレジストリー試験で，主要エンドポイントは5年予後です。レトログレードアプローチが開発されて間もないころの研究で，この試験ではパラレルワイヤー31％，レトログレードアプローチ25％のワイヤリングテクニックが試みられました。アンテグレードでマイクロチャネルを狙うテーパー型のガイドワイヤーや，レトログレードに特化したワイヤーやマイクロカテーテルが開発されるより前の研究です。手技成功率は高く（初回トライ88.6％，再トライ68.5％），院内の心臓死も0.2％など，合併症の発生率も許容範囲であったと考察されました。
- わが国で広く普及するCTO-PCIも，海外ではさまざまな事情で施行率が低いままでした。せめて治療成功率の高い患者だけでもPCI治療を受けてほしいという想いから，CTO-PCIの難易度を予測するスコアリングモデルを提供しようと考えました。J-CTO registryのアンギオから難易度に影響しそうな定量・定性項目について詳細に解析し，確立した統計手法に則り，阿部充先生らとJ-CTO scoreを作成しました。
- J-CTO scoreに最も工夫が必要だったのは，エンドポイントの設定でした。通常の「手技成功」とすると，容易に通せた症例も，2時間かけてワイヤーを通した症例も，難易度とは無関係に等しく「成功」として扱われます。さらに，日本の術者は経験と技術力と粘りで，難しい症例も最終的にワイヤーを通します。J-CTO registryの最終成功のままでは，「難易度」に関する議論ができないのです。

- そこで、ワイヤリング開始後「30分以内の病変通過」をエンドポイントに採用することにしました。どうして30分がカットオフなのか？　とよく質問されますが、海外の先生に許容されるワイヤリング時間について質問し、不思議なほど一致したのがこの「30分」でした。さらにJ-CTO registryのワイヤリング時間の中央値も約30分でした。自身の「臨床勘」も併せ、「30分に臨床的妥当性がある」と判断しました。

まず、J-CTO score sheetを手に入れよう

①まず、J-CTO score sheet（図1）を手に入れましょう。WEB検索で簡単に見つかります。このシートには合計5つのパラメーターが書かれています。

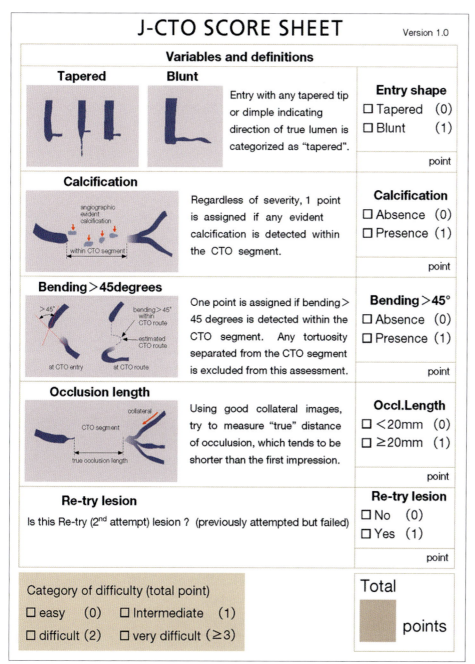

図1 J-CTO scoreの計算シート
（Morino Y, et al：JACC Cardiovasc Interv 4：213-221, 2011より引用）

②1つはアナムネや診療録から確認できるパラメーターです。CTO-PCIの再トライ症例であるか，初回治療例であるかです。

③残りの4つのパラメーターには，アンギオの解析が必要です。各パラメーターの判定にはコツがあり，それを補助するスケッチと，説明文が記載されています（簡単な英語です）。

④このシートの5箇所の□にチェック（レ点）をし，その合計点がJ-CTO scoreです。

⑤これら5つの項目は，**多変量解析で「30分以内のガイドワイヤー通過」に関係する独立した予測因子として，統計学的に得られた指標**です。詳細について勉強したい場合には，論文[1]を精読してください。

⑥一般的には，スコアが高くなると難易度が高くなりますが，使いやすさを重視し，5つの因子に等しく「1点」を割り付けました。実際には，これら難易度に関係する因子の重みは症例ごとに異なりますので，1つの目安に留めるべきであると筆者は考えています。

1) Morino Y, Abe M, Morimoto T, et al：Predicting successful guidewire crossing through chronic total occlusion of native coronary lesions within 30 minutes: the J-CTO (Multicenter CTO Registry in Japan) score as a difficulty grading and time assessment tool. JACC Cardiovasc Interv 4 (2)：213-221, 2011.

早速，J-CTO scoreを算出してみよう

①スコアシートの一番下の項目，CTO-PCIの再トライ症例であるか？　についてです。再トライである場合1点，ない場合（初回CTO治療）は0点となります。□にレ点を書いてください。

②アンギオの解析におけるキモは，「閉塞部位の正確な同定」です。閉塞部の造影と，側副路の造影と合体させ，「本当の閉塞部位」をきちんと同定もしくは推察してください。その判断を誤ると，J-CTO scoreの計算値が大きく異なります。

③CTOのエントリー（閉塞の始まり）部分の形状を見てください。エントリーの形が末梢に向けて尖っている（テーパー型）である場合は，ワイヤーを「刺入」させる目印と考えられます。反対に，切り株状に平坦になっているもの（スタンプ型）は，ワイヤーの刺入部位を決定しにくかったり，ワイヤーが進みにくかったりします。エントロー形状がテーパー型かスタンプ型か，いずれかに分類し，□にレ点を記入してください。

④CTO閉塞部にアンギオで明らかな石灰化が認められる場合には，「あり」の□にレ点を記入してください。閉塞部以外の血管にいかなる石灰化があっても，この分類には無関係です。あくまでも「閉塞部位」における石灰化の有無であることに注意してください。

⑤CTO閉塞部がアンギオで一番伸びた投影角度において，CTO閉塞部内に45°以上の屈曲がある，もしくは予想されるものは，「屈曲あり」の□にレ点を記載してください。閉塞部より近位部に高度屈曲を認めることがありますが（特に右冠動脈のCTO病変には少なくない），それは閉塞部とは異なるので，「屈曲あり」と判定しません。あくまでも閉塞部位の屈曲です。

⑥閉塞長を計測してください。ここでは本当の閉塞長です。テーパー型のエントリーの場合は，最も遠位端から計測してください。側副路の造影は完全に造影剤が入ってくる縁を探してください。診断造影の場合は，別のショットを組み合わせないと計測できないのですが，同じ透視角度の造影を撮影することを習慣づけるようにし，それを元に推測して計測してください。20mmを超えるものは□にレ点をつけてください。

⑦さあ，この5項目の点数の総和が，J-CTO scoreになります。

J-CTO scoreを間接的に活かせるアウトカムについて知っておこう

- J-CTO registryにおいて，最終手技成功もJ-CTO scoreによって妥当に層別化できました。
- J-CTO registryでは，治療成功患者における中期の病変開存度も，J-CTO scoreによってある程度は層別できることが確認されています。
- 初期成功率と中期開存率の積を"net patency"と定義し，治療時の難易度と遠隔期の予後を合わせて考えることも重要です。J-CTO registryでは，net patencyがJ-CTO scoreごとに大きく異なることがわかりました（表1）。成熟期を迎えたPCIにとって，CTO-PCIの適応にこうした発想を導入することも重要です。
- J-CTO registryでは主に第一世代薬物溶出性ステントが使われました。また，この試験以降に初期成功率を向上するためのさまざまなCTOデバイスが開発されました。従って，net patencyはこの時代のものより改善するはずです。ただし，その改善幅はそれほど大きなものではないかもしれません。

J-CTO score	Lesions	Lesion success rate	TLR-free survival rate	Net mid-term success rate
0	101	97.0%	94.7%	91.9%
1	139	92.1%	88.9%	81.9%
2	148	86.5%	83.3%	72.1%
≧3	140	73.6%	86.6%	63.7%

(Tanaka H, et al：EuroIntervention 11：981-988, 2016より引用)

表1 中期成功率（J-CTO registry）

J-CTO score以降，別の難易度スコアリング

- J-CTO scoreの妥当性については，複数の研究グループが検証し，論文発表しています[2]。
- PROGRESS-CTO scoreもアンギオ所見から難易度を予測する指標です。WEBサイト（http://www.progresscto.org）にアクセスすると計算ができます。難易度の予測能はJ-CTOと異ならないことが，第三者の検証によって確認されています。
- 他にも，スコアリングの試みがなされていますが，用いるパラメーターの大半がJ-CTO scoreとオーバーラップしています。
- CTOに関する発表や論文を発表する際には，病変背景としてJ-CTO scoreを計算して記載することが，今のところ一般的なようです。

2) Christopoulos G, Wyman RM, Alaswad K, et al：Clinical Utility of the Japan-Chronic Total Occlusion Score in Coronary Chronic Total Occlusion Interventions: Results from a Multicenter Registry. Circ Cardiovasc Interv 8 (7)：e002171, 2015.

6 定量的冠動脈造影法

上妻 謙　帝京大学医学部附属病院循環器内科

冠動脈における狭窄度，対照血管径，病変長の評価やPCIの成績を示すために定量的冠動脈造影法（quantitative coronary angiography：QCA）は必須です。冠動脈造影を肉眼評価でデータとする論文は存在しません。

まずはこれだけ押さえよう

Point

1. QCAは造影剤の注入された血管造影像の輪郭をコンピュータでトレースし，狭窄部位やステントなど対象部位の血管径や狭窄率，病変長などを算出する手法です。
2. 正確な計測データを得るためには，キャリブレーションが重要ですが，最近はDICOMに位置情報の記録があり，アイソセンターキャリブレーションを用いることが勧められます。
3. 最も重要なのは，解析に適した冠動脈造影です。
4. QCA上でステントの位置を指定するために，ステント位置決めのショットを撮影しましょう。

シネフィルムのレビュー

- まず，解析するシネフィルムをQCAソフトで立ち上げて，アンギオの画像とPCIの手技を一通りチェックします（図1）。**解析に適したショットを選択することはQCAにとって重要なポイントです。焦っても時間を損するだけです。**

解析画像のフレーム選択のポイント
①まず造影剤が十分充満しているフレームを選択すること。
②拍動によるブレを避けるため，なるべく拡張期，特に拡張末期のイメージを選ぶこと。
③病変部が他の血管や枝と重ならない角度とタイミングを選ぶこと。
④病変がなるべく長く，狭窄率（術前の場合）が高くみえるviewを選ぶこと。

- 適切な冠動脈造影が行われていないシネは解析には適しませんので，データを取りたい造影はQCAを意識した撮影が必要ですが，**QCAに適した撮影は同時にPCIに適した撮影**でもあります（図2）。

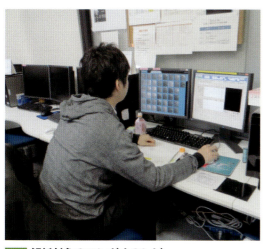

図1 解析対象のアンギオのレビュー
QCAのソフトでなく，普段使用しているビューワーを利用してもよいので，まず一通りレビューして全体の流れをつかみ，解析対象のショットを選ぶ。

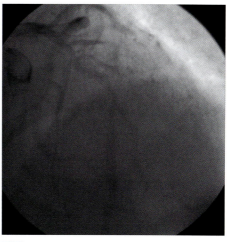

図2 QCAに不適切な画像
造影が不良なこと，肺野が多く入っておりコントラストの点で不利なことなど，QCAが不可能な画像となっている。キャリブレーション情報がDICOMに記録されていない場合は，カテーテルが写っていないこのような画像では解析できない。

キャリブレーション

- QCA解析での，すなわちシネフィルムで血管と同時に撮影する構造物のうち，カテーテル先のようにサイズがあらかじめ判明しているものを利用して，**そのシネフィルムにおける1ピクセルあたりの大きさ（calibration factor：CF）を算出**します。
- 最近はシネフィルム撮影装置に内蔵された位置情報データから，アイソセンターキャリブレーションを用いることが推奨されています。カテーテルキャリブレーションが不要で，より精度が高いキャリブレーションが可能となっていますので，自施設の装置を確認してください。
- アイソセンターキャリブレーションの原理を示します（図3）。
- カテーテルを用いたキャリブレーションが必要な場合は，Valsalva洞内にあるカテーテルの直線部分が十分シネフィルムに入るように，注意して撮影する必要があります。
- 標準的な解析ソフトで推奨されるCFは0.20±0.02 mm/pixelです。ただしこれは，画像パネルと患者との距離によって異なり，またシネフィルムの画質が良好であることが前提となります。また，カテーテルチップを用いてキャリブレーションを行う場合は，6Fr以上のカテーテルを用いていることなどを前提としており，**4Frなどの細いカテーテルはその径に対するピクセル数が少なくなることから誤差が大きくなりやすいです。**

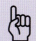

One Point Advice

近年は，位置情報のあらかじめ入ったDICOM情報を含むflat panel detectorの開発により，カテーテルが不要でかつ，より精度が高いキャリブレーションが可能となってきていますので，自施設の装置を確認しましょう。

ここがポイント

- カテーテルを用いたキャリブレーションが一般的であるため，Valsalva洞内にあるカテーテルの直線部分が十分シネフィルムに入るように，注意して撮影する必要があります。

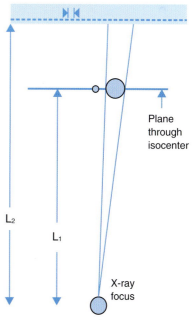

$$calibration\ factor = \frac{L_1}{L_2} * pixel\ spacing$$

図3 アイソセンターキャリブレーション
画像パネルとカテーテル台中央位置の距離情報から，1ピクセルあたりの距離を算出する。

- カテーテルの先端部分は径が異なっていますので，**先端部を除いた，なるべくまっすぐなところでトレースします**（図4）。
- 治験や臨床研究では，個人情報保護法のために匿名化してDICOM画像を提出することが多いですが，DICOMのタグ情報のところにアイソセンターキャリブレーションの情報が含まれているため，患者名を消去する際，位置情報は消去しないよう注意が必要です。

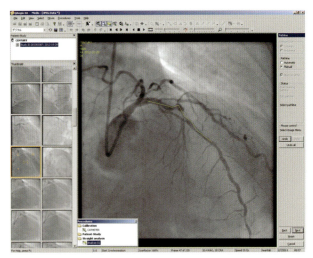

図4 解析する病変部のトレースを行う範囲の指定
マウスを画面上でクリックして，今回解析を行う範囲の始点と終点を指定する。枝の重なりなどでうまくパスラインが引けないこともあるため，その場合はマニュアルで血管の真ん中をクリックしていき，線を引いていく。

辺縁のトレース（エッジディテクション）

- 次に造影された血管の辺縁を，自動辺縁検出機能（edge detection algorithm）によって描きます。
- 具体的には，まず血管像内に開始点と終了点のパスラインを描いて決定します（図5）。
- そのパスラインの領域を，造影濃度に従ってコンピュータが自動的に辺縁を描きます（図6a）。

辺縁の補正

- マウスで辺縁の補正をし，枝や重なりによるトレースの誤りを訂正します（図5b）。

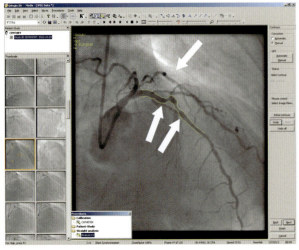

a：コンピュータが指定した血管の輪郭
狭窄部，枝の部分や画像が不鮮明な部分などの輪郭は，オートでは必ずしも正しくトレースできない（矢印部分など）。

図5 血管の輪郭

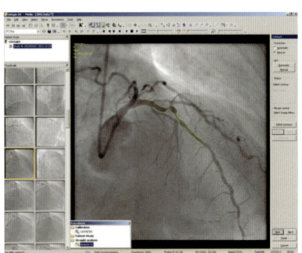

b：解析者が指定し直した血管の輪郭
動画を動かしたり，輪郭を隠したりしながら正しい輪郭を同定していく。

QCAプログラムの実行

- PCI前の造影において，図6の狭窄部前後の辺縁ライン（黄線）を正常な血管として，赤線のとおり，狭窄がないと仮定した場合の仮想血管径が描かれています（図6a, b）。
- 病変の狭窄が複数連続してある場合（tandem病変）は，一般的に最も狭窄の強い部分のみを病変とみなしますので，**病変の範囲をマニュアルで広げてあげる必要**があります（図6b）。
- 最小血管径（minimum lumen diameter：MLD）となる部位の赤線で示される値が，対照血管径（reference diameter）となり，これらより狭窄率（diameter stenosis）が求められます。また，仮想血管径と比較のうえで狭窄の開始点と終了点が同定され，病変長（obstruction length）が求められます（図6c）。さらに詳細なレポートでは，平均血管径なども示されます。

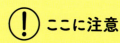

> ⚠️ **ここに注意**
>
> ヒトの冠動脈は末梢にいくにつれ枝を出しながら細くなっていくため，仮想血管も右肩下がりの直線となるはずであり，この仮想血管がいかに妥当に描けるかがQCAの重要なポイントとなります。

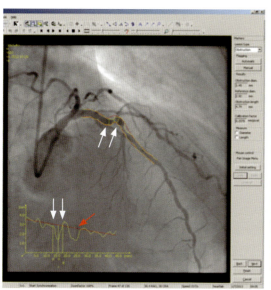

a：ソフトウエアが自動で算出したQCA
2本の白い矢印の間が，QCAソフトの指定した病変部分である。トレースした血管径のグラフをもとにコンピュータが自動的に仮想血管を引く（赤矢印）。

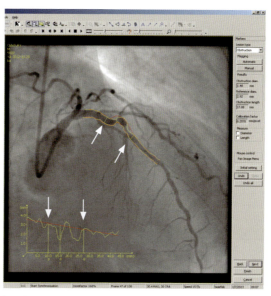

b：病変部をマニュアルで指定したQCA
仮想血管と実際の血管径のクロスする部位をポイントとして，病変と考えられる範囲を指定する（白矢印）。

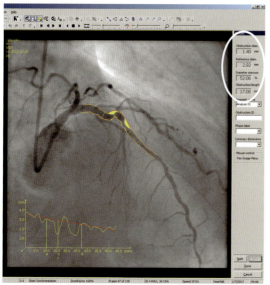

c：PCI前のQCA解析
最終的にこのような結果となった。

図6 QCAプログラム

ステント位置の指定

- 薬剤溶出ステント（drug eluting stent : DES）の時代になり，いくつものステントを直列に挿入したり，複雑病変を治療したりするようになり，治療部位の評価も難しくなっています。
- ステント留置部位とその5mmのエッジのデータを治療部位の評価とすることが，一般的です。
- 近年のQCAのソフトウエアは，DES解析アルゴリズムを選択することにより，**ステントの範囲を選択すれば，両端5mmのステントエッジが自動的に選択**されます（図7, 8）。

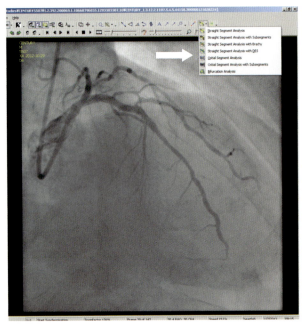

図7 QAngio XA Ver.7におけるDESプログラム
矢印のStraight segment analysis with DESを選択すると，ステント位置を指定するDESプログラムが立ち上がる（ソフトおよびバージョンによって呼称は異なる）。

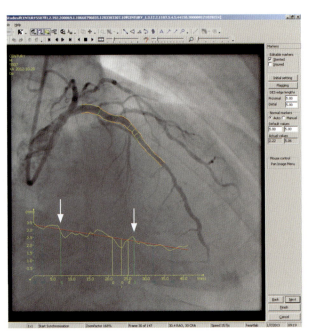

図8 ステント留置後のQCA
ステント留置直後，フォローアップなどではDESプログラムを利用してステント留置部の指定を行う（矢印）。ソフトにより異なるが，ステントを表すSのラインを画像上で指定することで，In-stent, In-segment, proximal edge, distal edgeが自動的に算出される。ステントの位置指定をするまでのQCAのプロセスは，すべて今までの部分と共通である。

ステントを使用していないときのQCA

- ステントを使用していない場合は，**解析領域は近傍の側枝や屈曲，石灰化などをランドマークとして設定**します。
- 治療領域を適切に含み，かつ病変から離れた血管径の小さな部分に結果が影響を受けないように気をつける必要があります。
- 術前や，薬剤溶出バルーン（drug eluting balloon : DEB）などの解析のときに重要となります。

ここがポイント

- 治療領域を適切に含み，かつ病変から離れた血管径の小さな部分に結果が影響を受けないように気をつける必要があります。

QCAで得られるデータ

- QCAで一般的に算出されるデータは図9のように表示されます。多くのデータが出ていますが，どのデータを利用すべきかマニュアルをみるか，メーカーに聞いて把握するようにしましょう。
- 最小血管径，対照血管径，狭窄率，病変長などのほかに，symmetry（シンメトリー）という病変の偏心性を示す数値やプラークエリアなども求められます。しかしQCAはあくまで二次元の評価のため，1方向からの数値だけではこれらのデータを正しく表現できません。**病変部のなるべく長く見える方向で，かつ病変が最もきつく見える方向で得られる狭窄に関する病変情報が，最も信頼できる有効なデータ**となります。
- さまざまな臨床試験で使用されている損失血管径（late loss）はPCI直後のMLDからフォローアップのMLDを引いた値で，**計測した病変の最小血管径がどの程度フォローアップで小さくなったかを表す指標**です（図10）。MLDの部位は術直後とフォローアップで異なることも多いですが，部位の移動も含めて病変内での最小血管径の比較を行うものです。

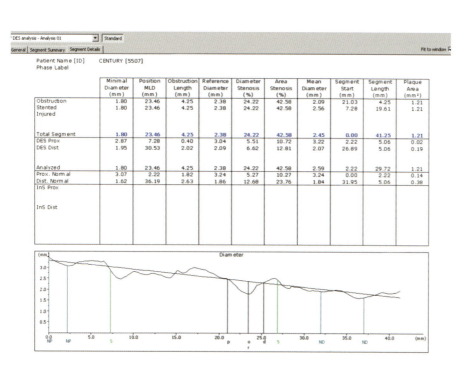

> ⚠️ **ここに注意**
>
> QCAのレポートでは，多くのデータが表示されます。誤ったデータを使用しないよう，注意する必要があります。

図9 DES解析を行ったQCAレポート
ここで使用しているQAngio XA Ver.7（Medis社）では，StentedがIn-stent，AnalyzedがIn-segmentを表しており，Proximal edgeがDES prox，Distal edgeがDES distとして表示されている。ソフトによって表現する用語が異なるため，それぞれ確認が必要。

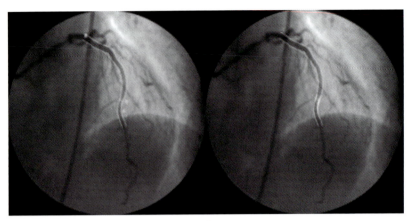

a：術直後　　　b：8カ月後

図10 late lossの計算法
MLD 2.06mm－1.96mm＝0.10mm（in-stent）
狭窄率8.4% →20.3%

One Point Advice

目的とするデータ，エンドポイントを意識して解析データが妥当なのかをみるようにしてください。例えばlate lossが極端なマイナス値となったときは，血管径の拡大を示しますので，本当に拡大しているかを検討する必要があります。むしろキャリブレーションの間違いであることのほうが多いでしょう。同じ角度で撮影していれば，基本的に変化しないステント長を術直後とフォローアップで比較すると参考になります。

QCAの誤差を生む要因

- 血管造影は前述したとおり解像度の問題があり，QCAでも1ピクセル分の誤差は受け入れざるをえません。したがって個々の症例で0.2mm程度解析ごとに値が異なることはよくあるので，あまり小さな違いにこだわる必要はありません。そのなかで**最も誤差が生じやすい部分がキャリブレーション**です。アイソセンターキャリブレーションを極力用いるようにしましょう。そのほかに**spatial distribution and pincushion distortion**といわれるような画面のひずみも影響します。

データが大きく異なってしまう要因

- 血管造影における不十分な造影，不十分なフレームレート，不十分な病変の分離，病変の短縮した造影角度や不適切な範囲のセグメント選択，側枝の重なり，ガイドワイヤーを抜去していない造影，十分な冠拡張を行っていない造影（硝酸薬の不使用）などです。

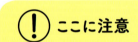

フォローアップ造影を行いlate lossを正しく求めるためには，PCI時の撮影角度と同一の方向で撮影を行う必要があります。

特殊なQCA

- これまでのQCAでは，分岐部の前後において仮想血管径が大きく変化するため，分岐の入口部の仮想血管を正しく表すことは困難でした。近年，多くのQCA解析ソフトでは分岐部病変に対する解析アルゴリズムが備わっています。ただしオプションであることも多いため，購入価格によってはインストールされていないかもしれません。分岐部の臨床研究を行う場合は，専用ソフトでの解析が必要なことが多いので注意してください。

- 本幹の近位部，遠位部と側枝の遠位部の3点をクリックして部位を指定することにより，分岐部のそれぞれ部位ごとのデータが得られます(図11)。
- 大動脈入口部病変も専用のプログラムが開発されており，Valsalva洞を一緒にトレースすることによって，入口部の病変に対する仮想血管を正しく規定することができるようになってきています。

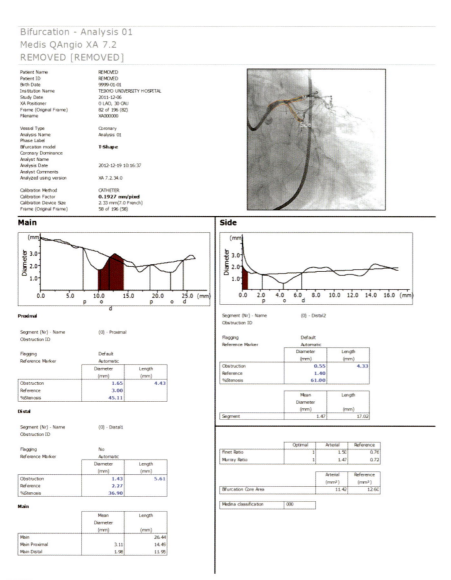

図11 分岐部用解析プログラムの解析結果

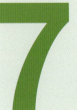

7 Quantitative flow ratio（QFR）

谷垣　徹，松尾仁司　岐阜ハートセンター循環器内科

定量的冠血流予備量比（QFR）は，冠動脈造影から推定される冠血流予備量比（FFR）で，心筋虚血の判定に有用な指標です。プレッシャーワイヤーを用いる必要はなく，最大充血を誘発するための薬剤は必ずしも必要ありませんので，FFR測定より低侵襲に狭窄病変の機能的重症度を評価することができます。より正確にQFRを測定するために，いくつかのポイントがありますので，その測定方法を習得しましょう。

まずはこれだけ押さえよう

Point

1. 定量的冠血流予備量比（QFR）の概念を理解しましょう。
2. QFR測定に用いる冠動脈造影（CAG）の撮影における注意点を知っておきましょう。
3. より正確なQFR値を算出できるよう，解析時の注意点を習得しましょう。
4. 算出されたQFR値の解釈に注意しましょう。

定量的冠血流予備量比（QFR）

- 定量的冠血流予備量比（quantitative flow ratio：QFR）とは，少なくとも25°以上異なる角度で撮影された2方向の冠動脈造影（coronary angiography：CAG）画像から，解析対象血管を三次元構築し，TIMI（thrombolysis in myocardial infarction）frame countから推定される，最大充血時の冠動脈血流速を用いることで算出されたFFR値のことです[1,2]。
- 解析ソフトウェア「QAngio XA 3D」（Medis medical imaging systems社製）を使用します。一般的なPCで解析可能です。
- 測定時間は1解析当たり平均で約5分間です[3]。
- QFRは一定条件を満たした冠動脈造影画像のみで算出することができ，プレッシャーワイヤーや最大充血を誘発する薬剤は必要ありません。
- FFRと同様に正常値は1.0で，数値が低いほど，血流障害の程度が強いことを示します。QFR≦0.80は，機能的有意狭窄である可能性を示唆しています。
- 一度に解析できる血管は1本で，測定したい血管が複数ある場合には，複数回の解析が必要です。

1) Tu S, Barbato E, Köszegi Z, et al：Fractional flow reserve calculation from 3-dimensional quantitative coronary angiography and TIMI frame count: a fast computer model to quantify the functional significance of moderately obstructed coronary arteries. JACC Cardiovasc 7：768-777, 2014.

2) Tu S, Westra J, Yang J, et al. Diagnostic accuracy of fast computational approaches to derive fractional flow reserve from diagnostic coronary angiography: The International Multicenter FAVOR Pilot Study. JACC Cardiovasc Interv 9：2024-2035, 2016.

3) Westra J, Andersen BK, Campo G, et al：Diagnostic performance of in-procedure angiography-derived quantitative flow reserve compared to pressure-derived fractional flow reserve: The FAVOR II Europe-Japan Study. J Am Heart Assoc 7：e009603, 2018.

QFRの原理

- 2014年にTuらによって，第1世代のQFR（FFR$_{QCA}$）が報告[1]されましたが，解析には数値流体力学（computational flow dynamics：CFD）を用いていました。しかし，解析対象血管だけでなく，すべての側枝の再構築が必要であり，さらに最大充血時のCAG画像が必要でした。
- 2016年にTuらによって報告[2]された現行のQFR解析では，第1世代とは異なった計算アルゴリズムを用いており，解析には必ずしも最大充血は必要ありません。
- 狭窄病変の評価に適しており，かつ少なくとも25°以上異なる角度で撮影された，2つのCAGの拡張末期の画像から解析血管を三次元構築します。解析血管を6mmごとのセグメントに分割し，先程得られた形態的情報と，TIMI frame countにより得られた血流速情報から，各セグメントでの圧損失（ΔP）を，ΔP = c1 * HFV + c2 * HFV^2（c1: viscosity coefficient，c2：expansion loss coefficient，HFV：mean hyperemic flow velocity）を用いて圧損失が計算されます。最終的に（Pa - ∫ΔP dx）/ Pa（Pa：解析血管の解析近位端での冠内圧）として，QFR値が算出されます。
- 算出されるQFR値には，計算に用いられる推定血流速によって以下の3種類があります。
- ①fixed-flow QFR（fQFR）：過去のデータから得られたHFV（=0.35m/sec）を用いて算出されます[4]。TIMI frame count解析は不要です。
- ②contrast-flow QFR（cQFR）：安静時のCAG画像から得られたTIMI frame countを用いて，以下の計算式より推定されたHFVから算出されます。HFV=a0+a1×CFV＋a2×CFV^2（CFV：contrast-flow velocity，a0，a1，a2は過去のデータより得られた定数）[4]
- ③adenosine-flow QFR（aQFR）：最大充血時のCAG画像から得られたTIMI frame countを用いて算出されます。
- 過去の検討[2]により，一般的にはcQFRがQFRとして用いられます。

計測の実際

正確なQFR値を測定するための，いくつかの注意点を押さえておきましょう。

冠動脈造影

- QFR測定は，CAG画像を基にしているため，CAG画像の質が，その計算結果や解析時間に大きく影響しますので，下記条件を満たす質の高い造影を意識しましょう。
- QFR測定のためには，少なくとも25°以上異なるCAG画像が必要ですが，評価したい病変が存在する冠動脈それぞれに対して，推奨される撮影角度があります（表1）。これらの撮影角度を基本として，可能な限り冠動脈の重なりが少なく，病変が評価しやすい角度で撮影しましょう。
- 適切なCAG画像を撮影するための補助として，本ソフトウェアにacquisition guide機能があります。1つのCAG画像を撮影した後に，その画像に適切な2つ目の画像の推奨角度がプログラム上に示されますので，オンラインでの解析時には，これらの情報を利用しましょう（図1）。

4) Xu B, Tu S, Qiao S, et al：Diagnostic accuracy of angiography-based quantitative flow ratio measurements for online assessment of coronary stenosis. J Am Coll Cardiol 70：3077-3087, 2017.

- 造影には，5Fr以上の診断カテーテルが推奨されます。解析したい血管の近位端から遠位端までが，十分造影剤で満たされている拡張末期のCAG画像が必要です。

Vessel	1st projection	2nd projection
LMT+LAD/LCx	RAO20, Cau45	AP, Cau10
LAD/Dg	AP, Cra45	RAO35, Cra25
LCx/OM	LAO10, Cau25	RAO25, Cau35
RCA	LAO45, Cau10	LA20, Cra20

表1 各血管における推奨撮影角度
※上記撮影角度を基本に病変の局在に合わせて最適な撮影角度を選択してください。

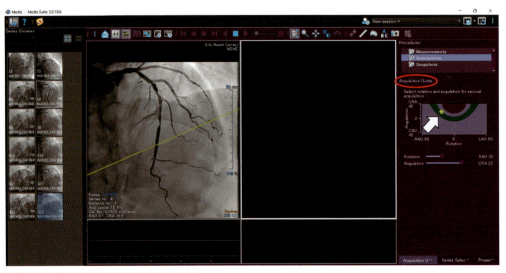

図1 解析対象となるCAG動画の選択
病変および冠動脈が適切に解析できるCAG動画を選択し，それとペアとなる動画を選択する。オンライン解析であれば，1つ目の撮影角度と適切なペアとなる撮影角度が，画面側の「Acquisition Guide」（赤丸）の緑色の帯上に示される（白矢印）。

解析方法

①解析対象となる2つのCAG画像をプログラム内へ取り込みます（オンライン解析の場合，1つ目のCAG画像を撮影後にそれとペアになるCAG画像を撮影します）。それぞれのCAG画像において，左室拡張末期の時相を選択します（図2）。

②2つのCAG画像の位置合わせのために，側枝の分岐部や病変等を利用し，2つの画像での同一部位を指定します。部位指定後に，任意の点で相応する部位が適切であるかを確認できます（図3）。

③解析近位端と解析遠位端を指定すると，自動で血管内腔の輪郭が描出されます。分岐部や血管が重なった部位の輪郭が不正確となることがありますので，その場合には手動で補正します（図4）。

④上記作業後に，瞬時に解析血管が三次元構築されます。対照血管径の補正後，fQFR値が表示されます（図5）。

⑤解析に用いた2つのCAG画像のいずれかを用いて，TIMI frame count補正を行います。CAG画像のフレームをコマ送りできますので，造影剤が解析近位端を通過するフレームと，解析遠位端を通過するフレームを指定します（図6）。用いた画像が安静時撮像か最大充血時撮像かを指定すると，QFR値（cQFR値もしくはaQFR値）が算出されます。QFR値の変化が，解析血管上にカラーマッピングされます（図7）。

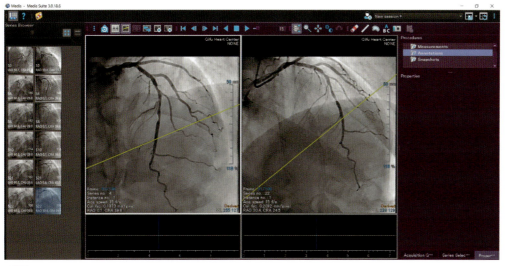

図2 解析対象となる2つのCAG画像の時相合わせ
評価に適切な2つのCAG動画を選択した後に，それぞれの動画での左室拡張末期のフレームを選択する。

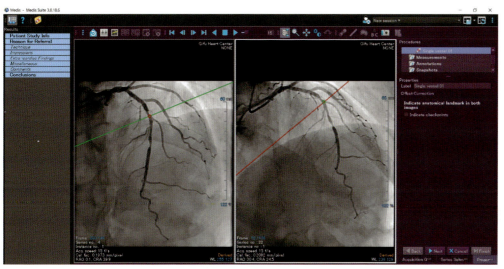

図3 選択した2つのCAG画像の位置合わせ
側枝分岐部や病変等を利用して，それぞれのCAG画像で対応する部位を指定する。

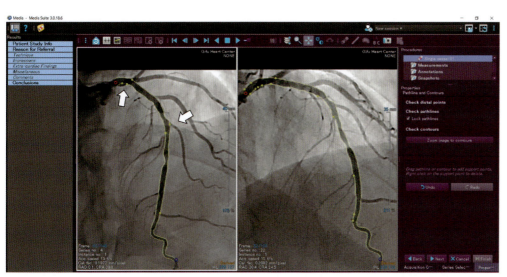

図4 解析対象血管の輪郭描出と修正
解析近位端と解析遠位端を指定すると，自動で冠動脈の輪郭が描出される。他の冠動脈との重なりや側枝分岐部では，実際の冠動脈径より太くトレースされることがあるので，その場合には，マニュアルで輪郭を修正する（白矢印）。

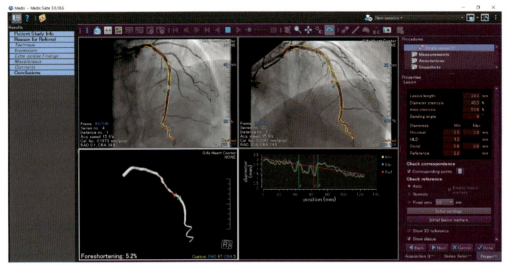

図5 対象血管の三次元構築と対照血管径の補正

輪郭修正後に，瞬時に対象血管が三次元構築される。ここで再度2つの画像の位置合わせや血管径の修正機能を用いることで，より正確な解析結果が得られる。

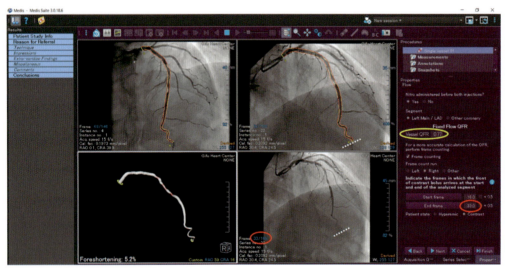

図6 図6　fQFR値とTIMI frame count補正

Left Main /LADもしくはOthersを選択すると，fQFR値が得られる（黄色丸）。さらに，解析に用いた2つのCAG動画のいずれかを選択し，解析近位端と解析遠位端を造影剤が通過するフレームを選択する（赤丸，白破線）。

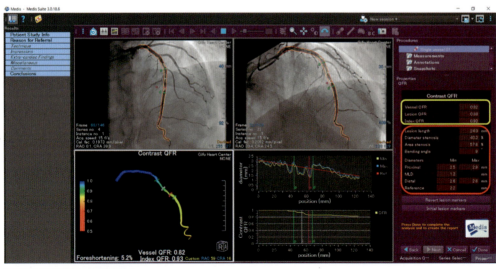

図7 QFR解析の最終結果

各種QFR値（黄枠）と，3D-QCAのparemeter（赤枠）が得られる。

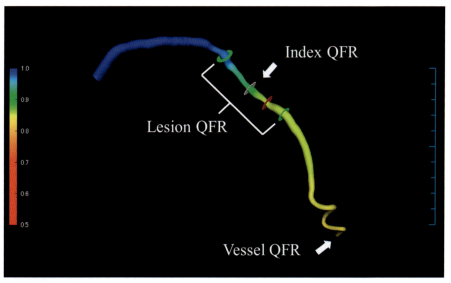

図8 各種QFR
Vessel QFR：解析遠位端でのQFR値，Index QFR：解析血管での任意の位置でのQFR値。Lesion QFR：病変近位端を1.0とした時の病変遠位端でのQFR値。

解析結果

解析により，以下の情報が得られます。
① 3D-QCA：病変長，対照血管径，最小内腔径，％径狭窄率，％面積狭窄率（図7）
② QFR pullback curve（図7）
③ 各種QFR（図8）
・Vessel QFR：解析遠位端でのQFR値
・Index QFR：解析血管での任意の位置でのQFR値
・Lesion QFR：病変近位端を1.0としたときの，病変遠位端でのQFR値

解析の限界

現在（2019年8月時点）のソフトウェアでは解析できない条件がありますので，注意しましょう。
① CAG撮像時に心房細動を呈している患者
② 冠動脈バイパス術後の血管
③ 両冠動脈の起始部病変
④ 分岐部病変（Medina分類1, 1, 1）の側枝病変
⑤ 側副血行路を有する冠動脈病変

QFRの心筋虚血診断能

- 各臨床研究により，安定狭心症患者においてQFRの虚血閾値を0.80としたときのFFR≦0.80の診断能は，表2のとおりとなっており[2-4]，良好な診断能を有すると考えられます。
- しかしながら，微小循環障害を有する場合[5]や，梗塞責任血管の慢性期評価の場合[6]には，虚血診断能が低下するとの報告もあります。QFRとFFRのhybrid strategyが有用であると考えられますので[3,7]，QFR測定により虚血境界域付近の結果が得られた場合には，プレッシャーワイヤーによる評価を検討してください。
- 現在（2019年8月時点），QFRを心筋虚血の診断根拠とした場合と，その他（造影上の狭窄度やFFR）を診断根拠とした場合の，臨床転帰に関する前向き無作為化比較研究（FAVOR III Europe-Japan study, FAVOR III China study）が進行中です。

5) Mejía-Rentería H, Lee JM, Lauri F, et al：Influence of Microcirculatory Dysfunction on Angiography-Based Functional Assessment of Coronary Stenoses. JACC Cardiovasc Interv 11：741-753, 2018.
6) Eomori H, Kubo T, Kameyama T, et al：Diagnostic accuracy of Quantitative Flow Ratio for Assessing Myocardial Ischemia in Prior Myocardial Infarction. Circ J 82：807-814, 2018.
7) Westra J, Tu S, Winther S, et al：Evaluation of coronary artery stenosis by quantitative flow ratio during invasive coronary angiography：The WIFI II Study (Wire-Free Functional Imaging II). Circ Cardiovasc Imaging 11：e007107, 2018.

研究名	研究デザイン	血管数/患者数	基準	正診率	感度	特異度	AUC
FAVOR pilot study[2]	多施設前向きオフライン	84/73	FFR	86.0%	74.0%	91.0%	0.92
FAVOR II Europe-Japan study[3]	多施設前向きオンライン	317/329	FFR	86.8%	86.5%	86.9%	0.92
FAVOR II China study[4]	多施設前向きオンライン	332/308	FFR	92.7%	94.6%	91.7%	0.96

表2 QFRの虚血診断能に関する研究

IX

冠動脈機能的評価法：FFR

IX

1 機種別セットアップ法

嘉納寛人　心臓血管研究所付属病院循環器内科

FFRの測定は病変の機能的評価によりPCIの適応を判断する重要な方法です。本項ではFFRの測定に用いるワイヤーのセットアップ法を解説します。

まずはこれだけ押さえよう

Point

1. 現在主に使用されている圧センサー付きガイドワイヤーには，アボット社のPressureWire™ X，フィリップス社のVerrata™，ゼオンメディカル社のOptoWire®があります。
2. 臨床で使用していくためには，すぐに計測を行えるような環境を整えることが重要です。
3. ワイヤーは精密機器ですので，折り曲げたりすることがないように注意して扱いましょう。
4. ゼロ較正を行う際は，それぞれのワイヤーでの手順に従って，確実に振動などがない安定した状態で行いましょう。
5. カテーテルの先端圧とワイヤーセンサー圧を一致させるときは，カテーテル内をよくフラッシュし，脈圧も安定して一致するように留意します。

カテーテル室での機器の配置（図1）

- 当院では，FFR測定に必要な機器がカテ室のシステムに組み込まれているものと，組み込まれていないものの両方を使用しています。組み込まれているものは操作室側から操作を行うことができ，スタッフの被曝低減や，操作の簡便さなどの利点があります。また，圧波形の画面も接続可能な場合は，できる限りアンギオ画面の隣のモニターに表示することで見やすくしています。
- 別個に準備されているモニター，コンソールは，通常車輪付きで移動可能な状態になっており，カテ台の奥の壁際に保管してあります。使用時には術者から見えやすい位置，向きにして使用します（図1○）。ケーブルの接続部はカテ台に固定できるものは固定し（図1c），インターフェースとつなぐ必要があるものは，カテ台の奥の脚寄りの位置に置けばケーブルとの接続も容易で，また，検査中にケーブルが引っ張られて不潔になることもほぼありません。アボット社の無線のシステムを使用する場合は，Wi-Box，レシーバーともワイヤーとの接続が必要ありませんので，邪魔にならない位置に設置すればかまいません。
- 当院では，Wi-Boxをカテ台の術者対側の見えない位置に設置しています（図1c）。この場合も圧波形などの画面は，アンギオ画面の隣のモニターなどの見えやすい位置に表示することができます。

> ⚠️ **ここに注意**
>
> いずれの場合もすぐに使用できるように，ポータブルならばすぐに必要な位置に移動できるように準備しておくことが大切です。

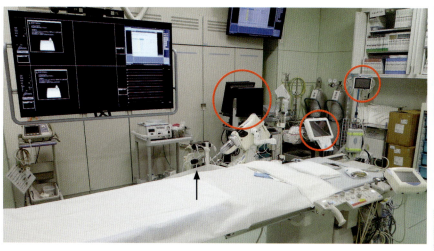
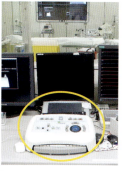
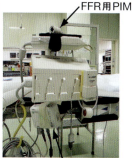

a：FFR用PIM

図1 当院でのインターフェースの配置
〇はカテ台を挟んで術者の反対側に配置されたコンソール。
左から順にアボット社のOCTと兼用のILUMIEN OPTIS，同社のQUANTIEN，ゼオンメディカル社のコンソール。
フィリップ社のシステムは，室外の操作盤で操作可能（b）となっており，aの→部位にコネクタープラグの差し込み部（FFR用PIM）のみが設置されている（c）。
また，その下にアボット社のWi-Boxを設置してある（c）。

PressureWire™ X（アボット社）のセットアップ（図2）

- まず大動脈圧トランスデューサをゼロに設定するため，圧トランスデューサーを心臓の高さに合わせて，ゼロ較正を行います。当院では造影剤の自動注入機を用いており，この場合は，よく生理食塩水をフラッシュしてラインに造影剤や血液，気泡がないことを確認してから，三方活栓を心臓の高さで大気に開放して，ゼロ較正を行います。
- ワイヤーは全体がプラスチックのケースに入っているので，外の梱包を開けたらケースごと清潔野に取り出してから，ケースの蓋を開けてください（図2a）。
- ワイヤーをゼロに設定するため，ポートから生理食塩水を注入し（図2b），フープを満たして水平な場所に置き，ゼロ較正を行います。センサー部が十分に生理食塩水で満たされていることを確認します。生理食塩水の注入時は，気泡が混入しないように25mL以上程度の大きなシリンジを用いてゆっくりと注入し，そのまま水平に置いて，振動などを与えずに安定した状態にしてから較正を行います。
- システムのConnectボタンを押してもらってから，トランスミッターのスライドを動かして電源を入れると，自動でゼロ較正が行われます（図2c）。スライドが後になりますので，順番を間違えないようにします［台紙にも記載があります（図2a）］。
- これでワイヤーをカテーテル内に進める準備ができました。ワイヤーの途中までがフープに収められ，トルカー，トランスミッターがケースに固定されていますので，取り出す際はトランスミッターとの接続部分（図2a〇）などでワイヤーを折り曲げないように，丁寧に扱います。

> **ここに注意**
> 小さいシリンジで生食の注入を追加することは，空気の混入を招くので避け，大きなシリンジを使用して一度に注入します。また，生食が漏れないように，注入したシリンジは外さずに静置して較正を行います。

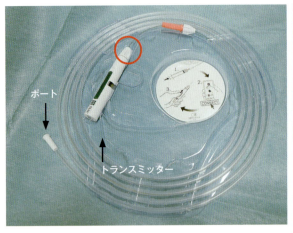
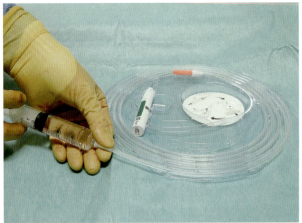
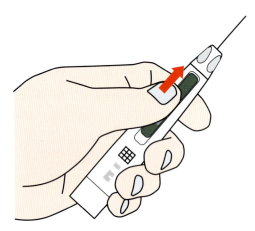

c

図2 PressureWire™ X（アボット社）
清潔野に取り出した状態（a）。25mLのシリンジで生理食塩水をゆっくり注入して，水平な場所に置く（b）。トランスミッターの緑色のスライド部分を動かして認識されると，自動でゼロ較正される（c）。

Verrata™（フィリップス社）のセットアップ（図3）

- 大動脈圧トランスデューサーは，他社の製品準備時と同様に，ワイヤー準備時にもう一度ゼロ較正を行います。
- ワイヤーは，外の梱包からパッケージごと清潔野に取り出します（図3a）。ケーブルのインターフェースへの接続部分であるモジュラープラグは，濡らしたりしないように速やかに不潔野の助手に渡し，FFR用PIMに接続してもらいます（図3b，c）。また，必要以上にケーブルを不潔野に出さないように注意します。
- プラグをFFR用PIMに差し込むと，自動でキャリブレーションが始まり，画面に「Wait for Zeroing…」と表示されます。その間はカテ台の上の安定した水平な場所に置いて，振動を与えないようにします。Verrata™では生理食塩水のフラッシュも，キャリブレーションが終わるまで行わないようにします。
- 準備が整ったところでポートから生食を注入し，ワイヤーを濡らしてから冠動脈内へ進めます。

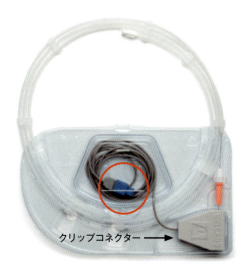
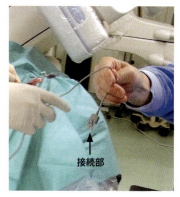
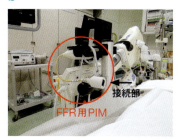

> ⚠ **ここに注意**
>
> クリップコネクター（図3a→）がパッケージに強く固定されていますので，取り外すときの勢いで，ワイヤーをコネクターとの接続部分などで折ってしまわないように注意しましょう。上からコネクターが飛び出さないように，押さえながら下の穴から押し出すと，ゆっくり外すことができます。

図3 Verrata™（フィリップス社）

a：ケーブルの接続部分（○：青い部分は保護キャップ）をFFR用PIMに接続する。
b：ケーブルの接続部分を不潔野の助手に渡す。
c：FFR用PIMに接続してもらう。
当院ではインテグレート型のシステムを使用しているため，PIMのみカテ台に設置されている。

Opto Wire®（ゼオンメディカル社）のセットアップ（図4）

- 他のワイヤーと同様に，ワイヤー準備時に大動脈圧トランスデューサーのゼロ較正を行います。

  ワイヤーをパッケージごと清潔野に取り出します（図4a）。オプティカルコネクターおよびゲージファクターコネクターを，血液や水で汚染する前に，速やかに不潔野の助手に手渡します。オプティカルコネクターをハンドルユニットに接続します（図4b）。ゲージファクターコネクターも，ハンドルユニットに挿して接続すると（図4c），自動的にキャリブレーションが開始されますので，水平な場所に置いて振動などを与えずに待ちます。

- Opto Wire®も，ここまではホルダーに生食を注入しないで行い，較正後に生食でフラッシュしてからワイヤーを使用します。

> ⚠ **ここに注意**
>
> 必ずワイヤーのゼロ較正が終了してから，生食でフラッシュします。

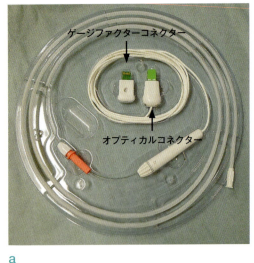
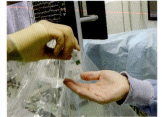
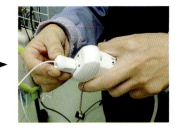
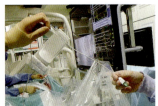
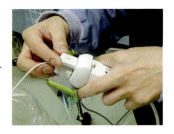
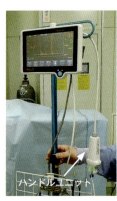

図4 Opto Wire®（ゼオンメディカル社）
a：ワイヤーをパッケージごと取り出したところ。2個のコネクタを不潔野の助手に渡してハンドルユニットに接続してもらう。
b：オプティカルコネクタの接続。
c：ゲージファクタコネクタの接続を行うと，自動でキャリブレーションが開始する。
d：コネクタをすべて接続して，ハンドルユニットをモニターの横に吊った状態。

カテーテル先端圧とワイヤーセンサー圧の補正（図5）

- 引き続きYコネクターを介して，ワイヤーをカテーテル内に進めます。
- すべてのワイヤーで，先端から約3cm程度の不透過部分の近位部に，圧センサーが存在しています（図5a）。ワイヤーの先端はフロッピーとなっており，通常のワイヤーと同様に形をつけることができます。
- ワイヤーを進めて，圧センサー部分をちょうどカテーテルの先端から出た位置で止め（図5b），カテーテル内をよく生理食塩水でフラッシュします。これは，空気や造影剤がカテーテル内に残っていると，正確な圧が測定できないためです。
- この状態でイコライズまたはノーマライズ（各社で呼び方は異なる）のボタンを押してもらい，カテーテル先端圧とワイヤーセンサー圧が一致するように補正します。この際，脈圧もきちんと一致しているかを確認し，安定して一致が得られるまで圧の補正を何度か繰り返します。ここで安定した一致が得られなければ，今後の評価が不正確になりますので，ワイヤーの交換も含めて対処する必要があります。
- ここまででワイヤーの準備は完了です。実際に病変のFFR測定を行っていくステップへ進みます。

> **⚠ ここに注意**
>
> 忘れずにYコネクターからインサーターを抜いて，Yコネクターが閉まっていることを確認して，しっかりと生食のフラッシュをしましょう。
> 入口部病変やカテーテルの血管壁への接触などで，カテーテル先端での圧が低下している場合は，カテーテルを冠動脈から外した状態でワイヤーの位置を合わせ，圧補正を行うことを考慮します。

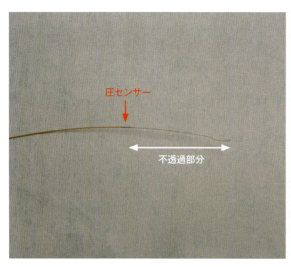 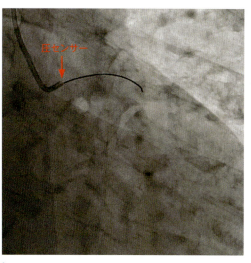

a：先端から3cmの不透過部分の近位に圧センサーが装着されている。先端は普通のフロッピーワイヤーのように成形が可能

b：カテーテル先端と圧センサーの位置を合わせて圧の補正を行う

図5 圧センサーの位置と圧補正時のカテーテルとの位置関係

松尾仁司　岐阜ハートセンター循環器内科

2 計測方法と簡単な評価

血流予備量比（FFR）は，カテーテル検査室内で可能な心筋虚血判定法で，血行再建の適応決定に有用な指標です。また瞬時血流予備量比（iFR）は，近年注目されている安静時に計測する虚血指標です。FFRは微小血管の最大拡張を行い，末梢血管抵抗を最低にすることが必要ですが，iFRなどの安静時指標は，微小血管が自動能とよばれる安静時の血流を，一定に維持する状態での圧較差を評価します。よって，FFRは微小血管の最大拡張が必要ですが，iFRの計測には，冠拡張は不必要です。またいずれの指標も，血管のどの場所にステントを置くかなどの，治療戦略の決定にも有用です。本項ではFFR計測およびiFR計測においていくつかのポイントがありますので，それぞれの指標においてその測定の際の注意点を習得しましょう[1-3]。

※本書におきまして，FFRmyoはFFRと表記させていただいております。

Point

1. FFRとiFRの概念を習得しましょう。
2. 最大冠拡張の誘発方法と，その注意点を知っておきましょう。
3. FFR計測時のピットフォールを知りましょう。
4. iFR計測時のピットフォールを知りましょう。
5. プレッシャーワイヤーの引き抜き曲線（FFR pullback curveとiFR pullback curve）の意味を理解しましょう。

冠動脈血流調節

- 冠血流予備能（coronary flow velocity reserve：CFR）は，心筋酸素消費量の増大に対して冠血流を増大させうる能力を表す指標であり，安静時に対する最大反応性充血時の冠血流量の比として求められます。図1に冠動脈血流と冠灌流圧との関係を示します。安静時の冠血流は図1の曲線Aに示されますが［冠動脈血流は冠灌流圧が70～130mmHgの間はほぼ一定に保たれ，自己調節機能（autoregulation）とよばれています］，薬物負荷により誘導された最大冠拡張状態では，冠血流量は冠灌流圧に比例します（図1：直線B）[4]。

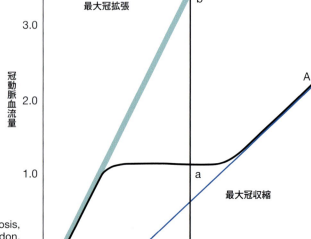

図1 冠動脈血流量と平均冠内圧との関係

(Gould KL : Coronary flow reserve. In coronary artery stenosis, Elsevier Science Publishing, New York, Amsterdam, London, p79-91, 1991より改変引用)

血流予備量比（FFR）

- プレッシャーワイヤーから算出される血流予備量比（fractional flow reserve：FFR）は，現在カテラボで最も使用されている生理学的狭窄重症度指標です。パパベリンやアデノシン，アデノシン三リン酸（adenosine triphosphate：ATP）などの血管拡張薬を用いての最大冠動脈拡張を得た状況で，以下の圧を測定します。
- ガイドカテーテル先端圧（P_a），プレッシャーワイヤーのセンサー圧により，狭窄遠位部の血圧（P_d）を測定します。狭窄度が強くなれば，狭窄前後での圧較差が大きくなり，心筋灌流圧（P_d）が低値となります。正常血管であれば，心外膜血管では血管抵抗はなく，心筋灌流圧はP_aと同一となります。
- 最大冠拡張時には，灌流圧と冠動脈血流量は比例関係になるため，灌流圧の比（P_d/P_a）は，狭窄をもつ冠動脈において達成される最大血流量と，血管抵抗がない正常血管の最大血流量との比を示しており，これをFFRと定義します（図2）。
- FFRはすべての患者のすべての血管で正常値が1.0であり，0.75未満であれば必ず心筋虚血を誘発しうる狭窄であること，そして0.8以上であれば虚血を誘発しない狭窄であると判定できます。
- 境界領域は0.75〜0.80と限られた範囲であり，グレーゾーンとよばれています。冠動脈インターベンションの治療適応の閾値として，現在広く用いられている0.8は，グレーを黒とみなしての治療適応閾値と考えられます（図3）[1]。

1) Pijls NHJ：Fractional flow reserve to guide coronary revascularization. Circ J 77：561-569, 2013.
2) Matsuo H, Kawase Y：FFR and iFR guided percutaneous coronary intervention. Cardiovasc Interv Ther 31：183-95, 2016.
3) Kawase Y, Matsuo H, Akasaka T, et al：Clinical use of physiological lesion assessment using pressure guidewires: an expert consensus document of the Japanese Association of Cardiovascular Intervention and Therapeutics. Cardiovasc Interv Ther 34：85-96, 2018.
4) Gould KL, Johnson NP, Bateman TM, et al：Anatomic versus physiologic assessment of coronary artery disease. Role of coronary flow reserve, fractional flow reserve, and positron emission tomography imaging in revascularization decision-making. J Am Coll Cardiol 62：1639-1653, 2013.

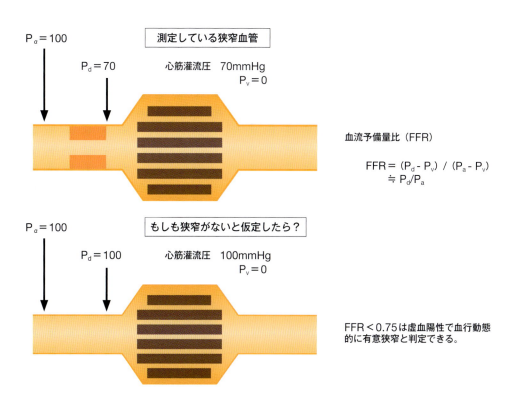

図2 プレッシャーワイヤーを用いた血流予備量比（FFR）の概念図

0.95		post stent：FFR＞0.95 MACE at 6months：4%
0.90	optimal PTCA and Stent	Post PTCA：FFR≧0.90 and %DS≦35% MACE at 2years：12%
0.85		
0.80	Ischemic Relief but High Restenosis Risk	FFR＞0.80 95%正診率で虚血のない狭窄と判断できる
0.75	0.75〜0.80グレーゾーン	
0.70	significant lesion	FFR＞0.75 狭窄は非有意と判断できる（感度88%） FFR＜0.75 有意狭窄と診断できる（特異度100%）

図3 FFRの主要カットオフ値

FFR0.8以上は虚血陰性，FFR0.75未満は虚血陽性である。グレーゾーンは0.75〜0.80と，狭い範囲に存在する。
(Pijls NHJ：Fractional flow reserve to guide coronary revascularization. Circ J 77：561-569, 2013. より引用)

FFR計測の実際

- 安全で正確なFFRを計測するために，いくつかの注意点をここで押さえておきましょう。

カテーテルの選択

- FFR計測の際のカテーテルの選択には，5Frもしくは6Frが推奨されています。図4に示すように，入口部に挿入されたカテーテルは，偽狭窄を生じることが知られています。大きな口径カテーテルの使用の際には，カテーテルを確実に入口部位から外す必要があります。
- 4Frカテーテルの使用は，カテーテルと圧ワイヤーとの抵抗が強い点からワイヤー操作が困難であり，現時点では推奨されません。4Frで計測するときには診断カテーテルではなく，ガイドカテーテルが推奨されます。
- サイドホール付きカテーテルの使用は，セミウェッジ波形の判定が困難になること，パパベリンの注入ができないことなどの点から，推奨されません。

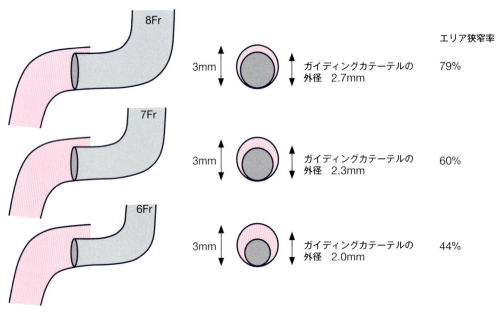

図4 カテーテルの口径と狭窄率との関係

カテーテルの口径が大きくなればなるほど，偽狭窄の程度が強くなる。

ワイヤーの挿入

- プレッシャーワイヤーのゼロバランスを得た後に，ワイヤーを冠動脈内に進めます。カテーテルの先端と圧ワイヤーの圧差をなくすために，ワイヤーセンサーをカテーテル先に留置し，normalizationもしくはequalizationを行います。この過程は，その後の圧計測の信頼性を考えるうえで，きわめて重要です。
- カテーテル内を生理食塩水でフラッシュし，ワイヤートランスデューサーを抜いて操作を行う必要があります（図5）。
- その後，プレッシャーワイヤーは冠動脈の末梢まで挿入します。この際，冠動脈プラークをできる限り傷つけることがないように，慎重にワイヤー操作を行う必要があります。安易な荒い操作は慎むべきです。
- ワイヤーセンサーの位置は，右冠動脈であれば4AVもしくは4PDに，左前下行枝であればseg7遠位部，回旋枝も計測したい血管の遠位部まで挿入します。ただし，血管の蛇行が強く，アコーディオンを生じることが予想される場合には，その影響のない場所に留置します。

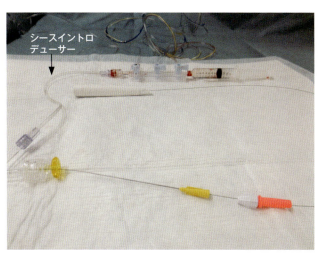

図5 カテーテル先端圧とプレッシャーセンサー圧のequalization（normalization）

シースイントロデューサーをYコネクターより外し，生理食塩水でカテーテル内をフラッシュした後に行う。

最大冠拡張の誘発方法

- FFRは冠内圧と冠血流が比例関係になってはじめて成り立つ概念であり，正確な最大冠拡張の誘発が大変重要です。表1には最大冠動脈拡張を得るための薬剤と投与方法を，図6～8には各種最大冠拡張誘発薬剤の特徴を示します。
- 現在，最も多く用いられている方法はパパベリンの冠動脈注入とATPの持続静脈内注入です。

薬剤	投与法	左冠動脈投与量	右冠動脈投与量
パパベリン	冠動脈内	15mg	10mg
ATP/アデノシン	冠動脈内	30～50μg	20～30μg
ATP/アデノシン	持続静注	140～180μg/kg/min	

表1 最大冠拡張誘発薬剤の投与方法と投与量

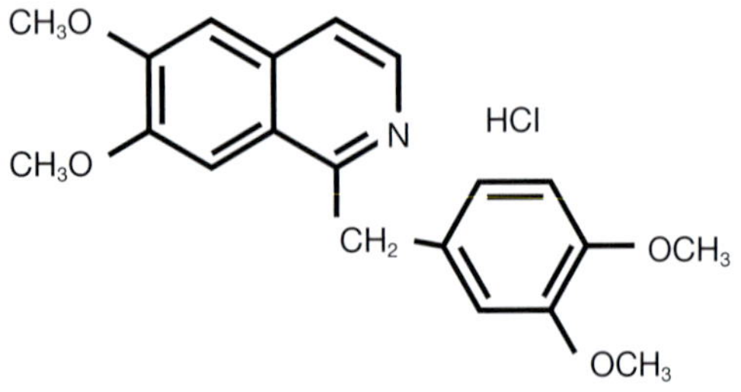

図6 塩酸パパベリンの特徴

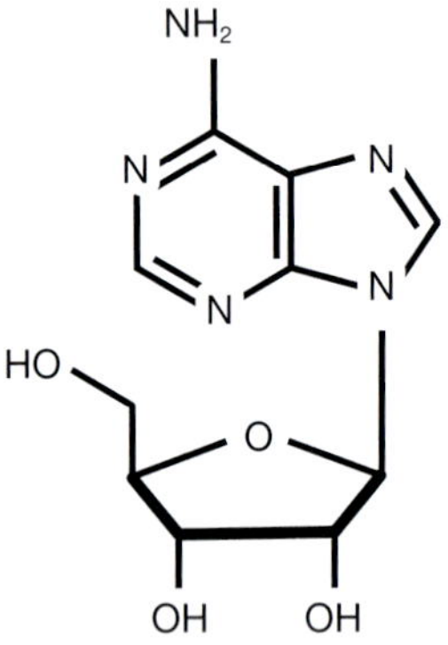

- 最大冠拡張薬としてのgolden standard
- 非特異的平滑筋弛緩薬
  ①cyclic nucleotide phosphodiesteraseの強力な阻害薬
  ②cAMP増加とβ-aderenergic relaxationを介しての血管拡張
  ③血管平滑筋弛緩
- 使用量　右冠動脈：10mg，左冠動脈：15mg
- 投与後　30～60秒間のピーク充血と持続
- QT延長　T波変化　非常にまれ

図7 アデノシンの特徴

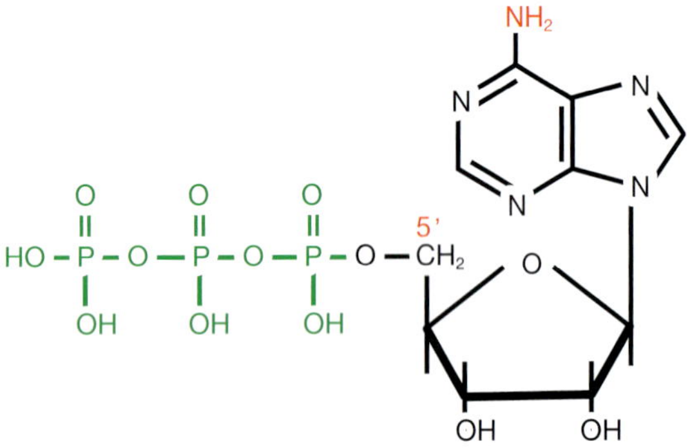

- 一酸化窒素のような生理学的拡張物質
- 心負荷の増加や虚血によるATPからの産生から形成される
- 心筋細胞から間質に拡散し，細動脈を拡張する
- 冠動脈内投与　左冠動脈：20～40μg，右冠動脈：15～30μg
  5～10秒後，迅速で短時間の最大充血，定常状態なし
- 持続静脈投与：140～180μg/kg/分
  定常状態まで約2分　当院では3分の持続投与
- 日本では負荷心筋血流イメージングにのみ保険適応あり

図8 ATPの特徴

- ATPはアデノシンの前駆体であり，アデノシンと同等の血管拡張効果をもつ
- 冠動脈内投与　左冠動脈：20～40μg，右冠動脈：15～30μg
- 持続静脈投与：140～160μg/kg/分
- 効果は投与開始1～2分で消失
- 持続投与により，好きなだけhyperemiaを持続することが可能で，pullback curveを作成するのに有用である

パパベリンの冠動脈注入

- パパベリンの冠動脈注入において，注意すべき点は以下のとおりです。パパベリン投与量は右冠動脈には10mg，左冠動脈には15mgを15秒以上かけて冠動脈内に注入します。この際，カテーテルはサイドホールのないカテーテルを使用し，冠動脈内にしっかりengageし注入します（図9a）。パパベリンの注入後にはカテーテルをしっかり入口部より外して圧の変化をみます（図9b）。
- 反応性充血の持続時間は30秒〜1分であるため，引き抜き曲線もこの時間内に行う必要があります。

ここがポイント

- パパベリン使用時にはまれにQT延長とtorsade de pointesが発生するため，電気的除細動の準備は必要です。

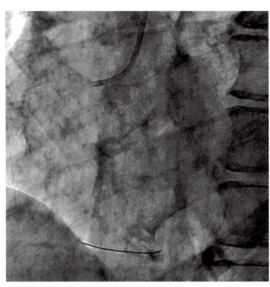

a：パパベリン冠動脈内注入時には，ガイドカテーテル先端が冠動脈内にあることを確認する。

b：圧データをとる場合には，カテーテル先端を冠動脈から外して計測する。

図9 パパベリンの冠動脈注入

ニコランジルの冠動脈内注入

- 日本においてはニコランジルの冠動脈内注入が最大冠動脈拡張を誘発できることが報告されています。現在，韓国および日本のみでニコランジルの注射薬の使用が可能なため，限られた使用となっています。しかしニコランジルは冠動脈内投与によっても，パパベリンに認められるような致死的不整脈の出現はきわめて少なく，安全性が高い方法です。通常，右冠動脈，左冠動脈ともに2mgの冠動脈注入を行うことにより，10秒後より最大冠拡張が得られ，その後50秒の最大冠拡張が維持されます。Hyperemiaの持続時間は約50秒であり，パパベリンと同等と考えられ，pullback curveの作成も可能で，大変使用しやすい薬剤と考えられます[3]。

ATPの持続静脈内注入

- 欧米ではアデノシンの中心静脈内持続投与が一般的ですが，わが国ではアデノシンが心筋血流シンチグラフィーでの負荷薬剤のみで保険適応となっており，使用が困難なため，ATPが代用されています。
- ATPやアデノシンの持続時間は短く，冠動脈内投与では最大冠拡張の確認が困難であること，引き抜き曲線を得ることが困難であり，静脈内持続投与が推奨

されています。ATPは中心静脈もしくは肘静脈から140〜180μg/kg/分以上の投与量で行われます。持続静注の場合には，全開で生理食塩水の点滴の側管よりシリンジポンプで静脈内投与を行います（図10）。生理食塩水を全開で流すことにより，薬剤の注入が安定化し，安定した最大冠拡張が得られます。

- 図11に示すように安定した最大冠拡張が得られず，Pd/Paが増減する場合には投与量を増量（140μg/kg/分→180μg/kg/分）することにより，安定した最大冠拡張状態が得られます。図12のように安定したPd/Paが得られれば，正確に圧の引き抜き曲線を得ることができます。
- 持続静脈内投与の際に，ATP投与量が一時的に多くなると，完全房室ブロックが生じることがありますが，ATPの持続時間はきわめて短時間のため，投与を中止することで速やかに回復します。

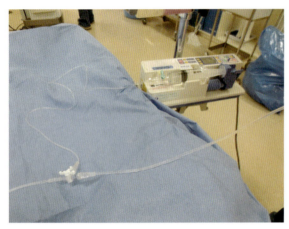

図10 ATPの静脈内投与
生理食塩水全開で補液する側管より140〜180μg/kg/分で持続静脈内投与を行う。

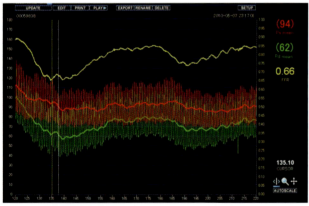

図11 ATP持続静脈内投与でゆらぎ現象が認められた症例（140μg/kg/分）

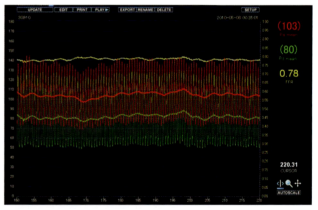

図12 肘静脈からの140μg/kg/分持続静脈内持続投与により，最大冠拡張状態で定常状態が得られた症例

FFR圧引き抜き曲線の作成[2]

- 安定した最大冠拡張が得られ，FFR値が得られた後に圧引き抜き曲線を作成します。ゆっくりと圧ワイヤーを引き抜き，狭窄の前後での圧のステップアップを明らかにします。
- 圧引き抜き曲線の意義は，最大冠血流を低下させている責任病変の同定を明らかにすることができること，そして計測中に圧ドリフト現象が生じていないかを最終確認することができる点にあります。計測血管の末梢，狭窄の遠位部，近位部，解剖学的ランドマークでマーキングをしておくと，後で見やすくなるでしょう。

- カテーテル圧引き抜き曲線の3つのパターンを提示します。限局性病変パターンは，狭窄部前後で急速に圧の回復が認められます（図13）。このような病変ではステント治療により劇的に圧の回復が得られることが期待できます。tandem病変のパターンは，冠動脈の2カ所で圧の回復が得られています（図14）。このような病変では圧回復の大きな病変より治療を行い，FFRが0.8以上になればもう1つの病変は治療せず，経過をみることが可能です。そしてびまん性動脈硬化パターンでは圧は遠位部より漸増し，局所的ステップアップが認められません（図15）。このようなびまん性動脈硬化パターンでの心筋血流供給能は，心尖部より心基部にかけて徐々に上昇していくことが想像されます。このような症例ではステント治療による劇的な心筋灌流の改善は期待できません。このように圧引き抜き曲線を用いることにより，心筋灌流状態を推測することができ（図16），血行再建の適応があるかどうか，そしてステント治療を行う場合，どこにステント留置を行うと最も効果的治療になるかを決定することができるため圧引き抜き曲線はPCIの最もすぐれたナビゲーターといえます。

> **⚠️ ここに注意**
>
> ワイヤー引き抜きに伴い，ガイドカテーテルが冠動脈内に引き込まれ，正確な圧引き抜き曲線が得られないことがあります。
> ワイヤー引き抜き時は，透視画像でカテーテルとワイヤー先端の位置を確認しながら，またカテーテル先端圧がwedge波形にならないかに十分に注意を払いながら行う必要があります。

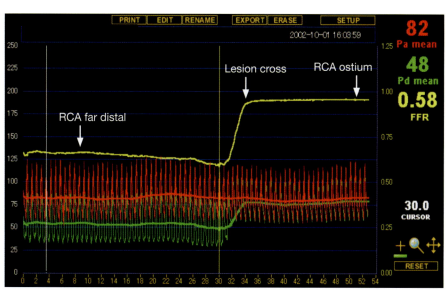

図13 abrupt pressure patternを示すプレッシャーワイヤー引き抜き曲線
狭窄前後で著明な圧較差を認める。PCIにより冠血行動態の著明な改善を認める。

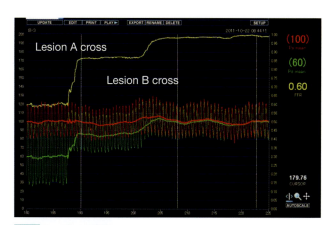

図14 tandem病変
2カ所で圧較差が回復している。

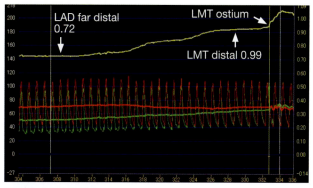

図15 びまん性病変
徐々に圧較差が回復するパターンを呈する。

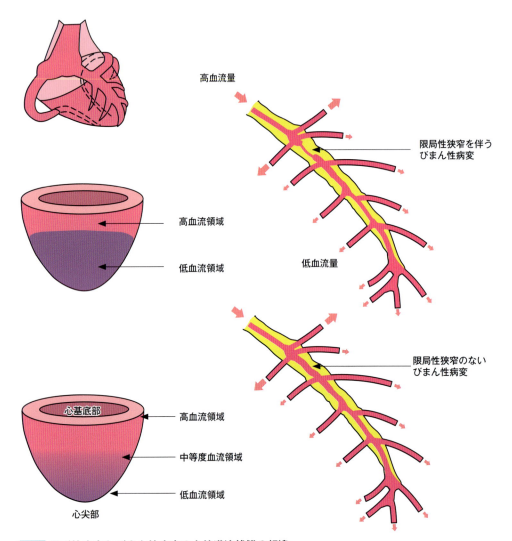

図16 局所性病変とびまん性病変の心筋灌流状態の相違

iFR計測の実際

瞬時血流予備量比（iFR）の概念と意義

- 近年，最大冠拡張を必要としない生理学的狭窄重症度指標が導入されていますが，これらの指標は処置の時間を短縮し，費用ばかりでなく患者の不快感も軽減するため，注目を集めています。iFRはそのような指標の1つで，冠動脈の血流，速度および抵抗の研究から導き出されました。
- 心周期のなかで，エネルギー波動がまったくない血管抵抗が，最小で安定しているwave free periodといわれる期間が存在します（図17）。この時期における狭窄前後の瞬間的圧較差の比が，iFRと定義されています[5]。
- 圧勾配と血流速度の関係はBernoulliの式で示されます。

$$PG = fv + Sv^2$$

  狭窄が存在すれば，冠動脈圧勾配と血流は二次関数として表現されます。各狭窄は特異的な圧‐血流曲線を示し，これは狭窄の形態学的特徴で決定されています。狭窄を通過する圧勾配は冠動脈流速で決定されます。
- 狭窄を通過する血流により生じる圧勾配から，狭窄の重症度を評価するためには，2つの血流条件が必要となります。

---

5) Sen S, Escaned J, Malik IS, et al : Development and validation of a new adenosine-independent index of stenosis severity from coronary wave-intensity analysis: results of the ADVISE (ADenosine Vasodilator Independent Stenosis Evaluation) study. J Am Coll Cardiol 59 : 1392-1402, 2012.

①**流速は一定でなければならない**

- 流速が一定であれば，圧勾配は狭窄の重症度にのみ依存します。仮に流速が変動すると，同じ狭窄でも，圧勾配が異なってしまいます。よって圧較差から狭窄重症度を評価するためには，流速が一定である必要があります。
- 安静時は最大冠拡張時と異なり，血流速度が90％以上の高度狭窄とならない限り，ほぼ一定かつ安定していることが示されていることから，iFRの計測は安静時が適していると考えられます。

②**流速は十分に速くなければならない**

- もう1つの大切な条件は，圧勾配から狭窄の重症度を評価するためには，流速が十分に速くなければならないという点です。
- CLARIFY試験で証明されたように，心周期全体の平均流速と比較すると，無波形期（wave free period）の平均流速は26％速いため，iFRは安静時，全周期Pd/Paより，良好な狭窄重症度識別能を示すと予想されます（図18）。
- 抵抗が安定していれば（P＝Q×R），冠動脈圧を冠動脈血流の代替として使用することができます。より速い血流時（抵抗が少ない）に測定されれば，冠動脈圧勾配は大きくなるため，重症度の異なる狭窄を判別する能力が高くなります。
- 狭窄前後の圧較差から狭窄重症度を判定する理想的条件は，血流速度が一定かつ速い時相で圧較差を評価することであるため，安静時のwave free periodにおける圧の比を示すiFRは，これらの要件に適合する指標であるといえます。また，iFRとFFRの対比から，FFR 0.8に相当するiFR値は0.89とされています。

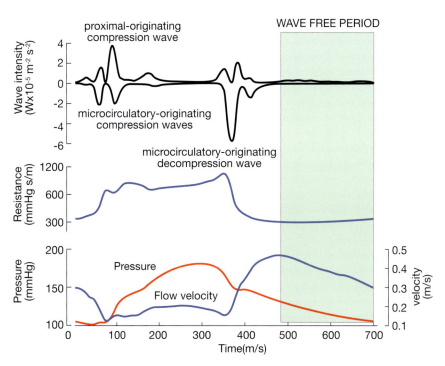

図17 波形強度分析による拡張期におけるwave free periodの判別

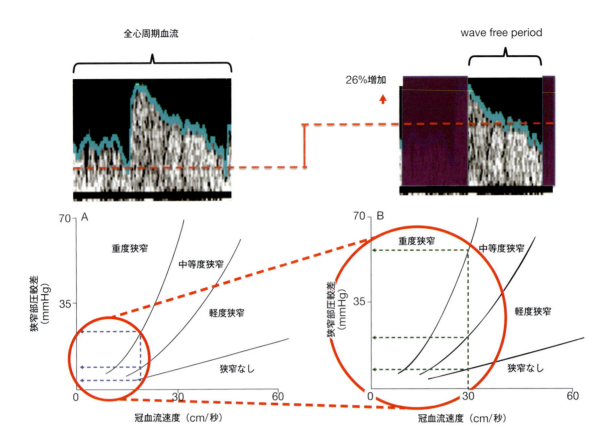

図18 狭窄度重症度評価における wave free period での計測の重要性
Wave free periodは全心周期に比べ26％血流が増加しているため，大きな圧較差で狭窄重症度を分別できる。

iFRとFFRの一致率

- FFRとiFRは，FFR・CFR関係に比較すると良好な相関を示しますが，虚血の診断に関しての一致率は約80％といわれています。言い換えれば20％においてその診断は異なることが示されています。
- iFRは，安静時wave free periodの圧較差を示しています。安静時冠血流は，狭窄病変により遠位部圧較差が生じた場合には，血管抵抗が低下することにより，血流量を一定に保っています (図19)。
- つまりiFR低下症例では，すでに安静時に血流予備能の一部が消費されていることを示しており，実際，iFRとCFRとの相関は，FFRとCFRの相関よりも強いことが示されています。この報告ではiFRが0.90以上であれば，FFRが0.8以下であってもCFRは2.0以上であることが，97％の病変で示されています。
- CFR，FFR，iFRはいずれも虚血性心疾患患者の心筋虚血の有無を判断する指標ですが，概念が異なるとともに，不一致も少なからず存在します。FFRに基づいた治療方針決定と，iFRに基づいた治療方針決定の比較を行った無作為前向き比較試験（DEFINE-FLAIR試験，iFR-SWEDEHEART 試験）では，iFR based intervention の非劣勢が示され，現在は，iFRとFFRが同等のエビデンスレベルで，治療の意思決定（decision making）に有用であるとされています (図20) [6,7]。

6) Davies JE, Sen S, Dehbi HM, et al：Use of the Instantaneous Wave-free Ratio or Fractional Flow Reserve in PCI. N Engl J Med 376：1824-1834, 2017.

7) Götberg M, Christiansen EH, Gudmundsdottir IJ, et al：Instantaneous Wave-free Ratio versus Fractional Flow Reserve to Guide PCI. N Engl J Med 376：1813-1823, 2017.

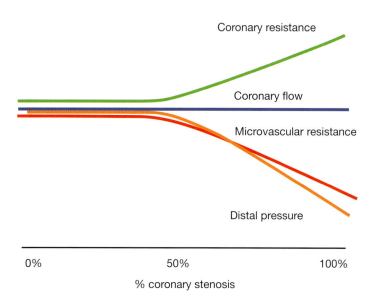

図19 安静時冠血流調節
安静時には90％以上の高度狭窄になるまで血流量が一定に維持される。すなわち狭窄遠位部の灌流圧が低下した場合，末梢血管抵抗を低下させることにより，冠血流を一定に調節している。

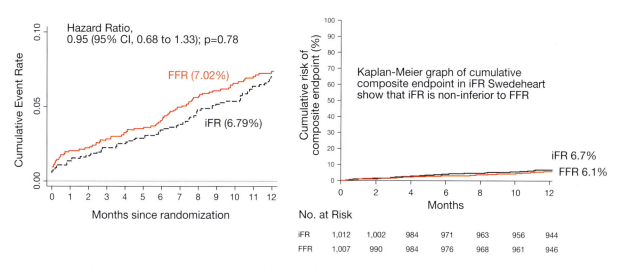

図20 iFRガイドインターベンションとFFRガイドインターベンションの予後比較研究
Define FLAIR研究（図左），iFR swedeheart研究（図右）では，iFRガイドインターベンションとFFRガイドインターベンションの臨床アウトカムに違いがなく，非劣勢が示された。
(Davies JE, et al：N Engl J Med 376：1824-1834, 2017．および，Götberg M, et al：N Engl J Med 376：1813-1823, 2017．より引用)

iFR計測のtips and tricks

- iFRの計測は，瞬時的な拡張期の一時相の，圧較差の正確な測定が必要であり，カテーテル先端圧とカテーテル先端に留置したセンサー圧波形が完全に一致していることを，きちんと確認することが重要です（normalization）。また，pullbackの最後に，カテーテル先端でドリフトがないかをきちんと確認することも重要です。
- iFR計測は，冠血流が自動能で調節されている，安静時の状況での計測が原則です。そのため，冠拡張刺激が存在する状態での計測は避ける必要があります。
- 造影剤注入直後の計測は，造影剤による冠拡張により冠血流が増加しており，20秒以上待ってから計測することに留意してください（図21）。また高度貧血，心不全，高度左室肥大など，安静時血流が増加しているような特殊な状況では，その値の判断には注意を要します。これら特殊な血行動態下でのiFRによる虚血評価は，FFRと同様に，いまだ明らかになっていません。

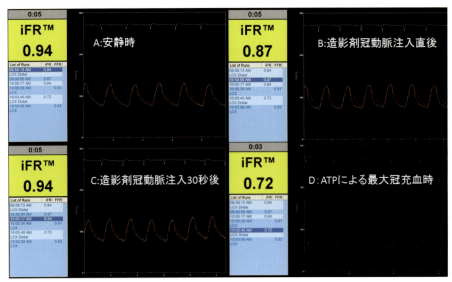

図21 造影剤投与がiFRに及ぼす影響
iFRは安静時に計測する必要がある。造影剤を投与した際には，30秒程度待った後に計測すべきである。
A：造影剤使用前iFR，B：造影剤使用直後iFR，C：造影剤使用後30秒iFR，D：ATP持続静脈注入後の最大冠拡張時iFR

iFR引き抜き曲線の作成

- 安静時は2つの狭窄間での血流相互作用が，最大冠充血状態に比して少ないことが知られています。
- 最大血流速度は，軽度狭窄やびまん性病変が存在することで，正常血管に比較すると簡単に低下していくことが知られています。そのため，軽い狭窄やびまん性動脈硬化も，最大冠充血時圧計測に影響を与えます。
- 安静時には，冠動脈血流は高度狭窄が存在しても一定に維持されます。そのため，iFR引き抜き曲線を得ることができれば，狭窄間の相互作用がないため，引き抜き曲線から得られる血管内圧較差が，それぞれの病変の重症度を定量化していると考えられます。
- iFRは1心拍ごとの計測においても安定した値が得られるため，丁寧に引き抜き曲線を描くことができれば，どこの病変にどれだけのステップアップが認められるか，容易に識別することが可能です。Kikutaらは，iFR引き抜き曲線からステント留置後のiFRを，簡単かつ正確に予測することが可能であるとして，その実測値と予測値との差は5％以内であると報告しています[8]。これにより術

8) Kikuta Y, Cook CM, Sharp ASP, et al：Pre-Angioplasty Instantaneous Wave-Free Ratio Pullback Predicts Hemodynamic Outcome In Humans With Coronary Artery Disease: Primary Results of the International Multicenter iFR GRADIENT Registry. JACC Cardiovasc Interv 11：757-767, 2018.

者は，術前にどこにステントを留置すれば，改善がどの程度期待できるかを予測し，病変が多数認められる場合の治療対象病変の選択が可能となります。これはいくつかの病変の中により高い治療リスクを要するときに，重要な情報となります。

- 代表的iFRガイドPCIを図22に示します。典型的労作性狭心症の74歳女性では，冠動脈造影で右冠動脈3カ所に狭窄病変を認めました。iSCOUTを用いたiFR引き抜き曲線では，B病変に最も大きなステップアップを認め，C病変では小さなステップアップ，病変Aは全くステップアップを認めませんでした。B病変とC病変治療後のステップアップは簡単に計算でき，0.91と予測できます。実際，病変Bと病変Cを治療後のiFR値は0.92で予測値とほぼ一致しました。
- また近年，血管造影とのco-registration機能をもつソフトウエア（Syncvision）が開発され，血管造影上のどこでどのようにステップアップが認められるかの詳細な検討も可能となり（図23），iFR guide coronary interventionは，ますます臨床の現場に浸透してくると考えられます。

結語

FFRとiFRは，カテーテル検査室内で評価できる虚血指標です。正しい計測と正しい解釈を行い，PCIの適応となる病変を正しく診断することが，患者様の予後改善に最も重要であることを，われわれインターベンション医は常に肝に銘じる必要があります。

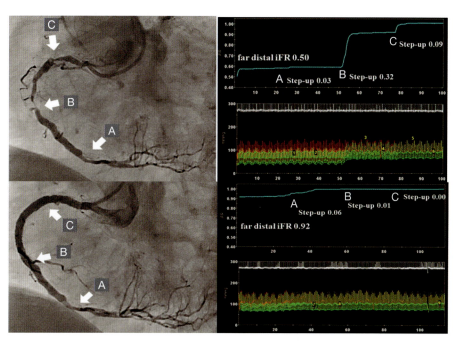

図22 74歳女性 労作性狭心症

冠動脈造影では，右冠動脈3カ所に狭窄病変を認めた。iSCOUTを用いたiFR引き抜き曲線では，B病変に最も大きなステップアップを認め，C病変では小さなステップアップ，A病変は全くステップアップを認めなかった。B病変とC病変の治療後，iFRを0.91と予測できた。実際，B病変とC病変の治療後，iFR値は0.92で予測値とほぼ一致した。

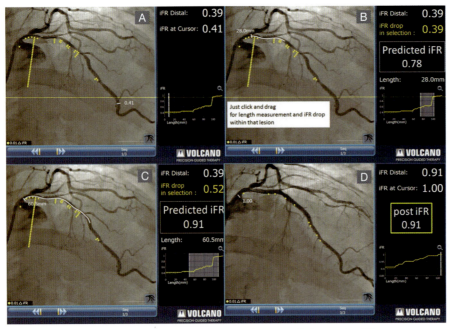

図23 Syncvisionを用いたangio-coregistrationソフトウェアの一例

A：治療前一心拍ごとのiFR引き抜き曲線から，血管造影上どこにiFRステップアップがあるかが明確に示される。本病変ではステント留置を行った場合の治療後，iFR推察値を容易に知ることができ，治療プランを簡単に立てることができる。
B：近位部病変のみを治療した場合では，iFR予測値は0.78となり，虚血を十分に解除できない。
C：2本のステントを留置するとiFR予測値は0.91となり，虚血閾値の0.89以上と計算できる。
D：実際2本のステントを留置した後のiFRは，0.91であった。

X

血管内エコー法

①機種別セットアップ法，使用法：Revolution®，Eagle Eye Platinum®

松野俊介　心臓血管研究所付属病院循環器内科

Revolution®とEagle Eye Platinum®，2種類のIVUSカテーテルの特徴を理解し，実臨床における使い分けに活かしましょう。また，正しいセットアップ法・使用法を身につけましょう。

Point

1. Revolution®は空間解像度が高く，自動プルバックによる長軸上の距離情報の正確性に優れます。
2. Eagle Eye Platinum®はカテーテル先端から超音波探触子までの距離が短く，特に慢性完全閉塞病変に対するPCIにおいて重宝されます。
3. 各カテーテルの特徴を理解したうえで，患者・病変背景に応じて使い分けることが重要です。

Revolution®

Revolution®の構造と仕様（図1）

- Revolution®（ボルケーノ社製）は，機械走査型（mechanical scan）で45MHzの高周波数超音波プローブを有するIVUSカテーテルです。テレスコープシャフトというプロテクティブシース内にイメージングコアが入った構造となっており，distal shaftが3.2Fr，proximal shaftが3.5Frの太さです。カテーテル先端から超音波プローブ中央までの距離は29mmです。

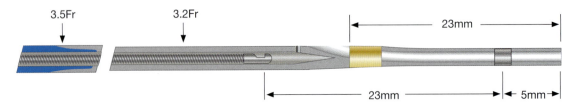

図1 Revolution®のカテーテル先端拡大図

- 超音波プローブの周波数は45MHzであり，20MHzのEagle Eye Platinum®（ボルケーノ社製）と比較して空間解像度に優れています。
- プルバックについては，プロテクティブシース内でイメージングコアを牽引してくるシステムであるため，長軸上の距離情報の正確性が高いという利点があります。
- 機械走査型の特性上，冠動脈の屈曲・蛇行などによって超音波探触子の回転ムラが生じるとNURD（non-uniform rotational distortion）とよばれる画像の歪みが生じます（図2）。

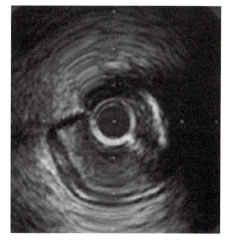

図2 NURDをきたした実際のIVUS画像

Revolution®のセットアップ法

①専用滅菌袋を広げてプルバックデバイスを受け取り，滅菌袋の先端まで挿入します。スレッド先端とカテーテルポートの間（図3○）に袋のたわみが位置していることを確認します。袋のたわみがないと，プルバック開始後に袋が過度につっぱって抵抗を生み，オートプルバックが停止してしまうことがあります。

②滅菌袋のハブコネクターをプルバックデバイスに挿入したのち，無菌バリアテープを取り外し，IVUSカテーテルの準備へ移ります（図4）。

③3mLと10mLのシリンジをヘパリン加生食で満たし，三方活栓に接続し，延長チューブを接続して，システム内に気泡が残らないように十分にエア抜きを行います（図5）。

④シリンジのセットをIVUSカテーテルに接続し，イメージングコアをテレスコープシャフト（プロテクティブシース）から完全に引き出した状態で，3mLシリンジで最低2回フラッシュを行います。フラッシュの際に過度な圧力をかけないようにしましょう。このフラッシュが不十分であると，イメージングコアとプロテクティブシースの間，またはイメージングコア表面に気泡が残存して，画像不良の原因となるので注意が必要です。

十分なフラッシュの後に，イメージングコアをテレスコープシャフトに完全に挿入しますが，その際，イメージングコアのキンクを防ぐために，両手でゆっくりと少しずつ挿入していく必要があります（図6）。

> **⚠ ここに注意**
>
> 挿入後は，体外でテレスコープシャフトからイメージングコアを引き出す操作を行ってはいけません。カテーテル先端からエアが引き込まれてしまうためです。

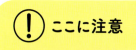

無菌バリアテープ

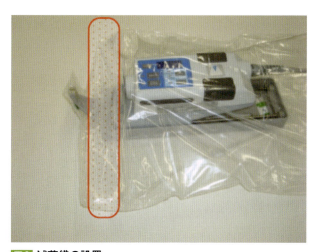

図3 滅菌袋の設置

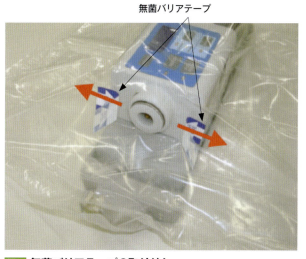

図4 無菌バリアテープの取り外し

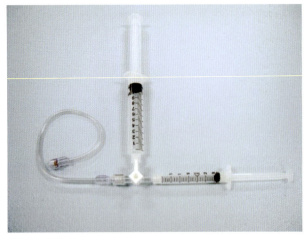
図5 エア抜き

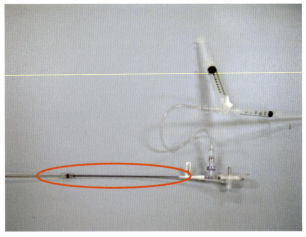
図6 イメージコアの挿入

⑤プルバックデバイスの黒矢印の部分にカテーテルコネクターの黒点を合わせ，滅菌袋のコネクタを通してIVUSカテーテルを奥まで挿入し，矢印方向に約30°回転させてカテーテルを固定します(図7)。
⑥プルバックデバイスのドライブユニットを前方のプルバック開始位置まで進め，スレッド先端のアームホルダーにテレスコープシャフトの端部を押し込んで固定します(図8)。

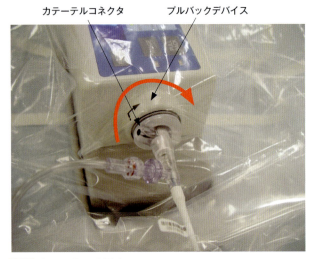
図7 カテーテルの固定

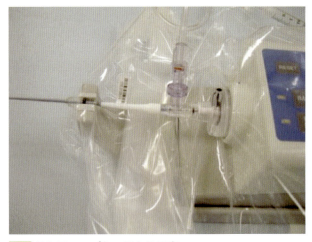
図8 テレスコープシャフトの固定

⑦以上でセットアップ完了です。実際の画像記録時には，主術者がIVUSカテーテルをガイドワイヤーに通した後，助手は体外で再度十分なフラッシュを行い，それからガイディングカテーテル内に進めていくようにしましょう。

使用時の注意点

- IVUSカテーテルのproximal shaftの剛性が強いため，プルバックデバイスを保持している助手が主術者のカテーテルの進め具合をみながらうまく間合いを計らなければ，主術者の手元あるいはIVUSカテーテル自体に過度に押す力が働いたり，逆に引く力がかかってしまいます(図9)。主術者と助手が息を合わせてIVUSカテーテルを進めていく必要があります(図10)。

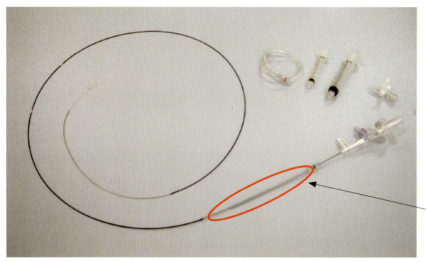

図9 Revolution®カテーテル全体像

剛性の強い部分

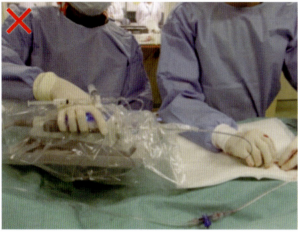

a：主術者にプルバックデバイスを近づけ過ぎ

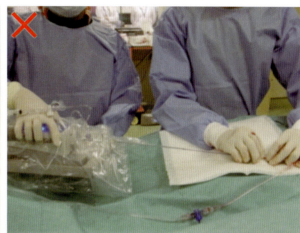

b：プルバックデバイスの寄せが足りず，IVUSカテーテルに過度なテンションがかかっている

図10 プルバックデバイスのダメな例

Eagle Eye Platinum®

Eagle Eye Platinum®の構造と仕様（図11）

- Eagle Eye Platinum®は，電子走査型（solid state）で，20MHzの超音波探触子を有するIVUSカテーテルです。Revolution®と異なりプロテクティブシースは存在しません。distal shaftは2.9Frと細径ですが，proximalのプローブ部分は3.3Frです。

- 特記すべき構造上の特徴として，カテーテル先端から超音波プローブまでの距離が10mmと非常に短いという点があります。したがって，慢性完全閉塞病変（chronic total occlusion：CTO）に対するカテーテル治療において，偽腔にIVUSを進めてIVUSガイドでのワイヤー操作を行う際や，閉塞端に分枝が存在する場合に分枝にIVUSを進めてCTO入口部を同定する手技を行う際には非常に有用なデバイスとなります。

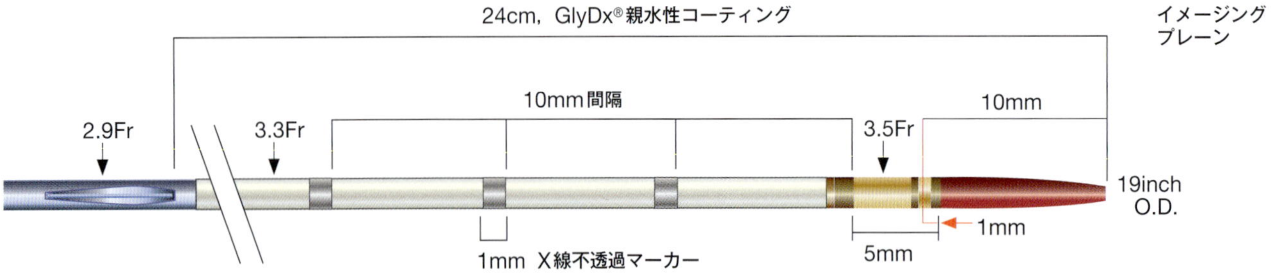

図11 Eagle Eye Platinum®のカテーテル先端拡大図

- 超音波プローブの周波数は20MHzであり空間解像度には劣りますが，代わりに深達度は深く，静脈グラフトなど径の大きな血管の観察に優れています。
- プルバックは，IVUSカテーテル自体を牽引するシステムであるため，病変の抵抗などによってスムーズなプルバックが阻害され，長軸上の距離情報が不正確になることがあります。IVUS上の計測値とアンギオ所見の間に大きな解離がある場合にはその解釈に注意すべきです。

Eagle Eye Platinum®のセットアップ

- プロテクティブシースが存在しないため，セットアップはIVUSカテーテル先端から，付属のアタッチメントを接続したシリンジを用いてガイドワイヤールーメンをフラッシュするのみと非常に簡単です（図12）。

ここがポイント

- セットアップ後のカテーテルの取り扱いについては，若干の注意点があります。Eagle Eye Platinum®の場合，カテーテルをプルバックデバイスに接続するのは，カテーテルを冠動脈内に進めた後であり，体外においてはIVUSカテーテルを支持するものがありません。そこで，カテーテルになんらかのテンションがかかった拍子にカテーテルが不潔野に引き落とされてしまうことがあります（恥ずかしながら筆者も経験があります）。
- したがって，カテーテル先端はループ状に丸めて濡れガーゼで押さえておくとともに，清潔野に十分な長さが確保できるような箇所でIVUSカテーテルを覆布に布鉗子で止めておくとよいでしょう（図13）。

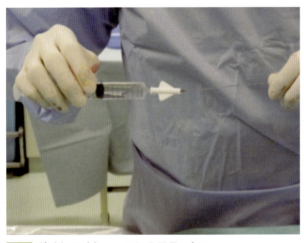

図12 ガイドワイヤールーメンのフラッシュ

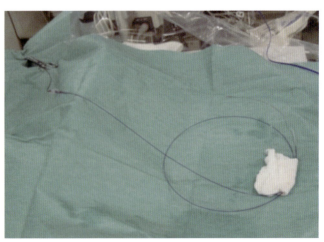

図13 IVUSカテーテルの術野への固定法

実際の画像収集時の注意点

- プルバックデバイスがカテーテル自体を牽引するため，プルバック時に体外のIVUSカテーテルにたわみがあると，当然プルバック開始まで時間がかかり，距離の測定も不正確になってしまいます。IVUSカテーテルにたわみがないようにプルバックデバイスに接続しましょう。
- プルバック中は，病変部での抵抗に対する反作用でガイディングカテーテルが冠動脈内に引き込まれることがあります（図14）。高度狭窄や石灰化の強い症例では特に，プルバック中のIVUS画像（トラップされると画像に変化がなくなります）やカテーテル先端圧に注意を払う必要があります。

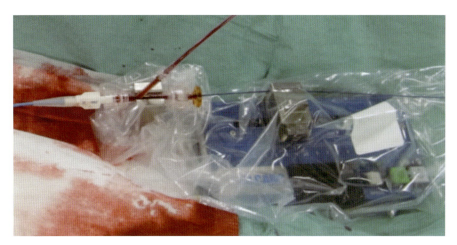

図14 プルバックデバイスへのガイディングカテーテル・IVUSカテーテルの接続法
Yコネクターを写真の通りにプルバックデバイスへ固定し，IVUSカテーテルをプルバックデバイスの可動部に固定する。

高山忠輝　日本大学医学部内科学系循環器内科学分野

②機種別セットアップ法，使用法：iLab™，OptiCross™

機械式IVUSにおいて，カテーテルのセットアップはよい画像をとるために重要です。ここでしっかりと理解しておきましょう。

まずはこれだけ押さえよう

Point

1. IVUSカテーテルはモノレール式です。
2. IVUSカテーテルのエア抜き操作は重要です。観察時に空気塞栓を起こす可能性があるため，注意が必要です。カテーテルが細かくなっています。しっかりエア抜きをしましょう。
3. ワイヤーを通してから，ガイディングカテーテルに入れる前にもう一度ヘパリン加生食で充填します。

iLab™，OptiCross™（ボストン・サイエンティフィック社製）

- iLab™ Ultrasound Imaging System（以下iLab™）は，本体がWindowsであるため起動してから立ち上がるまでに時間がかかります。コンピュータを立ち上げ，患者情報を入力すると記録可能な状態となります。iLab™になり，最初からデジタル信号で画像を記録保存することが可能になりました。
- 19inchの液晶モニターが採用されており，従来同様のカート式コンソールに加えて，カテーテル検査室のアンギオシステムに組み込まれたインストール式の2種類があります。インストール式では，術者による清潔操作で操作や計測を行うことも可能です。RF信号出力には対応していませんでしたが，version2.2からは対応するようになっています。
- Atlantis™ SR Pro 2とOptiCross™カテーテルでは，OptiCross™カテーテルは，5Fr.ガイドカテーテルに対応し，より細かいプロファイルとなっています（2.4Fr）。どちらも40MHzです。

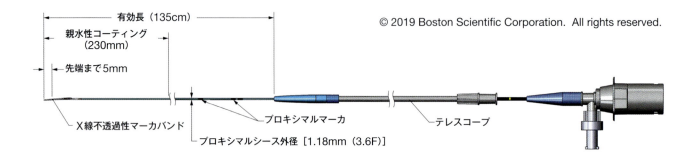

© 2019 Boston Scientific Corporation. All rights reserved.

	OPTICROSS 6
適合ガイディングカテーテル	6Fr（≧0.064 inch）
最大使用可能ガイドワイヤー	＜0.014inch
応答周波数	40MHz
エントリープロファイル	0.017inch
クロッシングプロファイル	3.1Fr
先端からトランスデューサーまでの距離（表示値）	20mm
X線不透過マーカバンドのプロキシマルからトランスデューサーまでの距離（表示値）	14mm
親水性コーティング	ZGlide™
先端チップの色	赤
チップからX線不透過マーカバンドのディスタルまでの距離	5mm

図1 OptiCross™のプロファイル

セットアップ

- まず，モータードライブに滅菌袋をかけたディスポーザブルのプルバック装置を準備します。これはプラスチック製品であるため，ギヤ部分にグリスアップするのが望ましいのですが，臨床の現場では難しいでしょう。プルバック時にカタカタ音がしますが，異常音ではありません。
- その後，カテーテルを準備します。まずはパッケージを開封します（図2）。三方活栓にヘパリン加生食を詰めたシリンジ2mLと10mLを装着します。2mLのシリンジを使用し，低圧でフラッシュルーメンをヘパリン加生食で充填していきますが，ドライブシャフトを一番手前まで引いておくことに注意し，先端からヘパリン加生食が流れてきたら圧力をかけ，ポンピングを行います（プライミング）。

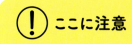

ドライブシャフトは1番手前まで引いておき，先端からヘパリン加生食が流れてきたら圧力をかけ，ポンピングするように注意しましょう。

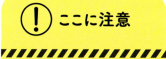

プライミング時は，シリンジ内にエアが残っていないことを確認して，プライミングを行うこと。窓部キンク防止のため，ホルダーに入れたまま，プライミング→装置への接続を行うこと。

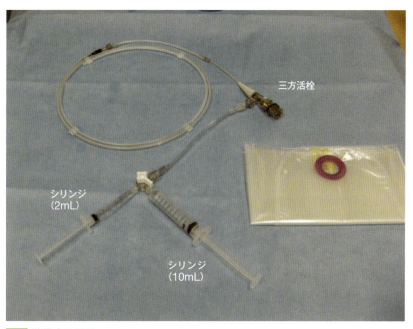

図2 準備する器具

- 最後にドライブシャフトを一番奥まで進め終了です。ビニールのカバーが巻き込まれないように注意をしながらカテーテルをモータードライブユニットに接続し，ドライブシャフトを回転させ画像をテストします(図3)。
- フラッシュが終了したら，モータードライブユニットをプラスチックのソリの部分に装着します。装着後，モータードライブのテストを行った際に再度フラッシュを行ってからドライブシャフトを奥まで進める操作が必要です。これを怠ると，エアがIVUSカテーテル内に残ってしまうことになりかねません。
- 体内でフラッシュすると空気塞栓を起こすことになるため，慎重にセットアップする必要があります(図4)。

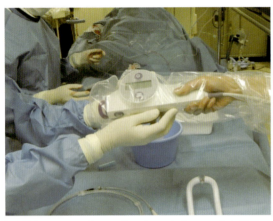

図3 カテーテルをモータードライブユニットに接続

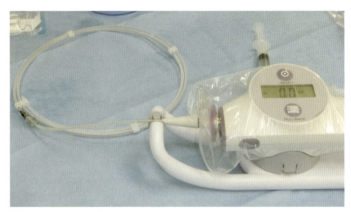

図4 セットアップ

使用法
IVUSカテーテルを冠動脈へ
- 弁付きのYコネクターを使用する場合には，カテーテルを進める際に血液の逆流に関してはあまり気にしなくてもよいでしょう。
- 通常のYコネクターを使用する場合には，Yコネクターから血液の逆流がほとんどない程度にYコネクターを閉めながら進めていきます。IVUSカテーテルを冠動脈内に進めていく際には，透視下でカテーテルの先端部分を確認しつつ，可能であれば標的病変よりも10mm以上遠位部まで進めます。ガイドカテーテルからプルバック装置まで，IVUSカテーテルは途中にたわみのないように真っ直ぐに保っておく必要があります。

ここがポイント 💡 Radial Paradox
- Yコネクターの閉めすぎや，カテーテルのたわみは，NURD(non-uniform rotational distortion)の原因となるので注意しましょう。

PCI前のIVUSによる観察での注意点
- 病変部に高度石灰化が存在する場合や，線維性プラークによる高度狭窄により病変部を通過しない場合には，ガイドカテーテルのバックアップをかけて，再度，IVUSカテーテルの通過を試みましょう。IVUSカテーテルにおいては，バイブレーションは基本的にかけずにゆっくりと進めます。バイブレーションは，カテーテル先端が屈曲する原因となるため推奨できません。
- イメージングコアを回転させながら進めるとカテーテル自体のコシが強くなるため，通過しやすくなります。ただし，回転させながら強い力で押し込むと，

断線の原因となるため，注意が必要です．それでも通過しない石灰化病変では，ロータブレータかバルーンによる拡張を行ってから観察を行うようにします．

高度屈曲病変

- 例えば，左主幹部から回旋枝の分岐角度が大きい場合や，右冠動脈近位部の屈曲がこれに相当します．Atlantis pro の場合には，プロテクティブシースは血管に追従しようとするのに対して，シース内の固いイメージングコアはまっすぐ進もうとするため，イメージングコアよりも先の柔らかいシース部分が折れ曲がりやすく，そのため押し込んでも進まない場合があります．このような場合には，イメージングコアを少しだけ手前に引いてカテーテル全体を進め，先端部分が病変部を通過してから改めてイメージングコアを進めて，カテーテルを進めていくと屈曲病変に対しても通過させることが可能となる場合もあります．
- IVUS を回転させながら，ゆっくり操作しないでただ強く押し込んでいくと，イメージングコアが屈曲し断線してしまいますので注意が必要です．決して力ずくで解決してはいけません．

PCI 後の IVUS カテーテル不通過の場合

- 病変部の拡張不良でステントストラットがひっかかる場合，屈曲部にステント端がある場合，ロータブレータ後の石灰化が解離した場合が予想されますが，バルーンによる追加拡張を行うことで大部分は解決されます．

IVUS カテーテルを抜去する際の注意点

- イメージングコアが抜けている状態でカテーテル全体を引き抜くと，先端部にコシがないためガイドワイヤーの Exit Port がステントストラットに引っかかったり，ガイディングカテーテルの先端でガイドワイヤーが絡まったりした経験をしたことはありませんか．このようなことを予防するために，プルバック終了後にはイメージングコアを IVUS カテーテル先端まで戻し，さらに回転させた状態で引き抜くと予防が可能です．また，無透視で素早く引き抜くと同様な現象が起こりやすいので注意しましょう．
- IVUS カテーテルとガイドワイヤーがガイディングカテーテル先端で絡んでしまう場合があります．これは，回旋枝や右冠動脈近位部の屈曲が強い場合に起こりやすい現象です．ガイドワイヤーがたるんでいる状態になることが多く，この状態で引き抜こうとすると絡んでしまうため，ガイドワイヤーを少し引き抜きたわみをとることが必要です．この操作を怠るとワイヤーが折れてしまい使用できなくなります．

コントラストエコー法

- 通常のプルバック画像では，内腔と内膜の境界が不明瞭であったり，解離が疑しい状況でも証明しきれない場合も少なくありません．そのようなときはコントラスト法を併用するとよいでしょう．コントラスト法には，造影剤を撹拌してガイディングカテーテルから冠動脈内に注入するポジティブコントラストと生食をガイディングカテーテルからフラッシュするネガティブコントラスト法の2種類があり，内膜面の観察にはネガティブコントラストが優れています．一方，解離腔の確認には，ポジティブコントラストが有用でネガティブコントラスト法のように冠動脈内に圧力をかける必要もないため，解離の観察でも安全に行えます．冠動脈の小さな解離を OCT で観察し大きな解離にしてしまうような失敗は避けられます．一度は試してほしい手技で，しかも簡単です．

One Point Advice

IVUS は現在，PCI を施行する際の補助ツールとして日常的に使用されるようになってきました．けれど，臨床使用が始まった当時は，「IVUS の使用は危険」との認識があり，慎重な使用が推奨されていたのです．しかし安全に使用するためには，正しいセットアップと使用法を行うことは，今も昔も変わりはありません．
IVUS は基本的な PCI の補助ツールであるため，正しい使用法をマスターして，他のイメージングモダリティと併用して使用していただきたいと思います．

伊藤良明　済生会横浜市東部病院循環器内科

③機種別セットアップ法，使用法：VISICUBE®, AltaView®, Navifocus® WR

国産Terumo IVUSの特徴や，Quick IVUSといわれる所以を紹介します。

Point

まずはこれだけ押さえよう

1. AltaView®, Navifocus® WRともに，monorail typeの回転式トランスデューサーです。
2. AltaView®はプルバックスピード，周波数ともに可変式の世界初のIVUSです。
3. セットアップ時には，十分なエア抜きをします。
4. VISICUBE®はQuick IVUSの名のとおり，すべての操作が迅速に行えます。
5. IVUS記録後のレビューでも，各種計測が迅速に施行できます。

Terumo IVUSの概要

- わが国で唯一の，国産IVUSカテーテルシステムです。現行のものはQuick IVUSのコンセプトの下，すべての動作の機敏性を追求したモデルになっています。
- Quick IVUSとは，コンソールの立ち上げ時間の短縮からカテーテルのセットアップ，プルバックスピードの高速化，データ処理時間，解析時間から出力時間までをも短縮化し，かつシャットダウン時間も短縮化するというコンセプトで開発され，実際にそれらの時間を先代のモデルと比べると，飛躍的に高速化していることを実感できます(図1)。
- 現行のモデルはカテーテルが2種類あり，1つはショートモノレールルーメンの回転式トランスデューサーであるAltaView®です。もう1つはダブルワイヤールーメンをもち，回転式トランスデューサーですが，カテーテルそのものを押し引きしながら観察をするタイプのものです。こちらはカテーテル先端からトランスデューサーまでの距離が短いもので，Navifocus® WRといいます(以上，テルモ社製)。
- モータードライブユニット(MDU)は1種類で，2種類のカテーテルとも接続が可能です。
- コンソールはVISICUBE®という名称で(テルモ社製)，現行の他社のIVUSのコンソールに比べ，非常にコンパクトでスタイリッシュなものとなっています(図2)。

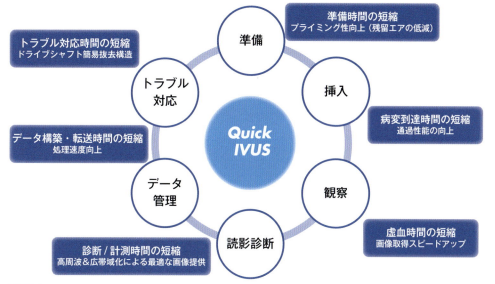

図1 Quick IVUS

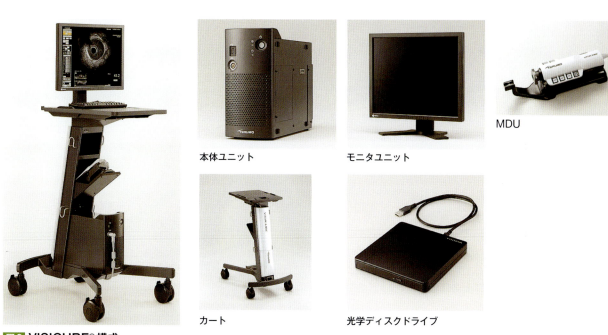

図2 VISICUBE® 構成

カテーテル

AltaView®

- カテーテルは先端外径が2.6Frで，シャフトの外径が3.0Fr，カテーテル先端からトランスデューサーまでの距離は22mmです（図3）。
- カテーテルの周波数は40〜60MHzで，世界初の可変式カテーテルです。
- 不透過マーカーは2カ所あり，近位側がトランスデューサーとなり，位置確認が容易です（図4）。
- カテーテルの特徴として，カテーテルセットアップ時のプライミング（エア抜きのための生食等のフラッシュ）に必要な容量を削減することで，プライミング時間の短縮化と空気によるアーチファクトの低減化を図ったことが挙げられます。

- その他，ドライブシャフトは手元の白いコネクター部分を外すだけで，簡単に抜去可能となっています．IVUSスタックの解除のために，ドライブシャフトを抜去してstiffワイヤーなどを挿入する場合，非常に有用です（図5）．
- スタック軽減のため，ガイドワイヤーのexit portはなだらかなラウンド構造となっています．
- コンソールと組み合わせ，0.5mm/秒から最大9mm/秒でのプルバックが可能です．びまん性病変などを短時間で観察でき有用です．
- このカテーテルは基本的に，PCIにおけるあらゆる病変に使用可能です．

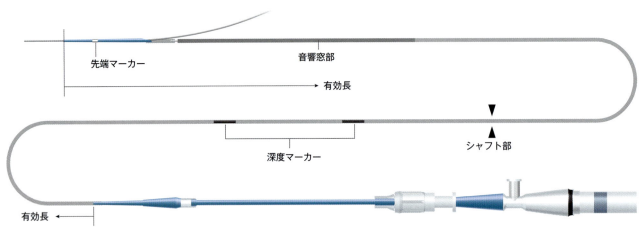

（テルモ株式会社より提供）

	窓部外径 (mm)	シャフト外径 (mm)	センサ位置 (mm)	有効長 (cm)	周波数 (MHz)	PB速度 (mm/s)	回転数 (rpm)
ViewIT	0.86mm 2.6Fr	1.06mm 3.2Fr	30mm	135cm	40	0.5〜2.0	1,800
AltaView®	0.86mm 2.6Fr.	1.01mm 3.0Fr	22mm	137cm	40〜60 （可変）	0.5〜9.0 （可変）	1,800〜 5,400

図3 AltaView®と先代ViewITとの比較

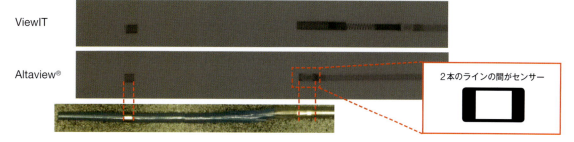

図4 マーカー視認性とセンサー位置

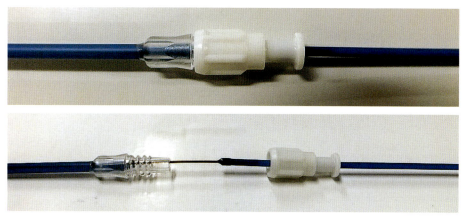

図5 ドライブシャフト（インナーシャフト）簡易抜去構造

Navifocus® WR

- カテーテルは外径が3.2Frの太さで，ガイドワイヤーのルーメンが2カ所存在します。ルーメンとルーメンの間の部分にはトランスデューサーが存在し，血管全体が観察可能な構造となっています。
- 最大の特徴は，回転式トランスデューサーでありながら，IVUSカテーテル先端からトランスデューサーまでの距離を，9mmにしていることです（図6, 7）。
- ガイドワイヤーのルーメンが2カ所存在し，ロングモノレール構造としたことで，ショートモノレールのIVUSとは違い，屈曲した血管などでカテーテルが逸脱したりせずに，挿入することが可能となっています。
- トランスデューサーは固定式で，前後へのプルバックは，カテーテルそのものを出し入れして観察しないといけません。
- カテーテルの周波数は40MHzで，可変式ではありません。
- 本カテーテルはダブルルーメンであることから，屈曲の強い病変や，病変近位部に屈曲が存在する場合には，よい適応となります。ショートモノレールルーメンタイプのIVUSは，屈曲部でガイドワイヤーとカテーテルがセパレートしてしまい，追従できないことが多いからです（図8）。
- カテーテル先端からトランスデューサーまでの距離が短いことを活かせるシチュエーションは，CTOのPCIです。側枝のあるbluntタイプのCTOで側枝にIVUSを挿入したり，IVUS guide wiringを行ったりする場合に，IVUSのカテーテル先端が，末梢側に最小限の挿入で観察可能であり，他のモノレールカテーテルよりも有用です。

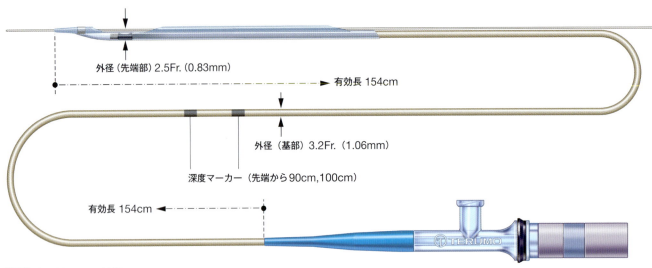

図6 Navifocus® WR

（テルモ株式会社より提供）

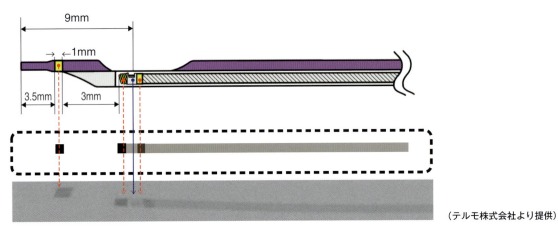

（テルモ株式会社より提供）

図7 Navifocus® WRの透視の見え方

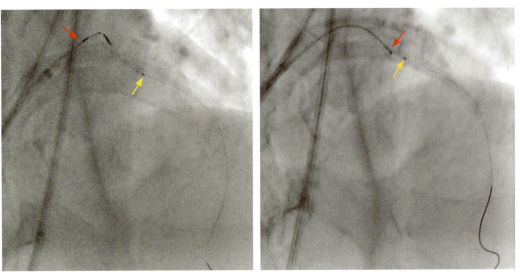

a：ショートモノレールルーメンIVUS　　　b：Navifocus® WR

図8 Navifocus® WRの通過性

AD入口部に屈曲のあるステント再狭窄の症例で，再治療時のpre IVUSにショートモノレールルーメンIVUSであるViewIT（左）を用いたが，カテーテルとガイドワイヤーがセパレートしてしまい，挿入できなかった。Navifocus® WRを用いると，セパレートすることなく末梢側に挿入可能であった（→：カテーテル先端　　→：トランスデューサー位置）。

MDU

- 先代のものと比較して，重さは1.7kgからわずか0.9kgとなり，かつ握りやすい構造となりました。
- MDUには見やすい合計6つのボタンが付いており，長軸方向の距離を測定するためのマニュアル計測用メジャーの0.0mmセットボタン，プルバックスピード（秒9mmの速度でのプルバックが可能で，IVUSとしては世界初の高速プルバックを実現）の切り替えボタン，画像記録のon/offボタンなどが装着されています（図9）。

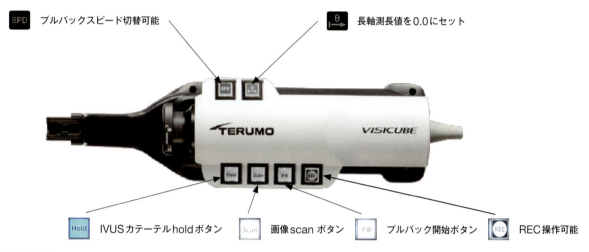

図9 MDU

コンソール

- コンソールは，画面左上のGUI（graphical user interface）へ操作ボタンを集約されました（図10～12）。これによりマウス操作を少なく簡便に，しかも素早く各種操作が可能となりました。
- ボタンの数も少なく，オンラインで観察や記録をする「Live」モードと，オフラインで再観察や計測が可能となる「Review」モードの切り替えも容易，かつ切り替えも非常に速いのが特徴です。
- 画像計測は他社のものと遜色なく行え，長軸方向の距離なども非常に計測しやすくなっています。
- 画面切り替えのレスポンスが非常に速く，画像出力も非常に速いのが特徴です。AltaView®に関しては，カテーテルのフレームレートを高速化し，また可変式であることから，プルバックスピードを0.5mm/sec，1.0mm/sec，2.0mm/sec，3.0mm/sec，6.0mm/sec，9.0mm/secへと変更可能です。それらを再生する際にも，再生速度の調整が可能で，3mm/secで記録していても，再生は1.0mm/secの速度で可能です（表1）。
- 駆動モードはCモード/約40MHzだけではなく，Gモード/約50MHzや，Hモード/約60MHzへ変更可能です（表2）。60MHzの画像は，IVUSとしてはトランスデューサーから1～2mmの近い距離のイメージのものがよく描出される一方で，3～4mmの深い部分がエコー減衰してしまうということが懸念されますが，AltaView®に関しては，signal/noise比の調整を行うことで，画像の感度をアップしつつ，深いところまで描出できるような画像処理がなされています。

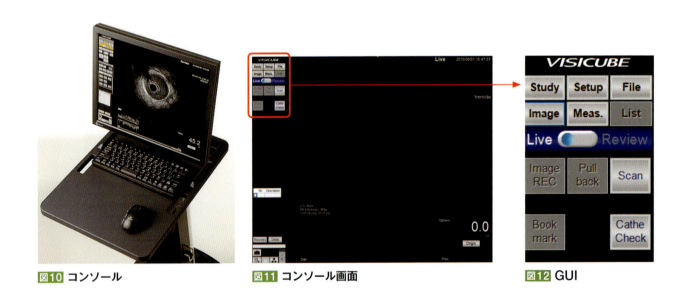

図10 コンソール　　図11 コンソール画面　　図12 GUI

フレームレート (fps)	プルバック速度 (mm/sec)	x1 30fps	x1/2 15fps	x1/3 10fps	x1/5 6fps
30 1,800rpm	0.5	0.5mm/s	0.25mm/s	0.17mm/s	0.1mm/s
	1.0	1.0mm/s	0.5mm/s	0.33mm/s	0.2mm/s
	2.0	2.0mm/s	1.0mm/s	0.67mm/s	0.4mm/s
60 3,600rpm	3.0	1.5mm/s	0.75mm/s	0.5mm/s	0.3mm/s
	6.0	3.0mm/s	1.5mm/s	1.0mm/s	0.6mm/s
90 5,400rpm	3.0	1.0mm/s	0.5mm/s	0.33mm/s	0.2mm/s
	6.0	2.0mm/s	1.0mm/s	0.67mm/s	0.4mm/s
	9.0	3.0mm/s	1.5mm/s	1.0mm/s	0.6mm/s

表1 AltaViewの可変式プルバックスピードとフレームレートとの関係

駆動モード	音響作動周波数	
	AltaView®	Navifocus® WR
Cモード	約40MHz	約35MHz
Eモード	約43MHz	約38MHz
Fモード	約47MHz	約43MHz
Gモード	約50MHz	約44MHz
Hモード	約60MHz	約46MHz

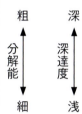

粗／細 ↕ 分解能
深／浅 ↕ 深達度

※赤字は今回追加

表2 駆動モードと周波数

セットアップ方法

- AltaView®を例にセットアップを説明します。
  ①カテーテルを開けて，MDUを清潔に保つためのカバーを用意します（図13）。
  ②MDUを清潔にパッケージする袋の中に，MDUを挿入します（図14）。
  ③フラッシュ用の専用シリンジをAltaView®に接続し，フラッシュします（図15）。ごく少量のフラッシュで，プライミング可能です。
  ④最後に，カテーテルとMDUを接続します（図16）。
- コンソールは電源を入れてから起動するまで1分程度で起動し，必要な患者情報を入力して画像の描出を確認したらセットアップ完了です。

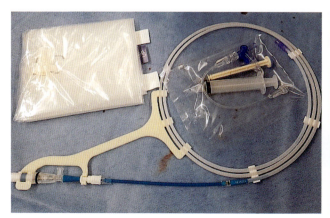

図13 MDUカバーとカテーテル

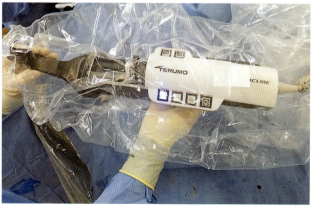

図14 カバーしたMDU

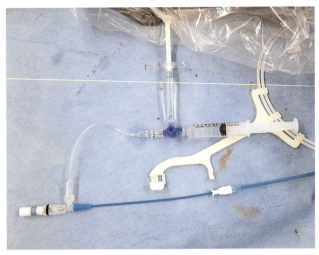

図15 シリンジとカテーテルの接続

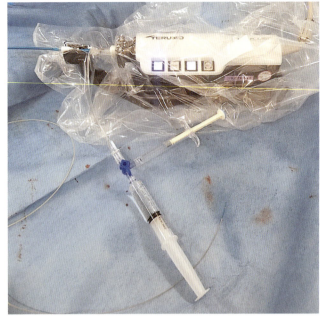

図16 カテーテルとMDUとの接続

コンソールの具体的操作，計測方法

- 基本的な操作は，コンソール画面左上のGUIで行えます．
- まず左上の「Study」ボタンを押し，患者情報を入力します（図17）．オンラインでの記録が終了したら，「Review」ボタンを押すと，オフラインでの観察および計測が可能となり，計測すべき短軸像を選択したら，「Meas.」ボタンを押すと，計測が可能となります．

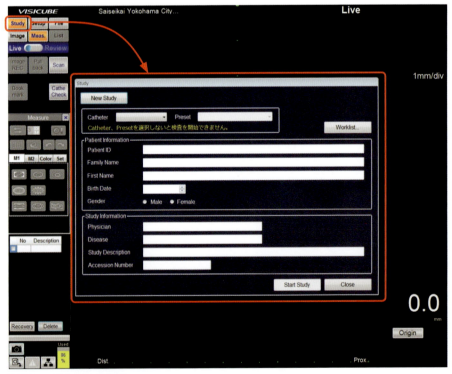

図17 患者情報入力画面

- 計測点をクリックすると，その点と点を結ぶ円が自動で描かれ，面積が計測できます。補正は簡単で，計測値も見やすく表示されます。
- 「Lumen」areaと「Vessel」areaをトレースすると，自動的に「Lumen」と「Vessel」の最小径と最大径が表示さます。画面右には「Lumen」areaと「Vessel」area，そしてその差である「Plaque」area，さらにその下に「Vessel」areaにおける「Plaque」areaの比である「％Plaque」areaも，自動的に表示されます（図18）。
- ステントが挿入されている部位で，ステントの面積計測のボタンを選び面積を計測すると，「Stent」areaにおける最小，最大径が表示されます（図19）。

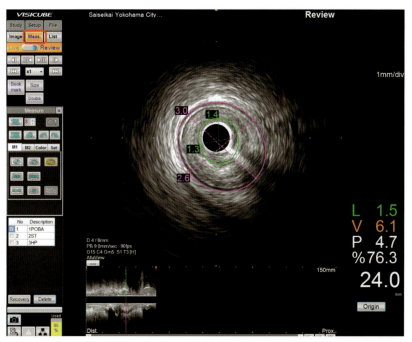

図18 短軸像（径，面積計測画面）

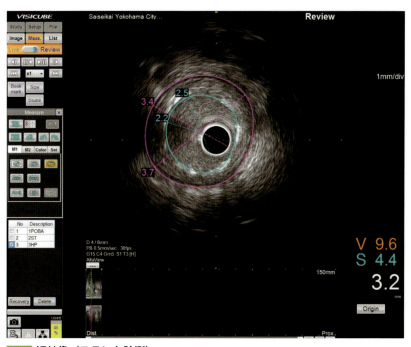

図19 短軸像（ステント計測）

- 長軸および短軸像を見ながら，任意の2点間の長軸間距離を測定できます（図20）。
- その他，「Double」ボタンを押すと2画面表示となり，治療前後などを2画面で比較できます（図21）。

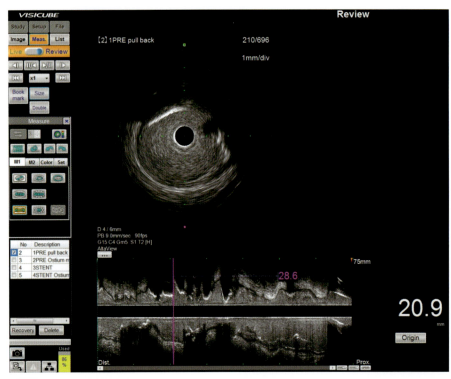

図20 長軸像（距離計測）

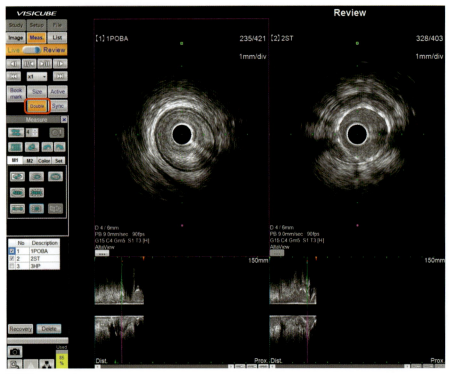

図21 二画面表示
同期させ，動かすことも可能である。

- 過去の患者のreviewをする際には，「List」ボタンを押すと，瞬時に当日や過去の患者のリストが表示され，表示したい画像をクリックすると，1秒もしないうちに画像が表示されます（図22）。
- 記録画像の出力は，DVDやUSBを介したメディアに出力が可能です。画像の出力速度は全モデルに比べると飛躍的に速くなり，5～6シーンほどの動画だと，数分もしないで出力が完了します。
- 出力する際には，画面の左上の「File」ボタンをクリックすると，瞬時に出力の画面に切り替わります（図23）。

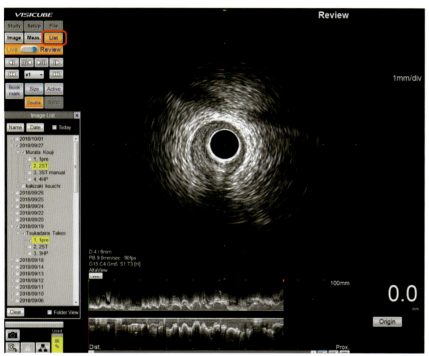

図22 患者呼び出し画面（左）

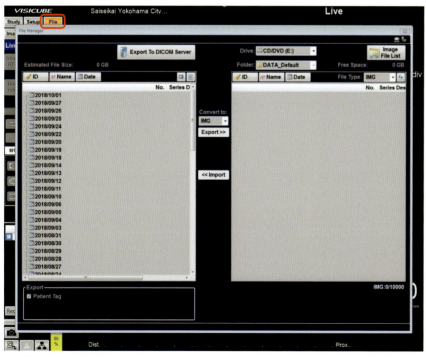

図23 Export画面
シーンや出量先，保存方法など調整が可能である。

2 画像評価と計測方法

伊藤良明　済生会横浜市東部病院循環器内科

ここでは，IVUSの代表的な画像の評価方法と定量解析をする際の計測法について概説します。

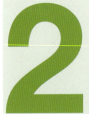

Point まずはこれだけ押さえよう

1. 血管内超音波検査は正確な血管径や病変長の計測が可能で，動脈硬化の性状診断も可能です。
2. 可能な限り治療前，治療中，治療後に自動プルバックを用いて観察し，必要に応じて手動記録も行います。
3. IVUSは，PCIにおいて治療方針の決定あるいは治療のエンドポイントの決定に頻繁に用いられています。
4. 治療前は正確な記録，病変部の同定，プラークの性状，リモデリングの有無などから治療方針を検討し，治療後は治療の効果判定をステントの遠位部から近位部にかけて観察し行います。
5. 血管内超音波検査の画像評価や計測方法は，今後PCIを施行していくうえで習熟しておく必要があります。

画像評価

- IVUSの代表的な画像評価には，下記の①～③があります。

①病変部位の同定と自動プルバックによる記録（図1）
②プラークの性状診断（図2，3）
　1）血栓像（図4）
　2）石灰化プラークの分類（図5～7）
　3）不安定プラーク（図8）
③血管のリモデリング（図9，10）

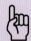 One Point Advice

- IVUSの観察に夢中になっていると知らないうちに心筋虚血をまねき，気がついたら胸痛が出現したり，slow flowになっていたということがあります。IVUS施行中の心電図変化や症状は絶えず気にしながら手技をしましょう。

- 機械操作式のIVUSを用いた場合，生食のフラッシュが不十分だと画像が途中で空気のアーチファクトで見えなくなることがあります。それを除去しようと生食をフラッシュすると小さな空気塞栓を生じ，ときには著明なST上昇をまねくことがあります。準備段階で十分にフラッシュをしておきましょう。

①病変部位の同定と自動プルバックによる記録（図1）

- IVUSで冠動脈病変を観察する際に重要なことは，IVUSのカテーテルを病変と思われる部位よりも十分に末梢側から近位側にかけて自動プルバックを行いながら観察および記録することです。
- プルバック中に気になる病変を見つけた際には，手動記録に切り替えて再度確認をしてもいいでしょう。
- IVUSの末梢からのプルバックの際に，まずは病変部におけるプラークの始まりと終わり（プラークの遠位端や近位端）が存在するかを確認し（②や④），それが血管造影における病変部位と同じなのかあるいは違うのかを確認しましょう。さらにプラークが同定できたら，そこよりもやや近位部（①：近位部対照血管部）そして遠位部（⑤：遠位部対照血管部）に，内腔が最も大きくかつプラークが最も少ない部位が存在するかを確認しておきます。

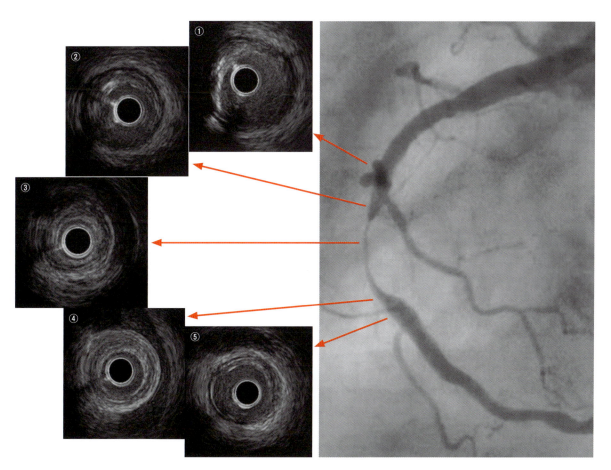

図1 病変部位の同定と自動プルバックによる記録

②プラークの性状診断（図2，3）

- プラークの性状は外弾性板（external elastic membrane：EEM）より外側のエコー輝度とプラークとの相対的関係で目視で判定します。
- 血管外エコーよりも低輝度なソフトプラークと同等な線維性プラーク，そして高輝度でエコー減衰を伴う石灰化プラークに分類されます。
- 同時にプラークの分布も同心性なのか偏心性なのかを確認します。

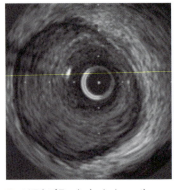
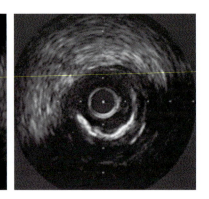

a：ソフトプラーク（echolucent）　　b：線維性プラーク　　c：石灰化プラーク

図2 プラークの性状①

- プラークの性状はソフトプラーク，線維性プラーク，石灰化プラーク以外にもこれらのプラークの混合したものが存在します。
- これらを混合性プラーク(mixed plaque)といい，ソフトプラークと線維性プラークが混合した線維脂肪性プラークや，線維性プラークと石灰化プラークの混在した線維石灰化プラークなどがあります。

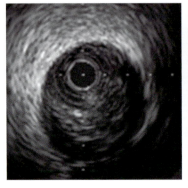

a：線維脂肪性プラーク　　b：線維石灰化プラーク

図3 プラークの性状②

②-1）血栓像（図4）

- 図4は一見プラーク様に見えますが，冠動脈内に存在する血栓像を示します。血栓像はIVUSでは多様な所見を呈しレイヤー（layer），分葉（lobulate），pedunculate，microchannelなどと表現されます。
- 患者の病態が急性心筋梗塞や不安定狭心症などの急性冠症候群の際に，高率に観察されます。
- 壁在血栓なのかプラークなのか判断に迷うことも少なくありません。

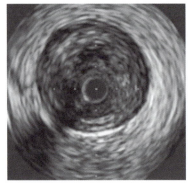
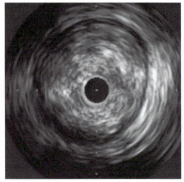
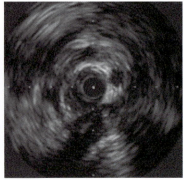

a：低輝度な血栓　　b：高輝度な血栓　　c：microchannel形成

図4 血栓像

②-2) 石灰化プラークの分類

石灰化プラークの分類①（図5）

- 石灰化プラークは血管内腔側にある表層性石灰化（superficial calcification）と，プラークの厚さの半分より外側にある深在性石灰化（deep calcification）の2つに大別されます。

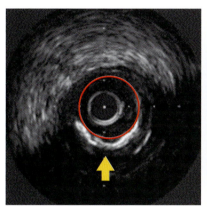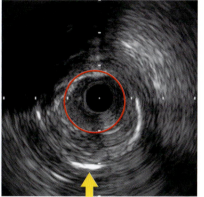

a：表層性石灰化　　b：深在性石灰化

図5 石灰化プラークの分類①

石灰化プラークの分類②（図6）

- 石灰化プラークは定量解析ができないため，石灰化の程度は石灰化の広がりの角度を目視あるいは解析機を用いて計測し分類します。
- だいたい90°ごとの広がりで360°までの4つに分類します。
- 全周性の表層性石灰化病変にIVUSが通過することはまれですが，このようなプラークが確認された場合は料理のナプキンやエプロンを束ねているリングに例えてナプキンリングサインともいわれます。

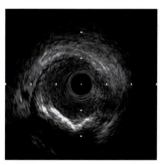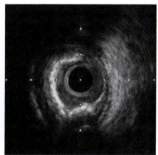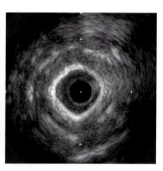

a：90°　　b：180°　　c：270°　　d：360°

図6 石灰化プラークの分類②

冠動脈穿孔のリスクのある石灰化プラーク（図7）

- 石灰化プラークを認めた際に，180°以上の偏心性の表層性石灰化を認め，さらにその対側のプラークがほとんどない症例を経験することがあります。このような症例に安易にバルーンやステントを留置しようとすると，健常側のプラークの穿孔が生じうるため注意が必要です。
- このような病変の場合はプラークの長軸への広がり方や血管の径，さらにはプラークや石灰の分布する方向が心筋側か心膜側かなども検討し，慎重に治療方針を立てる必要があります。

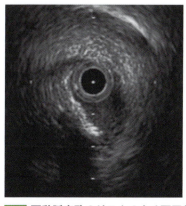

図7 冠動脈穿孔のリスクのある石灰化プラーク

②-3) 不安定プラーク (図8)

- プラークに石灰化が存在しないにもかかわらず,超音波減衰(attenuation)が見られることがあります。その原因としては,石灰化以外のエコーを減衰させうる脂質や泡沫細胞あるいはコレステリン結晶などが想定されており,不安定プラークを疑う所見の1つと考えましょう。
- また,明らかな三日月状の低輝度プラーク像を認める場合は,脂質プール(lipid pool像)と診断します。さらにlipid pool像と血管内腔との間に線維性被膜(fibrous cap)を確認できる例もあります。当然,それが薄ければ薄いほどプラーク破裂を生じやすくなります。これら不安定プラークを示唆するプラークを確認した際には,PCI施行中に末梢塞栓を併発するリスクが高いといわれています。

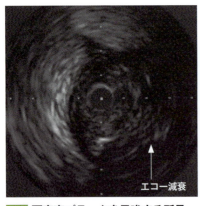
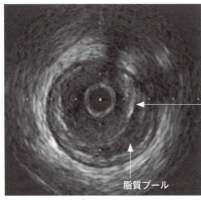

図8 不安定プラークを示唆する所見

血管のリモデリング
①陽性リモデリング (図9)

- IVUSを長軸方向にプルバックした場合に,正常の血管では血管径は末梢にいくにしたがってだんだん小さくなります。
- ところが,ときに血管の近位部よりも病変部や遠位部の血管径が大きい場合があります。そのような現象を血管のリモデリングといい,大きくなっている場合を陽性リモデリング(positive remodeling)といいます。

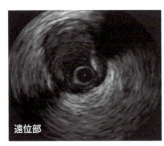
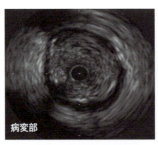
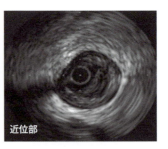

短軸像

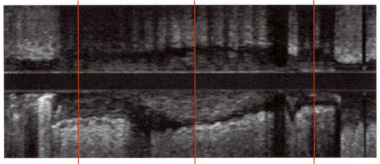

長軸像

図9 血管のリモデリング①：陽性リモデリング

②陰性リモデリング（図10）

- 図9とは逆に，病変部や近位部の血管径が遠位部よりも小さい場合には，陰性リモデリング（negative remodeling）といいます。リモデリングは，リモデリングインデックスといいリモデリングを表す数字がありますが，その計算方法にはさまざまなものがあり，一定の計測方法はありません。一例を挙げておきます。

> remodeling index ＝病変部（EEM-CSA）/平均対照血管部（EEM-CSA）
> 平均対照血管部（EEM-CSA）＝［近位部対照血管部（EEM-CSA）＋遠位部対照血管部（EEM-CSA）］÷2

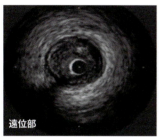
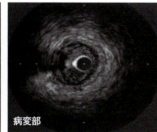
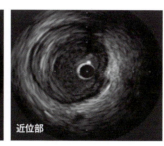

遠位部　　　　病変部　　　　近位部

短軸像

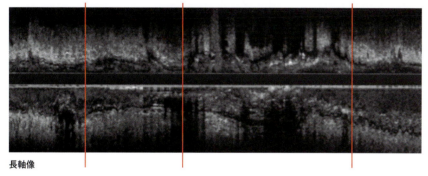

長軸像

図10 血管のリモデリング②：陰性リモデリング

定量解析

①治療前のIVUS像からどこの部位を測定するか（図11）

- IVUSにおける計測の部位や計測法は，まずどの部位で計測をすべきかを同定しないといけません。最低限計測するべき部位としては，最も血管内腔径の小さい病変部とその近位部（proximal）および遠位部（distal）の対照血管部位（reference）の3カ所になります。

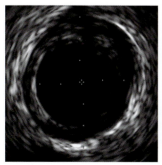
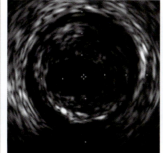
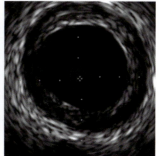

a：遠位部対照血管部位　　b：病変部　　c：近位部対照血管部位

図11 どこでなにを測定するか

①-1) 短軸像から血管径を計測する（図12〜17）

血管内腔面積をトレース（図12）

- 病変部（target lesion）においては血管の内腔とプラークの境界を同定し，そこをトレースします。これが病変部の血管内腔面積になります。
- さらにその面積内の最大径と最小径を計測し，内腔径とします。同部位が病変部の最も小さい内腔であればそこが最小血管内腔面積（minimal lumen CSA），最小血管内腔径（minimal lumen diameter）といいます。なお，厳密にいうと計測するフレームは心周期の拡張期に計測することが求められます。

中膜の低輝度領域の外側をトレース（図13）

- 次に中膜の低輝度領域の外側をトレースします。同部は外弾性板面積（external elastic membrane：EEM）CSAといい，IVUS上はこれが血管面積（全血管面積ともいいます）となります。血管内腔径と同様にこの場所でも最大径と最小径を測定し，EEM diameter（血管径）とします。

プラーク厚の測定（図14）

- あまり測定することはありませんが，血管内腔と血管の間にあるプラーク（あるいはプラーク＋中膜とすることもあります）の厚さを測定します。プラーク厚といいます。

プラーク面積（図15）

- EEM CSAから血管内腔面積（lumen CSA）を引いたものがプラーク（あるいはプラーク＋中膜）面積（plaque CSA，あるいはplaque plus media CSA）となります。

血管内腔面積／径／全血管面積／径の計測（図16）

- 近位部（proximal）および遠位部（distal）の対照血管部位（reference）において，血管内腔面積と径そして全血管面積/径を計測しておきます。

実際の計測値（図17）

- ほとんどのコンソールやオフライン解析機では，血管内腔面積と全血管面積をトレースすると自動的に各径やプラーク面積などが算出され表示されます。本項では触れませんが，これら短軸像の解析を長軸にわたり施行し，それを積分することで血管の容量解析を施行することも可能な機種があります。

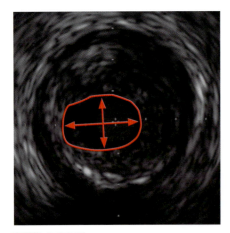

図12 病変部①

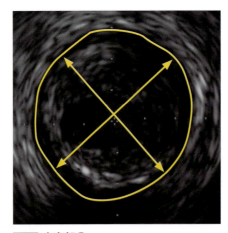

図13 病変部②

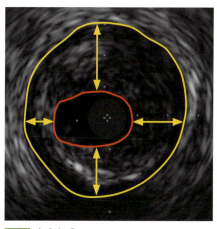
図14 病変部③

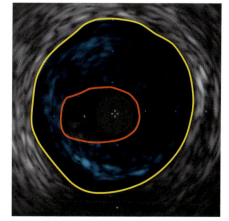
図15 病変部④

遠位部対照血管部位　　　　　近位部対照血管部位

血管内腔面積/径

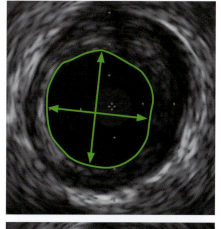

全血管面積/径

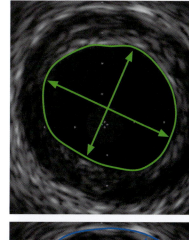

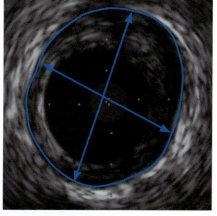

図16 血管内腔面積/径，全血管面積/径

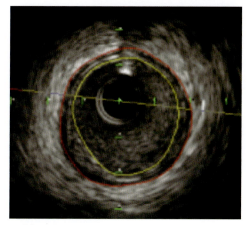

図17 実際の計測値

	エリア (mm²)	直径 (mm) mean min max min/max
内腔 (lumen)	7.27	3.06 2.87 3.31 0.87
血管 (vessel)	10.95	3.75 3.62 3.89 0.93
ステント (stent)		
プラーク (plaque)	3.68	
NIH (新生中膜増殖)	(% PA 33.6%)	
Malapp		

①-2) 長軸像から病変長を計測する（図18）

- 自動プルバックにて画像を記録後に，まず病変部位を同定しなければなりません。プラークの遠位，そして近位部を同定したらその間の距離が病変長となります（黄矢印）。だいたいどの機種でも長軸の距離を測定するキャリパーがあるのでそれを利用して計測します。
- 病変部位を同定したら次にステント留置部位を同定しないといけません。ステント留置部は，病変部位よりも10mm以内の遠位側あるいは近位側において，血管内腔の大きくかつプラークの少ない部位を同定できれば，そこをステント留置部とします。これらの間の距離を計測しステント長とします（青矢印）。この部位にIVUSのカテーテルを挿入したまま血管造影を行い，IVUSで確認できた部位（トランスデューサーの位置）をアンギオと対比させることもあります。これは俗に「マーキングテクニック」といい，入口や分岐部病変あるいはびまん性病変などへのステント留置の際に有用な手法です。
- 距離の計測法としては，自動プルバックをしているときはIVUSのプルバック速度は0.5mm/秒か1.0mm/秒で記録しているので，遠位部と近位部の時間から距離を計測することもできます。
- 機種によってはIVUSカテーテルやモータードライブユニットに距離の目盛りがついており直接距離を計測することができるものもあります。

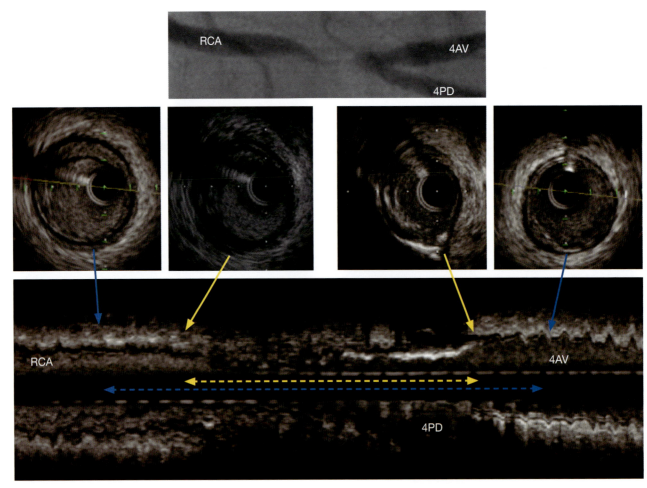

図18 IVUSによる病変長の測定

> ここがポイント

- IVUSを施行すると余計病変の同定に迷うという術者は少なくないと思います。特に病変がびまん性プラークを有する場合，いくら正常血管部位を探そうとしてもそのような部位が存在しないため血管造影以上に病変同定に悩んでしまうことがあります。その場合，相対的に内腔の大きな部位を探す，あるいはプラークの少なそうな部位を探すということが重要です。治療後のIVUSから治療効果を判定し治療前の所見をレビューすることを繰り返すと，次第にびまん性病変であっても病変部位が同定できるようになるのではないかと思います。

PCI施行におけるIVUSの観察項目

治療後のIVUS像で観察すべき項目（図19）

- ステント留置後のIVUSの観察項目をまとめると図19のようになります。ベアメタルステント（bare metal stent：BMS）を留置した際には，いかに大きなステント面積を獲得するかが重要な評価項目でしたが，薬剤溶出ステントにおいてはいかにきちんと病変を被覆し適切なサイズのステントが留置できたかが大切です。

1）ステント内の観察項目（図20，21）

ステント内を注意深く観察すると，血球エコー像とは違う輝度のエコー所見を認めることがあります（図21）。この多くはプラークの逸脱ですが，急性の血栓であることもあります。血管中心から90°以上の逸脱がある場合は追加治療を検討します。血栓が疑われた場合は，活性凝固時間（activated coagulation time：ACT）のチェックやヘパリン起因性血小板減少症（heparin-induced thrombocytopenia：HIT）の可能性などを検討しつつ，経時的に増悪しないかどうか確認していくことが重要です。

2）ステント前後の部位における観察項目（図22，23）

ステントの近位部あるいは遠位部においては，治療後の後遺症の残存がないかを確認します。

造影上は一見なにもないように見えても，IVUS上解離が残存していることは少なくありません。

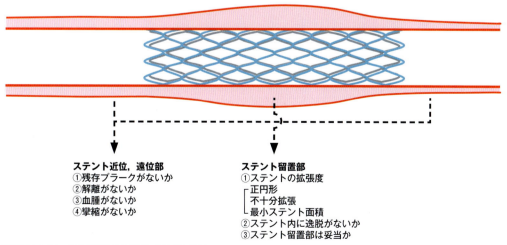

ステント近位，遠位部
①残存プラークがないか
②解離がないか
③血腫がないか
④攣縮がないか

ステント留置部
①ステントの拡張度
　┌正円形
　├不十分拡張
　└最小ステント面積
②ステント内に逸脱がないか
③ステント留置部は妥当か

図19 ステント留置後のIVUSの観察項目

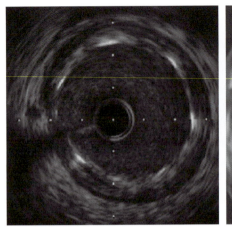

a：良好な拡張　　b：不十分拡張

c：不十分拡張，非正円形拡張　　d：不十分拡張，ステント非圧着

図20 ステント留置部

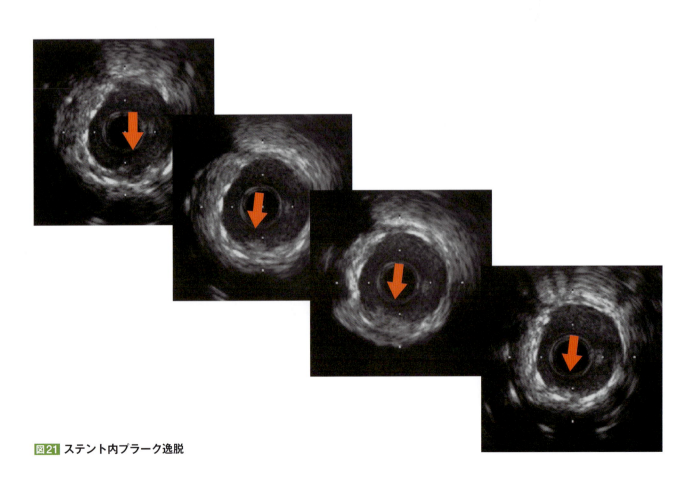

図21 ステント内プラーク逸脱

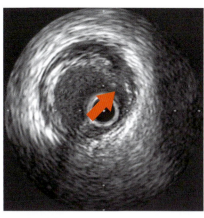

a：内膜の解離　　　b：中膜までの解離　　　c：外膜までの解離

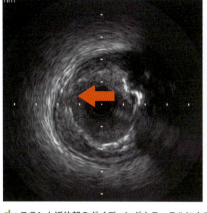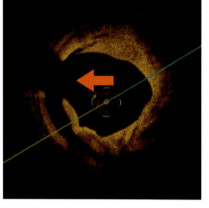

> **ここがポイント**
>
> ● 小さな解離に関しては，一見正常に見えることがあります。もし疑わしい部位があり判断に迷うようであれば，同部で生食か造影剤をフラッシュすると血球エコー像が除去され血管内腔とプラークとの境界が明瞭になり同定可能となることがあります。

d：ステント近位部のガイディングカテーテルによる解離（右は同部におけるOCT所見）

図22 ステント近位，遠位部①

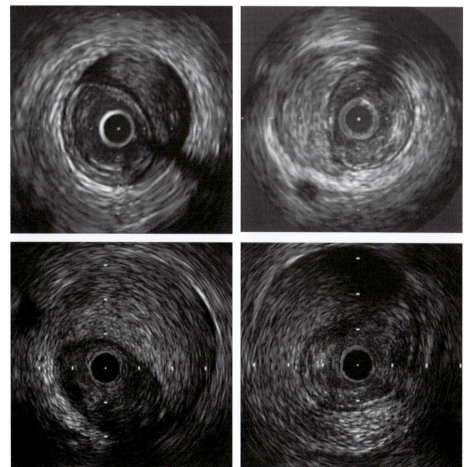

> **ここに注意**
>
> 血腫が確認された際には冠動脈造影を極力避け，bailoutの方法を決定します。速やかに治療をしないと経時的に血腫が末梢あるいは近位側，ときには側枝や大動脈にも進行していくことがあるので注意しましょう。

図23 ステント近位，遠位部②
各種血腫を示す。血腫を認めた場合，IVUSでどこまで末梢あるいは近位側に血腫が進行しているかを確認する。

XI

血管内視鏡

松岡 宏 愛媛県立中央病院

1 血流維持型セットアップ法，使用法

血管内壁を観察できる血流維持型血管内視鏡の使い方を本項で理解しましょう。

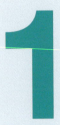

Point

まずはこれだけ押さえよう

1. "血流維持型"血管内視鏡は，冠動脈の血流を遮断する（心筋虚血を起こす）ことなく，血管内壁を肉眼的に観察する検査法で，通常タイプ以外に，モノレールタイプも市販されています．

2. 誘導ガイディングカテーテルは，エアが残らないようにセットアップ段階でフラッシュを十分に行いましょう．

3. 誘導ガイディングカテーテルとそのなかに挿入した光ファイバーを一緒にゆっくり引きながら，血管壁を観察していきます．

4. 観察中は，冠動脈を傷つけるので，誘導ガイディングカテーテルを押し進めたり，光ファイバーを誘導ガイディングカテーテルから出さないようにしましょう．

5. 血液を上手く排除して画像をきれいに出すためには，フラッシュが肝心です．フラッシュには粘稠度の高い低分子デキストランを用い，力任せにするのではなく画像をみながらゆっくりと均一の力で行いましょう．

6. モノレールタイプの血流維持型血管内視鏡は，ガイディングエクステンションカテーテルを使用し，OCTと同じようにガイディングカテーテルから，低分子デキストランをフラッシュし，血流を排除して観察します．

ここがポイント "血流遮断型"血管内視鏡とは？（図1）

● 諸事情により，"血流遮断型"血管内視鏡は，製造販売が中止になりましたが，血流を維持したままで誘導ガイディングカテーテルと光ファイバーの隙間から低分子デキストランなどをフラッシュして一部の隣接する血管壁を観察する，通常の"血流維持型"に加え，新しくモノレールタイプの血管内視鏡が市販されています（図2）．

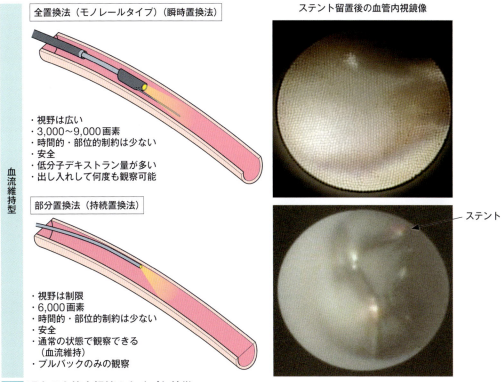

図1 現在の血管内視鏡のタイプと特徴

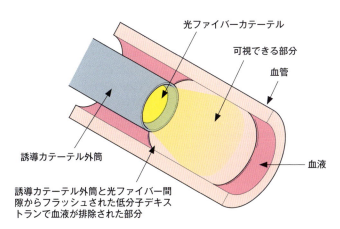

図2 血流維持型血管内視鏡の原理

セットアップ法

準備するもの

①PCI用ガイディングカテーテル（6Fr以上），0.014inchのガイドワイヤー，誘導ガイディング（プロービング）カテーテル（4Fr，市販品，図3）

②光ファイバーカテーテル（図4）

③低分子デキストラン500mL（1本）および注入用ルート（1個），三方活栓（1個），Yコネクター（2個，ガイディングカテーテルおよび誘導ガイディングカテーテル外筒に装着）

④ガーゼ（数枚），コッヘル（1本）（使用法は「光ファイバーのセットアップ（p.363～364）」を参照のこと）

⑤シリンジ（2mL，10mL，ロック付き5mL，各1本），ヘパリン加生理食塩水を入れたトレイ

⑥血管内視鏡装置（カメラ，光源，モニターなど）一式（図5）

- 誘導ガイディングカテーテルは吸引カテーテルでも代用できますが，吸引カテーテルによる観察方法は他書に譲り，本項では基本である市販の誘導カテーテルでの使用法のみを解説します。

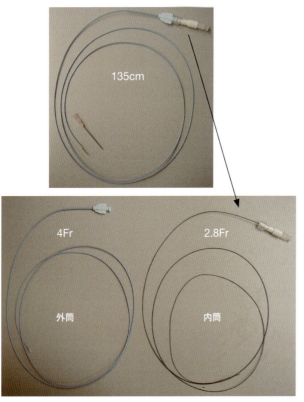

図3 誘導ガイディング（プロービング）カテーテル

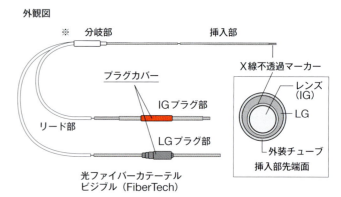

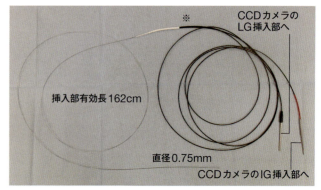

図4 光ファイバーカテーテルと構造
IG：image guide，LG：light guide。　※：ガーゼで固定する箇所。

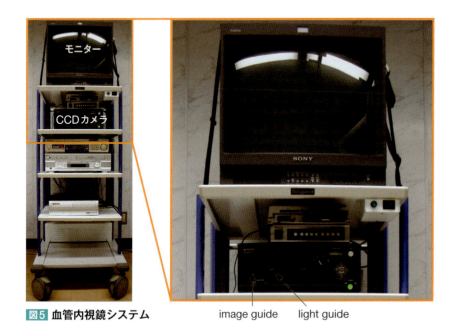

図5 血管内視鏡システム

フラッシュする"低分子デキストラン"ルートのセットアップ（図6）

①低分子デキストランに取り付けた点滴セットの末端部に三方活栓（中央接合部）を取り付けます。
②三方活栓の残りの接合部には，シリンジでYコネクター方向にフラッシュができるように，Yコネクターを付けた耐圧チューブと5mLのロック付きシリンジをそれぞれ取り付けます。
③ルート内を低分子デキストランで満たし，エア抜きをします。

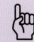
One Point Advice

三方活栓およびYコネクターの付いた専用ルートが市販されていますが，これを使用すると低分子デキストランにつなぐだけなので，手間が省けます。
血流排除に使用するフラッシュ液は，リンゲル液よりも，粘性の高い低分子デキストランが適しています。

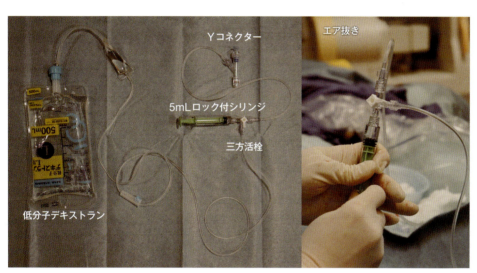

図6 血流排除のための低分子デキストランフラッシュ用システムのセットアップ

誘導ガイディングカテーテルのセットアップ

①誘導ガイディングカテーテル一式を包装から取り出し，ヘパリン加生食（以下，生食と略します）の入ったトレイ内で，外筒から内筒を引き抜き，内筒内と外筒内をそれぞれ10mLシリンジを用いて生食でフラッシュして"エア抜き"を十分に行います。
②"エア抜き"を十分行った後，生食の中で内筒を外筒の中に再挿入し，ねじってしっかり固定し，元のように戻します。

光ファイバーのセットアップ（図7）

①光ファイバーの2本に分かれたリード部分をガーゼとコッヘルを使って不潔にならないように固定して（図7a），リード部末端を外回り担当者（臨床工学技士）に渡します（図7b）。
②外回り担当者は，光ファイバー末端の光源プラグ部とカメラプラグ部をCCDカメラ装置指定の場所に挿入し固定します。

 ここに注意

エアが残存すると，観察時に空気塞栓を起こしたり，光ファイバー先端に当たると光が乱反射して画像が得られません。

③光ファイバーの先端部を生食に浸け，生食のなかで先端を振って洗って濡らします．

④清潔野に白いガーゼを置いて，上からファイバー先端部をガーゼから2〜3 mmのところにもってきて，モニターを見ながら"ホワイトバランス"と"フォーカス"を外回り担当者と一緒に調整します（図7c）．

- これですべてのセットアップが終了です．

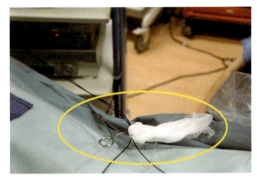

a

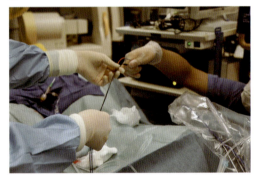

b

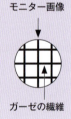

"ホワイトバランス"と"フォーカス"調整

c

図7 光ファイバーのセットアップ

One Point Advice

テスト画像で，画像に"ゴミ"が付いている場合には，"ゴミ"のほとんどがカメラプラグ部末端に付いているので，一度，光ファイバーのカメラプラグ部をCCDカメラから取り外し，アルコール綿などで末端部を丁寧に拭いて"ゴミ"を落としましょう．

"ホワイトバランス"と"フォーカス"を調整するときのファイバー先端とガーゼまでの距離は，モニターに映しだされるガーゼの繊維が「田」の大きさになる距離を目安にするといいでしょう．

モニター画像

ガーゼの繊維

検査・使用法

誘導ガイディングカテーテルの挿入（図8）

- "オーバーザワイヤー"バルーンと同じ方法で，誘導ガイディングカテーテルを進めていきます。

①フラッシュしてセットアップの完了した内筒と外筒を一体化した誘導ガイディングカテーテルの内筒にガイドワイヤーを末端部から通して，先端部近くまで挿入しておきます。

②Yコネクターをゆるめ，ガイディングカテーテル先端部近くまでガイドワイヤーを通した内筒と外筒が一体化した誘導ガイディングカテーテルを挿入します（図8a）。

③透視を見ながら，一体化した誘導ガイディングカテーテルをガイディングカテーテルの先端近くまで進めたら（図8b），Yコネクターを軽く閉めて（誘導ガイディングカテーテルの操作はできる程度に），Yコネクターの誘導ガイディングカテーテルを挿入している箇所から血液が漏れないようにしておきます。

④ガイドワイヤーだけを進めて，標的血管部分を通過させます。

⑤ガイドワイヤー末端を手で固定し，誘導ガイディングカテーテルをゆっくりと進めましょう（図8c,d）。

> ⚠ **ここに注意**
> Yコネクターへ挿入する際に邪魔になるのでガイドワイヤーは先端から出さないようにしてください。

> ⚠ **ここに注意**
> ガイドワイヤー先端は，PCI時と同様にできるだけ冠動脈末梢まで進めましょう。

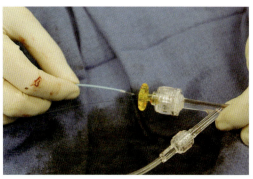
a

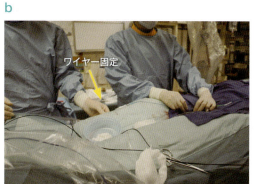
b

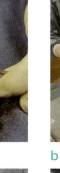
c

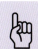
d

図8 誘導ガイディングカテーテルの挿入

> 👆 **One Point Advice**
> 検査に慣れるまでは，ガイドワイヤーは助手に固定してもらい，誘導ガイディングカテーテルを挿入することに集中しましょう（図8d）。

血流排除システムの装着(図9)

⑥一体化した誘導ガイディングカテーテルが標的血管部位を通過したら,内筒の末端部分を反時計方向にねじって外し(図9a),ガイドワイヤーと一緒に引き抜き(図9b),誘導ガイディングカテーテルは外筒だけにします。

⑦外筒内に残存するエアをシリンジで吸引除去し,低分子デキストラン注入用ルートをつないだYコネクターに誘導ガイディングカテーテル外筒末端部を接続します。

⑧Yコネクター部分を中心に,低分子デキストランをフラッシュして"エア抜き"を行います(図9d)。

> **⚠ ここに注意**
>
> 血流が外筒末端から返ってくることを確認しましょう(図9c)。返ってこなければ,誘導ガイディングカテーテルの外筒が"wedge"している可能性が大です。心電図などに注意して,"wedge"しているようなら,血液が返ってくるところまでゆっくりと外筒を引きましょう。
> これ以後は,絶対に誘導ガイディングカテーテル外筒だけを進めてはいけません。

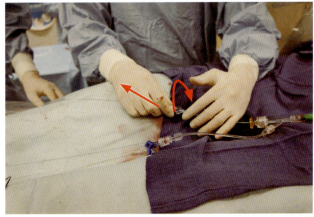

a

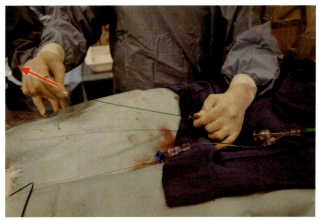

b

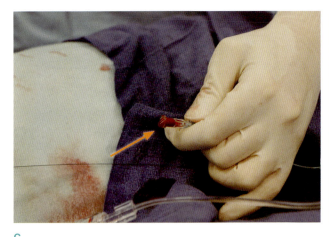

c

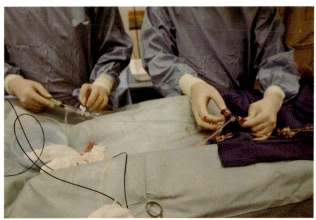

d

図9 血流排除システムの装着
血流排除システムを誘導ガイディングカテーテルに装着。

光ファイバーの挿入（図10）

⑨誘導ガイディングカテーテルのYコネクターをゆるめ，光ファイバーをゆっくり挿入していきます（図10a，b）。

⑩透視を見ながら，光ファイバーがガイディングカテーテルを出て誘導ガイディングカテーテルの中だけを通るようになったら，光ファイバー先端を透視でさらに注意深く確認しながら，誘導ガイディングカテーテルの中をゆっくりと進めていきます（図10c）。

⑪誘導ガイディングカテーテル先端の4～5cm手前に光ファイバーがきたら，これから注入する低分子デキストランが誘導ガイディングカテーテルのYコネクター挿入部から漏れないようにYコネクターを少し軽く閉めます。

⑫Yコネクターから，低分子デキストランが漏れていないか確認しながら，助手は手押しで低分子デキストランの注入をゆっくりと開始します（図10d）。

⑬注入された低分子デキストランにより誘導ガイディングカテーテル外筒内の血液が排除され，モニターの内視鏡画像が血液で真っ赤な状態から外筒内面をきれいに映し出されるまで待ちます。

⑭モニターの内視鏡画像で外筒内面を確認したら，画像を見ながら光ファイバーを誘導ガイディングカテーテル外筒の出口まで注意深くゆっくりとさらに進めていきます。

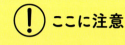

ここに注意

光ファイバーを強く押してしまって，折れて断線してしまったり，誘導ガイディングカテーテルの外に思わず出してしまったりすることのないように注意しましょう。

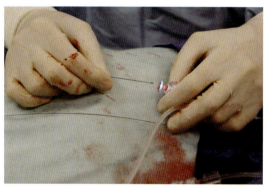

a

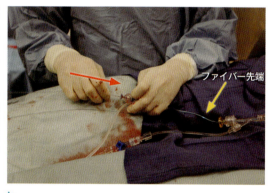

b

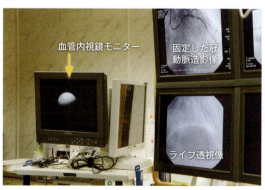

c

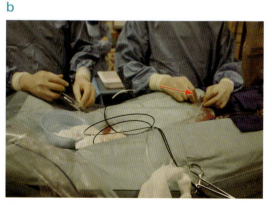

d

図10 光ファイバーの挿入

⑮血管内壁が見えて観察できる位置に光ファイバーがきたら，Yコネクターをさらに少し閉めて，誘導ガイディングカテーテル外筒，光ファイバーおよびYコネクターを固定します。

One Point Advice

ガイディングカテーテルのYコネクターは，低分子デキストランの注入ができないほど強く閉めてはいけません。

血管壁の観察

⑯血管壁が観察できる位置に光ファイバーがきたら，光源を調節します。フォーカスが甘ければフォーカスの調整を行います。

⑰光源やフォーカスの調整ができたら，誘導ガイディングカテーテルと光ファイバーを一緒にゆっくりと引きながら血管壁を観察していきます。

>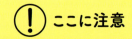
> ゆっくりと血管内を観察しましょう。
> 観察中は，照明を落として室内を暗くするとモニター（黄色矢印）が見やすくなります。

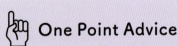

低分子デキストランのフラッシュは，力任せではなく画像を見ながら均一に力を入れてゆっくりと行い，光ファイバーの位置，光源およびフォーカスの調節は適宜行います。

⑱内視鏡像を見ながら，ときどき，透視像も見て光ファイバー先端部の位置確認を行いながら，光ファイバーがガイディングカテーテルに入るまで観察していきます。興味ある血管内視鏡画像を認めた場所は透視を忘れずに記録します。

⑲誘導ガイディングカテーテル外筒先端と光ファイバーの位置は，光ファイバーだけを前後に動かして，よく見えるようにこまめに微調節する必要がありますが，光ファイバーは決して外筒から出ないように気をつけましょう。

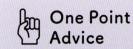

同じ角度の冠動脈造影像をモニターに固定表示しておくと位置確認に便利です（図10c）。

ここがポイント

①血液を排除するための低分子デキストラン注入法が，画像を得るための鍵を握っているといっても過言ではありません。注入法には"コツ"があります。"コツ"を習得するには慣れるしかありませんが，まずは，力任せに注入せず，画像を見ながら，ゆっくりと一定の力を入れるようにしましょう。力任せに注入すると，血液の乱流が起こって視野が取れなかったり，誘導ガイディングカテーテルが跳ねて移動したりします。注入には5mLシリンジ（ロック付き）が最適です。

②観察中は，心電図モニターや患者の状態に絶えず注意して，虚血症状が起これば無理をせず検査を中断して，慌てずゆっくりとシステムを抜去しましょう。

③別のガイドワイヤーがあれば，非常事態に対処できます。厳しい病変などを観察するときは，なにかあったときにすぐにレスキューデバイスで処置ができるように，ガイドワイヤーを別に1本入れておきましょう。

④屈曲やステント部で誘導ガイディングカテーテルが挿入できないときには，絶対に力ずくに強く押し込んではいけません。以下のことを試してみましょう。
1）ガイディングカテーテルの同軸性を確認しましょう。
2）硬めのガイドワイヤーをもう1本挿入してみましょう。
3）誘導ガイディングカテーテルを吸引カテーテルで代用してみましょう（方法は，他書を参照してください）。

"モノレールタイプ"(血流維持型)血管内視鏡の使用法

- 最近,モノレールタイプの血管内視鏡が使用可能になりました。先端がモノレールタイプになっており,通常の"オーバーザワイヤータイプ"の血流維持型血管内視鏡と違い,ワイヤーを追加挿入する煩わしさがなく観察ができます(図11)。

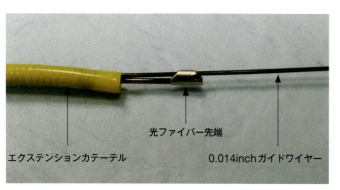
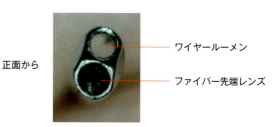

図11 モノレールタイプの血管内視鏡

使用法(図12)

①ガイディングカテーテルのYコネクターからフラッシュできるように低分子デキストランを接続しておきます。
②ガイディングエクステンションカテーテルを観察したい病変まで進めます。
③モノレールタイプの血管内視鏡をガイディングエクステンションカテーテル先端部近くまで進め,低分子デキストランでフラッシュしながら,病変を観察します。血管内視鏡をエクステンションカテーテル先端から出しても見えますが,通常の血流維持型と同様に,先端近くに置いて観察するのが,経験上,一番よく見えると思います。

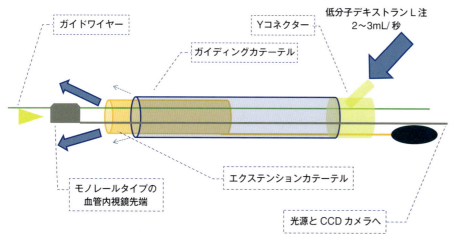

図12 モノレールタイプの血管内視鏡の使用法

ここがポイント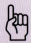

① ガイディングエクステンションカテーテル先端から出し入れしながら，病変部位を何度でも繰り返し観察できるのが，モノレールタイプの利点です。

② 最近，セットアップが，IVUSやOCTと同じように中継器があり血管内視鏡カテーテルのプラグを挿入するだけで，フォーカス合せ不要の9,000画素（従来のモノレールタイプは3,000画素）のモノレールタイプシステムが開発されて注目をされています。画像は非常に良いと思いますが，ただ，デバイスのシャフトが非常に弱く，プッシャビリティーに欠け，しかも容易に折れるので従来のモノレールタイプよりもゆっくりと丁寧に取り扱う必要があります。

③ シャフトが柔らかいモノレールタイプ（特に9,000画素タイプ）は，Yコネクターに挿入前から，エクステンションカテーテル内に挿入しておき，両者一体として，一緒にガイディングカテーテル内を通して病変部までデリバリーして行きましょう。

One Point Advice

一気に血液を排除して観察することによる心電図のST-T変化を回避するために，フラッシュ液はカリウムが含まれた低分子デキストラン-Lの使用をお勧めします。

基本は，通常の血流維持型と同じでプルバックで観察しますが，画像を見ながら，血管壁に当たらないように注意しながら出し入れすることで上手く観察できることがあります。

良好な血液検査排除ができない場合は，低分子デキストランの流量を上げたり（最大6mL/秒），フラッシュ液を粘稠度の高い造影剤に替えたり，エクステンションカテーテルを病変部までより深く挿入したりすると上手く観察できる場合があります。

ここに注意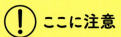

血液排除のための低分子デキストランの注入は，用手でも自動注入機（2～3mL/秒）でも良いですが，観察に夢中になって投与量が過剰になってしまわないように気を付けましょう。

使用するガイディングエクステンションカテーテルは，市販されているもの（Guidezilla™，Guideliner™，Guideplus™など）はなんでも良いと思いますが，カテ先端が血管壁と同系色の白～黄色だと，初心者にはカテ先端と血管の境を判別しにくい場合があります。

低分子デキストランをフラッシュする際にはガイディングカテーテル先端がウェッジしていないか確認してスラッシュを開始しましょう。

追記

血管内視鏡で冠動脈内壁を最初に見た感動を，筆者は今でも忘れられません。IVUSやOCTの虚像ではない，血管内視鏡の実像を是非体験してください。血管内視鏡の手技に関しては，"習うより慣れろ！"だと思います。できるだけ多くの症例を積み重ねることがスキルアップにつながります。

なお，手技，デバイスや装置，専門医等，血管内視鏡のあらゆることに関しましては，日本心臓血管内視鏡学会（http://jacscopy.org./ja/）やNPO法人日本血管映像化研究機構（http://npo-jviro.com/）までお問い合わせください。

2 評価法

上田恭敬　国立病院機構大阪医療センター循環器内科

血管内視鏡の画像を正確に評価するために，典型的な血栓や黄色プラーク，ステント被覆度を理解することが大切です。

正常な冠動脈内面（図1）

- 白色平滑な像を示します。このように白色平滑な面に血栓の付着を認めることは非常にまれです。図1では側枝の入口部を見ることができます（図1矢印）。

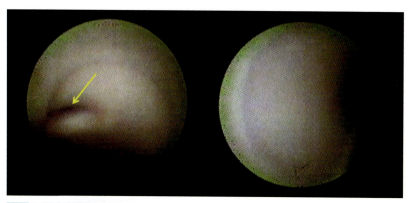

図1 正常な冠動脈内面

白色平滑な正常血管壁と黄色プラーク（図2矢印）

- 正常な血管壁の白色に対して，動脈硬化性病変は黄色のプラークとして容易に診断することができます。黄色プラークの黄色調は，Grade 1（淡黄色），Grade 2（黄色），Grade 3（濃黄色）に分類されますが，図2の黄色プラークはGrade 2と判断できます。
- プラークの黄色調gradeが高いほど，そのプラークは破綻しやすく不安定なプラーク（vulnerable plaque）と考えられます。

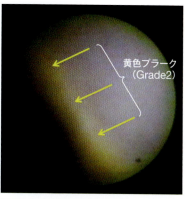

図2 白色平滑な正常血管壁と黄色プラーク

急性心筋梗塞責任病変の内視鏡像（図3）

- 破綻した黄色プラークと白色血栓が主な赤白混合血栓が確認できます。一般的に，急性心筋梗塞責任病変の90％以上に黄色プラークを認めますが，50歳未満の若年症例の場合には黄色プラークを認めないことも多く，そのような症例で

は喫煙率が非常に高いことがわかっています。
- プラークの破綻は破裂（rupture）とびらん（erosion）に分類できますが，図3ではプラーク破裂を認めているため，黄色のプラーク内容物が血管内腔へ突出して，白色血栓と混ざって「黄色血栓」といえるような像を呈しています。

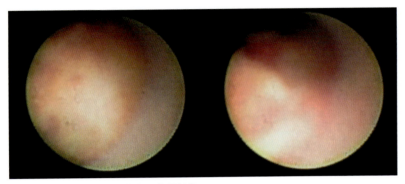

図3 急性心筋梗塞責任病変の内視鏡像

血栓溶解療法後に観察した，急性心筋梗塞の責任病変（図4）

- 血管壁に直接付着しているのは白色血栓で，フィブリン・血小板血栓と考えられます。白色血栓が剥離，断片化して流れていく像を見ることができます。

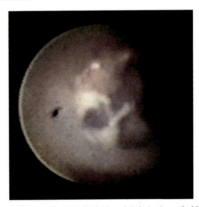

図4 血栓溶解療法後に観察した，急性心筋梗塞の責任病変

不安定狭心症の責任病変（図5）

- 黄色プラークと多量の白色血栓が見られますが，赤色血栓は見えません。白色血栓は一部黄色調を呈しており，プラークの破裂に伴って血管内腔へ突出したプラーク内容物と混合したものと考えられます。
- さらに血流が妨げられると，白色血栓のフィブリンネットワーク内に赤血球が捉えられることによって，白色血栓が赤色調を帯びて混合血栓となり，さらに閉塞に至った部位には赤色血栓が存在することになるため，急性心筋梗塞の責任病変には赤色調の強い混合血栓〜赤色血栓が見られます（図3）。

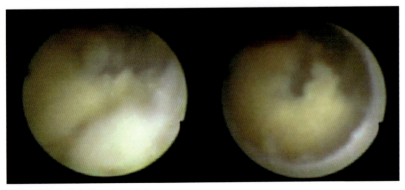

図5 不安定狭心症の責任病変

無症候性プラーク破綻（破裂）（図6）

- まったく無症候な症例の，冠動脈造影上50％程度の中等度狭窄病変に存在していた破綻です。破裂して血管内腔へ突出した黄色プラークの内容物と白色血栓が見られます。
- 内視鏡像的には，急性冠症候群の責任病変と同様の像ですが，血栓は比較的少ないでしょう。このような無症候性プラーク破綻は比較的多く観察され，冠動脈内で見つかる破綻プラークの約半数に相当するとの報告もあります。

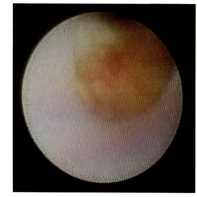

図6 無症候性プラーク破綻（破裂）

Cypher sirolimus-eluting stent留置1年後（図7）

- ステントは新生内膜によって被覆されておらず露出しており，ステント下には破綻した黄色プラークと白色血栓が見られます。このように血栓形成を伴った破綻した黄色プラークをステント下に認める場合には，ステント血栓症のリスクが高いと思われますが，大規模臨床試験での検証が必要です。BMSの場合には，急性心筋梗塞責任病変のような破綻した黄色プラークが存在する部位に留置されても，大部分の症例で白色平滑な新生内膜によって完全に被覆されるため，大部分の症例で図7のように被覆不良となるDESとはまったく異なります。

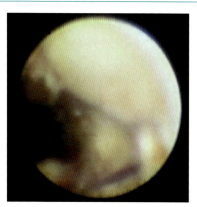

図7 Cypher sirolimus-eluting stent 留置1年後

Cypher sirolimus-eluting stent留置5年後（図8）

- 本症例では，ステントは完全に新生内膜によって被覆されていますが，その表面にはすでに黄色調Grade 2の黄色プラークが存在しており，一部には白色血栓の付着を認めることから，プラークは破綻していると考えられます。黄色のプラーク内容物が血管内腔へ突出しているプラーク破裂は，血管内視鏡によって判定できますが，小さなプラーク破裂やプラークびらんを血管内視鏡の画像から判定することは困難です。しかし，血栓が付着していれば，そのプラークは破綻していると判断することができます。

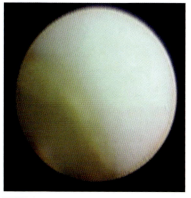

図8 Cypher sirolimus-eluting stent 留置5年後

BMS留置8年後に発症した不安定狭心症の責任病変（図9）

- 破裂して白色血栓，赤色血栓の付着を伴った黄色プラークが見られます。BMSは大部分の症例でいったんは白色平滑な新生内膜によって完全に被覆されますが，5～10年経つと動脈硬化性の黄色プラークが形成されて，その破綻によって急性冠症候群を発症することがあります。これをneoatherosclerosisとよびますが，薬剤溶出ステント（drug eluting stent：DES）では留置後早期からその進行が認められ，これは遅発性ステント血栓症や遅発性再狭窄の原因と考えられています。

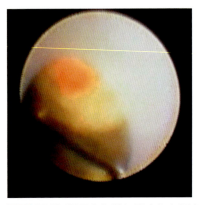

図9 BMS留置8年後に発症した不安定狭心症の責任病変

Xience everolimus-eluting stent 留置1年後（図10）

- ステントは新生内膜に埋没しており，ストラットは観察することができません。しかし，被覆された新生内膜は全体的にGrade 2の黄色の新生内膜として観察されました。これは第2世代の薬剤溶出ステントにおいても，図8で解説したneoatherosclerosisが留置後早期から認められることを示しています。

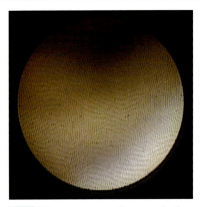

図10 Xience everolimus-eluting stent 留置1年後

BioFreedom薬剤コーテッドステント留置1カ月後（図11）

- DESにおいては，ステントに塗布された薬剤のみならず，ポリマーも血管治癒遅延や早期に進行するneoatherosclerosisの原因の一つとされています。BioFreedom薬剤コーテッドステントは，ポリマーを用いずに薬剤を溶出する新しい技術が採用されたステントであり，留置後，早期からの血管治癒が期待されています。
- ステントは新生内膜に被覆されていますが，一部のストラットは新生内膜下に透見されました（矢印）。第1世代DESと比べ，留置1カ月時点で良好な内膜被覆が観察されましたが，部分的に新生内膜被覆が不十分な可能性があります。

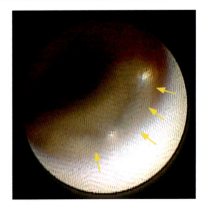

図11 BioFreedom薬剤コーテッドステント留置1カ月後

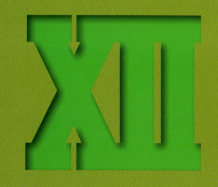

OCT

XII-1 セットアップ法，使用法

名越良治，志手淳也　大阪府済生会中津病院循環器内科

OCTは，短時間で解像度の高い画像を撮像可能であり，3D画像を再構成する機能を新たに備え，臨床的価値がますます高まっています．本項では，OCTのセットアップ法と使用法，OCTを活用したPCIについて解説します．

Point

1. 光干渉断層撮影法（optical coherence tomography：OCT）にはTime domain OCT（TD-OCT）とFrequency domain OCT（FD-OCT）があります．TD-OCTは手技が煩雑でプルバックスピードも遅いため，現在はFD-OCTが主流です．

2. FD-OCTは，ガイドカテーテルから造影剤もしくは低分子デキストランL注をフラッシュして血球除去することで，画像を撮像できます．

3. FD-OCTには，アボット社製のOPTIS™（Mobile typeとIntegrated type）とテルモ社製OFDI（optical frequency domain imaging）のLUNAWAVE™があります．

4. FD-OCTはIVUS同様，PCIを適切にガイドする非常に有用な血管内イメージングツールです．造影剤の使用量は，手技の習熟，低分子デキストランL注を活用することで，減らすことが可能です．

5. FD-OCTは，冠動脈のプラーク性状，冠動脈解離，血栓やステントマルアポジションなどを鋭敏に描出し，冠動脈内腔径，病変長の計測がきわめて正確です．さらに新たに備えた3D画像の再構成機能が，分岐部病変の治療に有用であり，今後さらに臨床での使用が増えると期待されます．

OPTIS™

- アボット社製のFD-OCTは，OPTIS™シリーズが現在の主流となっており，カテーテル室に設置するタイプのIntegrated typeと可動型のMobile typeがありますが，両者における機能面の違いはありません．

イメージングカテーテルの構造
Dragonfly™ OPTIS™イメージングカテーテル
- カテーテルは有効長135cm，外径が先端より28cmまでは2.7Fr，それ以降は3.2Frとなり，先端より90cmおよび100cmの位置にdepth markerがあります（図1）。先端構造は図2のようになっており，先端より4mm，27mmおよび77mmにそれぞれdistal marker，lens markerおよびproximal markerがあります。Lens markerがあるため（lens markerより約2mm程度distalにレンズがあります），プルバックを開始したい部分にlens markerを合わせるとよいでしょう。さらにlens markerから50mmの部分にproximal markerがあり，冠動脈スキャン領域のおおよその目安に使用できます（OPTIS™では54mmと75mmの2種類の長さのスキャンが可能です）。

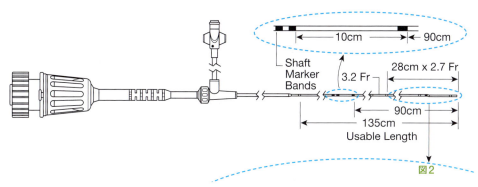

図1 Dragonfly™ OPTIS™イメージングカテーテルの構造
外径が全体的に2.7Frであり，遠位部のイメージングウインドーと近位部のシャフトの結合部のみが3.2Frとなる。
（アボット社より提供）

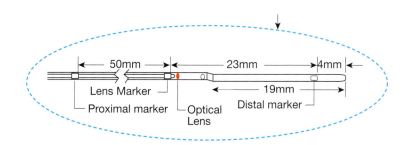

図2 Dragonfly™ OPTIS™イメージングカテーテルの先端構造
プルバックのスタート位置の設定には，lens markerを目安にするとよい。
（アボット社より提供）

セットアップ法
Dragonfly™ OPTIS™ イメージングカテーテルの準備
- 専用シリンジを用いて，Dragonfly™ OPTIS™ イメージングカテーテル内に造影剤原液をカテーテル先端チップから2～3滴出るまでゆっくり注入します（図3）。その際にファイバーが断線するのを防ぐため，**Dragonfly™ OPTIS™イメージングカテーテルをDrive motor Optical Controller（DOC）に接続する前にカテーテル内を造影剤で満たす必要**があります。

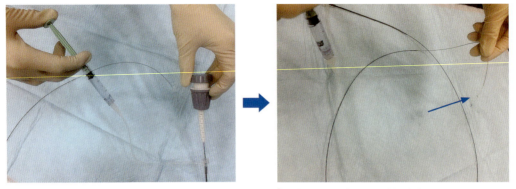

a：専用シリンジ　　　　　　　　　　　　　b：専用シリンジでの造影剤の充填

図3 Dragonfly™ OPTIS™イメージングカテーテル

専用シリンジを用いて造影剤をカテーテル内に充填する。イメージングカテーテル内に血液の混入もしくはエアが残存すると明瞭な画像が得られず，アーチファクトを伴うことがある。
（アボット社より提供）

Dragonfly™ OPTIS™ イメージングカテーテルとDOCの接続（図4，5）

- 付属の滅菌カバーにDOCを挿入し，滅菌カバー先端の挿入口からDragonfly™ OPTIS™ イメージングカテーテルを挿入し，DOCにします（**不潔にならないよう注意**する）。DOCに接続後，自動的にキャリブレーションが行われます。

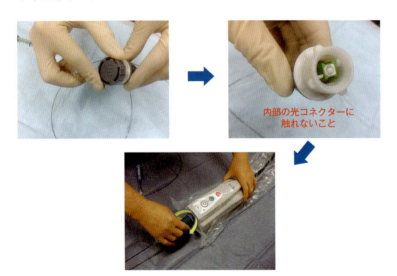

内部の光コネクターに触れないこと

図4 Dragonfly™ OPTIS™ イメージングカテーテルとDOC（Drive motor Optical Controller）の接続

Dragonfly™ OPTIS™イメージングカテーテル内部の光ファイバーには触れないこと。
（アボット社より提供）

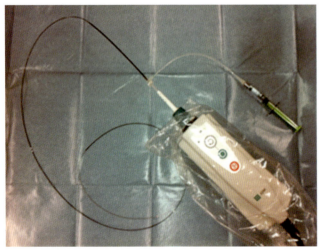

図5 セットアップ完成の状態

Dragonfly™ OPTIS™イメージングカテーテルの冠動脈内への挿入（図6）

- 冠動脈内に挿入された0.014inchのガイドワイヤーにそってモノレール形式でDragonfly™ OPTIS™イメージングカテーテルを挿入し，観察部より遠位部に位置させます。レンズはlens markerの約2mm遠位部のところにあります。

造影剤の注入，イメージスキャン

- イメージスキャンには造影剤もしくは低分子デキストランL注の注入が必要ですが，**ガイドカテーテルが冠動脈入口部にcoaxialに挿入されているか，カテーテル先端が冠動脈入口部にwedgeしていないかを確認することが重要です。**また，スキャン直前にはカテーテル内に血液が混入してないかの確認も必要です。
- Dragonfly™ OPTIS™イメージングカテーテル内に血液が混入していると，鮮明な画像が得られません（図6）。OPTIS™本体の"Enable Pullback"をクリック後，15秒のカウントタイマーが作動します。その後，ガイドカテーテルより造影剤（もしくは低分子デキストランL注）をインジェクターにて左冠動脈で3～4mL/秒，右冠動脈で2.5～3mL/秒で注入を開始します。
- OCT画面にて冠動脈内腔イメージが現れたら，手動トリガーモードでは"Start Pullback"を押し，自動トリガーモードでは明瞭な画像を自動認識するとプルバックが開始されます。イメージスキャン終了次第，造影剤のフラッシュを速やかに中止します。
- なお，これらEnable，Start Pullbackおよびプルバックを停止するStop Pullbackの各操作は，通常はOPTIS™の本体で操作することが多いですが，DOCに備えてある各ボタンを押すことでも可能です（図7）。

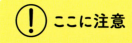

ここに注意

ガイドカテーテルのエンゲージが十分かどうかはテストショットで確認しますが，造影剤で行う場合は透視画像を，低分子デキストランL注で行う場合は透視画像を見ても分からないため，OCTモニター上で低分子デキストランL注のフラッシュによって血球が除去されるかどうかを観察することで，ガイドカテーテルのエンゲージが十分かどうか確認します。

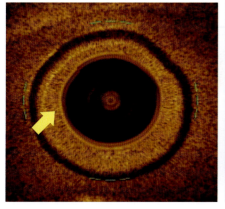
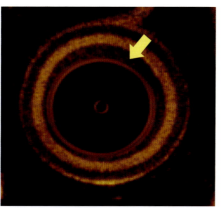

a：血液混入像　　b：フラッシュ後の画像

図6 Dragonfly™ OPTIS™イメージングカテーテル内の血液の混入
（アボット社より提供）

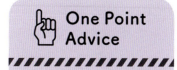

One Point Advice

インジェクターの代わりに血管造影用シリンジにてmanual injectionを行っても，撮影可能です。

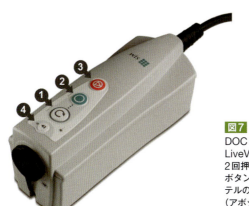

図7 ILUMIEN™ OPTIS™のDOC
DOCに備えてあるボタンを押すことでPullbackの開始操作が可能。①LiveView［再度押すとStandbyに戻る］，②1回押すとEnable状態，2回押すとPullback（TriggerをManual modeにした場合），③停止ボタン［Pullbackまたはスキャンの停止］，④Unloadボタン［カテーテルの取り外し］
（アボット社より提供）

ここがポイント Tips & Tricks

- 病変の狭窄が高度の際には，Dragonfly™ OPTIS™イメージングカテーテルを通過させることで，病変より遠位部に造影剤を送り込むことができず，遠位部の画像が明瞭に描出できないことがあります。画像をスキャンする前に造影剤のテストショットを行い，病変の遠位部で画像が描出できなければ，前拡張を行うか，もしくはDragonfly™ OPTIS™イメージングカテーテルを病変の近位部に置いたまま造影剤をフラッシュすると同時に，カテーテルを遠位部に進めて画像をスキャンする，プッシュ法を行います（岩手医科大学内科学系循環器内科分野特任准教授，房崎哲也先生ご考案）。

Dragonfly™ OPTIS™イメージングカテーテルの取り外し

- DOCからDragonfly™ OPTIS™イメージングカテーテルを取り外す際は，DOCのUnloadボタンを押した後，カテーテルの基部を反時計方向に回転させて取り外します（図8）。

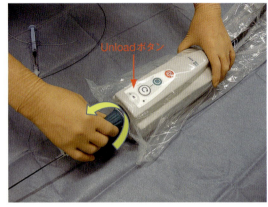

図8 Dragonfly™ OPTIS™イメージングカテーテルの取り外し
必ずUnloadボタンを押した後に取り外す。
（アボット社より提供）

OPTIS™の特徴

- OPTIS™は，フレームレートが180frames/secであり，プルバックスピードが36mm/secであるSurvey mode（Sモード）[scan length：75mm]と，18mm/secであるHigh Density mode（HDモード）[scan length：54mm]の2つのモードを備えています。SモードとHDモードは1mmごとのフレーム数が異なっており，Sモードでは5フレーム/mmなのに対し，HDモードではその倍の10フレーム/mmとなっており，3D画像を再構成する際や，より細かく観察したい際には適しています（表1）。

parameter	OPTIS シリーズ	
	Survey Pullback（75mm）	High Density Pullback（54mm）
フレームレート	180 frames/sec	180 frames/sec
プルバック速度	36 mm/sec	18 mm/sec
フレーム間隔	5 frames/mm	10 frames/mm
プルバック長	75 mm	54 mm
プルバック時間	2.1 sec	3.0 sec
造影剤（最大）	14 mL − 4 mL/sec	14 mL − 4 mL/sec
ファイルサイズ	375 frames / 375 MB	540 frames / 540 MB

表1 OPTIS™のSモードとHDモードの比較

- 当院では，非分岐部病変ではステント留置前後ともにSモードで撮像，分岐部病変では，ステント留置前はSモードを，ステント留置後のリクロスポイントのチェックや（図9），治療終了後の3D評価を行いたいとき，およびステントのフォローで3D画像が必要となる際にはHDモードを使用します。またlumen profileは，迅速かつ正確な内腔の自動計測を行うため，ステント留置のプランニングに非常に有用な機能といえます（図10）。

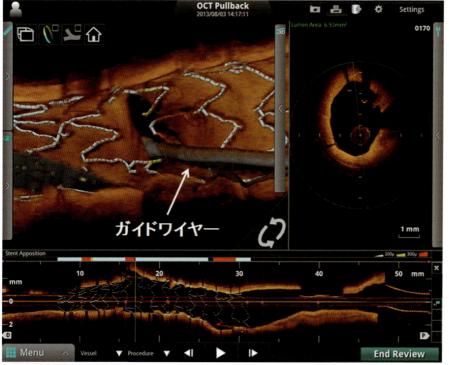

図9 OPTIS™の3D画像
左前下行枝#7および#9の分岐部病変にXience stentを留置し，ガイドワイヤーを#9方向へリクロスした後のOCT画像。ガイドワイヤーが遠位のステントストラットを通過している様子が明瞭に観察される。

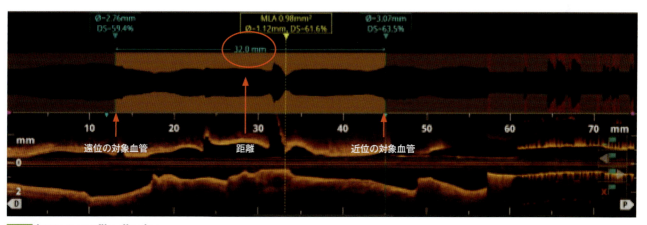

図10 lumen profile display
選択した遠位および近位の対照血管内腔面積，平均径および血管間距離も自動検出されるため，ステントサイズを迅速に選択できる。

LUNAWAVE™

イメージングカテーテルの構造
FastView™イメージングカテーテル
- FastView™イメージングカテーテル（以後FastViewカテーテル）は全長137cmのうち，先端から19cmの部分は2.6Frの細径プロファイルとなっており，さらに先端から100cmに親水性コーティングを施しているため，通過性において優れた構造となっています（図11）。markerは，先端より5mmおよび24mmにそれぞれdistal markerおよびレンズマーカーを有しており，Dragonfly™ OPTIS™カテーテルと同様にプルバックを開始したい部分にレンズマーカーを合わせて使用します（図12）。

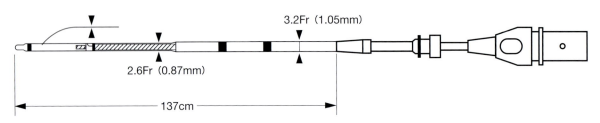

図11 FastView™イメージングカテーテルの構造
（テルモ社より提供）

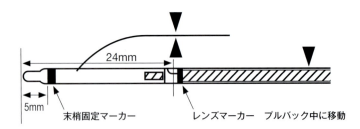

図12 FastView™イメージングカテーテルの先端構造
（テルモ社より提供）

セットアップ法
FastView™カテーテルの準備
- Dragonflyカテーテルと違い閉鎖構造となっているため，プライミングが不要であり，そのままモータードライブユニット（motor drive unit：MDU）のスキャナーに接続します。

FastView™カテーテルとMDUの接続
- MDUはスキャナーとpullback unitに分かれており，IVUSと似た構造となっています（図13）。まずスキャナーをpullback unitにあるbackwardボタンを押して（手動で行ってはならない）白い線まで後退させた状態で（図14），付属の滅菌カバーにMDUを挿入（図15），滅菌カバーの挿入口からFastView™カテーテルを挿入して，MDUのスキャナーに接続（図16），FastView™カテーテルのスライド部分をpullback unitに固定，auto forwardボタンを押して（図17），セットアップ完了です（図18）。また，pullback後にカテーテルをもとの位置に戻す際も，同様にauto forwardボタンを押して元の位置に戻す必要があり，決してIVUSのように手動で動かしてはいけません。

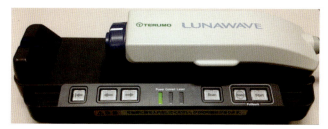

図13 モータードライブユニットの構造

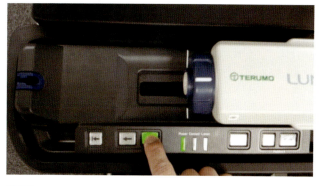

図14 モータードライブユニットのカテーテル接続前の準備
（テルモ社より提供）

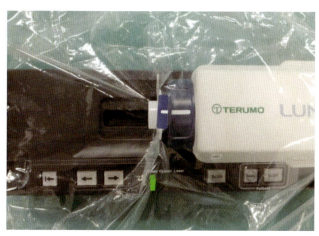

図15 モータードライブユニットの滅菌袋への挿入
（テルモ社より提供）

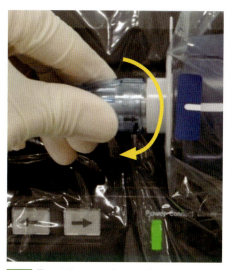

図16 FastView™イメージングカテーテルのスキャナーへの接続

押しながら，時計周りに回転して接続する。
（テルモ社より提供）

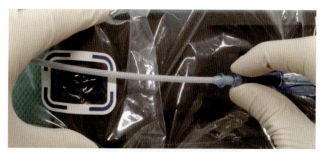

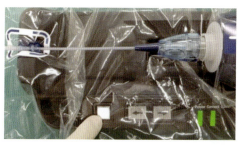

a：auto forward

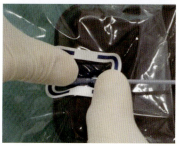

図17 FastView™イメージングカテーテルのpullback unitへの固定
（テルモ社より提供）

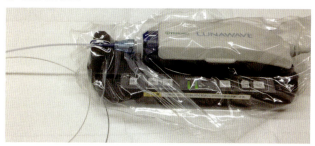

b：セットアップ完了

図18 セットアップ完成の状態

auto forwardボタンを押し，pullbackが開始できる状態としてセットアップ終了。

- FastView™カテーテルの冠動脈内への挿入および造影剤の使用に関しては，OPTIS™と同様です。また，pullbackの開始に関してもコンソールからの操作でも，OPTIS™と同様にMDUのpullback unitにある「Pullback Ready and Start ボタン」を押すことでも可能です。

OPTIS™との違い

- 主な違いを表2に示します。frame rate, pullback speedおよびpullback lengthの違いのほかに，OPTIS™にのみlumen profile機能は搭載されています。血管内腔の自動計測機能や，angio co-registration機能（造影・OCT画像同期機能）（図19）および3D画像の再構成機能は，現在はいずれのFD-OCTにも備わっています。記録した2つの動画の同期再生機能（例：ステント留置前後の動画の同期など）（図20）はLUNAWAVE™のみに備わっています。

	Abbott Dragonfly™ OPTIS™	TERUMO LUNAWAVE™ Fast view™
Imaging window profile	2.7Fr	2.6Fr
Catheter priming	Required	Not Required
Tip to lens distance	27mm	24mm
Lens marker	Yes (2nd marker @ 50 mm)	Yes
Frame rate	180 fps (0.1/0.2mm)	158fps (0.125mm @ 20mm/s)
Pullback length	54mm or 75mm	up to 150mm (variable)
Pullback speed	18mm/s or 36mm/s	Up to 40mm/s (selectable from 0 to 40 mm/s)
3D	Yes	Yes
Angio Coregistration	Yes	Yes

表2 OPTIS™とLUNAWAVE™の主な違い
（テルモ社の資料より改変引用）

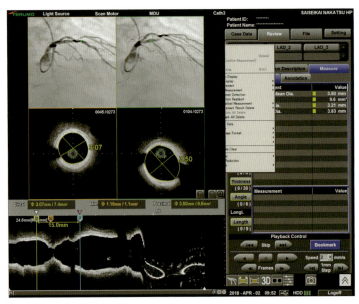

図19 アンギオ同期画像
アンギオ同期後，ステントランディングポイントを決定した症例。レンズマーカーが強調され，ランディングポイントがわかりやすい。

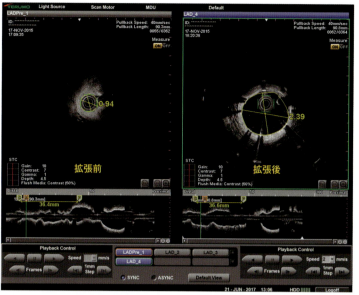

図20 2動画の同期再生画像
石灰化病変をバルーン拡張前後で同期再生した画像。治療前後の比較を容易に行うことができる。

OCTガイドのPCI

- 当院では，冠動脈入口部病変を除く通常病変のステント留置ガイドに，FD-OCTを積極的に用いています。また，OCTはIVUSと異なり石灰の厚さを描出しうるため，ロータブレーションが必要となる症例でも有用です。以下が当院におけるOCTガイドPCIの手順となります。

操作の手順

① PCIのガイドワイヤーを挿入した後にPCI前のOCT撮影を行います。この際，病変より遠位にOCTカテーテルのレンズ部分を進めた段階でテストショットを行い，ガイドカテーテルのengage状態およびOCT画像が描出されるかを確認します。ガイドカテーテルのengageが問題ないのにOCT画像が描出されない際には，前拡張を行うか，前述したプッシュ法にて撮影します（図21）。

② 得られたOCT画像から病変前後の対象血管径（もしくは対象血管内腔径）および病変長を測定し，至適なステントサイズを決定します（図22）。治療前は狭窄部をOCTカテーテルが通過するため，遠位部の対象血管径が実際より小さく映ることを念頭にステントサイズを決めます。OCTは短時間で撮像できることから心拍動の影響を受けにくいため，病変長はIVUSと異なり，かなり正確です。

③ ステント留置の際には，angio co-registration機能を使用するか，もしくはOCTのスタートポイントおよび分枝をメルクマールとして，造影像とOCT画像のオリエンテーションをはっきりさせましょう。OCT画像からステントのプラットフォームを決定し，造影像に反映させます。

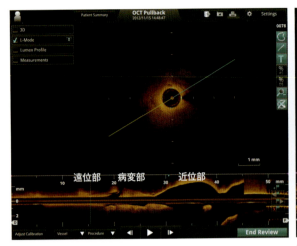
a：拡張前

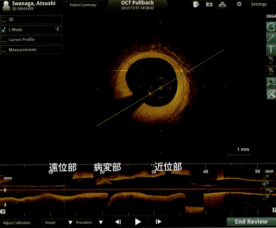
b：拡張後

図21 拡張前後の病変遠位部でのOCT画像
拡張前は病変部より遠位に造影剤を送り込むことができず，OCT画像が描出できていない。拡張後は遠位部の状態も鮮明に描出されている。

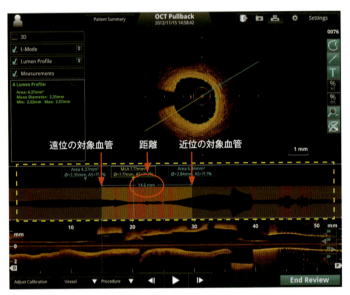

図22 OCTのモニター画面
図は遠位部の対象血管内腔を示している。遠位部は2.2×2.6mm，近位部は2.8×2.9mmの内腔であり，距離14.6mmであったため，Xience PRIME 3.0×15mmを留置。lumen profile（黄枠）内でカーソルを動かすことで，遠近の対象血管内腔径，距離が表示される。

> **One Point Advice**
>
> ステント留置後，もしくは後拡張後は確認造影を行わず，穿孔などの重篤な合併症がないかテストショットのみ行い，OCT撮影を兼ねた確認造影を行うこと，あるいは造影剤と低分子デキストランL注を治療の中でうまく使い分けて，使用造影剤を減らすように心がけましょう。

OCTの有用性

- FD-OCTに関するOCTのセットアップ法と使用法，OCTガイドでのPCIについて述べました。FD-OCTはIVUSと同様に，ガイドワイヤーに沿ったモノレール形式で撮像でき，短時間で長い範囲をスキャンすることができます。プラーク性状を把握できるような解像度の高い画像を描出し，また，PCIに必要な病変長の正確な計測も可能であること，分岐部病変の治療に有用となりうる3D画像の再構成機能を有することから，今後ますます有用性が高まると期待されます。

2 画像評価法と計測方法

嶋村邦宏, 久保隆史, 赤阪隆史　和歌山県立医科大学循環器内科

高解像度の冠動脈画像が簡便かつ安全に描出できるようになった第二世代であるFrequency-domain OCT (FD-OCT) の導入以降, 実用的な臨床診断装置として, FD-OCTの使用頻度は年々増加傾向にあります。本項ではFD-OCTの代表的な画像と読み方, 計測方法について説明します。

まずはこれだけ押さえよう

Point

1. FD-OCTはIVUSと同様のモノレールカテーテル構造を有し, スキャンエリアは最大で10mm, 解像度は10〜15μmです。
2. 高解像度により血管内腔と血管内膜表面との境界が明瞭に描出され, 冠動脈断面像を詳細に評価できます。
3. 約40mm/秒という高速で最大75mmのプルバックが可能であり, ガイディングカテーテルからの造影剤ないし低分子デキストランなどのフラッシュによって血球を除去し, 撮像します。
4. 血球除去が不十分だと, 画像が不良となるので, フラッシュは十分に行います (目安となる条件は, 造影剤の場合で注入速度3〜4mL/秒, 計10〜12mL)。
5. 画像内にはワイヤーアーチファクトが存在するので, それを避けて計測を行います (OCT画像中の★印：ワイヤーアーチファクト)。

冠動脈プラーク性状の観察

正常冠動脈 (normal vessel wall)
- 正常冠動脈は3層構造をもち, 内膜・中膜・外膜からなります。OCTでは**内膜は高輝度層, 中膜は低輝度層, 外膜は高輝度層として明瞭に描出**されます (図1)。

内膜肥厚 (intimal thickening)
- 内膜肥厚は初期の動脈硬化性変化です。OCTでは, 高輝度で均一な内膜領域の肥厚が観察されます (図2)。

脂質性プラーク (lipidic plaque)
- OCTでは, 脂質 (黄色点線11時〜5時) は低輝度シグナル領域として観察されます。その背側ではOCTシグナルが減衰し, 血管壁成分との境界が不明瞭となります。病理組織学的検討との比較において, OCTでの検出の感度は90〜94%, 特異度は90〜92%と報告されています。

線維性プラーク (fibrous plaque)
- 線維性プラークは**組織学的に膠原線維や弾性線維の組織成分が多いプラーク**であり, OCTでは高輝度で均一な領域として描出されます (図4)。病理組織学的検討との比較において, OCTでの検出の感度は71〜79%, 特異度は97〜98%と報告されています。

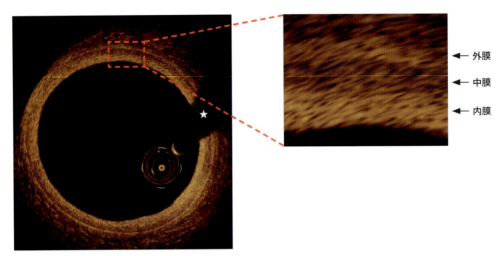

図1 正常冠動脈（normal vessel wall）

外膜
中膜
内膜

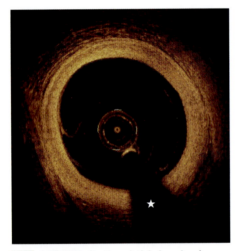

図2 内膜肥厚（intimal thickening）

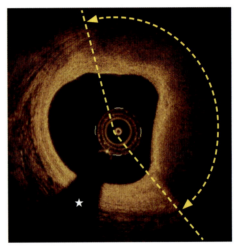

図3 脂質性プラーク（lipidic plaque）

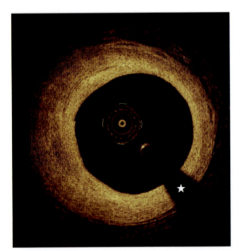

図4 線維性プラーク（fibrous plaque）

線維性石灰化プラーク（fibrocalcific plaque）

- OCTでは，**石灰化は周囲の線維性組織との境界が明瞭な低輝度領域として描出**されます（＊）。OCTシグナルは石灰化病変を通過するため，その背側の観察が可能です（図5）。病理組織学的検討との比較において，OCTでの検出の感度は95〜96％，特異度は97％と報告されています。

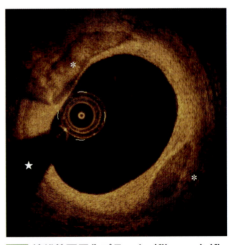

図5 線維性石灰化プラーク（fibrocalcific plaque）

薄い線維性被膜を有する粥腫（thin-cap fibroatheroma：TCFA）

- 線維性被膜（矢印）は，脂質性壊死性コアの表層に位置する，均一な高輝度の帯状組織として描出されます。TCFAは，脂質に富んだ壊死性コア（黄色点線11時〜5時）と65μm未満の薄い線維性被膜により（矢印），特徴づけられます。**プラーク破裂の前駆病変**と考えられています（図6）。

マクロファージの集積（macrophage accumulation）

- OCTでは，後方にシグナルの減衰を伴う高輝度の線状領域として描出されます（図7矢印）。

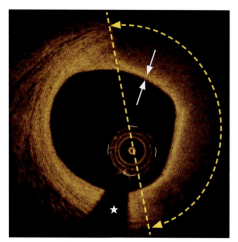

図6 薄い線維性被膜を有する粥腫（TCFA）

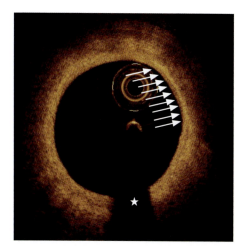

図7 マクロファージの集積（macrophage accumulation）

内膜の脈管構造（intimal vasculature）

- **血管栄養血管（vasa vasorum）ともいわれ，動脈硬化の進展やプラーク内出血に関与**します。OCTでは内膜内に境界が明瞭でシグナルの乏しい空間として描出され（矢印），連続する断面で観察されます（図8）。

コレステロール結晶（cholesterol crystals）

- OCTでは高輝度で線状の領域として描出されます（図9矢印）。動脈硬化の進展やプラークの不安定化に関連するかは，明らかでありません。

血栓（thrombus）

- 血栓は，赤血球とフィブリンからなる赤色血栓（図10a＊）と，血小板とフィブリンと白血球からなる白色血栓（図10b＊）に分類されます。OCTによると赤色血栓では，後方へのシグナル減衰が顕著ですが，白色血栓ではシグナル減衰が軽微です。

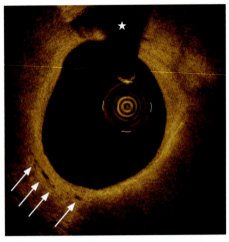
図8 内膜の脈管構造（intimal vasculature）

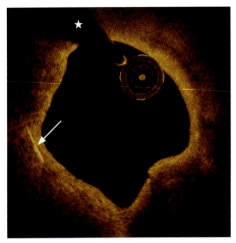
図9 コレステロール結晶（cholesterol crystals）

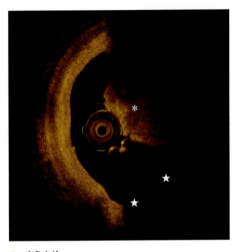
a：赤色血栓

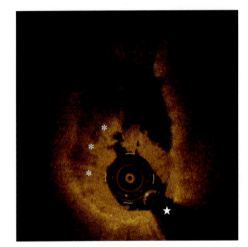
b：白色血栓

図10 血栓（thrombus）

プラーク破裂（ruptured plaques）

- **プラーク破裂は，急性冠動脈内血栓症の約70％に認められる，急性冠症候群（acute coronary syndrome：ACS）の主要な発生機序**です。OCTによるとプラーク破裂は，断裂した線維性被膜（図11矢印）と，脂質性壊死性コアの一部が消失してできたプラーク内の潰瘍（＊）により特徴づけられます。

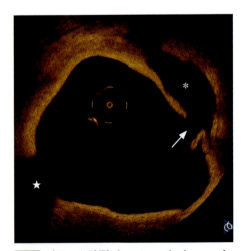
図11 プラーク破裂（ruptured plaques）

冠動脈の計測

- OCTでは，冠動脈の血管内腔径や血管内腔面積等をすべてのフレームで自動計測することができます。ファントムモデルの実験では，OCTによる計測値は対象の実測値と等しいことが示されています。また，長軸方向の計測精度も高いことが示されています。

OCT血管長軸像と短軸断面像（OCT longitudinal and short-axis image）

- 冠動脈の長軸像（図12A）を示しており，任意で規定した領域の長さを表示できます。本症例では図12aから図12cまで病変を認め，病変長は27.2mmでした。
- 血管内腔の直径および断面積は自動で測定され，また，遠位部（図12a）および近位部（図12c）の対象血管に対して，自動的に特定された最狭窄部の狭窄率も瞬時に算出されます（図12b）。

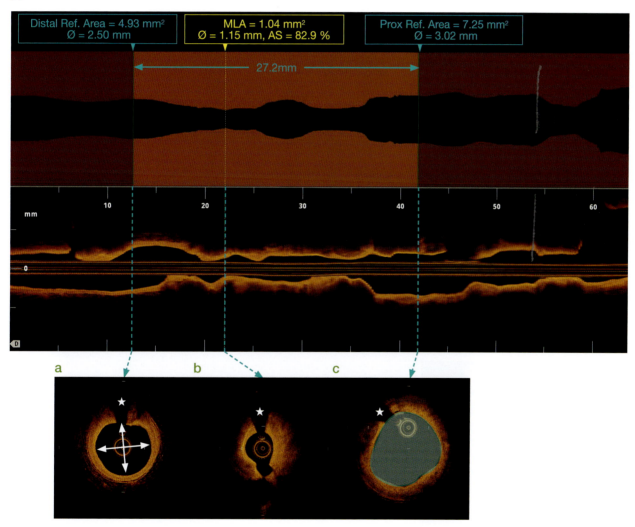

図12 OCT血管長軸像と短軸断面像（OCT longitudinal and short-axis image）

留置直後のステント周囲の評価

組織逸脱（tissue prolapse）
- ステント留置後にプラーク成分や血栓成分が，ストラット（図13＊）の間から血管内腔へ逸脱する像が観察されます（矢印）。脆弱な組織を含む不安定プラークにステントを留置した場合に，多く観察されます（図13）。

ステント不全圧着（stent malapposition）
- ステントシグナルの中央部から血管表面までの距離を測定し，それが実際のステントの厚さよりも大きい場合に，ステント圧着不全と判断します（図14矢印：圧着不全をきたしているステント）。

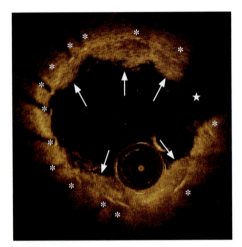
図13 組織逸脱（tissue prolapse）

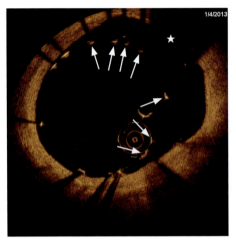
図14 ステント不全圧着（stent malapposition）
矢印：圧着不全をきたしているステント。

PCI後の解離（dissection）
- OCTによると，内膜から中膜に及ぶ断裂（図15＊）が観察されます。**冠動脈径に対してステント径が大きくなる傾向にあるステント遠位側で，多く観察され**ます（図15白色矢印：ステントストラット，黄色矢印：血栓）。

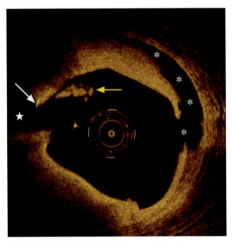
図15 PCI後の解離（dissection）

慢性期のステント留置部の評価

ステントストラットの新生内膜による被覆（neointimal coverage）

- 薬剤溶出ステント留置後9カ月のOCT画像。ステントストラット（図16白色矢頭）の内腔側に高輝度で均一な内膜の増殖が認められます（図16緑矢印）。

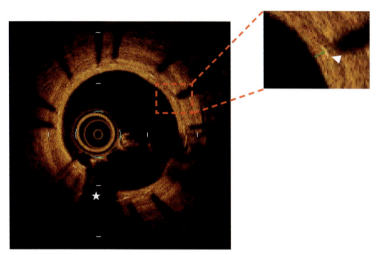

図16 ステントストラットの新生内膜による被覆（neointimal coverage）

遅発性ステント圧着不全（late acquired malapposition）

- ステント留置直後のOCT画像（図17a）ではステントストラットはすべて冠動脈壁に圧着されていましたが，9カ月後のOCT画像では新規の圧着不全を認めています（図17b黄色矢頭）。
- ステント背部の血栓の消失や血管のポジティブリモデリングなどが原因と考えられています。

a

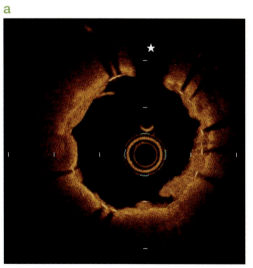

b

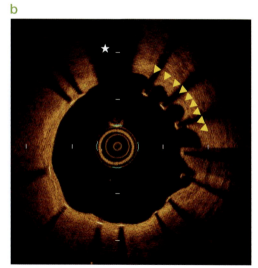

図17 遅発性ステント圧着不全（late acquired malapposition）

ステント内再狭窄（in-stent restenosis）

- 薬剤溶出ステント留置後，遠隔期のOCT画像において，ステントストラットの内腔側に新生内膜肥厚を認めます（図18b緑矢印）。
- 新生内膜はOCTによってhomogeneous（均一で輝度が高い）（図18a），heterogeneous（不均一で輝度が低い）（図18b），layered（ステント周囲の輝度が低く内腔側は輝度が高い）（図18c）の3つの組織性状に分類されます。

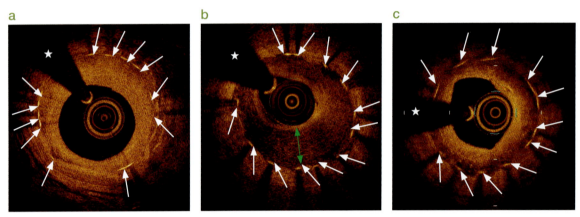

図18 ステント内再狭窄（in-stent restenosis）

ステント内新生動脈硬化（neoatherosclerosis）

- ステント内の新生内膜組織が遠隔期に動脈硬化性変化をきたしたものです。
- OCTでは図のような，周囲との境界が不明瞭な低輝度シグナル領域と高輝度な表層，背側でのシグナル減衰などの特徴を有するlipid-laden neointima（図19a黄色矢印）あるいはTCFA，石灰化（図19b緑矢印），新生微小血管（図19b黄色矢頭），マクロファージ，rupture（図19c白矢頭）を伴うneointimaにより特徴づけられます。

※ステントストラット：白色矢印

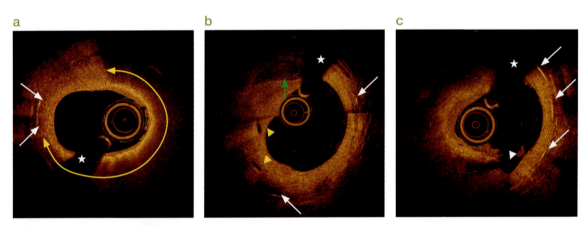

図19 ステント内新生動脈硬化（neoatherosclerosis）

XIII

他の血管造影

XIII

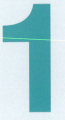

太田　洋　板橋中央総合病院循環器内科

末梢動脈造影法，選択的造影法

近年，循環器内科医による下肢の血管内治療（endovascular treatment：EVT）が増加し，心臓カテーテルに引き続き下肢の血管造影を行う，あるいはEVTの前後で心臓カテーテル検査を施行する機会が増加しています。冠動脈病変のみならず，下肢血管の評価は患者のマネージメント上重要ですので，しっかりマスターしましょう。

まずはこれだけ押さえよう Point

1. 循環器医が行う冠動脈以外の造影は，下肢動脈造影が最も多く，前版に記載した診断のための頸動脈造影や腎動脈造影，鎖骨下動脈造影は減少しています。

2. 末梢動脈疾患（peripheral artery disease：PAD）の全体像を把握するため，下肢動脈造影を行う前に行うCTやMRI，下肢動脈エコーなどの他のモダリティーがきわめて重要です。

3. 通常の診断カテーテルは橈骨動脈アプローチから行うことが多く，下肢動脈造影では長いカテーテルが必要になります。

4. 下肢末梢血管では，DSA（digital subtraction angiography）を使用することで，より詳細な病変の評価が可能です。

心臓カテーテル室における末梢動脈造影，選択的造影の近年の傾向

- 当院では，2017年に治療を除いた造影検査が552例あり，うち冠動脈造影（coronary angiography：CAG）のみが491例，CAGと末梢動脈造影を同時に行った症例が61例でした。図1は，当院心臓カテーテル室における，2017年1年間のCAGと同時に施行した末梢動脈造影の内訳です。施設間でさまざまな傾向はありますが，当院では93％が下肢の動脈造影でした。

- 治療は別として，診断検査としての腎動脈造影や鎖骨下動脈造影，頸動脈造影が少ない理由としては，スクリーニング検査としてCTやMRI，エコー検査が発達し，よりよい画像診断が可能になったためと思われます。よって今回本項では，下肢の血管造影を中心に述べることとします。

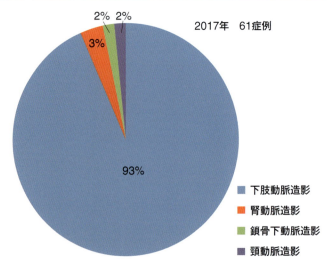

図1　当院でCAGと同時に行った末梢動脈造影の内訳（除く：CAG＋EVT）

循環器内科医が下肢動脈造影を行う流れ

- フットケア外来のある施設の場合は，PADのスクリーニングがスムーズに行われることが多いですが，一般の循環器内科外来では，冠動脈疾患を有する患者が下肢の症状を訴え，診断に至ることが多いようです。
- 糖尿病や喫煙，高血圧など多くのリスクを有する患者に対しては，下肢の問診や足関節上腕血圧比（ankle brachial pressure index：ABI）が有用です。下肢の症状に加え，ABIで異常値があれば，下肢動脈エコーやCT検査を行い，さらに，生活の質（quality of life：QOL）を損なうような下肢の症状があれば，患者や家族と相談し，下肢の造影や治療を行うようにしています。
- 近年の冠動脈造影検査のリスクは低く，逆にPADに合併する冠動脈疾患は高率ですので，下肢の造影の際に患者と相談し，積極的に冠動脈造影を行うことが多くなっています。

下肢動脈造影のアプローチ方法と実際

橈骨動脈から冠動脈造影と同時に行う場合

- 多くの施設では，CAGは橈骨動脈よりアプローチすることが多いですが，通常の長さのカテーテルは，末梢まで到達せず，下肢の造影が不十分になることがしばしばです。表1は，長いカテーテルの種類を示した表ですが，PADが疑われる際は，あらかじめ長いカテーテルを準備し，検査に臨むことが重要です。
- 当院においては，PAD患者に対して橈骨動脈から冠動脈造影の後に下肢を造影する際は，JLは通常の長さ，JRは長めのカテーテルを使用，あるいは，左右共用の長いカテーテルを使用し，多くの場合，下肢へ誘導しています。当然，使用する0.035インチのガイドワイヤは260cm，300cmなど，長いガイドワイヤーが必要となります。

	太さ	タイプ	長さ（cm）
テルモ	4Fr	MP	140
	4Fr	PT	120
	4Fr	JR	120
ニプロ（グッドマン）	4Fr	共用（BR）	130
	4Fr/5Fr	JR	120/130/150
	4Fr/5Fr	MP	120/130/150
	4Fr	PT	120/130/150
	5Fr	PT	120/130
朝日インテック	4Fr	PT	130
テクノウッド	4Fr/5Fr	MP	130
	4Fr/5Fr	PT	130

MP：multi purpose type　PT：pig tail type

表1 長い診断カテーテルの種類

大腿動脈から冠動脈造影と同時に行う場合

- 血管造影検査の前に跛行肢や虚血肢，あるいはABIが下がっているのはどちらの足かを必ず確認し，必ず患側と対側の大腿動脈よりシースを挿入し，冠動脈造影を行い，引き続きクロスオーバー法を用い，末梢より造影します。
- 特に重症虚血肢を有する膝下動脈（below the knee：BK）の造影は，必ずDSA（digital subtraction angiography）で撮影します。

冠動脈造影と同時に下肢血管内治療を行う場合

- 近年，間歇性跛行（intermittent claudication：IC）や重症虚血肢（critical limb ischemia：CLI）で来院する患者に対しては，外来でMRIやCT，下肢動脈エコーがなされていることが多く，診断のみのカテーテル検査入院は減少しています。外来や入院後に患者に十分治療の同意を得て，Ad-hocで下肢の血管内治療する場合が増えています。今回は，そのアプローチ方法のポイントを述べます。

間歇性跛行例

- 跛行症例は原則的にBK病変へのアプローチは行いませんので，順行穿刺でアプローチすることはほとんどありません。
- 標的病変は穿刺部位と同側の腸骨動脈，あるいは対側の腸骨動脈，浅大腿動脈（superficial femoral artery：SFA）ですので，通常のシースを挿入し，CAGの後にクロスオーバー法で造影を行い，標的病変の治療を行っていきます。

重症虚血肢例

- CLIの場合は，冠動脈疾患の有無も重要ですが，CAGよりもCLIの治療が優先される場合も多く，腸骨動脈領域が問題なければ，順行穿刺を行い，SFA，BK病変の治療を行っていきます。
- 腸骨動脈領域に問題があれば，CAGの後で，inflowの治療を行っていく場合が多くなっています。
- 標的病変が術前の検査で明確でない場合は，橈骨動脈より血管造影を行い，その後に大腿動脈を穿刺し，CLIの治療を行っていきます。

部位別の造影法とポイント

大動脈から腸骨動脈領域

- flat panel detectorの大きな場合は，弱拡大としてpig tailカテーテルを挿入し，自動注入器により左右の腸骨動脈から両側SFA，BK近位までDA（digital angiography）で"追いかけ"造影が可能です。
- ただし，通常の循環器専門のflat panelの場合は，1つの画面で下肢の全体の造影は困難です。筆者らは橈骨動脈より，前述した長いカテーテルを用いて少量の造影剤を使用し，DSAで撮像することを心がけています（図2）。
- また，CTであらかじめ腸骨動脈に病変のないことがわかっている場合は，カテーテルの引き抜きを行い，圧較差が生じなければ，造影を省略することもあります。

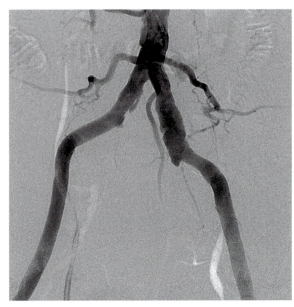

図2 長いカテーテルを用いてのDSA撮像
橈骨動脈から，長いカテーテルを腹部大動脈に挿入し，両側腸骨動脈を造影。DSAにより8mLの造影剤で撮影可能。両側内腸骨動脈の閉塞が認められる。

大腿から膝窩動脈領域

- 総大腿動脈から浅大腿動脈，膝窩動脈までは，患者の身長にもよりますが長い区間であり，DSAでなく，多くの場合，通常のDAで撮影します。ただし，完全閉塞で詳細なプラーク内に残存するマイクロチャネルを描出したい場合や（図3），浅大腿動脈（superficial femoral artery：SFA）と深大腿動脈（deep femoral artery：DFA）の分岐を描出する場合は，造影する側に20〜30°に斜位に傾け，DSAで撮影します（図4）。

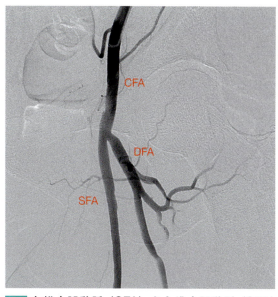

図4 左総大腿動脈（CFA）から浅大腿動脈（SFA）と深大腿動脈（DFA）の分岐

左前斜位：角度20°。DSAで撮影。

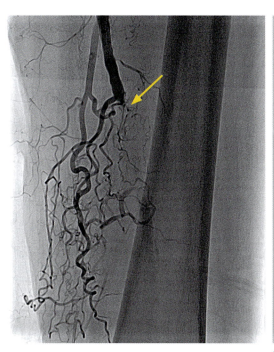
a

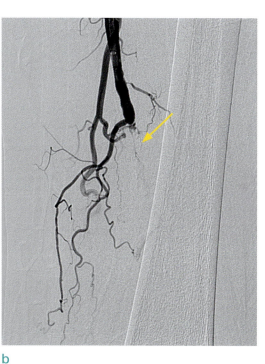
b

図3 左浅大腿動脈閉塞症例

同じ症例，同じ部位をaはDAで撮影，bはDSA撮影した。bでは閉塞プラーク内に残存するマイクロチャネルが描出されている。

膝下動脈領域

- 原則的には，カテーテルを膝窩動脈近傍まで挿入し，DSAで病変の評価を行います。BKの近位部の3分枝，中間部，足部を確認します。足に創がある場合は，創部への血流が十分か否か，いわゆるwound blushの有無を確認します（図5 a〜c）。足の痛みのため，患者が足を動かしてしまう場合や，閉塞血管の石灰化を確認したい場合は，DSAでなくDAで撮影する場合もありますが，基本的にはDSAがよいでしょう。

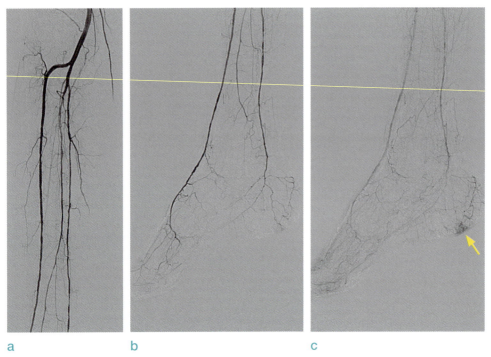

a　　　　　　　　　 b　　　　　　　　　 c

図5　重症虚血肢患者の血管内治療後のDSA
a：前脛骨動脈　腓骨動脈　後脛骨動脈の3本が描出されている。
b：足部のDSA早期像　c：後期像　創部への血流いわゆるwound blushが認められる（→）。

造影剤濃度の注意点と造影剤量の低減

- 冠動脈の造影剤の濃度は，イオヘキソール350やイオパミドール370などが一般的であり，冠動脈造影に引き続き，下肢の造影を施行する場合は冠動脈用の濃度の高い造影剤を下肢に使用することになります。その場合，下肢末梢では造影剤の注入により痛みや熱感など患者に不快な症状を与えかねません。そのため，造影剤を生理食塩水で希釈する，あるいは造影剤の量を減らしDSAで撮影するなどの工夫が必要です。当院では，下肢特にBKのインターベンションでは，イオジキサノール（ビジパーク®）270を使用します。本造影剤は痛みや熱感などの症状の発現は少なく安全に使用できますので，下肢のみの造影や治療の際は濃度の低い造影剤がよいでしょう。
- 保存期の腎機能障害例においては，造影剤の使用量を可能な限り減らすことが重要です。炭酸ガスによる造影やEVTも行われていますが，さまざまな問題点が指摘され，広く普及していないのが現状です。
- 近年，DSAの撮影法の進歩により「超希釈造影剤モード」による撮影が報告されるようになりました。当院でも導入を開始し，現在，造影剤量と被ばく線量の調整を行っています。本手法は，通常の造影剤を5～10倍に希釈し，放射線照射量を増やし，コントラストを強調することで，より少ない造影剤で明瞭な画像が得られることを特徴としています。ごく少量の造影剤で検査や治療が可能であり，造影剤腎症の予防にもなり，今後，普及することが予想されます。

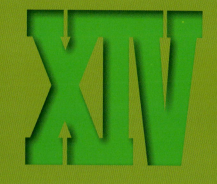

XIV

電気生理学的検査

XIV

1 徐脈性不整脈

大塚崇之　心臓血管研究所付属病院循環器内科

徐脈性不整脈に対する電気生理学的検査は，不整脈治療における基礎中の基礎。ペースメーカ植込みの適応決定などに重要です。心内心電図の読み方をはじめ，知っておきたい基本的な事柄をここで理解しておきましょう。

まずはこれだけ押さえよう

Point

1. 徐脈性不整脈に対する心臓電気生理学的検査は，不整脈治療を行ううえでの基礎となります。特にペースメーカ植込みの適応決定に重要な検査です。

2. 心内心電図の理解が最も重要です。検査後も十分に結果の見直しをするなどして，理解を深めましょう。

3. 電極カテーテルの先端は比較的鋭利なため，操作はソフトに行い，無理な押しつけは避けましょう。

心臓電気生理学的検査に必要な機器

- 心臓電気生理学的検査を行うには，体表面および心内心電図記録を行うための記録装置，電気刺激装置（図1），電極カテーテル（図2）が必要です。専門的な知識が必要な検査ですので，**最初は必ず上級医の指導の下で行う必要があります**。

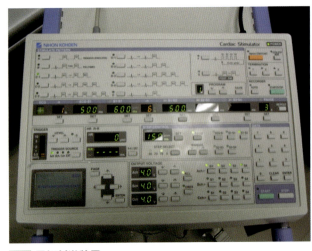

図1 電気刺激装置

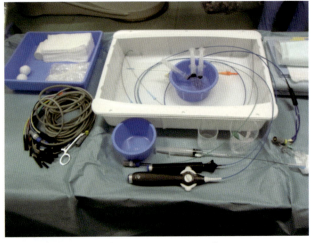

図2 検査に必要な電極カテーテルとケーブル

カテーテルのアプローチ

- 徐脈性不整脈に対する心臓電気生理学的検査を行う際には，通常，**高位右房（high right atrium：HRA），His束（His），右室心尖部（right ventricular apex：RVA）に電極カテーテルを留置**します。
- 電極カテーテルは通常は大腿静脈から行い，**特に右側大腿静脈からのアプローチが一番容易**です（左側大腿静脈は腹部大動脈と交差するため，やや電極カテーテルを通しにくい印象があります）。
- 電極カテーテルは3本必要となりますが，1本のシースで3本のカテーテルが挿入可能なトリオシース（図3）を用いると穿刺が容易です。

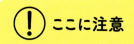

> ここに注意
>
> 3本のシースを挿入する場合は，シースとシースの間を5mm程度空けて穿刺をし，動脈損傷に注意する必要があります。

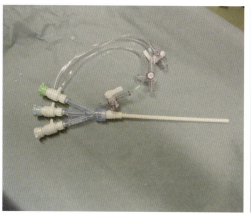
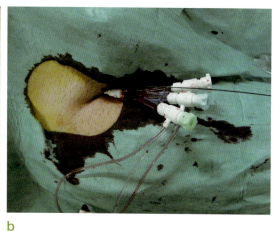

a　b
図3 トリオシース

電極カテーテルの留置

- 挿入の際は，**静脈の枝に電極カテーテルが引っかからないようにしながら下大静脈まで進めます**。抵抗があるときは，いったんカテーテルを引いて方向を変えてみるなどスムーズに挿入することが肝要です。3本の電極カテーテルを，図4のようにHRA，His，RVAに留置します。
- His束を記録する際にはいったん右室にカテーテルを挿入し，時計方向に回転させながら引いていきます。また**先端が可変式のカテーテルや10極カテーテルを用いると，よりHis束電位の記録が容易となる**ことがあります。

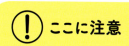

> ここに注意
>
> 電極カテーテルを心臓に過度に押しつけすぎると，心タンポナーデの原因となることがあります。

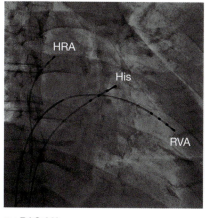
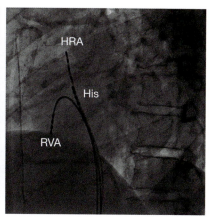

a：RAO 30°　　b：LAO 60°
図4 電極カテーテルの配置

心内心電図の見方（図5）

- 記録速度は25～200mm/秒で行いますが，多くの場合は100mm/秒で記録していきます。**通常の12誘導心電図記録は25mm/秒ですので，4倍の速度で記録**します。
- 心内心電図は双極で記録しますが，電極の遠位部を1-2と表示し，大きい番号ほど近位の電極となります。
- 心房の興奮である**P波に対応する心内電位をA波**，**QRS波に対応する心内電位をV波**とよび，His束ではA波とV波の間にスパイク状の電位が記録されます。

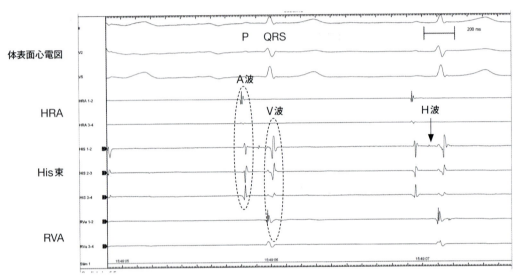

図5 洞調律中の体表面および心内心電図記録

電気刺激方法

- 電気刺激装置を用いて，HRAおよびRVAからプログラム刺激を行います。刺激方法は**期外刺激法**（図6a）と**連続刺激法**（図6b）に大別され，前者は**心内各部位の不応期の測定**，後者は**オーバードライブサプレッション試験や，房室伝導の評価**に用いられます。
- 心房早期刺激では房室伝導および心房筋の不応期，心室早期刺激では室房伝導および心室筋の不応期を測定します。

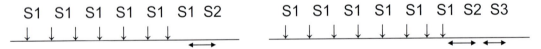

a：期外刺激
基本刺激周期（S1）を一定にして，最後の刺激間隔（S2）を10～20msecずつ短縮する刺激方法。最後の2拍を短くしていく方法を2連期外刺激，3拍を短くする方法を3連期外刺激とよんでいる。

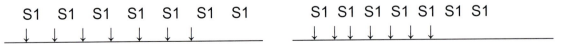

b：連続刺激
基本刺激周期（S1）そのものを徐々に短縮していく刺激方法。

図6 期外刺激と連続刺激の違い

洞結節に対する心臓電気生理学的検査

- 洞結節の機能評価には，オーバードライブサプレッションテスト（図7）により洞結節回復時間を測定します。徐々に刺激周期を短くしながら，約30秒間心房連続刺激を行い，最後の刺激から洞調律が出現するまでの時間を測定します。
- **正常であれば，刺激停止後1.5秒以内に洞調律が出現**します。図7では最後の刺激から洞調律出現までの時間が844msecであるため，洞結節回復時間は正常と判断されます。

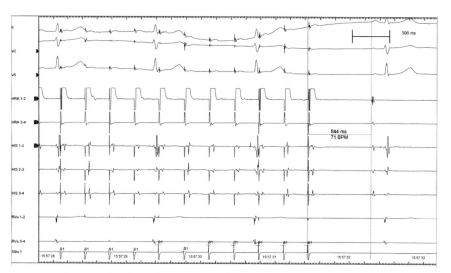

図7 オーバードライブサプレッションテストの1例

房室伝導に対する心臓電気生理学的検査

- 房室伝導の評価は，**心房期外刺激および連続刺激によるブロック部位の確認**を行います。
- ブロック部位は伝導が途絶える部位により，AHブロック，His束内ブロック，HVブロックに分類されます。AHブロックは健常者でも普通に認められる現象（図8）で，刺激間隔を短縮していくとAH時間は徐々に延長し，A波とHの間で伝導が途絶えます（**Wenckebach型房室ブロック**）。

> **ここがポイント**
> - 通常，100bpm以下のペーシング周期でAHブロックが出現することは，比較的まれです。

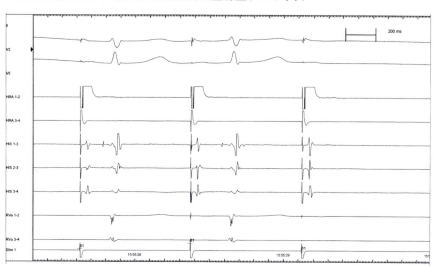

図8 AHブロックが認められた例
心房からの80bpmのペーシングで，Wenckebach型房室ブロックが認められた症例。2拍目のAH時間は1拍目と比較して延長し，3拍目でA-H間で伝導が途絶している。

His束内ブロック

組織逸脱 (tissue prolapse)

- His束内ブロックは，分裂したHis束電位を認め，**2つのHis束電位の間で伝導が途絶えた状態**です。図9は2拍目のHis束電位が分裂しており，3拍目でH以下の伝導途絶が認められたため，His束内ブロックと診断されました。

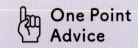

One Point Advice

自覚症状がない2度，高度および3度房室ブロック症例でも，His束内ブロックの所見が得られた場合はClass Ⅱaとしてペースメーカ植込み術が推奨されています。

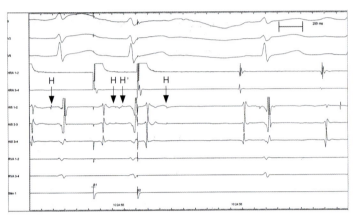

図9 His束内ブロックが認められた例

HVブロック

組織逸脱 (tissue prolapse)

- HVブロックはHis束以下で房室伝導が途絶え，His束内ブロックと同様に**自覚症状がなくともペースメーカ植込み術の適応となることがあります。**
- 図10はHVブロックが認められた症例です。体表面心電図のQRS波形は右脚ブロック，左軸変位を呈しており2束ブロック（右脚＋左脚前枝）と考えられます。1拍目のHV時間は85msecに延長（正常は55msec以下）しており，2拍目はHis束電位の後のQRSが脱落しているため，HVブロックと診断されます。

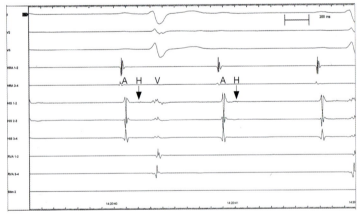

図10 HVブロックが認められた例

大塚崇之　心臓血管研究所付属病院循環器内科

2 頻脈性不整脈

頻脈性不整脈を引き起こす症状には，動悸，息切れ，めまいのほか，失神や痙攣，心停止など生命にかかわるケースもあります。その治療として多く行われるカテーテルアブレーションについて，具体例とともに解説します。

Point

1. アプローチ方法や使用する電極カテーテルの種類，本数は治療する不整脈により異なるため，術前に確認しましょう。
2. 3-D mappingシステム使用時には，CTやMRIなどの検査を術前に施行しておく必要があります。
3. 発作性上室性頻拍および通常型心房粗動は，電気生理学的検査において基本となる疾患ですので，理解を深めましょう。

検査の実際

カテーテルのアプローチ

- **頻脈性不整脈の電気生理学的検査はカテーテルアブレーションを同時に行うことが多く，複数本の電極カテーテルが必要**となります。
- 発作性上室性頻拍では通常，高位右房（high right atrium：HRA），His束（His），右室心尖部（right ventricular apex：RVA）に加え冠静脈洞内にも電極カテーテルを留置しますので，内頸静脈や鎖骨下静脈へのアプローチも必要となります。図1のようにトリオシースを用いると，HRA，His，RVAへの電極カテーテルのアプローチは容易になります（電極の留置方法は，徐脈性不整脈，p.403を参照）。
- アブレーションも同時に行う場合は，穿刺の際に図1のように**ガイドワイヤーを残しておくとアブレーションカテーテル用のシースを追加で挿入する際に容易**となります。

> **ここに注意**
> 図2のように手技によっては必要なシースの本数や種類が異なってきますので，術前にしっかり把握しておきましょう。

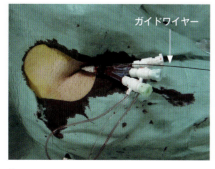
a

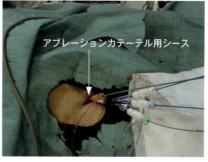
b

図1 発作性上室性頻拍に対する大腿静脈のアプローチ

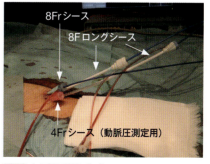

図2 心房細動治療時

冠静脈洞への電極カテーテルの挿入方法

- 冠静脈洞への電極カテーテルの留置は，僧帽弁輪部の電気的情報が得られ，**多くの頻脈性不整脈の診断・治療上で必要**となります。
- 上大静脈経由と下大静脈経由のアプローチ方法があり，使用するカテーテルが異なります。

冠静脈洞へのカテーテル留置

- まずLAO viewに透視を合わせ，右房内に電極カテーテルを進めます（図3a）。右房内に電極カテーテルが入ったところで，カテーテルを時計方向に回して先端を後方に向かわせます（図3b）。そのままカテーテルを進めていくと冠静脈洞の入口部に電極カテーテルが入り，さらに進めると図3cのように，冠静脈洞内に電極カテーテルが留置されます。
- 冠静脈洞は形態や径に個人差があり，挿入が困難な場合もしばしばあります。**可変式のカテーテルやガイドワイヤーが挿入可能なカテーテルもありますので，適宜使用してみましょう。**

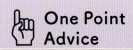

どうしても冠静脈洞が見つからない場合には，冠動脈造影を行うと静脈相で描出できることもあります。

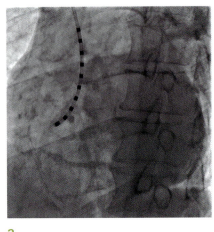
a
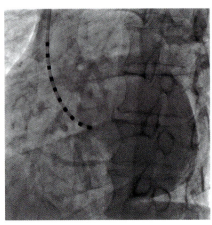
b
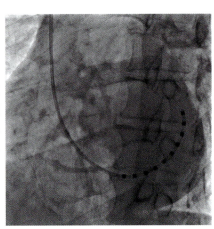
c

図3 冠静脈洞へのカテーテル挿入

目的に応じた電極カテーテルの留置

- 治療する不整脈の種類によっては，特殊な形状のカテーテルを留置することで電位の把握が容易となり，治療をスムーズに行うことができます。
- 通常型心房粗動の治療の際には，図4aのような多極カテーテルを三尖弁輪（図4b）に留置します。このカテーテルを留置することで三尖弁輪の興奮伝播様式を容易に観察でき，治療後のブロックラインの確認にも有用です。
- 心房細動に対する肺静脈隔離術を行う際には，図5aのようなリング状カテーテルを肺静脈（図5b）に留置し，左房－肺静脈間の伝導部位の確認を行います。

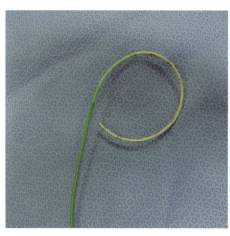 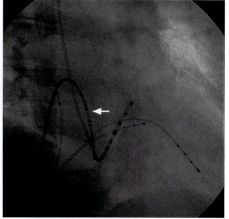

a：多極カテーテル　　　　　　　　　b：三尖弁輪に留置

図4 弁輪部マッピング用カテーテル

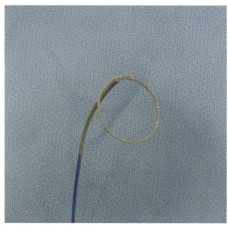 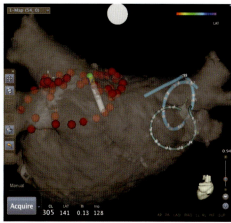

a：リング状カテーテル　　　　　　　b：肺静脈に留置

図5 肺静脈マッピング用カテーテル

3-D mappingシステムの使用

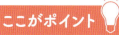
ここがポイント

- 3-D mappingシステムは電位情報と位置情報を可視化することができ，特に複雑な不整脈の治療の際に重要となります．心房細動や心房頻拍，心室性不整脈（心室期外収縮や心室頻拍）などの治療の際には，使用頻度が高いシステムです．
- ただし，すべての頻脈性不整脈の治療に必須ではなく，不整脈の種類によっては余分な時間がかかり，有用な情報が得られないこともありますので，使用前に個々の症例に応じた適応を考慮する必要があります．

- CTやMRI，エコーの解剖学的情報を組み合わせることも可能（図6，7）となっていますので，必要に応じて術前に準備をしておきましょう．

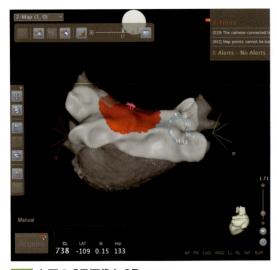
図6 左房のCT画像と3D map

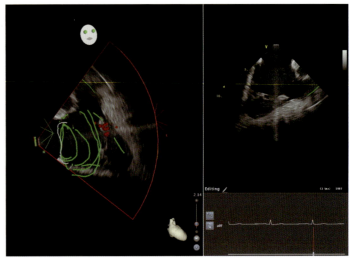
図7 右室心腔内エコーと3D map

主なカテーテルアブレーション適応疾患
- カテーテルアブレーションは多くの頻脈性不整脈に対して施行されています。
- カテーテルアブレーションを行うためには，**電気生理学的知識が必須**です。なかでも発作性上室性頻拍や通常型心房粗動は電気生理学的に基本となる疾患ですので，本項である程度の感じをつかんだら成書を参考にしてください（表1）。

	成功率	術時間	難易度
・WPW 症候群	高い	短い	比較的易
・発作性上室性頻拍	↑	↑	↑
房室回帰性頻拍	｜	｜	｜
房室結節回帰性頻拍	｜	｜	｜
・通常型心房粗動	｜	｜	｜
・特発性心室性頻拍	｜	｜	｜
・心房頻拍	｜	｜	｜
・発作性心房細動	｜	｜	｜
・持続性心房細動	｜	｜	｜
・慢性心房細動	｜	｜	｜
・器質的心疾患に伴う心室性頻拍	低い	長い	難

表1 カテーテルアブレーション適応疾患の成功率，術時間，難易度

発作性上室性頻拍

房室結節回帰性頻拍と房室回帰性頻拍

- 房室結節回帰性頻拍（atrioventricular nodal reentrant tachycardia：AVNRT）症例では，**正常な房室結節速伝導路（fast pathway）のほかに，ゆっくりと伝導する伝導路（slow pathway）を有しており，二重房室伝導路**とよばれています。房室伝導路が2つ存在することで，この2つの伝導路間を電気的興奮が旋回し続けると，頻拍が出現します。通常型AVNRTは**遅伝導路を順行性，速伝導路を逆行性に伝導**します（図8）。
- AVRT症例では，心房－心室間に副伝導路を有しており，副伝導路の順伝導が認められる場合は**顕性WPW症候群**，逆行伝導のみ認められる場合は**潜在性WPW症候群**とよばれています。**正方向性AVRTは房室結節を順行性，副伝導路を逆行性に伝導**します（図9）。

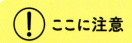

> **ここに注意**
>
> 房室結節回帰性頻拍（AVNRT）および房室回帰性頻拍（AVRT）に対する心臓電気生理学的検査，およびカテーテルアブレーションは基本となる疾患ですので，暗記ではなく理解しておくことが大事です。

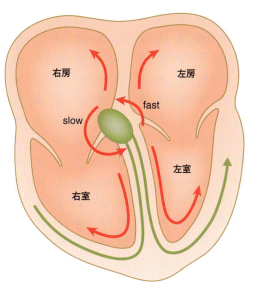

図8 通常型房室結節回帰性頻拍のシェーマ

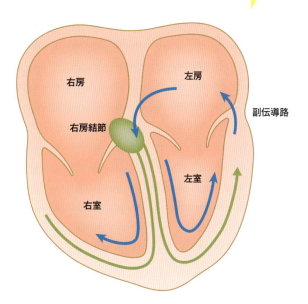

図9 正方向性房室回帰性頻拍のシェーマ

室房伝導特性の違い

- AVNRTとAVRTの鑑別を行ううえでの重要な電気生理学的特徴の1つが，室房伝導の性質です。**室房伝導の特徴は高位右房，His束，冠静脈洞に留置した電位で判断します。**
- 通常であれば，**心室ペーシングを行った際に室房伝導は房室結節速伝導路を経由しますので，最早期心房興奮部位はHis束での心房波となる**はずです。またこの際に刺激間隔を短縮していくと心室から心房への伝導時間が徐々に延長する「減衰伝導特性」を有することが，房室結節を経由していることの根拠となります（図10a）。
- 副伝導路を有している際には，最早期興奮部位がHis束以外であること，減衰伝導特性が認められないことが一般的です（図10b）。His束近傍に副伝導が存在する場合や減衰伝導特性を有する副伝導路も，まれに存在します。
- 房室結節遅伝導路を経由する場合は，冠静脈洞入口部に早期性を有するAV時間の長い室房伝導が認められます（図10c）。

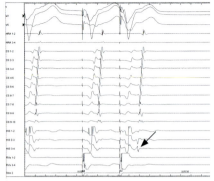
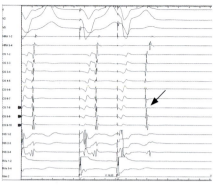

a：房室結節を介した室房伝導
心室ペーシングを行った際の最早期心房興奮部位はHis束であり，期外刺激を行った際のVA時間は基本刺激時と比較して延長している。

b：左側副伝導路を介した室房伝導
心室ペーシングを行った際の最早期心房興奮部位は冠静脈洞遠位部（CS1-2）であり，期外刺激を行っても，VA時間の延長は認められない。

c：房室結節を介した室房伝導
基本刺激時の最早期はHis束だが，期外刺激を行った際にVA時間が著明に延長しており，最早期が冠静脈洞入口部に変化している。

図10 室房伝導特性の違い

jump up現象

- 心房から期外刺激を施行した際に，S2の間隔を徐々に短縮していくとAH時間は徐々に延長してきます（減衰伝導）が，10msec短縮させたときのAH時間が突然50msec以上延長する所見をjump up現象とよびます（図11）。
- jump up現象は房室伝導が速伝導路の不応期となり，遅伝導路を経由して心室へ伝導したために認められる現象を示しています。

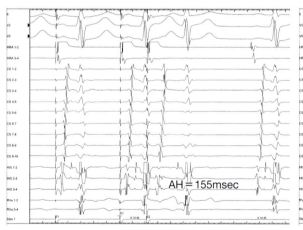
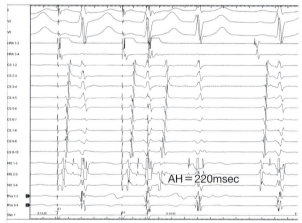

a：AH時間が155msec

b：AH時間が200msec

図11 jump up現象
心房から基本刺激500msecでペーシングを行い，210msecの連結期で期外刺激を行った際（A）のAH時間は155msec（a）であったが，200msecに短縮（b）するとAH時間が200msecに延長していることより「jump up」と判断される。

ここがポイント

- 房室結節回帰性頻拍において，二重房室伝導路の存在を示唆する所見として重要なのが「jump up現象」です。

頻拍中の心内心電図

- 通常型AVNRTでは房室結節遅伝導路を順行性に，房室結節速伝導路を逆行性に伝導しますので，頻拍中の最早期興奮部位は通常His束となります．多くの場合，**頻拍中に心房と心室がほぼ同時に興奮するため心房波と心室波が重なって見えます**（図12）．
- 一方で，正方向性AVRTは副伝導路を逆行性に伝導しますので，副伝導路の付着部位が最早期心房興奮部位となります（図13）．

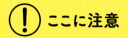 ここに注意

AVRTでは心室→副伝導路→心房の順で伝導していきますので，頻拍中に心房波が心室波と同時もしくは速く出現することはありません．

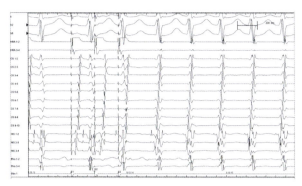

図12 通常型AVNRT
心房2連早期刺激より頻拍が誘発されている．頻拍中の心房波と心室波はほぼ一塊となっている．

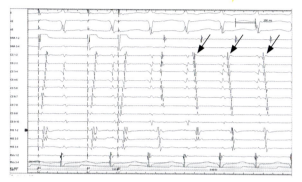

図13 左側副伝導路を介した正方向性AVRT
心房期外刺激により頻拍は誘発されている．冠静脈洞遠位部においてV波の直後にA波は出現しているため，同部位が副伝導路の付着部であることが想定される．

ここがポイント

- AVNRTとAVRTの鑑別において，頻拍中の心内心電図所見も重要です．どちらの頻拍も室房伝導を介した頻拍ですので，頻拍中の心房波の特徴を捉えることが重要となります．

通常型心房粗動

心電図所見とメカニズム

- 通常型心房粗動も，日常臨床においてカテーテルアブレーションの適応となることが多い疾患の1つです．
- 12誘導心電図（図14）では下壁誘導で陰性の鋸歯状波を認め，V₁誘導で陽性，V₅誘導で陰性F波を認め，このような心電図所見が認められた際は，**三尖弁輪を反時計回転に旋回するマクロリエントリー（図15）**を疑います．

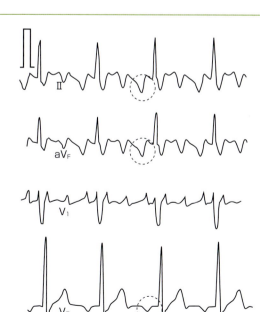

図14 通常型心房粗動の心電図

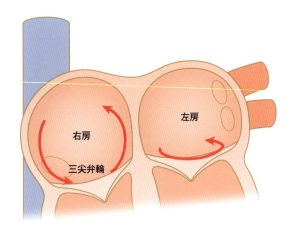

図15 通常型心房粗動のシェーマ

心内電位とカテーテルアブレーション

- 通常型心房粗動の治療時には，冠静脈洞および三尖弁輪に多極電極カテーテルを留置します（図16）。通常型心房粗動中の心房興奮（図17）は，三尖弁輪に留置した多極カテーテル（H）の近位（H19-20）→遠位（H1-2）→冠静脈洞入口部（CS9-10）へと伝播していきますので，これにより三尖弁輪を反時計回転に旋回していることが確認されます。

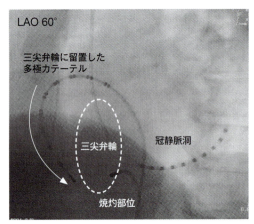

図16 通常型心房粗動治療時のカテーテル位置

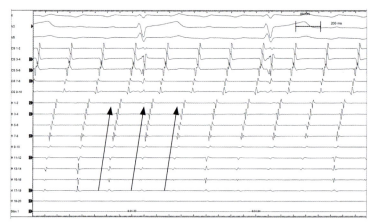

図17 通常型心房粗動中の心内電位記録

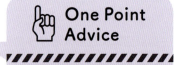

One Point Advice

通常型心房粗動に対しては，三尖弁輪9時方向と下大静脈間の解剖学的峡部に線状焼灼を行いブロックラインを作成することで，根治が可能となります。

3 心腔内エコー

奥村恭男　日本大学医学部内科学系循環器内科学分野

心腔内エコー（ICE）は，心房細動や心室性不整脈に対するカテーテルアブレーションを行う際，詳細な解剖を理解するために必要な手技といえます。ICEを用いた心房中隔穿刺法について，完璧にマスターしましょう。

Point

まずはこれだけ押さえよう

1. 心腔内エコー（intracardiac echocardiography：ICE）を用いた心房中隔穿刺（Brockenbrough）法は，最も安全に施行できる方法なので，しっかりマスターしましょう。
2. Brockenbrough法では，ICE画像上で穿刺針による心房中隔のtentingを確認することが重要です。
3. ICEは，心房細動や心室性不整脈に対するカテーテルアブレーションを行ううえで，詳細な解剖を理解するのに役立ちます。
4. ICEカテーテルの基本操作は，右房もしくは右室に留置し，時計方向，反時計方向に回すだけです。この操作で，両心房，両心室と大動脈のすべてを観察できます。
5. ICEによって，リアルタイムでカテーテル先端と組織のコンタクトを見ることができ，また心タンポナーデの早期発見にも役立ちます。

心房中隔穿刺（Brockenbrough）法での使用

心腔内エコー（ICE）カテーテルの位置

手技の手順

①まず，ICEカテーテルを上大静脈に挿入し，そこからゆっくり下げていくと，図1のように大動脈弁，肺動脈，左室が見えてきます。

②図1は，左側に三次元右房，大動脈CT画像，ICEカテーテル先端のプローブ（☆）と超音波ビームの位置を，中央にはその超音波ビームから得られた二次元ICE画像を示します。ICEカテーテルの長軸方向にビームが出るため，得られた実際のICE画像は，右側が頭側，左側が尾側となります。また**ICEカテーテルは基本的に右心系に留置するため，得られた画像のプローブ近位部は，常に右心系になります**（図1c）。

③少し時計方向に回しながら下げると，心房中隔が見えてきます（図2b）。図2aの左右に三次元両心房CT画像と対応する透視画像の左右前斜位像を，中央に前後像を示しますが，ICEカテーテル先端プローブ（☆）は心房中隔より少し後側壁方向にあることがわかります。

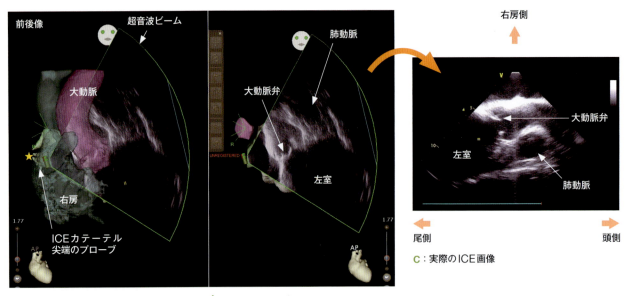

a：三次元右房，大動脈CT画像
b：二次元ICE画像
c：実際のICE画像

図1 ICEカテーテルの位置

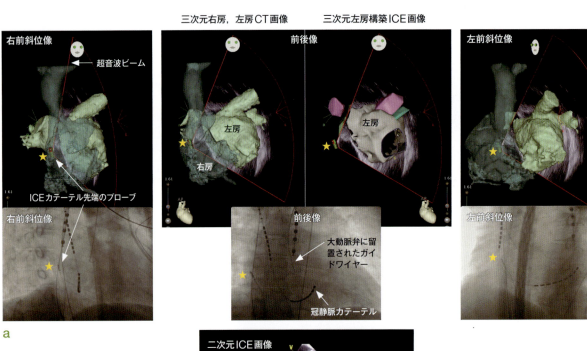

a
b

図2 三次元両心房CT画像および対応する透視画像

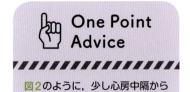

One Point Advice

図2のように，少し心房中隔から離れた位置に置くと，心房中隔がよく見えてきます。

心房中隔穿刺

- 通常のように，ロングシースとともに穿刺針を上大静脈から時計方向に回しながら下方に移動し，4時半〜6時の方向で卵円窩に落ちたところで，穿刺針の位置を確認します。**穿刺針が心房中隔をtentingさせていたら，適切な部位**です（図3a）。

手技の手順

①左前斜位45〜55°の透視画像で針先を確認しながら，穿刺針を押します。punctureされた状態でICEカテーテルを微調整すると，穿刺針が確認できます（図3b）。

②穿刺針から生理食塩水をフラッシュし，左房内に生理食塩水によるバブルが見えることで，実際に穿刺針が左房内に入っていることを確認して終了です（図3c）。

> ⚠ **ここに注意**
>
> tentingがない場合は，穿刺針を時計方向，反時計方向に軽度回転させるか，上下に移動させて微調整します。ICE画像は心房中隔の局所しか見えていないので，必ず深めの右前斜位透視画像で，穿刺針が大動脈から離れていることを確認してください。tentingがみられるまでは，決してpunctureしてはいけません。tentingがみられない場合は，躊躇せず最初のプロセスからやり直しましょう。

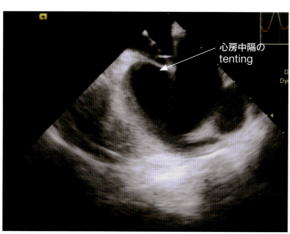

a：tenting画像

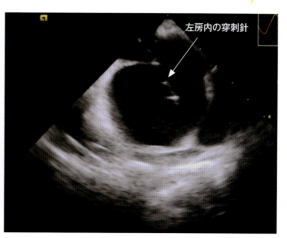

b：puncture直後

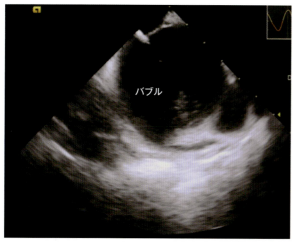

c：生理的食塩水のバブルの確認

図3 心房中隔穿刺

> 👆 **One Point Advice**
>
> 穿刺部位のきめ細やかな調整も可能であり，通常の肺静脈隔離では心房中隔やや後壁側に，クライオバルーンアブレーションでは，右下肺静脈へのアプローチを容易にするため，心房中隔下位のやや前壁方向に穿刺するなどの選択が可能です。

心臓の各チャンバーの描出法

左房, 肺静脈の描出

- 右房中部にICEカテーテルを置きます。**左房を見るので, ICEカテーテルは, Brockenbrough法で使用した図2の位置よりも心房中隔に近づけてください。**
- 図4は左側に左房, 肺静脈の三次元CT画像とICEカテーテル先端のプローブ(⭐)からの超音波ビームの位置を, 右側にその超音波ビームから得られる二次元ICE画像を示します。

手技の手順

① 反時計方向に旋回させ僧帽弁輪側から観察し, 時計方向に少し回転させると左心耳基部が見えてきます(図4a)。左心耳ははっきり見えない症例もあります。さらに時計方向に回転すると左上, 下肺静脈が見えてきます(図4b)。左下肺静脈は見える症例が多いですが, 左上肺静脈の天蓋部や前壁はあまりよく見えません。

② 続いて左房後壁が見えます(図4c)。左房後壁の背部をよく見ると食道が見える場合もあります。

③ その後, 右上下肺静脈の分枝部が見え(図4d), さらに回すと右上肺静脈, 下肺静脈が見えてきます(図4e)。

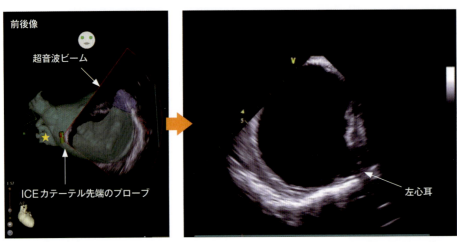

a: 左心耳基部が見える

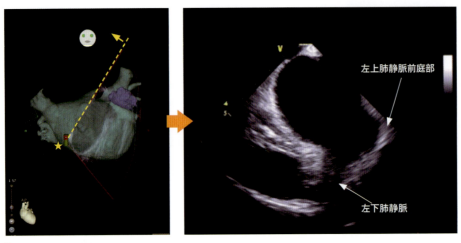

b: 左上, 下肺静脈が見える

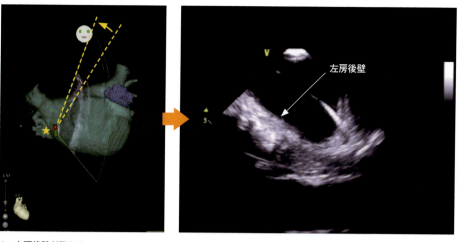

c：左房後壁が見える

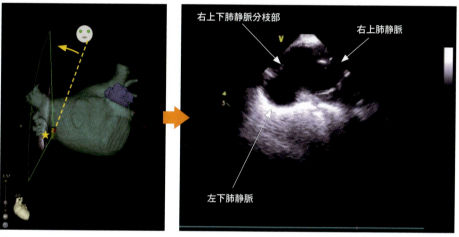

d：右上下肺静脈の分枝部が見える

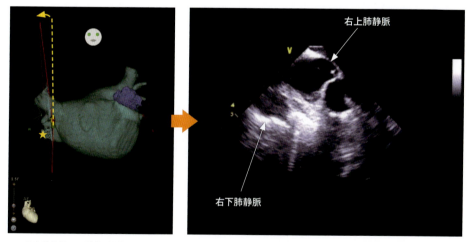

e：右上肺静脈，下肺静脈が見える

図4 三次元左房CT画像（左）と二次元ICE画像（右）

ここがポイント

- ICEカテーテルを右上肺静脈が見えるように，やや上方向に移動しながら（図4e ➡），時計方向に回すのがコツです。

大動脈弁，冠動脈の描出
手技の手順
①図5に右前斜位透視画像を示します．ICEカテーテルを強く前方に曲げ，やや時計方向（中隔側）に旋回させながら三尖弁輪を通過し，右室中部に押し進めます（図5a, b）．

②ICEカテーテルの屈曲を元に戻し，右室流出路に留置します（図5b, c）．His束電位記録部位より，やや右室側にひっかける感じです．

③図6の左側に右室，左室，大動脈の三次元ICE構築画像とICEカテーテル先端のプローブ（☆）からの超音波ビームの位置を，右側にその超音波ビームから得られる二次元ICE画像を示します．右室流出路に置いたICEカテーテルを少し時計方向に回すと，大動脈弁，右冠動脈開口部が見えてきます（図5c, d, 図6a）．

④さらにゆっくり時計方向に回す（図6b ➤）と，左冠動脈開口部が見えます（図6b）．

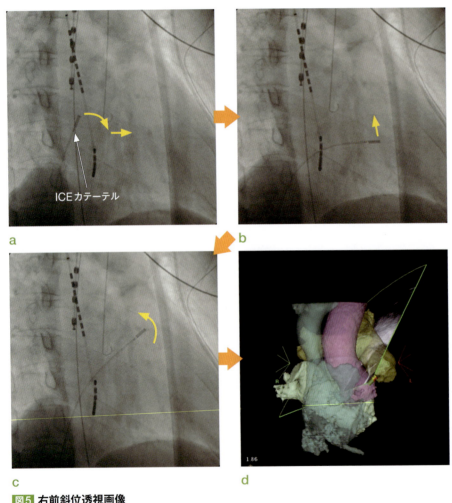

図5 右前斜位透視画像

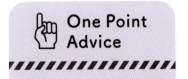

One Point Advice

ICEカテーテルは先端が固いので，右室流出路壁に押しすぎないように注意しましょう．

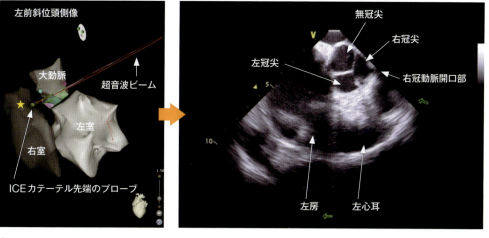

a

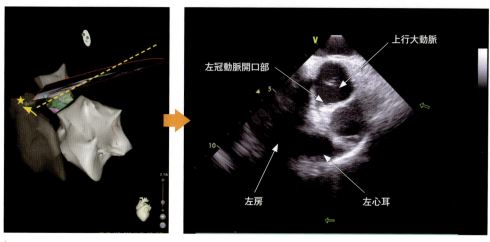

b

図6 三次元ICE構築画像（左）と二次元ICE画像（右）

左室の描出

- 大動脈弁と同様に，ICEカテーテルは右室流出路付近に置きます（図5）。
- 図7は左側に右室，左室の三次元CT画像とICEカテーテル先端のプローブ（☆）からの超音波ビームの位置を，右側にその超音波ビームから得られる二次元ICE画像を示します。

手技の手順

① 右室流出路付近に置いたICEカテーテルを少し時計方向に回すと，僧帽弁前尖，後尖とともに左室基部が見えてきます（図7a）。ここでICEカテーテルをさらに時計方向に回すと図6の大動脈弁のICE画像になります。反時計方向に少し回すと，左室基部の前方に前乳頭筋が見えてきます（図7b）。さらに反時計方向に回すと，左室中部（図7c），左室心尖部の順に見えてきます（図7d）。**ここでは，ICEカテーテルをできるだけゆっくり反時計方向に回すようにしてください。**

② ICEカテーテルを右室中部方向に前方に曲げ（➡），時計方向に少し回すと，左室後側壁が見え，後乳頭筋が確認できます（図7e）。

- 図7fの左側に作成された左室の三次元ICE構築画像とそれぞれの超音波ビームから得られた二次元ICE画像のスライスを示し，右側に対応する三次元CT画像を示します。左室前壁中隔，前壁，前側壁は右室流出路にICEカテーテルを置いて描出し（黄線），左室後中隔，後下壁，後側壁は右室中部方向にICEカテーテルを置いて描出するイメージです（オレンジ色線）。

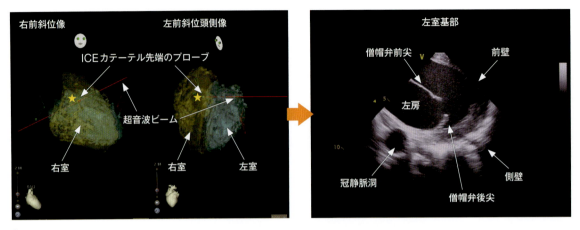

a

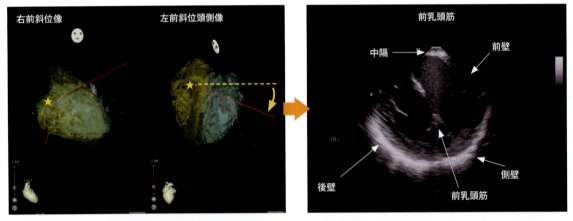

b

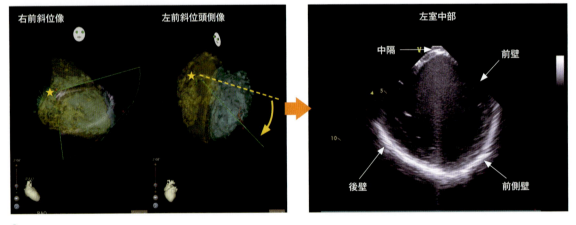

c

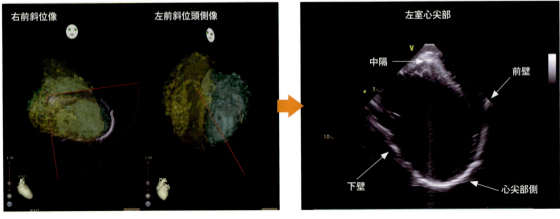

d

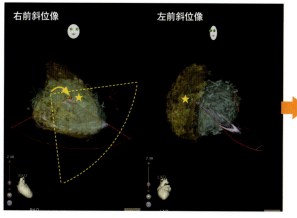
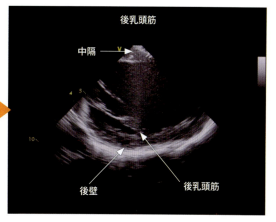

e

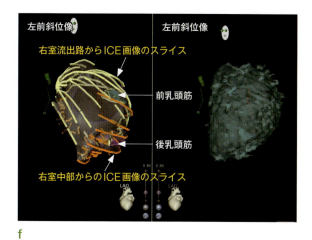

f

図7 三次元左室，右室CT画像（左）と二次元ICE画像（右）

三尖弁－下大静脈間峡部（Isthmus）の描出

- 通常型心房粗動に対するアブレーションでは，isthmusが長い症例，pouchのある症例，右房拡大が著しい症例，漏斗胸など解剖学的位置情報の把握が困難な症例は，ときにアブレーションに難渋します。このような症例でICEは非常に有用です。

手技の手順

①ICEカテーテルを右房下部に留置します（図8右）。
②ゆっくり反時計方向に回転させると，三尖弁輪からpouchを含めたisthmusが明瞭に描出されます（図8中）

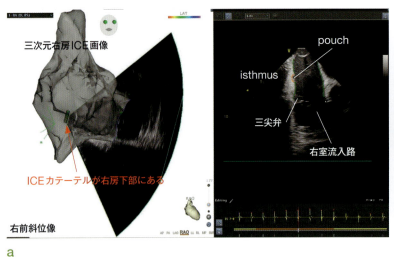
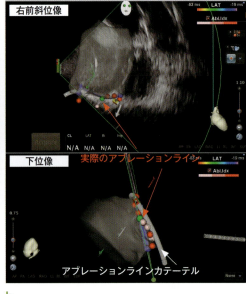

図8 三次元右房ICE構築画像（左），二次元isthmus ICE画像（中）と三次元isthmus ICE構築画像（右）

器質的心疾患に合併する心室頻拍における瘢痕領域の描出

- ICE画像上，壁運動が低下し菲薄化(あるいは瘤化)した陳旧性心筋梗塞症例などでは，菲薄化した部位を描出できます。

手技の手順

①左室ICE構築画像と同様の操作で，菲薄化ややエコー輝度が高い左室壁を探し，白線でマーキングします。

②時計方向，反時計方向に回し，二次元ICE画像上，菲薄化ややエコー輝度が高い左室壁を白線でマーキングしていくと，瘢痕部位の三次元ICE構築画像ができます（図9）。

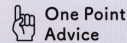 **One Point Advice**

三次元ICE構築画像上に三尖弁輪から下大静脈に標的の線状ラインをマーキングすると，それをガイドに容易にアブレーションができるようになります（図8右）。

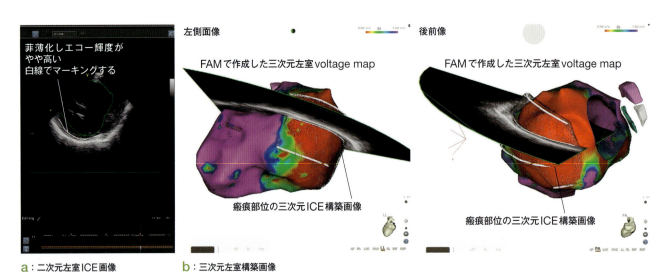

a：二次元左室ICE画像　　b：三次元左室構築画像

図9 心室頻拍合併陳旧性心筋梗塞症例の瘢痕部位の二次元ICE画像（a）と三次元ICE構築画像（b）
網目で描出された瘢痕部位の三次元左室ICE構築画像とvoltage map上に赤色で示された低電位領域と相関していることがわかる。

その他の使い方

カテーテル先端−組織コンタクトの描出

- 心房細動アブレーションで右肺静脈隔離のときは，図4d, e付近にICEカテーテルを留置します。
- **ICEカテーテルを時計方向，反時計方向に微調整すると，カテーテル先端と左房，肺静脈壁のコンタクトが観察できます。** 図10aの右側に左房の三次元ICE構築画像とICEカテーテル先端のプローブ（☆）からの超音波ビームの位置を，左側にその超音波ビームから得られる二次元ICE画像を示します。右下肺静脈入口部の前壁に接触したカテーテル先端（☆）が観察できます。これにより，安全で有効なアブレーションが可能です。

心タンポナーデの早期発見

- 心嚢液の貯留を疑ったときは，速やかに図5の右室流出路に留置し，反時計方向に，あるいは，図7eの右室中部にICEカテーテルを留置し，時計方向に回します。左室後壁に心嚢液の確認ができます（図10b）。

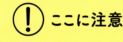 ここに注意

左肺静脈では，左上肺静脈の描出が不明瞭な症例が多く，超音波ビームが肺静脈壁に対し平行に入るため，カテーテルがコンタクトしているか否かは不明瞭になります。

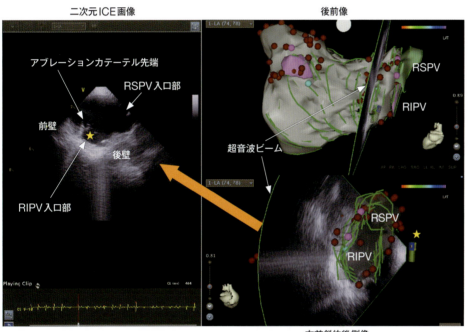

a
RSPV：右上肺静脈，RIPV：右下肺静脈，☆：ICEカテーテル先端のプローブ

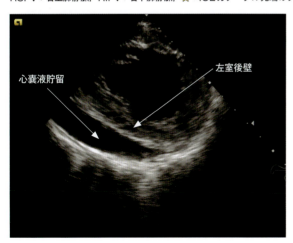

b

図10 組織コンタクトの描出と心嚢液の描出

索引

あ

- アセチルコリン　46
  - ——負荷試験　249
- 圧センサー付きガイドワイヤー　302
- 圧測定　166
  - ——用カテーテル　11
- 圧波形　239
- アデノシン　45
- 胃大網動脈グラフト造影用カテーテル　13
- 胃大網動脈造影　245
- 一時的ペースメーカ　179
- イメージガイドアプローチ法　141
- イントロデューサニードル　124
- 植込み手技　181
- 右冠動脈　225, 230
  - ——の起始異常　234
- 右室圧　172
- 右心カテーテル　210
  - ——検査　94, 96
- うっ血性心不全　189
- 右内胸動脈造影　240
- 右房圧　170
- 裏パン　122
- エコーガイド穿刺　116
- エコーにより膝窩動脈を描出　118
- エルゴノビン　47
  - ——負荷試験　252
- 遠位橈骨動脈穿刺　103
- 塩酸パパベリン　45
- 黄色プラーク　371
- 表パン　122

か

- 回旋枝　224
- 外套針　136
- ガイドワイヤー　89
  - ——挿入　101, 115, 133
  - 圧センサー付き——　302
  - スワン型——　10
  - 造影用——　7
- 解剖学的タバコ入れ　107
- ガウン着用　90
- 各穿刺部位から右房までの距離　163
- 拡張期終期圧 (EDP)　213
- 下肢選択造影　42
- 下肢動脈造影　397
- 仮性動脈瘤　51
- 画像評価　346
- 合併症　169, 184
- カテーテル
  - ——先端圧の補正　306
  - ——由来血流感染症　136
  - 胃大網動脈グラフト造影用——　13
  - 右心——　210
  - 左心——　210
  - 左右共用 (両用) ——　13, 239
  - 心臓——検査　86, 96
  - 診断——　89
  - 造影用——　12
  - 中心静脈——　136
  - 電極——　403
  - バーマン——　15, 186
  - 肺動脈造影用——　15
  - ピッグテール——　15
  - 腹腔動脈造影用——　13
  - マイクロ——　134
  - マルチパーパス——　13
  - 両用 (左右共用) ——　13, 239
  - Amplatz——　12
  - Berman——　15, 186
  - Judkins——　12
  - NIH——　186, 188
  - Sones——　13
  - Swan-Ganz——　11, 162, 170, 177
  - YUMIKO——　241
- 冠血流予備量比　93, 95
- 感染　160
  - 穿刺部——　53
- 冠動脈起始異常　247
- 冠動脈血流調節　308
- 冠動脈造影　39, 92, 94, 222, 226, 295
  - ——の評価　260

項目	ページ
――用カテーテル	12
冠動脈損傷	61
冠動脈の狭窄度	262
冠動脈の計測	391
冠動脈の適切な撮影角度	227
冠動脈の評価	227
冠動脈の分枝	224
冠動脈プラーク性状の観察	387
冠攣縮誘発試験	249
キシロカイン	46
急性心筋梗塞	371
狭窄病変の評価	260
局所麻酔	99, 113, 122, 126
――の追加	102
――の皮下注	100
虚血性心疾患	91
空気塞栓	61, 67
グラフト造影	240
脛骨動脈	129
計測	
冠動脈の――	391
左室容積の――	204
正常波形と圧の――	210
短軸像から血管径を――	352
長軸像から病変長を――	354
経皮的経静脈的僧帽弁交連切開術（PTMC）	217
経皮的大動脈弁形成術（PTAV）	218
血管造影における評価法	267
血管内視鏡	360
――の画像評価	371
血流維持型――	360
モノレールタイプの――	369
血管のリモデリング	350
血管閉塞	53, 160
血管迷走神経反射	54, 56
血栓像	348
血流維持型血管内視鏡	360
後腹膜出血	50
コンソール	340

さ

項目	ページ
最大冠拡張の誘発	311
左冠動脈	236
鎖骨下静脈	140
左室造影	41, 92, 94, 200
――カテーテル	15
――の評価	204
左室と大動脈の圧較差	211
左室壁運動の評価	206
左室容積の計測	204
左心カテーテル	210
――検査	96
左前下行枝	223
左内胸動脈造影	240
左房圧	172
左右共用（両用）カテーテル	13, 239
酸素分圧測定	168
酸素飽和度測定部位	168
酸素飽和度の正常値	175
サンプリング	175
三連活栓	16
シース	2, 89
――挿入	6, 91, 94, 102
――抜去	145
止血	93, 105, 109, 135, 145
――困難が予想されるとき	146
止血デバイス	147, 154
――の合併症と対策	160
膝下動脈	129
膝窩動脈穿孔	116
膝窩部の解剖	116
室間面の冠動脈の解剖	226
しびれの確認	102
収縮性心膜炎	216
出血	160
後腹膜――	50
瞬時血流予備量比	316
上行大動脈造影の評価	209
硝酸イソソルビド	44
消毒	89, 99, 112, 116, 124
静脈穿刺	136

索引

上腕動脈 … 98
　——穿刺 … 104
徐脈性不整脈 … 402
心筋生検 … 95
心腔内エコー … 415
親水性ポリマーコーティング … 9
心臓カテーテル検査のフローチャート … 96
心臓カテーテル検査前の準備 … 86
心臓の各チャンバーの描出法 … 418
診断カテーテル … 89
心内圧の正常値 … 174
心拍出量 … 177
　——測定 … 166
深部静脈血栓症 … 169
心不全 … 94
　うっ血性—— … 189
心房中隔欠損 … 196
心房中隔穿刺 … 415
スティッフワイヤー … 9
スワン型ガイドワイヤー … 10
清潔シート … 90
正常冠動脈の起始部 … 222
正常血管壁 … 371
正常波形と圧の計測点 … 210
石灰化プラークの分類 … 349
セルジンガー法 … 137
穿刺 … 91, 94, 105, 112, 114, 119, 122, 129
　エコーガイド—— … 116
　遠位橈骨動脈—— … 103
　各——部位から右房までの距離 … 163
　静脈—— … 136
　心房中隔—— … 415
　橈骨動脈—— … 98
　動脈—— … 98
　特殊な—— … 143
穿刺針 … 89
穿刺部位 … 123
　——の同定 … 113
穿刺部合併症 … 50
穿刺部感染 … 53
穿刺部周辺の解剖 … 105

穿刺方法と患者の肢位 … 106
センシング不全 … 185
選択的造影 … 396
先天性心疾患 … 95
造影
　胃大網動脈—— … 245
　右内胸動脈—— … 240
　下肢選択—— … 42
　下肢動脈—— … 397
　冠動脈—— … 39, 92, 94, 222, 226, 295
　グラフト—— … 240
　血管——における評価法 … 267
　左室—— … 41, 92, 94, 200
　左内胸動脈—— … 240
　上行大動脈——の評価 … 209
　選択的—— … 396
　大動脈—— … 41, 94, 200
　定量的冠動脈—— … 286
　末梢動脈—— … 396
　ACバイパス—— … 244
　GEA—— … 245
　LITA—— … 240
　RITA—— … 240
造影剤 … 43
　——アレルギー … 76
　——腎症 … 70
造影用ガイドワイヤー … 7
造影用カテーテル … 12
　胃大網動脈グラフト—— … 13
　大伏在静脈バイパス—— … 13
　肺動脈—— … 15
　腹腔動脈—— … 13
僧帽弁狭窄症 … 214
僧帽弁閉鎖不全症の重症度評価 … 208
ゾーンマスター® … 32
側副血行路 … 267, 269

た

大腿静脈アプローチ … 164
大動脈造影 … 41, 94, 200
　——の評価 … 204

大動脈弁狭窄症 ……………………………214
大動脈弁閉鎖不全症 ………………………213
大伏在静脈バイパス造影用カテーテル ……13
短軸像から血管径を計測 …………………352
中心静脈カテーテル ………………………136
長軸像から病変長を計測 …………………354
通常型心臓粗動 ……………………………413
定量的冠血流予備量比 ……………………294
定量的冠動脈造影法 ………………………286
電気生理学的検査 ……………………402, 407
電極カテーテルの留置 ……………………403
橈骨動脈 ………………………………………98
　　──穿刺 ……………………………………98
　　──の仮性動脈瘤 …………………………149
　　──閉塞 ……………………………………148
　　遠位──穿刺 ……………………………103
同時圧記録 …………………………………210
動静脈瘻 ………………………………52, 149
動脈穿刺 ………………………………………98
特殊な穿刺 …………………………………143

な

内胸動脈バイパス造影カテーテル …………13
ニコランジル …………………………………44
　　──の冠動脈内注入 ………………………313
ニトログリセリン ……………………………44
ニトロプルシド ………………………………44
熱希釈法 ………………………166, 177, 178
脳梗塞 …………………………………………54
ノルアドレナリン ……………………………46

は

バーマンカテーテル …………………15, 186
肺血栓塞栓症 …………………………189, 191
肺塞栓 ………………………………………169
肺動静脈瘻 …………………………………194
肺動脈圧 ……………………………………173
肺動脈楔入圧 ………………………………174
肺動脈造影用カテーテル ……………………15
肺動脈破裂 …………………………………169
パパベリンの冠動脈注入 …………………313
バルーン破裂 ………………………………169
パワーインジェクター ………20, 32, 39, 88
肥大型閉塞性心筋症 ………………………219
ピッグテールカテーテル ……………………15
評価
　　画像── …………………………………346
　　冠動脈の── ……………………………227
　　狭窄病変の── …………………………260
　　血管造影における── …………………267
　　左室壁運動の── ………………………206
　　上行大動脈造影の── …………………209
　　僧帽弁閉鎖不全症の重症度── ………208
　　病変形態の── …………………………263
　　J-CTO scoreの── ……………………282
　　SYNTAX Scoreの── …………………275
病変形態の評価 ……………………………263
頻脈性不整脈 ………………………………407
不安定狭心症 …………………………372, 374
腹腔動脈造影用カテーテル …………………13
不整脈 ………………………………………169
　　徐脈性── ………………………………402
　　頻脈性── ………………………………407
部分肺静脈還流異常の合併 ………………194
プラークの性状診断 ………………………347
ブリーフィング ………………………………86
プロタミンショック …………………………76
ペーシング不全 ……………………………184
ベニューラ針 ………………………………124
ヘパリン起因性血小板減少症（HIT） ………80
ヘパリン投与 …………………………92, 94, 96
弁膜症 …………………………………………94
房室間面の冠動脈の解剖 …………………226
発作性上室性頻拍 …………………………411

ま

マイクロカテーテルの挿入 ………………134
末梢動脈疾患 ………………………………215
末梢動脈造影 ………………………………396
マルチパーパスカテーテル …………………13
慢性完全閉塞（CTO） ………………………267
無症候性プラーク破綻 ……………………373

索引

迷走神経反射 …………………………………… 54, 56
モノレールタイプの血管内視鏡 ………………… 369

や

薬剤 ………………………………………………… 43, 89
用手圧迫 …………………………………………… 144

ら

ランドマーク法：鎖骨下静脈 …………………… 140
ランドマーク法：大腿静脈 ……………………… 139
ランドマーク法：肘部皮静脈 …………………… 141
硫酸アトロピン …………………………………… 46
両用（左右共用）カテーテル ……………… 13, 239

わ

ワイヤーセンサー圧の補正 ……………………… 306

A

ACC/AHAの形態分類法 ………………………… 263
ACIST Cvi ………………………………………… 20
ACバイパス造影 ………………………………… 244
AHA分類 ………………………………………… 260
AL (Amplatz left) …………………… 12, 232, 238
AltaView® ………………………………………… 336
Amplatzカテーテル ……………………………… 12
Angio-Seal™ STS Plus ………………………… 154
AR (Amplatz right) ……………………………… 12
ASD (atrial septal defect) …………………… 194
ATP ………………………………………………… 45
　──の持続静脈内注入 ………………………… 313
Bermanカテーテル ……………………………… 15
Blue toe症候群 …………………………………… 57
Blush score ……………………………………… 264
Brockenbrough法 ……………………………… 415
CAG (coronary angiography) ……………… 226
caudal …………………………………………… 228
central approach ……………………………… 139
CHF (continuous hemofiltration) ………… 189
Collateral Connection grade ……………… 268
conus branch …………………………………… 270
cranial …………………………………………… 228

CRBSI (catheter-related blood stream infection)
　…………………………………………………… 136
　──の予防 ……………………………………… 142
CTO ……………………………………………… 267
CVC留置 ………………………………………… 137
Distal radial artery approach ……………… 105
Dragonfly™ ……………………………………… 377
Eagle Eye Platinum® ………………………… 327
EDP (end diastolic pressure) ……………… 213
epicardial channel ……………………… 270, 272
Exoseal® ………………………………………… 154
FD-OCT ………………………………………… 387
FFR (fractional flow reserve) …… 93, 95, 302, 308
　──圧引き抜き曲線の作成 …………………… 314
Fick法 …………………………………………… 177
Forrester分類 …………………………………… 189
GEA (gastro-epiploic artery) 造影 ………… 245

H

HIT (heparin-induced thrombocytopenia) ……… 80
HOCM (hypertrophic obstructive cardiomyopathy)
　…………………………………………………… 219
ICE (intracardiac echocardiography) …… 415
iFR ………………………………………………… 316
iLab™ …………………………………………… 330
ISDN (isosorbide dinitrate) ………………… 44
IVUS …………………………………… 324, 330, 334
　──画像の評価方法 …………………………… 346
　PCI治療後の──像 …………………………… 355
J-CTO scoreの評価 …………………………… 282
Judkins left (JL) …………………………… 12, 236
Judkins right (JR) ………………………… 12, 230
Judkinsカテーテル ……………………………… 12
LAO ……………………………………………… 228
LAP ……………………………………………… 172
LITA造影 ………………………………………… 240
LUNAWAVE™ ………………………………… 382
MBS (myocardial blush score) …………… 265
MDU ……………………………………………… 339
Navifocus® WR ………………………………… 338
NIHカテーテル …………………………… 186, 188

NTG (nitroglycerin) ……………………………… 44

O

OCT ……………………………………………… 376
　──ガイドのPCI …………………………… 385
　──の画像評価 ……………………………… 387
OptiCross™ ……………………………………… 330
OPTIS™ …………………………………………… 376
Opto Wire® ……………………………………… 305
PAP (pulmonary arterial pressure) ………… 173
PAWP (pulmonary artery wedge pressure) … 174
PCI治療後のIVUS像 …………………………… 355
Perclose ProGlide ……………………………… 154
PressureWire™ X ……………………………… 303
PTAV (percutaneous transvenous aortic valvotomy) ……………………………………………… 218
PTMC (percutaneous transvenous mitral commissurotomy) ………………………………… 217
QCA (quantitative coronary angiography) … 286
QFR (quantitave flow ratio) ………………… 294
　──の心筋虚血診断能 …………………… 300
Radial止血 ……………………………………… 147

RAO ……………………………………………… 228
RAP (right atrial pressure) …………………… 170
Rentrop score …………………………………… 267
Revolution® ……………………………………… 324
RITA造影 ………………………………………… 240
RVP (right ventricular pressure) …………… 172
Sellers分類 ……………………………………… 208
Separate conus branch ……………………… 235
septal channel ………………………………… 270
Sonesカテーテル ………………………………… 13
Swan-Ganzカテーテル …………… 11, 162, 170, 177
sweep scan technique ……………………… 142
swing scan technique ……………………… 142
SYNTAX Scoreの評価 ………………………… 275
TIMI grade ……………………………………… 264
Verrata™ ………………………………………… 304
YUMIKOカテーテル …………………………… 241

数字・記号

3-D mappingシステム …………………………… 409
αループテクニック ……………………………… 165

改訂第2版　これから始める心臓カテーテル検査

2013年 10月 1日	第1版第1刷発行
2017年 6月 1日	第5刷発行
2019年 9月20日	第2版第1刷発行
2023年 8月20日	第4刷発行

- 編　集　矢嶋純二　やじま　じゅんじ

- 発行者　吉田富生

- 発行所　株式会社メジカルビュー社
  〒162-0845 東京都新宿区市谷本村町2-30
  電話　03(5228)2050(代表)
  ホームページ http://www.medicalview.co.jp/

  営業部　FAX 03(5228)2059
  　　　　E-mail　eigyo@medicalview.co.jp

  編集部　FAX 03(5228)2062
  　　　　E-mail　ed@medicalview.co.jp

- 印刷所　シナノ印刷株式会社

ISBN978-4-7583-1957-7 C3047

©MEDICAL VIEW, 2019. Printed in Japan

- 本書に掲載された著作物の複写・複製・転載・翻訳・データベースへの取り込みおよび送信（送信可能化権を含む）・上映・譲渡に関する許諾権は，(株)メジカルビュー社が保有しています．
  JCOPY〈出版者著作権管理機構 委託出版物〉
  本書の無断複製は著作権法上での例外を除き禁じられています．複製される場合は，そのつど事前に，出版者著作権管理機構（電話 03-5244-5088, FAX 03-5244-5089, e-mail：info@jcopy.or.jp）の許諾を得てください．

- 本書をコピー，スキャン，デジタルデータ化するなどの複製を無許諾で行う行為は，著作権法上での限られた例外（「私的使用のための複製」など）を除き禁じられています．大学，病院，企業などにおいて，研究活動，診察を含み業務上使用する目的で上記の行為を行うことは私的使用には該当せず違法です．また私的使用のためであっても，代行業者等の第三者に依頼して上記の行為を行うことは違法となります．